# 百味中药
# 历代炮制辑要

王洪云　李智辉◎主编

全国百佳图书出版单位

中国中医药出版社

·北京·

图书在版编目（CIP）数据

百味中药历代炮制辑要/王洪云，李智辉主编．—北京：
中国中医药出版社，2023.1
ISBN 978-7-5132-7351-0

Ⅰ.①百…　Ⅱ.①王…　②李…　Ⅲ.①中药炮制学
Ⅳ.①R283

中国版本图书馆 CIP 数据核字（2021）第 257320 号

---

**中国中医药出版社出版**

北京经济技术开发区科创十三街 31 号院二区 8 号楼
邮政编码　100176
传真　010-64405721
保定市西城胶印有限公司印刷
各地新华书店经销

开本 880×1230　1/32　印张 24.25　字数 560 千字
2023 年 1 月第 1 版　2023 年 1 月第 1 次印刷
书号　ISBN 978-7-5132-7351-0

定价　98.00 元
网址　www.cptcm.com

**服 务 热 线　010-64405510**
**购 书 热 线　010-89535836**
**维 权 打 假　010-64405753**

**微信服务号　zgzyycbs**
**微商城网址　https://kdt.im/LIdUGr**
**官 方 微 博　http://e.weibo.com/cptcm**
**天猫旗舰店网址　https://zgzyycbs.tmall.com**

# 资助项目

云南省教育厅科学研究基金项目（百味中药传统加工技术整理研究：2018JS652）

云南省教育厅治疗痹证中医中药工程研究中心（云教发〔2022〕70 号）

# 书山有路勤为径

　　印象中是在好几年前，我和洪云老师在市科协召开的一次论文评审会上相互认识，他给我的第一印象是这是一位积极向上、谦虚谨慎、勤奋好学、有着学者风范的专业人才。从那个时候开始，洪云老师与我就成了好友，过了这么多年，现在我们已是老朋友了！

　　2020年11月上旬，洪云老师团队撰写的《中药传统炮制图鉴》一书刚刚出版，我就收到了一本赠书，办公室几位同事看到该书图文并茂、通俗易懂，都想要一本来作为藏书学习，我只好又向洪云老师要了几本给同事们，当他们拿到这本书时都很高兴，并表示一定要好好看看，增长一点医药知识。

　　后来，洪云老师专程来到我的办公室告诉我又一个喜讯：他的团队编写的另外一本新书——《百味中药历代炮制辑要》，月底将要交付出版，我衷心地向他表示祝贺，也为保山的中医药事业发展感到高兴！同时，洪云老师安排给我一个任务——为他的新书写一个序。

　　我是一个一辈子从事农业科研和推广的专业技术人员，对保山农业，准确地说是对保山粮食作物生产略有所知的科技人员，叫我来为中医药专著作序确实难为我了。文章千古事，得失寸心知，著书立说是一项功德无量的大工程。老友相邀作序，我自知才疏学浅，只有按照我的思路，尽力而为，写一些我的认识和体会。

保山位于滇西横断山八州市的中心，具有得天独厚的中药材自然资源优势。我市总面积为 1.96 万平方千米，海拔从535 米的万马河口到3780.9 米的高黎贡山大脑子。从气候类型方面看，包括了低纬气候、高原气候、季风气候、山地气候；从光热资源方面看，包括了热带、亚热带、温带和高寒冷凉气候资源；从降雨数量方面看，不仅有年降雨不到800 毫米的低热河谷生态区，而且有年降雨量超过2000 毫米的多雨区。我市被科学界称为"动植物东西过渡的纽带和南北交汇的桥梁"，高黎贡山被称为"动植物物种基因库"，市内立体气候特征明显，立体农业现象突出，具有发展中药材产业得天独厚的自然优势。

我市有丰富的中药材资源，中药材种植历史悠久，据《保山地区中草药选》（1998 年）记载，保山地区药用植物167 科，664 种，又据《高黎贡山药用植物名录》介绍，全市可供药用植物1200 种，其中，药用价值较高的169 科430 种，常见重点中药材160 余种。据对腾冲市不完全统计，该市野生和家种中药材品种共430 个，有采收价值的232 个，名贵品种40 余个。

我市有悠久的中成药生产历史。据民国《保山县志稿》

和《保山市文史资料选辑第七辑》对"腾药"的记载：明末清初，腾冲的中成药以原料地道、配方得宜、疗效显著，已具有相当的规模，在国内外享有很高的声誉。到清朝晚期和民国时期，腾药的生产经营已经相当兴盛，呈一时之盛，大小药铺，品种上百个，比较著名的药店有"云生堂""太和堂"等。他们研制的中成药，在当时就已远近闻名。如清光绪年间的"寿世堂"生产的"九龙化风丹"和"黑虎镇惊丸"，民国时期的"博润堂"生产的"追瘴丸"，抗日战争之前有大小作坊三十多家，形成前店后厂林立街头，少年老叟皆采药炮制的繁荣景象，产品经马帮运往四川、贵州及东南亚等地，腾药成了主要出口商品之一。现在，仅腾药制药股份有限公司和腾冲东方红制药有限责任公司两个制药厂就有 212 个产品批准文号。

中医药是中华民族的瑰宝，中医药产业也是我国自古以来在世界上可以"控股"的产业。洪云老师团队主编的《百味中药历代炮制辑要》一书，广泛收集了我国历朝历代名医大家们对 100 味常用中药炮制方法的记载。这本专著的出版，对于中医药研究人员来说，可以直接从书中找到某味中药在不同朝代的具体炮制方法，减少大量的查阅资料的时间；对中医药院校广大师生的科研和教学工作有很高的参考价值；对从事中药材加工的企业有很好的指导作用；对于从事中药材种植的专业合作社来说，广大农民朋友同样可以参照书中的有关炮制方法进行中药材加工，这对于中药材种植延长产业链、促进增收有现实意义。

写到这里，还有一句想说的话，就是衷心祝愿洪云老师科研团队百尺竿头，更进一步，用更大更好的科研成果服务社会！

保山市农业科学研究所　郑家文

2022 年 8 月

中药炮制是我国医药遗产的重要组成部分，它是随着中药的发现和应用而产生的。

中药炮制的历史可追溯到原始社会，人类为了服用药物，需要对其进行必要的处理，如洗净、劈开、打碎、用牙齿咬成碎粒或锉为粗末等简单加工，这便是中药炮制的萌芽；火的发现是中药炮制形成的关键，火的利用使人类逐步从茹毛饮血过渡到炮生为熟，并且把一些制备熟食的方法应用于处理药物，如炮、烧之类，从此便产生了中药炮制的雏形；酒的发明与应用丰富了用药经验、产生了辅料制法、充实了中药炮制内容，为中药炮制的形成创造了条件。

数千年来中药炮制技术经历了起始和形成时期、中药炮制理论的形成时期、中药炮制品种和技术的扩大应用时期以及中药炮制的振兴和发展时期四个阶段。为使读者更好地使用本书，下面对中药炮制经历的四个时期的特点进行简要介绍。

**一、中药炮制技术的起始和形成时期（春秋战国至宋代：公元前 722 年—公元 1279 年）**

《五十二病方》是我国现存最早有炮制内容记载的医方

书，书中包括了净制、切制、水制、火制、水火共制等炮制内容，并有具体的操作方法记载，如"取庆（蜣）良（螂）一斗，去其足甲"等。我国第一部药学专著《神农本草经》序录中载有"药……有毒无毒，阴干暴干，采造时月，生熟，土地所出，真伪陈新，并各有法"，即阐述了有关改变药物药性和炮制去毒的内容；记录的药物中载有"露蜂房……火熬之良""桑螵蛸……采蒸之"和"贝子……烧用之良"等，即论述了炮制的具体技术，其中一些方法沿用至今。两晋、南北朝时期形成了中药炮制专著，第一部炮制专著《雷公炮炙论》中记述了药物的各种炮制方法，其中许多炮制方法具有一定的科学性，如含有生物碱成分的莨菪、吴茱萸等，经醋制后可使生物碱成盐，在水中的溶解度增大，从而提高疗效，茵陈等药物有效成分具挥发性，则"勿令犯火"，以防止药物有效成分受热挥发，降低疗效，诸如此类，至今仍有指导意义。到了唐代，首次将中药炮制内容以法定内容形式予以收载，在中药炮制方面有很大的进步，世界最早的药典《新修本草》中规定米酒、米醋作为炮制辅料入药，记载了煨、煅、燔、炒、蒸、煮、发芽、发酵、芒硝提净法等，如芒硝提净法"以朴硝作芒硝者，但以暖汤淋朴硝取汁，清澄煮之减半，出着木盆中，经宿即成，状如白石英"，丰富了炮制内容。宋代陈师文等编撰的第一部官方颁布的成药规范《太平惠民和剂局方》中强调"凡有修合，依法炮制"，并特设"论炮炙三品药石类例"，专门收录了185种中药的炮制方法和要求，成为国家法定制药技术标准的重要组成部分。

总之，在宋代以前，中药的炮制得到了一定的发展，从对个别药物的简单处理发展到较为系统的炮制原则及方法，炮制品种已初具规模，出现了炮制专著，并且还将炮制内容列为法定内容加以收载，是中药炮制技术的形成时期，但还不够系统。

## 二、炮制理论的形成时期（金元、明时期：公元1280—1644年）

金元以来，张元素、李东垣、王好古、朱丹溪等对中药炮制前后的作用变化以及炮制辅料的作用非常重视，逐步有了理论上的归纳总结，对炮制发展的影响极大。王好古在《汤液本草》的"用药酒洗曝干"篇中对酒制药物理论有了一定的总结："黄芩、黄连、黄檗、知母，病在头面及手梢皮肤者，须用酒炒之，借酒力以上腾也。咽之下，脐之上，须酒洗之，在下生用。"另外，在"用丸散药例"篇中又总结了"去湿以生姜"，"去膈上痰以蜜"。葛可久在《十药神书》中首次提出了"大抵血热则行，血冷则凝……见黑则止"的炭药止血理论，著名的"十灰散"即收录于此书之中。

明代对医药比较重视，在中药炮制技术上有较大的进步，在炮制理论上也有显著的建树。《本草发挥》一书对炮制作用原理有较多的阐述，如"神曲火炒以补天五之气，入足阳明胃经""用上焦药须酒浸暴干……知柏之下却之药，久弱之人，须合之者，酒浸暴干，恐伤胃气也"。还提出童便制、盐制的作用，即"用附子、乌头者当以童便浸之，以杀其毒，且可助下行之力，入盐犹捷也""心虚则盐炒之""以盐炒补心肺"等。陈嘉谟在《本草蒙筌》的"制造资水火"篇中进行了"凡药制造，贵在适中，不及则功效难求，太过则气味反失……酒制升提，姜制发散，入盐走肾脏，仍伏软坚，用醋注肝经，且资住痛，童便制除劣性降下，米泔制去燥性和中，乳制滋润回枯，助生阴血，蜜制甘缓难化，增益元阳，陈壁土制窃真气骤补中焦，麦麸皮制抑酷性勿伤上膈，乌豆汤、甘草汤渍曝并解毒致令平和，羊酥油、猪脂油涂烧，咸渗骨容易脆断，有剜去瓤免胀，有抽去心除烦"的论述，在炮制方法分类上，将炮制方法分成三类，即水制、火制、水火共制。《医学入门》中也有关炮制理论的论述，"芫花本利水，无醋不能通""诸石火煅红，入醋能为末""凡药入肺蜜制，入脾姜制，入肾用盐，入肝用醋，入心用童便；凡药用火炮、汤泡、煨、炒者去其毒也"。李时珍著《本草纲目》专列"修治"一项记载炮制经验，记载炮制方法 20 类，既有前人的论述，又有李时珍本人的炮制经验及见解，其中许多制法沿用至今。我国第二部炮制专著《炮炙大法》，简要叙述了各种药物的出处、采集时间、优劣鉴别、炮制辅料、操作方法及贮存。

总之，金元、明时期中药炮制技术有了很大的进步，尤其是总结归纳了前人有关炮制作用等的内容，通过凝炼，逐步形成了较为系统的炮制理论，是中药炮制理论的形成时期。

### 三、炮制品种和技术的扩大应用时期（清代：公元 1645—1911 年）

清代，因受元明时期炮制理论的影响，把一些炮制原则推广应用到其他药材上，炮制品种不断增多，但亦有对某些药物制法是否妥当的不同看法和认识。

《本草述》中收载有关炮制的药物多达 300 种，并记述了各种炮制方法、作用、目的及理论解释，内容丰富。又经杨时泰修改删节为《本草述钩元》，使原著的意旨更为明确易解，如黄芪"治痈疽生用，治肺气虚蜜炙用，治下虚盐水或蒸或炒用"等。我国第三部炮制专著《修事指南》较为系统地叙述了各种炮制方法，张仲岩认为"炮制不明，药性不确，则汤方无准而病证无验也"，在原有炮制理论基础上也增添了一些新的内容，如"吴茱萸汁制抑苦寒而扶胃气，猪胆汁制泻胆火而达木郁，牛胆汁制去燥烈而清润，秋石制抑阳而养阴，枸杞汤制抑阴而养阳……""煅者去坚性，煨者去燥性，炙者取中和之性，炒者取芳香之性……"等。《本草纲目拾遗》和《血证论》特别记载了相当数量的炭药，并在张仲景"烧炭存性"的基础上明确提出了"炒炭存性"的要求，因此，炭药的炮制和应用在清代有了相当大的发展，颇具特色。

总之，清代是炮制品种和技术的扩大应用时期，对某些炮制作用有所发挥，炮制品种也有所增多。

## 四、近现代中药炮制的发展情况（公元 1911 年以后）

现代，炮制经验基本沿用明、清的理论和方法，由于遵循不同，经验不同，形成各地各具特色的炮制方法。中华人民共和国成立后，传统的中药炮制在继承传统经验的基础上，运用现代科学技术研究炮制原理，改革炮制工艺，制订出合理的质量标准，使中药炮制的理论和技术更趋完善，炮制方法逐步趋向统一，进一步推动了中药炮制的发展。

总之，现代是中药炮制的振兴和发展时期，在传统经验的基础上，运用现代科学技术探明炮制原理，改进工艺设备，使炮制理论和技术日趋完善。

纵观发展历程，中药炮制理论体系成熟，除少数炮制方法外大多数加工方法简单易操作，但是目的明确，采取制其形、制其性、制其味、制其质等方法，通过相反为制、相资为制、相畏为制、相恶为制等，影响中药的四气五味、升降浮沉、归经和毒性，达到降低或消除药物的毒性或副作用、改变或缓和药物的性能、增强药物疗效、改变或增强药物作用的趋向、改变药物作用的部位或增强对某部位的作用、提高药物净度、便于调剂和制剂、矫臭矫味、便于贮存等目的，从而确保用药安全、提高临床疗效。

中药炮制技术，属于国家级非物质文化遗产之一，作为中药炮制工作者有义务对其加以传承和创新。编者以中医研究院中药研究所（今中国中医科学院中药研究所）主编的《历代中药炮制资料辑要》为脉络，收集、分析、整理了 100 味常用中药的历代炮制方法，为教学、科研、临床提供参考。

由于时间仓促，加之中药炮制具有明显的地方特色，未能向有关专家学者征求意见，囿于水平，难免出现错误遗漏，希望广大读者对其中的缺点或错误提出宝贵意见，以便改正完善。

编　者

2022 年 8 月

# 凡 例

一、《百味中药历代炮制辑要》共收载常用中药 100 味。编者以中医研究院（现中国中医科学院）中药研究所主编的《历代中药炮制资料辑要》为脉络，查阅大量文献古籍，收集、分析、整理了常用中药的历代炮制方法。

二、各药编写以《中华人民共和国药典》（一部，2020 年版，以下简称《中国药典》）等为依据，所含内容如下：

1. 品名：中药的中文名、汉语拼音及拉丁名，其中无合适拉丁名者选用英文名并加注"＊"以做区分。

2. 来源：药材原植物的中文名、拉丁名，药用部位，采收加工方法（包括采收时间、采收方法、加工方法和有关事项）。

3. 历代炮制方法辑要：每味中药（包括药物别名的相关记载，不另注释）的历代主要炮制方法、出处、作者及年代，其中对古今字、异体字、通假字等尽量予以保留并在脚注中进行说明。

4. 现代炮制加工与应用：全国通行的炮制方法，药物经炮制后性味功效的变化及临床应用的有关情况。

三、各药以首字音序为序，正文后附有中药名笔画索引和药用部位索引。

四、索引后附有主要引用书目。

# 目 录

# 重楼 | Chónglóu
Paridis Rhizoma

　　《中国药典》载有重楼一种炮制品。重楼为百合科植物云南重楼 *Paris polyphylla* Smith var. *yunnanensis*（Franch.）Hand. – Mazz. 或七叶一枝花 *Paris polyphylla* Smith var. *chinensis*（Franch.）Hara 的干燥根茎。秋季采挖，除去须根，洗净，晒干。

### 历代炮制方法辑要

　　1. 金线重楼：采得去外黑粗皮，用石头打碎，勿见铁器。（《扁鹊心书》，宋·窦材重集，公元 1146 年）

　　2. 金线重楼：去外黑皮。（《串雅内编》，清·赵学敏编，公元 1759 年）

### 现代炮制加工与应用

| 序号 | 炮制品 | 加工技术 | 应用 |
|---|---|---|---|
| 1 | 重楼 | 取原药材，除去杂质，洗净，润透，切薄片，晒干 | 清热解毒，消肿止痛，凉肝定惊。用于疔疮痈肿，咽喉肿痛，蛇虫咬伤，跌仆伤痛，惊风抽搐 |

# 川楝子 | Chuānliànzǐ
### Toosendan Fructus

《中国药典》载有川楝子、炒川楝子两种炮制品。川楝子为楝科植物川楝 *Melia toosendan* Sieb. et Zucc. 的干燥成熟果实。冬季果实成熟时采收，除去杂质，干燥。

## 🌀 历代炮制方法辑要

1. 川练子：去核用。(《银海精微》，托名唐·孙思邈辑，公元 682 年)

2. 川楝子：微炒。(《太平圣惠方》，宋·王怀隐等编集，公元 992 年)

3. 川苦楝子：炮槌破去核用肉。(《博济方》，宋·王衮撰，公元 1047 年)

4. 川苦楝：去皮炒。(《脚气治法总要》，宋·董汲撰，公元 1093 年)

5. 川楝子：去皮核。(《小儿药证直诀》，宋·钱乙著，公元 1107 年?[1])

6. 川楝子：①去核。②面裹煨，去核用。(《小儿卫生总微论方》，宋·撰人未详，公元 1156 年)

7. 川苦楝：①取肉，用童子小便浸一宿，焙干。②同巴豆（去皮膜）慢火炒至微紫色，去巴豆不用。③和核剉[2]片，

---

〔1〕"?"指推断年，下同。
〔2〕剉：同"锉"，下同。

面炒。(《小儿卫生总微论方》，宋·撰人未详，公元 1156 年)

8. 川练子：剉炒。(《三因极一病证方论》，宋·陈言著，公元 1174 年)

9. 川练子：取肉，炒。(《济生方》，宋·严用和撰，公元 1253 年)

10. 川楝子：去皮核，取肉，一两用巴豆七枚，去壳同炒令黄色，去巴豆。(《济生方》，宋·严用和撰，公元 1253 年)

11. 川练子肉：巴豆炒，不用巴豆。(《类编朱氏集验医方》，宋·朱佐集，公元 1265 年)

12. 川练子：①一个剉肉，茴香炒，壹钱壹分。②一个，剉肉，陈皮炒，二钱一分。③一个，剉肉。黑牵牛炒，二钱一分。④一个，剉肉，神（麦曲）炒，二钱一分。⑤一个，剉肉，巴豆五粒炒，除去巴豆。(《类编朱氏集验医方》，宋·朱佐集，公元 1265 年)

13. 川练子：醋一碗煮干，焙燥。(《女科百问》，宋·齐仲甫著，公元 1279 年)

14. 川楝子：炒取净肉。(《扁鹊心书》，宋·窦材重集，撰年不详)

15. 川楝子：一两破四分，巴豆三个同炒黄色，去巴豆用之。(《儒门事亲》，金·张从正撰，公元 1228 年？)

16. 川练子：取肉，斑猫[1]九枚去翅足，同炒少时，仍去斑猫候冷用。(《活幼心书》，元·曾世荣编，公元 1294 年)

17. 川练子：杵细用。(《汤液本草》，元·王好古著，公元 1298 年)

18. 川楝子：①酒浸。②微炒出汗。③酥炒。④切片，

---

〔1〕 斑猫："斑蝥"之别名，下同。

盐炒，同盐用。⑤三十箇[1]先用巴豆二十粒同楝子炒黄赤色，去巴豆不用。(《瑞竹堂经验方》，元·沙图穆苏撰，公元1326年)

19. 川练子：炒。(《外科精义》，元·齐德之著，公元1335年)

20. 川楝子：①酒煮。②捣细用。(《卫生宝鉴》，元·罗天益著，公元1343年)

21. 川楝实：炒。(《卫生宝鉴》，元·罗天益著，公元1343年)

22. 川楝子：①去核取肉，炒。②取肉，巴豆五粒去壳同炒赤，去巴豆。③微炒出汗。④剉炒。⑤炮，搥[2]碎，去核用肉。⑥酥炙。⑦干用青盐炒。⑧盐炒。⑨麸炒。⑩一两，剉炒，入巴豆二十粒，吴茱萸一两同炒焦赤色，去豆、茱萸。⑪每个作四片，盐炒，同盐用。⑫一斤，净肉。四两用麸一合炒，斑猫四十九个同炒，麸黄色为度，去麸、斑猫不用；四两用麸一合、巴豆四十九粒同炒，麸黄色为度，去麸，巴豆不用；四两同麸一合、巴戟一两同炒，麸黄色为度，去麸、巴戟不用；四两用盐一两、茴香一两同炒，黄色为度，去盐、茴香不用。⑬一两，用斑猫十四个好者，摘去翅嘴，同炒赤色，去斑猫。⑭面糊烧。⑮拣十个，剉碎，分三分，一用巴豆五粒，去皮炒焦黑色，去巴豆不用；又用斑猫七个炒焦，去斑猫；又用海金砂七钱半同炒，去海金砂不用。(《普济方》，明·朱橚等编，公元1406年)

23. 川练子：去核。(《秘传证治要诀及类方》，明·戴元礼

著，公元 1443 年）

24. 川练子：①去皮子，炒。②炮，取肉。③肉，用青盐炒。④取肉，巴豆五粒，去壳同炒赤，去巴豆。⑤四两用麸一合，斑猫四十九粒，同炒麸黄色，去麸斑猫不用。四两用麸一合，巴豆四十九箇，同炒麸黄色，去麸巴豆不用。四两用盐一合，茴香一合，同炒黄色为度，去盐茴香不用。四两用麸一合，巴戟一两，同炒麸黄色，去麸巴戟不用。（《奇效良方》，明·方贤著，公元 1449 年？）

25. 川楝子：去核，炒。（《婴童百问》，明·鲁伯嗣撰，公元 1526 年？）

26. 川楝子：①汤浸去薄皮，切作片子。②去核。③去核，剉，炒。④去核炒。⑤一两，剉细，用巴豆十粒打破，一处炒黄色，不用巴豆。⑥三十个，巴豆二十粒，同炒黄赤色，去巴豆不用，将川楝子研为末。⑦一两，用巴豆二十一粒，同炒候黑色，去巴豆。（《医学纲目》，明·楼英编纂，公元 1565 年）

27. 川练子：酒浸湿蒸软，去皮核，取肉晒干。（《医学入门》，明·李梴著，公元 1575 年）

28. 川练子：去皮核焙。（《仁术便览》，明·张浩著，公元 1585 年）

29. 川练子：蒸去核。（《增补万病回春》，明·龚廷贤编，公元 1587 年）

30. 川练子：取肉，用巴豆半两同炒黄，去巴豆，一两。（《证治准绳》，明·王肯堂著，公元 1602 年）

31. 川楝子：①剉细，用巴豆拾粒打破一处，炒黄去巴豆。②净肉壹斤分四处，四两用麸一合，斑猫四十九个，同炒麸黄色，去麸，斑猫不用；四两用麸一合；巴豆四十九粒，同炒麸黄色，去麸，巴豆不用四两用一合，巴戟一两，同炒麸黄色，去麸，巴戟不用；肆两用盐一两，茴香一合，同炒黄色，去盐及茴香不用。(《证治准绳》，明·王肯堂著，公元 1602 年)

32. 川楝子：酒蒸，去核，取肉，(《寿世保元》，明·龚廷贤撰，公元 1615 年)

33. 川楝子：①一两，用巴豆十五粒打破炒黄，去巴豆不用。②十个，用巴豆七十粒微打破、麦麸共炒黑，去麸及巴豆不用。③酒蒸，去核。④炮去核。(《景岳全书》，明·张介宾撰，公元 1615 年)

34. 川练子：去核，炒。(《景岳全书》，明·张介宾撰，公元 1615 年)

35. 川楝子：①去核。②炒。(《济阴纲目》，明·武之望辑著，公元 1620 年)

36. 川楝子：①去核炒。②麸炒。③巴豆拌炒去豆。(《医宗必读》，明·李中梓著，公元 1637 年)

37. 川楝子：瓦煅存性为末。(《外科大成》，清·祁坤编著，公元 1665 年)

38. 川楝子：一两用巴豆廿一粒同炒，候黑色去巴豆。(《本草述》，清·刘若金著，公元 1666 年)

39. 川楝子：川楝子十个、巴豆七十一粒，先以巴豆微打破，同川楝麸炒黑，去麸及巴豆。(《医方集解》，清·汪昂著，公元 1682 年)

40. 制楝实（即川楝子）：①凡使楝实，须采得熬干，酒拌令透，蒸待皮软刮去皮，取肉去核用。凡使肉不使核，使核不使肉，如使核槌碎，用浆水煮一伏时，晒干。其花落子，谓之石茱萸，不入药用。②石茱萸亦入外科。(《修事指南》，清·张仲岩撰，公元 1704 年)

41. 川练子：炒。(《良朋汇集》，清·孙望林辑，公元1711年)

42. 川楝子：①酒拌透蒸去皮。入丸，用核槌细不用肉。入煎，用肉不用核。本地者细，以火烧存性。(《外科证治全生集》，清·王维德著，公元1740年)

43. 川练子：①去皮核。②蒸去皮核焙。③盐水泡去核。(《医宗金鉴》，清·吴谦等编，公元1742年)

44. 川楝子：去核。(《幼幼集成》，清·陈复正辑订，公元1750年)

45. 川楝子：清大生用。治疝煨用，气痛酒蒸用肉，去皮核，捣碎，浆水浸，煮熟，去肉用。(《得配本草》，清·严西亭、施澹宁、洪缉庵同纂，公元1761年)

46. 川楝子：有与巴豆同炒，去豆以治疝者。(《本草正义》，清·张德裕辑，公元1828年)

47. 川楝子：①巴豆拌炒去巴豆。②酒煮去皮核。③酒蒸。(《类证治裁》，清·林佩琴编著，公元1839年)

48. 川楝子：去核用。(《本草分经》，清·姚澜编，公元1840年)

49. 川楝子：去核炒。(《增广验方新编》，清·鲍相璈编，公元1846年)

50. 川楝子：酒煮，待皮软，刮去皮，取肉去核，使核槌碎。(《本草汇纂》，清·屠道和编辑，公元1863年)

51. 川楝子：煨净。(《笔花医镜》，清·江笔花编著，公元1871年)

52. 川楝子：槌碎用。(《医家四要》，清·程曦、江诚、雷大震同纂，公元1884年)

### 现代炮制加工与应用

| 序号 | 炮制品 | 加工技术 | 应用 |
|---|---|---|---|
| 1 | 川楝子 | 取原药材，除去杂质，用时捣碎 | 生品有毒，且能滑肠，长于杀虫，疗癣。多用于虫积腹痛，头癣等 |
| 2 | 炒川楝子 | 取净川楝子，切厚片或碾碎，置已预热好的炒制器具中，用中火加热炒至表面焦黄色时，取出晾凉，筛去碎屑 | 炒后能缓和其苦寒之性，降低毒性，并减轻滑肠的副作用，长于疏肝理气止痛。用于胸胁、脘腹胀痛等 |
| 3 | 盐川楝子 | 取净川楝子片或碎块，用盐水拌匀，闷润至盐水被吸尽后，置炒制器具中，用文火炒至表面深黄色时，取出晾凉，筛去碎屑。每100kg净川楝子，用食盐2kg | 盐炙后能引药下行，长于疗疝止痛。常用于疝气疼痛，睾丸坠痛等 |

# 大黄 | Dàhuáng Rhei Radix et Rhizoma

《中国药典》载有大黄、酒大黄、熟大黄、大黄炭四种炮制品。大黄为蓼科植物掌叶大黄 *Rheum palmatum* L. 、唐古特大黄 *Rheum tanguticum* Maxim. ex Balf. 或药用大黄 *Rheum officinale* Baill. 的干燥根和根茎。秋末茎叶枯萎或次春发芽前采挖，除去细根，刮去外皮，切瓣或段，绳穿成串干燥或直接干燥。

## 历代炮制方法辑要

1. 大黄：①皆破解，不㕮咀，或炮或生，皆去黑皮，刀刲取里白者，故曰中白。②去皮。③酒洗。④酒浸。（《金匮玉函经》，汉·张仲景著，公元 219 年）

2. 大黄：①酒洗。②酒浸。③蒸。（《金匮要略方论》，汉·张仲景著，公元 219 年）

3. 大黄：①去皮，清酒洗。②去皮。（《新辑宋本伤寒论》，汉·张仲景述，晋·王叔和撰次，宋·林亿校正，公元 219 年）

4. 大黄：①去皮，清酒浸。②去皮。（《注解伤寒论》，汉·张仲景撰，金·成无己注，公元 219 年）

5. 大黄：①湿纸煨。②湿纸十重包裹。③煨令香熟切作片子。④炒取末。（《华氏中藏经》，旧题汉·华佗撰，清·孙星衍校，公元 234 年？）

6. 大黄：①依治痈疽地黄丸方云，薄切，五升米下蒸熟，暴干用之。②破如米豆，熬令黑。③蒸。④破如豆粒，熬令黑

色。⑤蒸三斗米下。(《备急千金要方》,唐·孙思邈著,公元652年)

7. 蜀大黄:切,以水一升浸。(《备急千金要方》,唐·孙思邈著,公元652年)

8. 大黄:①炙令烟出。②蒸。③别浸。(《千金翼方》,唐·孙思邈著,公元682年)

9. 大黄:①实者生用,虚者酒蒸。②酒浸过炒。③炙。④酒炒。⑤蒸少许。⑥炒。(《银海精微》,托名唐·孙思邈辑,公元682年)

10. 大黄:治疣癣,醋煎大黄生者,甚效。(《食疗本草》,唐·孟诜撰,张鼎增补,公元713—739年)

11. 大黄:①细剉。②切。③蒸之,二斗米下。④熬勿令焦。⑤炒。⑥熬令黄黑。(《外台秘要》,唐·王焘撰,公元752年)

12. 大黄:浸。(《经效产宝》,唐·昝殷撰,公元847年)

13. 大黄:湿纸裹煨。(《颅囟经》,唐·佚名,公元907年)

14. 大黄:煨。(《仙授理伤续断秘方》,唐·蔺道人著,公元846年?)

15. 大黄:凡使,细切,内文如水旋斑,紧重,剉,蒸,从巳至未,(晒)干,又酒腊水蒸,从未至亥,如此蒸七度,(晒)干,却洒薄蜜水,再蒸一伏时。其大黄擘如乌膏样,于日中(晒)干用之,为妙。(《雷公炮炙论》,南朝宋·雷敩撰,公元10世纪?)

16. 川大黄:①剉碎,微炒。②剉碎用醋浸一炊久沥干,慢火熬令熟。③三两剉碎,微炒,别捣罗为末,以酒醋各一升熬如膏。④饭下蒸一炊时取出曝干。(《太平圣惠方》,宋·王怀隐等编集,公元992年)

17. 大黄：①湿纸裹煨。②蒸熟。③纸裹煨，慢火煨，候纸黄色住。④用米醋浸两宿，以竹刀子细切，于甑上蒸九度，研为糊。(《博济方》，宋·王衮撰，公元1047年)

18. 川大黄：切，微炒。(《苏沈良方》，宋·苏轼、沈括著，公元1075年)

19. 大黄：①煨炒。②湿纸裹煨熟。③小便浸七日，日一易，以湿纸裹煨切焙。(《苏沈良方》，宋·苏轼、沈括著，公元1075年)

20. 大黄：或生或煨。(《伤寒总病论》，宋·庞安时撰，公元1100年)

21. 川大黄：①湿纸裹煨至纸焦。②去麤[1]皮，取实者剉，酒浸半日，控干炒为末。(《小儿药证直诀》，宋·钱乙著，公元1107年?)

22. 大黄：①蒸。酒洗过米下蒸熟，切片暴干。②大黄二两酒浸，切片，以巴豆去皮一百个，贴在大黄上，纸裹，饭上蒸三次，切，炒，令黄焦，去巴豆不用。③去皮。(《小儿药证直诀》，宋·钱乙著，公元1107年?)

23. 大黄：①去皮。②以米泔水浸一炊间，漉出令干，慢炒取熟。③锦纹者去皮，生用酒洗过。(《类证活人书》，宋·朱肱撰，公元1108年)

24. 大黄：①凡汤、酒中用大黄，不须细剉……丸散中用大黄，旧皆蒸之，今不须尔。②大黄二大两，切如棋子，和少酥，炒令酥尽，入药中。切不得令黄焦，则无力。捣筛为末。③微炒。④剉，炒微赤，捣为散用。⑤捣罗为散。⑥粗切。⑦粗剉。(《重修政和经史证类备用本草》，宋·唐慎微著，公元

---

[1] 麤：同"粗"，下同。

1116 年）

25. 大黄：①剉如骰子样。②煨。③湿纸裹煨令纸干。④炮熟。⑤湿纸裹煨香熟。⑥熬。⑦蒸过切炒。⑧以生姜自然汁二两涂炙，汁尽焙干捣末。⑨剉炒。⑩剉碎醋炒。⑪以清酒洗。⑫去粗皮酒洗炒。⑬剉，蜜水半盏浸一宿，焙。⑭剉，醋浸一炊久，慢火炒令熟。⑮剉如半栗大，醋炒紫色。⑯酒蒸切焙。⑰蒸三度熬。⑱九蒸九暴干。⑲饭上炊三遍。（《圣济总录》，宋·太医院编，公元 1111—1117 年）

26. 大黄：湿纸裹煨。煨。蒸。（《全生指迷方》，宋·王貺撰，公元 1125 年？）

27. 大黄：蒸。略炒。（《产育宝庆集》，宋·李师圣、郭嵇中编纂，公元 1131 年）

28. 大黄：①湿纸裹甑上蒸。②以湿纸裹，甑上蒸。（《普济本事方》，宋·许叔微述，公元 1132 年）

29. 大黄：凡使，或蒸过用，或煻灰中泡熟用，若取猛利，即生焙干用。（《太平惠民和剂局方》，宋·太平惠民和剂局陈师文等编，公元 1151 年）

30. 川大黄：①湿纸裹煨，至纸焦。②慢火煨黑色。③炮，剉。（《小儿卫生总微论方》，宋·撰人未详，公元 1156 年）

31. 大黄：①二两，酒浸，切片，以巴豆一百个，去皮，贴在大黄上，纸裹，饭上蒸三次，切碎，炒黄焦，去巴豆，只用大黄。②湿纸裹，煨熟。③剉碎，微炒。④蒸。⑤微炮。⑥湿纸裹煨。⑦炮黑黄色。⑧烧存性。⑨二两，酒浸一宿，切作片子，以巴豆一百粒，去壳皮，贴大黄上，纸裹定，饭上蒸三次，去巴豆，切，研，炒焦。⑩去粗皮，取实者，剉碎，酒浸半日，捏干，炒焦，为末。（《小儿卫生总微论方》，宋·撰人未详，公元 1156 年）

32. 大黄：①微炒。焙。切。②捣碎。(《洪氏集验方》，宋·洪遵辑，公元 1170 年)

33. 大黄：①蒸。酒洗。②酒蒸。③麸煨蒸。④蜜蒸。(《三因极一病证方论》，宋·陈言著，公元 1174 年)

34. 大黄：①蒸，剉。②剉碎。③略炒。④剉碎，微炒。⑤用小便浸七日，每日一换，月足，湿纸裹，煨熟，薄切，焙干为末。(《卫生家宝产科备要》，宋·朱端章编，公元 1184 年)

35. 大黄：微炒剉。(《校正集验背疽方》，宋·李迅撰，公元 1196 年)

36. 大黄：①蒸熟切焙。②酒蒸。③煨。④蒸。(《校注妇人良方》，宋·陈自明原著，明·薛己校注，公元 1237 年)

37. 大黄：①去皮，蒸，切。②剉，炒。(《济生方》，宋·严用和撰，公元 1253 年)

38. 大黄：①湿纸煨熟。②酒炒。(《陈氏小儿痘疹方论》，宋·陈文中撰，公元 1254 年)

39. 大黄：①细末。②煨。(《陈氏小儿病源方论》，宋·陈文中撰，公元 1254 年)

40. 大黄：①煨。②炮。(《急救仙方》，宋·著者不详，公元 1278 年？)

41. 大黄：①酒浸，蒸熟，剉。②炮。③湿纸裹蒸。(《女科百问》，宋·齐仲甫著，公元 1279 年)

42. 川大黄：微炒。(《女科百问》，宋·齐仲甫著，公元 1279 年)

43. 大黄：①蒸焙。②面裹煨。③酒浸焙。(《素问病机气宜保命集》，金·刘完素著，公元 1186 年)

44. 大黄：①蒸。②面裹蒸。③湿纸裹煨。④童子小便浸。(《儒门事亲》，金·张从正撰，公元 1228 年？)

45. 川大黄：①剉碎，醋拌，炒过用之。②焙。（《儒门事亲》，金·张从正撰，公元 1228 年？）

46. 大黄：煨。（《脾胃论》，元·李杲著，公元 1249 年）

47. 大黄：①纸裹水浸透炮过，候冷。②炮。（《活幼心书》，元·曾世荣编，公元 1294 年）

48. 大黄：①须煨，恐寒则损胃气。②酒浸入太阳经。酒洗入阳明经。余经不用酒。③杂方有生用者，有麪[1]裹蒸熟者。（《汤液本草》，元·王好古著，公元 1298 年）

49. 大黄：①去皮净。②去粗皮，酒浸二三时，纸裹，火煨。（《瑞竹堂经验方》，元·沙图穆苏撰，公元 1326 年）

50. 锦纹大黄：为细末，用米醋熬成膏，浇于新砖瓦上，再将大黄倾上，用伏内日晒夜露，干为末。（《瑞竹堂经验方》，元·沙图穆苏撰，公元 1326 年）

51. 大黄：煨。（《外科精义》，元·齐德之著，公元 1335 年）

52. 大黄：①炒。②酒洗。③酒煨。④煨。⑤米泔浸三日，逐日换水，焙干为末。⑥以酒浸透，切片焙干为末。⑦湿纸包，煨焙。⑧醋纸裹，火煨过，切。⑨酒浸焙。⑩蒸焙。⑪酒蒸。⑫去皮（铡）碎，竹筛齐用。（《卫生宝鉴》，元·罗天益著，公元 1343 年）

53. 川大黄：好醋拌炒。（《卫生宝鉴》，元·罗天益著，公元 1343 年）

54. 大黄：①为末。②酒煨。③纸裹煨。④炒。⑤蒸。⑥去皮，酒洗。⑦如棋子大，酒洗。⑧湿纸裹煨，勿焦，切，焙干，再酒润，炒熟，焙干。⑨米上蒸晒。⑩煨。⑪酒浸，煨。⑫熟蒸。⑬面裹煨熟，为末。（《丹溪心法》，元·朱震亨著，公

---

〔1〕 麪：同"面"，下同。

元 1347 年）

55．大黄：烧灰存性，研极细末，用纸包，碗盖于地上一夕，出火毒。（《十药神书》，元·葛可久著，公元 1348 年）

56．大黄：酒制大黄热服之类也。（《原机启微》，元·倪维德撰著，公元 1370 年）

57．大黄：①或生，或酒煨，或蜜水浸煎。②酒拌蒸。③饭上蒸。④炒熟。⑤酒洗。⑥酒蒸。⑦纸包煨。（《疮疡经验全书》，宋·窦汉卿辑著，公元 1569 年？）

58．制大黄：宜九浸九蒸九晒，每黄十两当耗煮酒五十两入药则泻中有补。（《疮疡经验全书》，宋·窦汉卿辑著，公元 1569 年？）

59．大黄：①用之酒浸煨熟，寒因热用也……酒浸入太阳经，酒洗入阳明经，余经不用酒。②入手足阳明经，以酒引之，上至高巅以舟楫，载之可浮，胸中本苦泄之性，峻至于下，以酒将之，可至，高之分，若物在高巅，人迹不及之处，必射以取之也，故太阳阳明，正阳阳明，承气汤，俱用酒浸。惟少阳阳明为下经，故小承气汤，不用酒浸液。襟证方有生用者，有用面裹蒸熟者，其制不一。③须煨，恐寒伤胃气。（《本草发挥》，明·徐彦纯辑，公元 1368 年）

60．大黄：①苦，纯阴，热淫所盛，以苦酒泄之，酒浸入太阳经，酒洗入阳明经，其余经不用酒，其性走而不守。②煨。③剉，熬。④湿纸煨。⑤剉。⑥剉，炒。⑦蒸三度，焙。⑧锦纹者，用无灰酒一碗，慢火煮令酒尽，焙干。⑨用湿纸裹煨令熟。⑩剉碎，酥炒。⑪面裹煨，去面焙。⑫米汁蒸，切，焙。⑬米泔浸三日，逐日换泔，取出切，焙干，为细末。⑭去皮，清酒浸。⑮蒸过，剉碎，炒干。⑯湿纸裹煨令香熟。⑰蒸熟。⑱用醋煮一时，火焙干。⑲醋湿纸裹，火煨过。⑳入面煮糊。㉑薄切，醋一碗煮干用。㉒熬令黄色。㉓面裹，焙干。㉔醋炙。㉕湿纸裹蒸。㉖蜜蒸。㉗渍。㉘剉，醋浸一炊久，慢火炒令熟。㉙剉，捣。㉚酒洗过，饭上蒸熟，切片暴干。(《普济方》，明·朱橚等编，公元 1406 年)

61. 川大黄：①剉碎末，微炒。②剉碎，微炒。③蒸令极熟。④剉碎，醋拌炒令干。⑤剉碎，微炒。⑥湿纸裹煨。⑦童子小便浸一宿，腊月阴干。(《普济方》，明·朱橚等编，公元 1406 年)

62. 锦纹大黄：①面裹煨过。②为细末，用米醋熬成膏子，先以新砖瓦末罗于新砖上，将大黄膏子颁在上，于伏日内昼晒夜露，至总以极干为末用。(《普济方》，明·朱橚等编，公元 1406 年)

63. 大黄：①剉。②细切，以水一升半，别浸一宿。③湿纸裹煨。④炒。⑤酒洗。⑥醋炒。⑦苦寒，酒煨，引苦性上行至巅，驱热而下，以为使也。⑧二两，酒浸，切作大片，用巴豆肉一粒，贴在大黄上，用绢包裹，汤锅蒸过，取出、去巴豆，将大黄晒干，研。⑨半蒸半生。⑩米上蒸，日干。(《奇效良方》，明·方贤著，公元 1449 年？)

64. 大黄：剉碎或酒浸酒洗用。(《本草品汇精要》，明·刘文泰等纂，公元 1505 年)

65. 大黄：①酒煨。②酒拌煨。③湿纸裹，三斗米下，蒸米熟，去纸，切炒。(《外科理例》，明·汪机编著，公元 1519 年)

66. 大黄：欲便上行须资酒制，酒浸达巅顶上，酒洗至胃脘中……如欲下行，务分缓速，欲速生使，投滚汤一泡便吞，欲缓熟宜，同诸药久煎方服。(《本草蒙筌》，明·陈嘉谟纂辑，公元 1525 年)

67. 大黄：①煨。②捣，略烧存性。③湿纸裹煨。④面裹煨，去面，切，焙。⑤炒。⑥酒洗过，蒸熟，切片，曝干。（《婴童百问》，明·鲁伯嗣撰，公元1526年？）

68. 大黄：湿纸裹，饭上蒸熟，去纸切炒。（《女科撮要》，明·薛己著，公元1548年）

69. 大黄：①煨。②酒炒。（《万氏女科》，明·万全编著，公元1549年）

70. 大黄：①酒洗，饭上蒸。②煨。③湿纸包煨。（《保婴撮要》，明·薛铠集，薛己验，公元1555年）

71. 大黄：①泡。②为末，置砂器中，以水搅八十一遍，飞过。③生，细切，水一盏浸半日，煎汁用之。④汤洗去皮。⑤大黄恐寒则损胃气，须煨。⑥㸅裹煨。⑦炒，剉。⑧湿纸裹煨。⑨去皮，米醋同煮烂。⑩米泔浸三日，逐日换泔，取出切，焙干，细为末。⑪酒煨。⑫米泔浸令软。⑬酒蒸。⑭湿纸裹煨，勿焦，切，焙干，再以酒润，炒熟，焙干。⑮酒浸。⑯醋拌炒。⑰酒蒸。⑱用好酒浸一宿，取出晒干。⑲醋煮，湿纸裹，煨过。⑳酒浸半日，炒干，为细末。㉑蒸一饭久。（《医学纲目》，明·楼英编纂，公元1565年）

72. 锦纹大黄：酒洗，去皮。（《医学纲目》，明·楼英编纂，公元1565年）

73. 大黄：①凡病在头面及手稍皮肤者，须用酒炒，欲其上腾也。病在咽下脐上，须用酒浸洗。病在下者生用。欲升降兼行者，半生半熟。如大黄、知柏必用酒制者，恐寒伤胃也。要知体厚者生用，体薄者炒用，然炒制必出火毒，收贮用之，随炒随用，否则助火。②生用则通肠胃壅热，熟用则解诸疮毒泻心火……液云，酒浸入太阳，酒洗入阳明，余经不用酒，盖酒浸良久，稍薄其味，而借酒上升巅顶至高之分太阳经也。酒洗亦不至峻下，故承气汤俱用酒浸，惟小承气生用，是酒亦大黄之舟楫……古有生用者，热去而患赤眼，河间谓其所用大黄，未经酒制，而上热不去也。杂用量人虚实，或生或麸包煨热，或酒浸蒸熟。（《医学入门》，明·李梴著，公元 1575 年）

74. 大黄：①凡使，细切，以文如旋斑紧重者，剉片蒸之，从巳至未，晒干，又洒腊水蒸之，从未至亥，如此凡七次，晒干，却洒淡蜜水再蒸一伏时，其大黄必如乌膏样，乃晒干用。②凡用，有蒸，有生，有熟，不得一概用之。③大黄采时，皆以火石（爆）干货卖，更无生者用之，亦不须更多炮炙蒸煮。④味苦气寒，气味俱厚，沉而降，阴也。用之须酒浸煨熟者，寒因热用。酒浸入太阳经，酒洗入阳明经，余经不用酒。⑤大黄苦峻下走，用之于下必生用。若邪气在上，非酒不至，必用酒浸引上至高之分，驱热而下，如物在高巅，必射以取之也。若用生者，则遗至高之邪热，是以愈后或目赤，或喉痹，或头肿，或膈上热疾生也。⑥烧存性，为末。⑦煨。（《本草纲目》，明·李时珍撰，公元 1578 年）

75. 大黄：有生用，酒浸蒸者，有酒拌干者，不伤阴血，有酒炒、有湿纸包火煨者。（《仁术便览》，明·张洁著，公元 1585 年）

76. 大黄：①酒炒上达巅顶，酒洗中至胃脘，生用下行。②四两用头红花四两，入水取汁浸一日，不用红花，四两童便入盐二钱浸一日，取出晒干，不用童便；四两用好酒浸一日浸软切并如杏核大，晒干，入巴豆去皮三十五粒同炒黄色，去巴豆不用；四两用当归四两，入淡醋浸一日，晒干，不用当归。（《增补万病回春》，明·龚廷贤编，公元 1587 年）

77. 大黄：欲使上行酒制，欲使下行生用。（《本草原始》，明·李中立纂辑，公元 1593 年）

78. 大黄：①切片，酒拌蒸。②用酒拌，九蒸九晒为末。

治吐血。③去皮。④麨包烧熟。⑤火炮。(《鲁府禁方》，明·龚廷贤编，公元1594年)

79. 大黄：①酒煨。②去皮，酒浸。③蒸。④醋煮。⑤锉，用酒同三棱浸一宿焙。⑥醋浸湿，纸裹煨过，切。⑦蒸少顷，翻过再蒸少顷，即取出，不可过。⑧酒湿蒸熟。⑨面裹煨，去面，切焙。⑩宜酒浸，盖邪气，居高非酒不到。譬如物在高巅人迹所不及，必射而取之，故用酒浸引上，若生用苦泄峻下，则遗高分之邪热，所以愈后或目赤，或喉闭，或头肿膈上反生热证矣。⑪大黄酒浸入太阳经，酒洗入阳明经，浸久于洗得酒气为多，故能引之于至高之分，若物在山巅人迹不及，必射以取之也，故仲景以调胃承气收入太阳门……而大承气汤中大黄下注曰：酒洗是洗轻于浸微升其走下之性，以治其中也，至少阳、阳明则去正阳而逼太明，其分为下，故小承气汤中大黄不用酒制，少阳不宜下。⑫去皮，锉碎，竹筛齐用。⑬湿纸裹蒸。(《证治准绳》，明·王肯堂著，公元1602年)

80. 川大黄：蒸。(《证治准绳》，明·王肯堂著，公元1602年)

81. 大黄：①煨。②炮。(《外科启玄》，明·申斗垣著，公元1604年)

82. 大黄：酒蒸。(《宋氏女科秘书》，明·宋林泉著，公元1612年)

83. 大黄：①凡用大黄，不须细锉，先以酒浸令淹浃密覆一宿，明旦煮汤，临熟乃内汤中煮二三沸便起，则势力猛易得快利，丸药中微蒸之，恐寒伤胃也。②陕西庄南卫者有力，不作腹痛，川者力迟而痛泻。实者生用，虚弱者酒蒸熟用。(《医宗粹言》，明·罗周彦著，公元1612年)

84. 大黄：①煨。②酒浸。③酒蒸九次。④锦纹好大黄一斤，切薄片，分作四分，听用。一分用川黄连去毛一两，切片，水浸汁，用拌大黄，同炒干为度。一分用吴茱萸去梗一两，用水泡成汁，拌大黄同炒干为度。⑤酒浸一宿，蒸，焙。⑥酒蒸九次，极黑。⑦酒浸一宿。(《寿世保元》，明·龚廷贤撰，公元 1615 年)

85. 锦纹大黄：①酒浸，九蒸九晒，要黑色。②酒拌，九蒸九晒。(《寿世保元》，明·龚廷贤撰，公元 1615 年)

86. 绵纹大黄：炒微焦。(《景岳全书》，明·张介宾撰，公元 1615 年)

87. 大黄：①酒浸。②煨。③酒煨。④酒浸，蒸。⑤湿纸包煨。⑥湿纸裹煨。(《景岳全书》，明·张介宾撰，公元 1615 年)

88. 大黄末：微炒。(《景岳全书》，明·张介宾撰，公元 1615 年)

89. 大黄：①炒。②煨。③酒拌炒。④蜜炒。⑤蒸熟。(《外科正宗》，明·陈实功编撰，公元 1617 年)

90. 大黄：①炮。②炒。③剉碎微炒。④烧存性。⑤暴煨。⑥酒浸过煨。湿纸裹煨。⑦湿纸裹煨勿令焦，切焙干再以酒润，炒熟焙干。⑧蒸一饭时。⑨另为末，醋一升，慢火熬成膏子。(《济阴纲目》，明·武之望辑著，公元 1620 年)

91. 大黄：①细切内文如水旋、斑紧重剉，蒸从巳至未，晒干。又用蜡水蒸从未至亥，如此蒸七度，却洒薄蜜水蒸一伏时，其大黄譬如乌膏样，于日中晒干用之为妙。下药酒浸一时煮二三沸即服。②凡用大黄不须细制，先以酒浸，令淹浃蜜覆一宿，明旦煮汤，临熟乃内汤中煮二三沸，便起则势力猛，易得快利，丸药中微蒸之，恐寒伤胃也。(《炮炙大法》，明·缪希雍撰，公元 1622 年)

92. 川大黄：切片，蜜蒸。(《先醒斋医学广笔记》，明·缪

希雍撰，公元 1622 年）

93. 大黄：欲速者生用，汤泡便吞，欲缓者熟用，和药煎服。(《本草正》，明·张介宾撰，公元 1624 年）

94. 大黄：①酒洗。②蒸焙。③烧灰存性，研细。④湿纸裹煨。⑤酒煨。⑥酒蒸。⑦微炒。⑧煨。⑨去皮。⑩蒸。⑪面裹煨。(《医宗必读》，明·李中梓著，公元 1637 年）

95. 北大黄：去皮酒浸。(《医宗必读》，明·李中梓著，公元 1637 年）

96. 大黄：欲行下者必生用之，若邪在上者，必须酒服，引上至高驱热而下也。欲取通利者，须与谷气相远，下复亦不得骤进谷气，大黄得谷气便不能通利耳。(《本草通玄》，明·李中梓撰，公元 1637 年？）

97. 大黄：①酒浸。②煨。③面裹煨。④酒蒸九次，焙干。⑤微炒。⑥酒炒。⑦湿纸裹煨。⑧炮。(《审视瑶函》，明·傅仁宇撰，公元 1644 年）

98. 大黄：①煨。②炮。③酒洗。④酒炒。(《一草亭目科全书·异授眼科》，明·邓苑撰，公元 1644 年？）

99. 大黄：切作薄片……刬细蒸之，从巳至未，取出晒干。又以腊水润透，蒸之，从未至亥，凡七遍，晒干。更以淡蜜水拌蒸一伏时，色如乌膏为度，乃晒干收用。(《本草乘雅半偈》，明·卢之颐著，公元 1647 年）

100. 大黄：用之须酒浸煨熟者，寒因热用也，酒浸入太阳经，酒洗入阳明经，余经不用酒，邪气在上，必用酒浸引上至高之分，如物在高巅，必射而取之，若生用则遗至高之邪热，是以愈后或目赤或喉痹[1]或头肿或膈上热疾生也。诸痢初

---

〔1〕痹：同"痹"。

起，煨熟大黄……（水煎）。一方大黄一两酒浸一宿，去大黄，温酒顿服。脾癖痞积，大黄三两，醋一碗，熬成膏，晒露三日……（服散）。湿热眩晕不可当者，酒炒大黄为末，茶清服二钱，急则治其标也。风热牙痛口气紫盆散，好大黄瓶内烧存性，为末，早晚揩牙，漱去大有奇效。(《握灵本草》，清·王翃著，公元1683年)

101. 大黄：①剉片蒸晒七次。②蒸用。③酒浸。④酒洗。(《本草汇》，清·郭佩兰著，公元1655年)

102. 大黄：①酒洗。②湿纸裹煨，勿令焦切，焙干再以水润炒熟焙干。③醋炒。(《医门法律》，清·喻嘉言著，公元1658年)

103. 大黄：①酒浸蒸熟晒干，如此九次，能上达巅顶，治头风目疾及久积痼病。治泻痢姜汁拌炒。治伤寒热结生用。治疮疡热结酒炒。血痢韭菜汁拌晒干。②酒制。③陈酒煮干。(《医宗说约》，清·蒋仲芳撰，公元1663年)

104. 大黄：①实人生用，虚人炙用。②炒。③酒拌炒。④用醋浸晒九次。⑤酒蒸黑色。⑥酒浸九蒸九晒。(《外科大成》，清·祁坤编著，公元1665年)

105. 大黄：剉炒。(《本草述》，清·刘若金著，公元1666年)

106. 西大黄：①拌蜜。②酒浸晒干。③酒炒。④酒浸煨熟。⑤酒浸蒸熟切晒。⑥酒蒸微熟。⑦同少酥炒干但勿令焦。⑧醋熬化成膏。(《本草述》，清·刘若金著，公元1666年)

107. 大黄：化脾积血块，多用醋熬成膏，其酒浸煨熟者，寒因热用也。非借酒力，不能上行头目，如眩晕用酒炒为末是也，治上焦者，假酒不使迅下，如滚痰丸酒浸蒸熟切晒是也。中焦脾胃结热瘀滞，固宜以迅刮取效然亦须稍缓，以尽其荡涤之用，或酒蒸微熟可也。如热痢初起，大黄煨熟与当归等分用，其义可思。至于下行似宜生用，然有难执者，如腰脚风气作疼，同酥炒干弗令焦……种种具有意义，当细审之以尽其功用也。(《本草述钩元》，清·杨时泰著，公元 1666 年?)

108. 大黄：半炒，半晒。(《痧胀玉衡》，清·郭志邃著述，公元 1675 年)

109. 大黄：①去皮，酒洗。②清酒洗。③酒浸。④溺浸。⑤酒煨。(《温热暑疫》，清·周扬俊辑，公元 1679 年)

110. 大黄：①酒洗……邪气居高，非酒不到。②酒浸……大黄……浸久于洗，故能引于至高之分……洗轻于浸，是微升其走下之性，以治其中也。③炒。④煨……加大黄治便秘者，或酒浸，或煨用。⑤酒蒸。⑥九蒸九晒……大黄苦寒峻猛，能下燥解而去瘀热，加以蒸晒，则性稍和缓。⑦大便不通，加酒制大黄。(《医方集解》，清·汪昂著，公元 1682 年)

111. 大黄：欲其上升须加酒制，欲其下行须入芒硝，欲其速驰生用为佳，欲其平调熟煎尤炒，欲其少留，用甘草能缓也……夫大黄过煮则气味全散，攻毒不勇，攻邪不急，有用而化为无用矣，大黄之妙，全在生用为佳，将群药煎成，再投大黄略煎一沸即服，功速而效大正取其迅速之气而用之也。(《本草新编》，清·陈士铎著，公元 1687 年)

112. 大黄：有酒浸、酒蒸、生、熟之不同，生用更峻。(《本草备要》，清·汪昂辑著，公元 1694 年)

113. 大黄：生用则能速通肠胃、制熟用酒，则性味俱减，仅能缓以润肠。(《药品辨义》，清·尤乘增辑，公元 1691 年)

114. 大黄：①炒。②酒炒。(《洞天奥旨》，清·陈士铎撰，公元 1694 年)

115. 大黄：①酒浸。②韭汁制。③韭汁拌炒黑。④酒蒸。

（《本经逢原》，清·张璐著，公元 1695 年）

116. 大黄：①酒浸引上高岭。②煨。③酒煨。④酒炒。⑤醋煮。⑥腊煨。⑦蜜水拌炒。（《嵩崖尊生全书》，清·景冬阳撰，公元 1696 年）

117. 制大黄：①凡使大黄须细切，以文如水旋班紧重者到片蒸之，从巳至未，晒干又晒，腊水蒸之，从未至亥，如此凡七次，晒干却洒淡蜜水再蒸一伏时，其大黄必如乌膏样，乃晒干用。②凡用有蒸，有生，有熟，不得一概用之。③大黄采时，皆以火石爆干，货卖更无生者，用之亦不须更多炮炙蒸煮。④用之须酒浸煨熟者，寒因热用，酒浸入太阳经，酒洗入阳明经，余经不用酒。⑤大黄苦峻下走，用之于下必生用，若邪气在上非酒不至，必用酒浸，引上至高之分，驱热而下，如物在高巅，必射以取之也，若用生者，则遗至高之邪热，是以愈后或目赤，或喉痹，或头肿，或膈上热疾生也。（《修事指南》，清·张仲岩撰，公元 1704 年）

118. 大黄：①面裹煨熟去面焙干。②煨。（《修事指南》，清·张仲岩撰，公元 1704 年）

119. 锦纹大黄：酒拌蒸。（《良朋汇集》，清·孙望林辑，公元 1711 年）

120. 大黄：①蒸三次晒干。②醋浸用纸包好灰火煨熟。③面裹煨熟去面焙干。④煨。⑤酒煮九次，黑色为度。（《良朋汇集》，清·孙望林辑，公元 1711 年）

121. 大黄：若邪气在上，必用酒浸，引上至高之分，驱热而下。如生用则遗至高之邪热，是以愈后或头肿，或目赤，或喉痹，或膈上热疾生也。（《本草必用》，清·顾靖远著，公元 1722 年）

122. 大黄：①每斤用陈酒五升，煮烂日干，名熟军……

生熟功同，熟者纯。②熟大黄酒浸透，入椀[1]隔汤蒸软捣烂。
(《外科证治全生集》，清·王维德著，公元 1740 年)

123. 大黄：①去皮破六片。②切如碁[2]子。③切浸汤成
汁。④纸裹煨。⑤去皮酒浸。⑥酒洗。⑦酒蒸。⑧酒蒸一次。
⑨蒸。(《医宗金鉴》，清·吴谦等编，公元 1742 年)

124. 锦纹大黄：为末。(《医宗金鉴》，清·吴谦等编，公
元 1742 年)

125. 川大黄：①研极细末。②剉微炒。(《医宗金鉴》，
清·吴谦等编，公元 1742 年)

126. 川大黄：纸包煨。(《幼幼集成》，清·陈复正辑订，
公元 1750 年)

127. 锦(大)黄：①酒洗。②酒润晒干。(《幼幼集成》，
清·陈复正辑订，公元 1750 年)

128. 大黄：酒浸用。(《长沙药解》，清·黄元御撰，公元
1753 年)

129. 大黄：有酒浸、酒蒸、生、熟之不同，生用更峻。
(《本草从新》，清·吴仪洛撰，公元 1757 年)

130. 大黄：①半生半熟。②一半火煨熟，一半生用。③
一斤，分作四分，一分用童便、食盐二钱，浸一日切晒，一分
用醇酒一盏[3]，浸一日切晒。再以巴豆仁三十五粒、同豆炒黄
去豆不用。一分用红花四两，泡水一盏，浸一日切晒。一分用
当归四两，入盐醋一盏，同浸一日，去当归切晒为末。④烧存
性为末。(《串雅内编》，清·赵学敏编，公元 1759 年)

---

[1] 椀：同"碗"，下同。
[2] 碁：同"棋"，下同。
[3] 盏：同"碗"，下同。

131. 大黄：欲速行下行，生用。欲缓行，煎熟用。欲上行，酒浸炒用。破瘀血，韭汁炒。(《得配本草》，清·严西亭、施澹宁、洪缉庵同纂，公元 1761 年)

132. 大黄：①酒浸。②煨熟。(《成方切用》，清·吴仪洛辑，公元 1761 年)

133. 锦纹大黄：分作四份。一份童便一碗，食盐二钱浸一日切晒。一份用醇酒一碗，浸一日切晒再以巴豆仁三十五粒同炒，豆黄去豆不用。一份用杜红花四两，泡水一碗浸一日切晒。一份用当归四两，入淡醋一碗，同浸一日，去归切晒。(《沈氏女科辑要笺正》，清·沈尧封辑著，公元 1764 年？)

134. 大黄：①煨。②纸裹煨。③半生半炒。④烧存性。(《幼科释谜》，清·沈金鳌著，公元 1773 年)

135. 大黄：①切，炒黑。②炮。③纸裹蒸切炒。(《妇科玉尺》，清·沈金鳌撰，公元 1773 年)

136. 大黄：①酒浸。②酒炒。③煨。④酒煨。(《叶天士秘方大全》，清·叶天士撰，公元 1775 年？)

137. 大黄：①黄酒炒半黑。②酒炒黑。③此物为细末，以高米醋一斤半熬浓晒干为末，再加醋熬，如是三次晒干末之。(《吴鞠通医案》，清·吴瑭著，公元 1789 年)

138. 大黄：有酒浸酒蒸生熟之不同（仲景太阳门调胃承气汤大黄注曰酒浸，阳明门大承气汤大黄注曰酒洗，少阳阳明小承气汤大黄不用酒制，皆有分别。东垣曰，用之于下必生用，若邪气在上非酒不至，必用酒浸引上至高之分驱热而下……）。(《本草辑要》，清·林玉友辑，公元 1790 年)

139. 大黄：制。(《温病条辨》，清·吴瑭著，公元 1798 年)

140. 大黄：①醋炒。②酒炒三遍。③酒浸。④蒸焙。⑤清酒润。(《时方妙用》《时方歌括》，清·陈念祖著，公元

1803 年）

141. 大黄：酒焙。(《医学从众录》，清·陈念祖撰，公元 1820 年）

142. 大黄：熟缓生速。(《本草正义》，清·张德裕辑，公元 1828 年）

143. 大黄：①酒炒。②酒洗。③酒浸。④切片，同石灰入锅内炒，石灰桃红色取起，去大黄，放地上一夜，收研末听用。(《外科证治全书》，清·许克昌、毕法同辑，公元 1831 年）

144. 大黄：①酒蒸。②酒炒。③酒浸。④酒煨。(《类证治裁》，清·林佩琴，公元 1839 年）

145. 大黄：制熟稍缓，酒浸亦能上行除邪热。(《本草分经》，清·姚澜编，公元 1840 年）

145. 大黄：①酒微煮。②酒拌九蒸九晒。(《增广验方新编》，清·鲍相璈编，公元 1846 年）

147. 大黄：①酒洗。②去皮清酒浸。(《温热经纬》，清·王孟英编著，公元 1852 年）

148. 大黄：洗切片，浸取汁冲入药，制用酒浸或酒拌蒸则性缓而能上行，邪热之在上者，藉酒行之以成勋也，生熟之不同，生用更峻，欲取通利者，不得骤进谷食，大黄得谷食不能通利也。(《本草害利》，清·凌晓五著，公元 1862 年）

149. 大黄：①酒浸。②酒洗。(《校注医醇剩义》，清·费伯雄编著，公元 1863 年，徐相任校，朱祖怡注）

150. 大黄：熟。(《本草汇纂》，清·屠道和编辑，公元 1863 年）

151. 大黄：酒炒。(《时病论》，清·雷丰著，公元 1882 年）

152. 大黄：生用力峻，酒制力缓。(《医家四要》，清·程曦、江诚、雷大震同纂，公元 1884 年）

153. 川大黄：剉碎微炒。(《医方丛话》，清·徐士銮辑，公元 1886 年)

154. 大黄：若经酒制蒸炒，则专行小肠膀胱，治湿热癃闭等证，故生熟异用耳。(《本草便读》，清·张秉成辑，公元 1887 年)

155. 大黄：直走下焦，用酒炒至黑色，则质轻味淡，能上清头目，不速下也。(《本草问答》，清·唐宗海撰，公元 1893 年)

## 🐢 现代炮制加工与应用

| 序号 | 炮制品 | 加工技术 | 应用 |
|------|--------|----------|------|
| 1 | 大黄 | 取原药材，除去杂质，大小分开，洗净，捞出，润透，切厚片或小方块，晾干或低温干燥 | 生品泻下攻积，清热泻火，凉血解毒，逐瘀通经，利湿退黄。用于实热积滞便秘，血热吐衄，目赤咽肿，痈肿疔疮，肠痈腹痛，瘀血经闭，产后瘀阻，跌打损伤，湿热痢疾，黄疸尿赤，淋证，水肿；外治烧烫伤 |
| 2 | 酒大黄 | 取净大黄片，用黄酒拌匀，闷润待酒被吸尽后，置炒制器具内，文火炒至近干、色泽加深并逸出大黄的特异气味时，取出晾凉。筛去碎屑。每 100kg 净大黄片，用黄酒 10kg | 酒炒后苦寒泻下作用稍缓，并借酒的升提之性，引药上行，善清上焦血分热毒。用于目赤咽肿，齿龈肿痛 |

| 序号 | 炮制品 | 加工技术 | 应用 |
|---|---|---|---|
| 3 | 熟大黄 | ①取净大黄块，置木甑、笼屉或其他器具内，隔水蒸至内外均呈黑色为度，取出干燥<br>②取净大黄块，用黄酒拌匀，闷约 1~2 小时至酒被吸尽，装入炖药罐或适宜的蒸制容器内，隔水加热 24~32 小时至内外均呈黑色时，取出干燥。每 100kg 净大黄块，用黄酒 30kg | 酒蒸后泻下之力缓和，可减轻腹痛的副作用，有泻火解毒、增强活血祛瘀之功。用于火毒疮疡，瘀血内停 |
| 4 | 大黄炭 | 取净大黄片，置炒制器具内，武火加热，炒至外表呈焦黑色、内部焦褐色，取出晾凉。筛去碎屑 | 炒炭后泻下作用极微，凉血化瘀止血作用提高。用于血热有瘀出血 |
| 5 | 醋大黄 | 取净大黄片，用醋拌匀闷润，待醋被吸尽后，置炒制器具内，文火加热，炒干，取出晾凉。筛去碎屑。每 100kg 净大黄片，用醋 15kg | 泻下作用减弱，以消积化瘀为主。用于食积痞满，产后瘀滞，癥瘕癖积 |

# 大蓟

Dàjì
Cirsii Japonici Herba

《中国药典》载有大蓟和大蓟炭两种炮制品。大蓟为菊科植物蓟 *Cirsium japonicum* Fisch. ex DC. 的干燥地上部分。夏、秋二季花开时采割地上部分，除去杂质，晒干。

## 历代炮制方法辑要

1. 大蓟：烧灰存性，研极细末，用纸包，碗盖于地上一夕，出火毒。（《十药神书》，元·葛可久著，公元 1348 年）

2. 大蓟：旋取，微焙用。（《普济方》，明·朱橚等编，公元 1406 年）

3. 大蓟：剉碎用。（《本草品汇精要》，明·刘文泰等纂，公元 1505 年）

4. 大蓟：晒干。（《医学纲目》，明·楼英编纂，公元 1565 年）

5. 大蓟根：烧灰存性。（《鲁府禁方》，明·龚廷贤编，公元 1594 年）

6. 大蓟根：细切。（《济阴纲目》，明·武之望辑著，公元 1620 年）

7. 大蓟：烧灰存性，研细。（《医宗必读》，明·李中梓著，公元 1637 年）

8. 大蓟：酒洗或童便拌微焙。（《握灵本草》，清·王翃著，公元 1683 年）

9. 大蓟：①酒洗。②童便拌微炒。(《本草汇》，清·郭佩兰著，公元 1655 年)

10. 大蓟：烧灰存性。(《本草述》，清·刘若金著，公元 1666 年)

11. 大蓟：消肿，捣汁用。止血，烧灰存性用。(《本草述钩元》，清·杨时泰著，公元 1666 年？)

12. 大蓟叶：捣汁，入童便和酒饮。(《得配本草》，清·严西亭、施澹宁、洪缉庵同纂，公元 1761 年)

### 🔖 现代炮制加工与应用

| 序号 | 炮制品 | 炮制方法 | 应用 |
|---|---|---|---|
| 1 | 大蓟 | 取原药材，除去残根及其他杂质，洗净，稍润，切段，干燥 | 可凉血止血、散瘀解毒消痈，圣品长于凉血消肿。用于衄血、吐血、尿血、便血、崩漏、外伤出血、痈肿疮毒等 |
| 2 | 大蓟炭 | 取净大蓟段，置已预热好的炒制器具中，武火加热，炒至表面呈黑褐色。有火星时及时喷淋适量饮用水，熄灭火星，略炒，取出晾凉，筛去碎屑 | 炒炭后凉性减弱，偏于收敛止血。用于衄血、吐血、尿血、便血、崩漏、外伤出血等 |

# 地龙 | Dìlóng
Pheretima

《中国药典》载有地龙一种炮制品。地龙为钜蚓科动物参环毛蚓 *Pheretima aspergillum*（E. Perrier）、通俗环毛蚓 *Pheretima vulgaris* Chen、威廉环毛蚓 *Pheretima guillelmi*（Michaelsen）或栉盲环毛蚓 *Pheretima pectinifera* Michaelsen 的干燥体。前一种习称"广地龙"，后三种习称"沪地龙"。广地龙春季至秋季捕捉，沪地龙夏季捕捉，及时剖开腹部，除去内脏及泥沙，洗净，晒干或低温干燥。

## 🌀 历代炮制方法辑要

1. 地龙：去土。（《华氏中藏经》，旧题汉·华佗撰，清·孙星衍校，公元234年？）

2. 地龙：去土。（《仙授理伤续断秘方》，唐·蔺道人著，公元946年？）

3. 地龙：①微炒，去土微炒。②微晒干。③炙干。（《太平圣惠方》，宋·王怀隐等编集，公元992年）

4. 地龙：①去土微炒。②去土。③去土，醋内炒过。（《博济方》，宋·王衮撰，公元1047年）

5. 地龙：去土。（《苏沈良方》，宋·苏轼、沈括著，公元1075年）

6. 地龙：去土炒。（《脚气治法总要》，宋·董汲撰，公元1093年）

7. 地龙：①去上瓦上（爆）过。②醋炙。(《圣济总录》,
宋·太医院编, 公元 1111—1117 年)

8. 地龙：去土。(《普济本事方》, 宋·许叔微述, 公元
1132 年)

9. 地龙：①去土燋。②凡使, 先搓去土, 微炒过方用。
(《太平惠民和剂局方》, 宋·太平惠民和剂局陈师文等编, 公元
1151 年)

10. 地龙：去土, 微炒。(《小儿卫生总微论方》, 宋·撰人
未详, 公元 1156 年)

11. 地龙：①碾。②搥, 洗, 去土净。(《洪氏集验方》,
宋·洪遵辑, 公元 1170 年)

12. 地龙：炒。(《三因极一病证方论》, 宋·陈言著, 公元
1174 年)

13. 地龙：①去土炒。②去土。(《校注妇人良方》, 宋·陈
自明原著, 明·薛已校注, 公元 1237 年)

14. 地龙：炒, 去土。(《济生方》, 宋·严用和撰, 公元
1253 年)

15. 地龙：①去土。②去土炒。(《类编朱氏集验医方》,
宋·朱佐集, 公元 1265 年)

16. 地龙：①去土。②去土, 微炒。(《儒门事亲》, 金·张
从正撰, 公元 1228 年？)

17. 干地龙：去土。(《活幼心书》, 元·曾世荣编, 公元
1294 年)

18. 地龙：去土净。(《瑞竹堂经验方》, 元·沙图穆苏撰,
公元 1326 年)

19. 地龙：去土。(《外科精义》, 元·齐德之著, 公元
1335 年)

20. 地龙：炒。(《卫生宝鉴》，元·罗天益著，公元1343年)

21. 地龙：①去土。②酒浸，去土。③酒炒。④炒。(《丹溪心法》，元·朱震亨著，公元1347年)

22. 地龙：①去土草。②去土，微炒，为末。③去土炒。④用麻包定，石上搋去土。⑤去白颈，去泥。⑥蛤粉炒。⑦置阴润处少时，用绵纱裹定，轻轻搋筛去土，取肉。⑧置阴润处，纱帕裹定，轻搋，筛去土，取用。⑨布裹，搋去土，新瓦上焙干。(《普济方》，明·朱橚等编，公元1406年)

23. 干地龙：去土，以布裹搋。(《普济方》，明·朱橚等编，公元1406年)

24. 地龙：①去土炒。②去土。(《秘传证治要诀及类方》，明·戴元礼著，公元1443年)

25. 地龙：①用麻布包，石上搋去土。②去土，炒。(《奇效良方》，明·方贤著，公元1449年？)

26. 干地龙：焙。(《婴童百问》，明·鲁伯嗣撰，公元1526年？)

27. 地龙：去土。(《女科撮要》，明·薛己著，公元1548年)

28. 地龙：①去头足。②去土。③炒。④去土，麻油炒。(《医学纲目》，明·楼英编纂，公元1565年)

29. 地龙：去土，盐水洗，微炙。雷公糯米汁泔浸一宿取出，又用酒浸一日，取出焙干，凡制二两，入川椒、糯米各一分，同熬令糯米熟，去椒米用。(《医学入门》，明·李梴著，公元1575年)

30. 地龙：去土。(《增补万病回春》，明·龚廷贤编，公元1587年)

31. 地龙：酒炒。(《证治准绳》，明·王肯堂著，公元1602年)

32. 地龙：去泥。(《外科启玄》，明·申斗垣著，公元1604年)

33. 地龙：①去土炒干。②酒炒。③去土，酒浸，烘干。(《景岳全书》，明·张介宾撰，公元1615年)

34. 地龙：去土，晒干。(《外科正宗》，明·陈实功编撰，公元1617年)

35. 地龙：去土炒。(《医宗必读》，明·李中梓著，公元1637年)

36. 地龙：①洗焙。②炒。③烧灰。(《本草述》，清·刘若金著，公元1666年)

37. 白颈蚯蚓（地龙）：去泥，盐化为水，入药有化水，或为末，或烧灰者，各随本方。(《本草述钩元》，清·杨时泰著，公元1666年?)

38. 地龙：洗焙干。(《医方集解》，清·汪昂著，公元1682年)

39. 白颈蚯蚓：盐水洗用。(《本草新编》，清·陈士铎著，公元1687年)

40. 白颈蚯蚓：入药或晒干为末，或盐化为水，或微炙，或烧灰，各随本方。(《本草备要》，清·汪昂辑著，公元1694年)

41. 地龙：去泥净，阴阳瓦焙干为末。(《洞天奥旨》，清·陈士铎撰，公元1694年)

42. 地龙：①火炙存性。②去土酒洗。(《良朋汇集》，清·孙望林辑，公元1711年)

43. 地龙：①微炒。②去土炒。(《医宗金鉴》，清·吴谦等编，公元1742年)

44. 地龙：①炙干为末。②煅过。③装在经霜丝瓜内，煅枯焦，连瓜为末。(《串雅内编》，清·赵学敏编，公元1759年)

45. 地龙：去泥。(《本草纲目拾遗》，清·赵学敏编，公元 1765 年)

46. 地龙：炒黑。(《幼科释谜》，清·沈金鳌著，公元 1773 年)

47. 地龙：去泥。(《吴鞠通医案》，清·吴瑭著，公元 1789 年)

48. 白颈蚯蚓：治大热捣汁，井水调下入药，或晒干为末，或盐化为水，或微炙，或烧灰，各随本方。(《本草辑要》，清·林玉友辑，公元 1790 年)

49. 地龙：去土。(《外科证治全书》，清·许克昌、毕法同辑，公元 1831 年)

50. 地龙：炙。(《类证治裁》，清·林佩琴编著，公元 1839 年)

### 现代炮制加工与应用

| 序号 | 炮制品 | 加工技术 | 应用 |
|---|---|---|---|
| 1 | 地龙 | 取原药材，除去杂质，洗净，切段，干燥。沪地龙，碾碎，筛去土 | 生品以清热定惊，平喘为主。用于高热神昏，惊痫抽搐，关节痹痛，肢体麻木，半身不遂，肺热喘咳，水肿尿少 |
| 2 | 酒地龙 | 取净地龙段，用定量黄酒拌匀，闷润至酒被吸尽后，置于温度适宜的热锅内，用文火炒至表面棕色时，取出，晾凉。筛去碎屑。每 100kg 净地龙，用黄酒 12.5kg | 制后质地酥脆，利于粉碎和煎出有效成分，矫味，便于服用，并增强通经活络，祛瘀止痛的作用。用于偏正头痛，寒湿痹痛，跌打损伤 |

# 冬虫夏草 | Dōngchóngxiàcǎo
Cordyceps

　　《中国药典》载有冬虫夏草一种炮制品。冬虫夏草为麦角菌科真菌冬虫夏草菌 *Cordyceps sinensis*（BerK.）Sacc. 寄生在蝙蝠蛾科昆虫幼虫上的子座和幼虫尸体的干燥复合体。夏初子座出土、孢子未发散时挖取，晒至六七成干，除去似纤维状附着物及杂质，晒干或低温干燥。

## 历代炮制方法辑要

　　1. 冬虫夏草：酒浸。（《本草纲目拾遗》，清·赵学敏编，公元 1765 年）

## 现代炮制加工与应用

| 序号 | 炮制品 | 加工技术 | 应用 |
| --- | --- | --- | --- |
| 1 | 冬虫夏草 | 夏初子座出土、孢子未发散时挖取，晒至六七成干，除去似纤维状的附着物及杂质，晒干或低温干燥 | 治肺肾亏虚之要药。用于肾虚阳痿，腰膝酸痛，肺肾两虚的久咳虚喘，肺阴不足的劳嗽痰血 |

# 杜仲

Dùzhòng
Eucommiae Cortex

《中国药典》载有杜仲和盐杜仲两种炮制品。杜仲为杜仲科植物杜仲 *Eucommia ulmoides* Oliv. 的干燥树皮。4～6 月剥取，刮去粗皮，堆置"发汗"至内皮呈紫褐色，晒干。

## 🌀 历代炮制方法辑要

1. 杜仲：去皮，剉碎，慢火炒令断丝。(《华氏中藏经》，旧题汉·华佗撰，清·孙星衍校，公元 234 年?)

2. 杜仲：皆去削上虚软甲错，取里有味者秤之。(《本草经集注》，南朝齐梁·陶弘景著，公元 502—536 年)

3. 杜仲：削去上虚软甲错，取里有味者称之。(《备急千金要方》，唐·孙思邈著，公元 652 年)

4. 杜仲：折之多白丝为佳，用之薄削去上甲皮横理切令丝断也。(《新修本草》，唐·苏敬等撰，公元 695 年)

5. 杜仲：去皮炙。(《千金翼方》，唐·孙思邈著，公元 682 年)

6. 杜仲：去皮炙。(《外台秘要》，唐·王焘撰，公元 752 年)

7. 杜仲：凡使，先须削去粗皮，用酥蜜和作一两，炙之尽为度，炙干了，细剉用。凡修事一斤，酥二两，蜜三两，二味相和，令一处用也。(《雷公炮炙论》，南朝宋·雷敩撰，公元 10 世纪?)

8. 杜仲：去粗皮，炙令微黄剉。(《太平圣惠方》，宋·王

怀隐等编集，公元 992 年）

9. 杜仲：去皮，酥炙。（《史载之方》，宋·史堪撰，公元 1085 年？）

10. 杜仲：姜汁炙。（《类证活人书》，宋·朱肱撰，公元 1108 年）

11. 杜仲：①削去上虚软甲错处，取里有味者称之。②用之薄削去上皮，横理切令丝断也。③入药炙用。（《重修政和经史证类备用本草》，宋·唐慎微著，公元 1116 年）

12. 杜仲：去粗皮。（《重刊本草衍义》，宋·寇宗奭撰，公元 1116 年）

13. 杜仲：①去粗皮切炒。②去粗皮炙剉。③去粗皮涂酥炙剉。④去粗皮用生姜汁与酒合和涂炙令香熟。⑤蜜炙焦黄。（《圣济总录》，宋·太医院编，公元 1111—1117 年）

14. 杜仲：①去粗皮，捣烂，酒拌，炒干。②去粗皮，杵碎，酒拌炒焦。③去粗皮，杵碎，酒拌一宿，炒焦。（《全生指迷方》，宋·王贶撰，公元 1125 年？）

15. 杜仲：去粗皮剉碎。（《产育宝庆集》，宋·李师圣、郭嵇中编纂，公元 1131 年）

16. 杜仲：去皮剉如豆，炒令黑。（《普济本事方》，宋·许叔微述，公元 1132 年）

17. 杜仲：①去皮用姜汁与酒合和涂炙令香熟微焦。②去粗皮，剉，麸炒黄色，去麸，乘热略杵碎。又用酒洒匀再炒。③去粗皮炒去丝。去皮姜炒丝断。④凡使，先去上粗皮令净，以生姜汁涂炙令香熟，令无丝为度，或只剉碎以姜汁拌抄，令丝绝亦得。（《太平惠民和剂局方》，宋·太平惠民和剂局陈师文等编，公元 1151 年）

18. 杜仲：炙。（《卫济宝书》，宋·东轩居士撰，公元

1170 年）

19. 杜仲：去粗皮，用生姜汁并酒合和涂，炙令熟。（《洪氏集验方》，宋·洪遵辑，公元 1170 年）

20. 杜仲：①去皮姜制炒丝断。去皮剉炒。②去姜酒涂炙微焦。（《三因极一病证方论》，宋·陈言著，公元 1174 年）

21. 杜仲：①炒去丝。②去皮切姜汁炒。（《校注妇人良方》，宋·陈自明原著，明·薛己校注，公元 1237 年）

22. 杜仲：①去粗皮，酒浸。②去皮，剉，炒。③去皮，剉，炒断丝。④去皮，炙令微黄，剉。⑤去皮，剉，姜汁浸，炒去丝。（《济生方》，宋·严用和撰。公元 1253 年）

23. 杜仲：①姜制。②去皮细剉，生姜汁拌和干炒。（《类编朱氏集验医方》，宋·朱佐集，公元 1265 年）

24. 杜仲：蜜炒无丝为度。（《急救仙方》，宋·著者不详，公元 1278 年？）

25. 杜仲：①去皮，姜制，炒黑。②炒令丝断。③去皮，杵烂，酒浸一宿，焙。④去皮，剉，姜汁浸，炒去丝。（《女科百问》，宋·齐仲甫著，公元 1279 年）

26. 杜仲：盐水炒。（《扁鹊心书》，宋·窦材重集，撰年不详）

27. 杜仲：炒去丝。（《素问病机气宜保命集》，金·刘完素著，公元 1186 年）

28. 杜仲：去粗皮，炒。（《儒门事亲》，金·张从正撰，公元 1228 年？）

29. 杜仲：炙用。（《汤液本草》，元·王好古著，公元 1298 年）

30. 杜仲：①去皮。用生姜自然汁拌匀，炒断丝。去皮，剉碎，酒浸，炒断丝。②瓦器内炒黄色，去丝。（《瑞竹堂经验

方》，元·沙图穆苏撰，公元 1326 年）

31. 杜仲：①去皮，姜汁酒浸，炒去丝。②麸炒，去丝。③去粗皮，剉炒。（《卫生宝鉴》，元·罗天益著，公元 1343 年）

32. 杜仲：①炒。②炒去丝。③姜炒。④酒炒。⑤去皮炒。（《丹溪心法》，元·朱震亨著，公元 1347 年）

33. 杜仲：①去粗皮，盐酒拌炒断丝。②铜器中酒炒。③盐炒去丝为末。（《疮疡经验全书》，宋·窦汉卿辑著，公元 1569 年？）

34. 杜仲：①去粗皮，酥炙，剉。②盐水炒断丝。③去粗皮，用姜汁与酒和涂，炙令香熟。④凡桂、厚朴、杜仲、秦皮、木兰辈，皆削去上虚软甲错，取里有味者称之。⑤去粗皮，炙微黄，剉。⑥去皮，姜制，炒丝断。⑦去粗皮，炙剉。⑧细切，姜汁浸，炒去丝。⑨去粗皮，剉，盖注，烈炒焦。⑩去粗皮，炙香切。⑪去粗皮，炙香，切。⑫姜汁制。⑬去粗皮，炒令丝断。⑭去粗皮，用麦麸炒黄色，去麦麸不用。⑮去粗皮，剉碎，炒令丝尽好。⑯去粗皮，剉令丝断。⑰去皮，杵令烂，以各酒浸一宿，焙干。⑱碎，炒断丝。⑲锅内炒令八分熟，再入麻油半两同炒，以麻油香为度。⑳瓦器内炒黄色，去丝。㉑去皮剉，姜汁淹，炒丝断。㉒去皮，姜汁浸炒。㉓去皮切，生姜汁炒。㉔去皮，酥炒。㉕去粗皮，切炒。㉖去皮，生姜炙丝尽，用佳。㉗炮，炒去丝。㉘酥炙，去丝。㉙酥炒去丝。㉚姜汁炙炒，去丝。㉛去粗皮，剉碎，生姜自然汁浸一宿，慢火炒。（《普济方》，明·朱橚等编，公元 1406 年）

35. 杜仲：①去粗皮，炒。②炒断丝。（《秘传证治要诀及类方》，明·戴元礼著，公元 1443 年）

36. 杜仲：①去皮，剉，炒，去丝。②姜汁炒去丝。③生皮，剉，姜制，炒去丝。④炙黄。⑤姜汁和酒炙，去丝。⑥蜜水浸泡。⑦三两，去粗皮，切碎，用生姜汁一两，同蜜少许拌炒，断丝。(《奇效良方》，明·方贤著，公元 1449 年？)

37. 杜仲：姜制。(《外科理例》，明·汪机编著，公元 1519 年)

38. 杜仲：刮净粗皮，咀成薄片，姜汁润透，连炒去丝。(《本草蒙筌》，明·陈嘉谟纂辑，公元 1525 年)

39. 杜仲：①炒。②姜制。(《女科撮要》，明·薛己著，公元 1548 年)

40. 杜仲：姜制。(《明医杂著》，明·王节斋集，薛己注，公元 1549 年)

41. 杜仲：①姜汁炒。②炒。③青盐水炒去丝。(《万氏女科》，明·万全编著，公元 1549 年)

42. 杜仲：①去丝。②麸炒去丝。③炒去丝。④炒。⑤剉，炒去丝。⑥去皮，炒去丝，姜汁制。⑦炙去丝。⑧炙。(《医学纲目》，明·楼英编纂，公元 1565 年)

43. 杜仲：削去粗皮，酥蜜涂汁（炙），或姜汁涂炙。以断丝为度。(《医学入门》，明·李梴著，公元 1575 年)

44. 杜仲皮：①凡使，削去粗皮，每一斤用酥一两、蜜三两，和涂火炙，以尽为度，细剉用。②糯米煎汤浸透，炒去丝。(《本草纲目》，明·李时珍撰，公元 1578 年)

45. 杜仲：去粗皮，切，姜汁拌炒，丝尽。有酥油拌炒者，有酒浸炒者。(《仁术便览》，明·张浩著，公元 1585 年)

46. 杜仲：去皮，酒和姜汁炒去丝。(《增补万病回春》，明·龚廷贤编，公元 1587 年)

47. 杜仲：制削去粗皮切片酥油拌炒去丝或姜汁拌炒亦得。(《本草原始》，明·李中立纂辑，公元 1593 年)

48. 杜仲：①酥炙去皮。②去皮炙炒去丝为末。③酒炒

去丝。④去皮，炒去丝。(《鲁府禁方》，明·龚廷贤编，公元1594年)

49. 杜仲：①炒去丝。②去粗皮，剉。③去粗皮，姜汁炒。④去皮，姜汁酒涂炙。⑤酥炙去丝。⑥去粗皮，切碎，用生姜汁一两，同蜜少许，拌炒断丝，三两。(《证治准绳》，明·王肯堂著，公元1602年)

50. 杜仲：①姜汁炒。②酒炒。③去皮酥炙。(《宋氏女科秘书》，明·宋林皋著，公元1612年)

51. 杜仲：去粗皮切，姜汁炒断丝，其丝不断又复炒，孕娠用糯米同炒之。(《医宗粹言》，明·罗周彦著，公元1612年)

52. 杜仲：①去皮，酒炒。②姜酒炒。③每一两，用茴香一钱、盐一钱、水二钟拌炒。④姜酒炒。⑤酒炒。⑥小茴香、盐、醋汤浸炒。⑦盐酒炒。(《寿世保元》，明·龚廷贤撰，公元1615年)

53. 川杜仲：①去皮，酒炒。②去皮，姜炒。(《寿世保元》，明·龚廷贤撰，公元1615年)

54. 杜仲：①用姜汁润透炒去丝。用盐水润透，炒去丝。②盐水炒。③酒炒。④炒半黑。⑤同糯米炒去丝。(《景岳全书》，明·张介宾撰，公元1615年)

55. 杜仲：盐水拌炒断丝。(《外科正宗》，明·陈实功编撰，公元1617年)

56. 杜仲：①去皮姜制。②去粗皮炙剉。③炒。④酒炒。⑤去粗皮姜汁炒去丝。⑥姜汁酒炒去丝。(《济阴纲目》，明·武之望辑著，公元1620年)

57. 杜仲：①削去粗皮，每斤用酥一两、蜜三两和涂，火炙以尽为度。②用酒炒，断丝以渐取屑，方不焦。(《炮炙大法》，明·缪希雍撰，公元1622年)

58. 杜仲：①酥炙。②去皮，切片酥炙。③去皮，酒炒，去丝。④去皮，切片，盐酒炒去丝。(《先醒斋医学广笔记》，明·缪希雍撰，公元1622年)

59. 杜仲：其功入肾，用姜汁或盐水润透，炒去丝，补中强志……(《本草正》，明·张介宾撰，公元1624年)

60. 杜仲：①去皮醋炙。②炒去丝。③姜汁酒炒断丝。④姜汁炒。⑤去皮炙酥。(《医宗必读》，明·李中梓著，公元1637年)

61. 杜仲：酥炙或盐酒炒去粗皮。(《本草通玄》，明·李中梓撰，公元1637年?)

62. 杜仲：①姜汁炒。②酒洗，炒。(《审视瑶函》，明·傅仁宇撰，公元1644年)

63. 川杜仲：姜汁炒断丝。(《一草亭目科全书、异授眼科》，明·邓苑撰，公元1644年?)

64. 杜仲：修治，削去粗皮，每十六两用酥一两，蜜三两，和涂火炙，以尽为度，剉细用。(《本草乘雅半偈》，明·卢之颐著，公元1647年)

65. 杜仲：用酒炙或用姜汁炒或用酥蜜炙。肾虚腰痛、杜仲炙黄……（煎）频惯堕胎或三四月即堕者，于两月前以杜仲八两，糯米煎汤浸透，炒去丝……（糊丸）。(《握灵本草》，清·王翃著，公元1683年)

66. 杜仲：①去粗皮，盐酒炒。②酥蜜同拌炙。(《本草汇》，清·郭佩兰著，公元1655年)

67. 杜仲：①炒断丝。②酒炒。③姜汁炒。④姜炒去丝。去麤皮姜汁酒拌同炒断丝。(《医门法律》，清·喻嘉言著，公元1658年)

68. 杜仲：①去粗皮，盐酒炒断丝，一用酥炙，一姜汁

炒。②姜酒炒。(《医宗说约》，清·蒋仲芳撰，公元1663年)

69. 杜仲：①炒。②盐水拌炒断丝。③酒姜拌炒。(《外科大成》，清·祁坤编著，公元1665年)

70. 杜仲：①剉炒去丝。②斲炒去丝。③去皮切片姜汁浸炒。④去皮酒炒去丝。⑤糯米蒸汤浸透炒去丝。⑥酒炒断丝。⑦童便浸七日新瓦焙干为末。(《本草述》，清·刘若金著，公元1666年)

71. 川杜仲：去粗皮酥炙断丝。(《本草述》，清·刘若金著，公元1666年)

72. 杜仲：削去粗皮，每一斤用酥一两、蜜三两和涂火炙，以尽为度，一法用酒炒断丝，以渐取屑方不焦。厚而实者，能强筋骨，用面炒去丝，童便浸七日，新瓦焙干为末。(《本草述钩元》，清·杨时泰著，公元1666年?)

73. 杜仲：①姜炒。②姜汁炒断丝。③酥炙。(《医方集解》，清·汪昂著，公元1682年)

74. 杜仲：去粗皮剉，或酥炙、酒炙、蜜炙、盐酒炒、姜汁炒，断丝用。(《本草备要》，清·汪昂辑著，公元1694年)

75. 杜仲：刮去粗皮，切片，咸水酒拌炒，慢火去丝用。(《药品辨义》，明·贾所学撰，清·尤乘增辑，公元1691年)

76. 杜仲：盐酒炒断丝。(《本经逢原》，清·张璐著，公元1695年)

77. 杜仲：①姜炒。②便浸，炒去丝。③盐水炒断丝。(《嵩崖尊生全书》，清·景冬阳撰，公元1696年)

78. 制杜仲：凡使杜仲，须削去粗皮，每一觔[1]用酥一两，蜜三两，和涂火炙，以尽为度，细剉用。有用盐水炒者。

---

〔1〕 觔：同"斤"，下同

（《修事指南》，清·张仲岩撰，公元 1704 年）

79. 杜仲：①姜炒去丝。②炒。③青盐水炒。（《良朋汇集》，清·孙望林辑，公元 1711 年）

80. 杜仲：去皮酥炙，或盐水炒。（《本草必用》，清·顾靖远著，公元 1722 年）

81. 杜仲：盐水炒……盐水炒则入肾。（《本草经解要》，清·叶天士著，公元 1724 年）

82. 杜仲：去皮，每斤用蜜三两涂炙，蜜尽为度。（《外科证治全生集》，清·王维德著，公元 1740 年）

83. 川杜仲：姜汁炒断丝。（《医宗金鉴》，清·吴谦等编，公元 1742 年）

84. 杜仲：①去粗皮炙剉。②酥炙。（《医宗金鉴》，清·吴谦等编，公元 1742 年）

85. 棉杜仲：切片，盐水拌炒以丝断为度。（《幼幼集成》，清·陈复正辑订，公元 1750 年）

86. 杜仲：去粗皮剉，或酥炙、蜜炙、盐酒炒、姜汁炒，断丝用。（《本草从新》，清·吴仪洛撰，公元 1757 年）

87. 杜仲：①去丝炒。②糯米煎汤，浸透炒去丝。（《串雅内编》，清·赵学敏编，公元 1759 年）

88. 杜仲：制……麸皮炒断丝。（《串雅外编》，清·赵学敏编，公元 1759 年）

89. 杜仲：去皮用，治泻痢酥炙。除寒湿酒炙。润肝肾蜜炙。补腰肾盐水炒。治痠[1]疼姜汁炒。（《得配本草》，清·严西亭、施澹宁、洪缉庵同纂，公元 1761 年）

90. 杜仲：①姜汤炒。②姜汁炒断丝。③盐水炒用。④酒

---

〔1〕痠：同"酸"。

炒。(《成方切用》，清·吴仪洛辑，公元 1761 年)

91. 杜仲：去粗皮净，盐水炒断丝。(《沈氏女科辑要笺正》，清·沈尧封辑著，公元 1764 年，张山雷笺正)

92. 杜仲：①炒。②去外粗皮，黄酒泡一夜晒干，姜汁炒去丝。③盐水炒去丝。④酒炒断丝。⑤盐酒煮炒。⑥酥油炒。(《本草纲目拾遗》，清·赵学敏编，公元 1765 年)

93. 杜仲：①去粗皮，剉或酥或酒或蜜以炙。②或姜或盐或酒以炒。在人随症活变耳。(《本草求真》，清·黄宫绣纂，公元 1769 年)

94. 杜仲：炒。(《幼科释谜》，清·沈金鳌著，公元 1773 年)

95. 杜仲：姜炙。(《妇科玉尺》，清·沈金鳌撰，公元 1774 年)

96. 杜仲：盐水炒。(《叶天士秘方大全》，清·叶天士撰，公元 1775 年)

97. 杜仲：炭。(《吴鞠通医案》，清·吴瑭著，公元 1789 年)

98. 杜仲：①去粗皮剉或酥炙，蜜炙，盐酒炒，姜汁炒，断丝用。②惯堕胎者，受孕一二月，用杜仲八两，糯米煎汤浸透，炒断丝……（丸）。(《本草辑要》，清·林玉友辑，公元 1790 年)

99. 杜仲：①酒洗去丝。②炒去丝为末。(《女科要旨》，清·陈念祖著，公元 1820 年)

100. 杜仲：①酒炒。②姜汁炒。(《医学从众录》，清·陈念祖撰，公元 1820 年)

101. 杜仲：炒黑。(《傅青主女科》，清·傅山著，公元 1827 年)

102. 杜仲：姜汁炒更温，盐水炒次之，用须炒尽丝。(《本草正义》，清·张德裕辑，公元 1828 年)

103. 杜仲：①姜汁炒。②酒焙。③酥炙。④糯米炒断丝。（《类证治裁》，清·林佩琴编著，公元1839年）

104. 杜仲：①炒去丝。②炒黑。③盐水炒去丝。（《增广验方新编》，清·鲍相璈编，公元1846年）

105. 厚杜仲：①切片，用白糯米炒断丝。②切片，用盐水浸七日，其水每日一换，铜锅缓火炒断丝。（《增广验方新编》，清·鲍相璈编，公元1846年）

106. 杜仲：凡使削去粗皮，剉或酥炙、酒炙、蜜炙，盐酒炒，姜汁炒断丝用。（《本草害利》，清·凌晓五著，公元1862年）

107. 杜仲：去粗皮剉或酥，或蜜炙，或姜或酒炒。（《本草汇纂》，清·屠道和编辑，公元1863年）

108. 杜仲：去粗皮剉，或酥炙、酒炙、蜜炙、盐酒炒、姜汁炒断丝。（《医家四要》，清·程曦、江诚、雷大震同纂，公元1884年）

109. 杜仲：酒浸透炙干，捣罗为末。（《医方丛话》，清·徐士銮辑，公元1886年）

### 🐦 现代炮制加工与应用

| 序号 | 炮制品 | 加工技术 | 应用 |
|---|---|---|---|
| 1 | 杜仲 | 取原药材，刮去残留粗皮，洗净，切丝或块，干燥，筛去碎屑 | 生品性偏温燥，应用很少，长于益肝补肾。多用于头目眩晕，湿重腰痛。临床多用制品 |

| 序号 | 炮制品 | 加工技术 | 应用 |
|---|---|---|---|
| 2 | 盐杜仲 | 取杜仲丝或块，用盐水拌匀，闷润至盐水被吸尽，置炒制器具内，中火炒至断丝、表面焦黑色时，取出晾凉，筛去碎屑。每100kg净杜仲块或丝，用食盐2kg | 盐炙后直达下焦，专入肾经，温而不燥，增强其补肝肾的作用。用于肾虚腰痛，阳痿滑精，胎元不固等 |

# 莪术 Ézhú
Curcumae Rhizoma

《中国药典》载有莪术和醋莪术两种炮制品。莪术为姜科植物蓬莪术 *Curcuma phaeocaulis* Val.、广西莪术 *Curcuma kwangsiensis* S. G. Lee et C. F. Liang 或温郁金 *Curcuma wenyujin* Y. H. Chen et C. Ling 的干燥根茎。后者习称"温莪术"。冬季茎叶枯萎后采挖,洗净,蒸或煮至透心,晒干或低温干燥后除去须根及杂质。

## 历代炮制方法辑要

1. 蓬莪术:湿纸裹煨熟。(《苏沈良方》,宋·苏轼、沈括著,公元 1075 年)

2. 莪术:煨。(《圣济总录》,宋·太医院编,公元 1111—1117 年)

3. 蓬莪(术):炮。(《普济本事方》,宋·许叔微述,公元 1132 年)

4. 莪术:炮炒。(《普济本事方》,宋·许叔微述,公元 1132 年)

5. 莪(术):①炮。②煨乘热捣碎。(《太平惠民和剂局方》,宋·太平惠民和剂局陈师文等编,公元 1151 年)

6. 蓬莪(术):醋煮令透切焙。(《太平惠民和剂局方》,宋·太平惠民和剂局陈师文等编,公元 1151 年)

7. 蓬莪术:凡使,先以醋煮,剉碎焙干用或火塘灰中炮

熟用亦得。(《太平惠民和剂局方》，宋·太平惠民和剂局陈师文等编，公元 1151 年)

8. 蓬莪术：煨。(《小儿卫生总微论方》，宋·撰人未详，公元 1156 年)

9. 蓬术：炮。(《洪氏集验方》，宋·洪遵辑，公元 1170 年)

10. 蓬术：①醋浸一宿焙。②煨。(《三因极一病证方论》，宋·陈言著，公元 1174 年)

11. 蓬术：①炒。②炮。(《传信适用方》，宋·吴彦夔著，公元 1180 年)

12. 蓬莪术：①煨，乘热剉碎，焙干用。②炮，乘热（剉）碎。(《卫生家宝产科备要》，宋·朱端章编，公元 1184 年)

13. 蓬莪（术）：用慢火炮，取出，乘热（剉）碎。(《卫生家宝产科备要》，宋·朱端章编，公元 1184 年)

14. 蓬术：①醋炒。②醋制。(《校注妇人良方》，宋·陈自明原著，明·薛己校注，公元 1237 年)

15. 莪茂（术）：①醋制。②醋浸炒。(《校注妇人良方》，宋·陈自明原著，明·薛己校注，公元 1237 年)

16. 莪（术）：酒炒。(《校注妇人良方》，宋·陈自明原著，明·薛己校注，公元 1237 年)

17. 蓬莪（术）：①炮香熟，切。②炮。(《济生方》，宋·严用和撰，公元 1253 年)

18. 莪术：湿纸裹煨，去皮切片。(《类编朱氏集验医方》，宋·朱佐集，公元 1265 年)

19. 蓬莪术：麻油煎，乘热切片子。(《类编朱氏集验医方》，宋·朱佐集，公元 1265 年)

20. 蓬莪术：①炮。②炒。(《急救仙方》，宋·著者不详，公元 1278 年？)

21. 蓬术：①煮。②煨。③炒。④炮。(《女科百问》，宋·齐仲甫著，公元 1279 年)

22. 广茂（术）：烧。(《儒门事亲》，金·张从正撰，公元 1228 年？)

23. 广茂（术）：炮。(《脾胃论》，元·李杲著，公元 1249 年)

24. 莪术：①醋煮透，滤干，剉焙。②去毛炒。(《活幼心书》，元·曾世荣编，公元 1294 年)

25. 蓬莪术：炮用。(《汤液本草》，元·王好古著，公元 1298 年)

26. 广茂（术）：①炮。②煨。③醋炙。(《瑞竹堂经验方》，元·沙图穆苏撰，公元 1326 年)

27. 广茂（术）：①煨切。②炮。③醋浸。④酒浸一宿。用去皮巴豆同炒，巴豆黄色，去豆不用。(《卫生宝鉴》，元·罗天益著，公元 1343 年)

28. 蓬术：炮。(《卫生宝鉴》，元·罗天益著，公元 1343 年)

29. 莪术：①醋炒。②炮，或醋炒。③醋煮。④酒洗，炒。(《丹溪心法》，元·朱震亨著，公元 1347 年)

30. 蓬术：煨。(《丹溪心法》，元·朱震亨著，公元 1347 年)

31. 蓬术：醋拌晒炒。(《疮疡经验全书》，宋·窦汉卿辑著，公元 1569 年？)

32. 蓬莪术：①醋煮。②煨，乘热碎。③醋炙。④细剉一两，用去壳巴豆三十粒同炒，巴豆黄色，去巴豆不用。⑤醋煮，焙。⑥用纸数重裹，油内蘸，灯上烧过，剉碎。⑦醋煮透。⑧纸包煨。⑨炮赤，搥碎。⑩湿纸裹煨。⑪酽醋炙煮。⑫醋煮，切片，焙干，为末。⑬炒，乘热碎。⑭和白面裹，慢火

煨熟，去面，就热杵碎。⑮切片。⑯绵纸裹煨。(《普济方》，明·朱橚等编，公元 1406 年)

33. 蓬术：①炮炼熟，碎碾。②切。③炮，乘热。④醋煮软。(《普济方》，明·朱橚等编，公元 1406 年)

34. 广茂：酒浸，冬三日，夏一日。(《普济方》，明·朱橚等编，公元 1406 年)

35. 莪术：醋煮。(《秘传证治要诀及类方》，明·戴元礼著，公元 1443 年)

36. 蓬术：炮。(《奇效良方》，明·方贤著，公元 1449 年?)

37. 蓬莪茂：用湿纸数重，蘸油灯上烧过，剉。(《奇效良方》，明·方贤著，公元 1449 年?)

38. 莪术：用螶[1]虫等分同炒赤，去螶虫。(《奇效良方》，明·方贤著，公元 1449 年?)

39. 蓬(莪)术：①醋浸，剉碎，用去皮巴豆二十粒，于银石器内炒黄色，去豆不用。②一两，用酒浸，入巴豆二十粒，同炒黄。(《奇效良方》，明·方贤著，公元 1449 年?)

40. 广茂(术)：细剉，同三棱酒制一次，微炒。(《奇效良方》，明·方贤著，公元 1449 年?)

41. 蓬莪茂：①削麤去皮蒸熟暴干用此物极坚硬难捣治，用时热灰火中煨令透熟，乘热入臼中捣之即碎如粉。②合酒醋磨服治女子血气心痛破痃癖冷气。(《本草品汇精要》，明·刘文泰等纂，公元 1505 年)

42. 广茂(术)：①煨。②酒制、微炒。(《外科理例》，明·汪机编著，公元 1519 年)

---

〔1〕螶：同"虹"，下同。

43. 蓬莪（术）：依前炮制（面包火炮，加醋复炒过灵）。（《本草蒙筌》，明·陈嘉谟纂辑，公元 1525 年）

44. 蓬莪术：煨。（《婴童百问》，明·鲁伯嗣撰，公元 1526 年？）

45. 蓬术：醋煮。（《明医杂著》，明·王节斋集，薛己注，公元 1549 年）

46. 莪术：醋煮，煨。（《万氏女科》，明·万全编著，公元 1549 年）

47. 蓬术：①煨。②炮。（《保婴撮要》，明·薛铠集，薛己验，公元 1555 年）

48. 蓬术：①煨。②炒。③醋煮。④醋炙透。（《医学纲目》，明·楼英编纂，公元 1565 年）

49. 蓬莪茂（术）：陈醋煮熟。到焙干，或火炮醋炒，得酒醋良。（《医学入门》，明·李梴著，公元 1575 年）

50. 蓬莪（术）：①凡使，于砂盆中以醋磨令尽，然后于火畔熁重筛过用。②此物极坚硬，难捣治，用时热灰火中煨令透，乘热捣之，即碎如粉。③今人多以醋炒或煮熟入药，取其引入血分也。（《本草纲目》，明·李时珍撰，公元 1578 年）

51. 莪术：去毛，有火煨切，有醋煮，醋炒，酒炒者。（《仁术便览》，明·张浩著，公元 1585 年）

52. 莪术：醋浸炒。（《增补万病回春》，明·龚廷贤编，公元 1587 年）

53. 蓬术：酒浸炒。（《本草原始》，明·李中立纂辑，公元 1593 年）

54. 蓬术：煨。（《鲁府禁方》，明·龚廷贤编，公元 1594 年）

55. 莪术：醋浸炒。（《鲁府禁方》，明·龚廷贤编，公元 1594 年）

56. 广茂：炮。(《证治准绳》，明·王肯堂著，公元 1602 年)

57. 莪术：用䗪虫等分同炒赤，去䗪虫。(《证治准绳》，明·王肯堂著，公元 1602 年)

58. 蓬术：煨。(《外科启玄》，明·申斗垣著，公元 1604 年)

59. 莪术：热水泡浸一时，慢火煨透切。(《医宗粹言》，明·罗周彦著，公元 1612 年)

60. 莪术：①炮。②火煨。③火煅。④去毛，火煅，切片，醋炒。⑤醋浸炒。(《寿世保元》，明·龚廷贤撰，公元 1615 年)

61. 莪术：①制宜酒，或醋炒用。②入灰火中煨熟，捣切。③煨。④炮。⑤醋浸，炒。(《景岳全书》，明·张介宾撰，公元 1615 年)

62. 广茂（术）：炮。(《景岳全书》，明·张介宾撰，公元 1615 年)

63. 莪术：①醋煮。②细剉，每一两用巴豆三十粒去壳同炒，待巴豆黄色，去巴豆不用。③醋浸剉。④煨。⑤炒。(《济阴纲目》，明·武之望辑著，公元 1620 年)

64. 蓬术：①煨切。②湿纸包灰火中煨透切片。③醋煨。④醋煮。(《济阴纲目》，明·武之望辑著，公元 1620 年)

65. 蓬莪术：①凡使于砂盆中，用醋磨令尽，然后于火畔吸令干，重筛过用。②火炮醋浸煨切。(《炮炙大法》，明·缪希雍撰，公元 1622 年)

66. 蓬术：制宜或酒或醋炒用，或入灰火中煨熟，捣切亦可。(《本草正》，明·张介宾撰，公元 1624 年)

67. 蓬莪（术）：酒炒。(《医宗必读》，明·李中梓著，公元 1637 年)

68. 蓬术：煨。(《医宗必读》，明·李中梓著，公元 1637 年)

69. 广茂（术）：炮。（《医宗必读》，明·李中梓著，公元1637年）

70. 蓬莪（术）：多用醋炒，引入血分。（《本草通玄》，明·李中梓撰，公元1637年？）

71. 蓬莪（术）：削去粗皮，蒸熟暴干，临用时于沙盆中醋磨令尽，然后火畔熁干，重筛过用。（《本草乘雅半偈》，明·卢之颐著，公元1647年）

72. 蓬莪（术）：以面裹炮熟用，或以醋煮，或以酒醋磨服。一切冷气心脾切痛欲死，时发者，蓬莪（术）二两醋煮……或莪（术）一味和酒醋煎服。（《握灵本草》，清·王翃著，公元1683年）

73. 蓬莪（术）：①热灰火中煨令透。②醋磨火干用。③醋炒。④火炮。（《本草汇》，清·郭佩兰著，公元1655年）

74. 莪术：用虻虫等分同炒赤去虻虫。（《医门法律》，清·喻嘉言著，公元1658年）

75. 蓬术：醋炒用。（《医宗说约》，清·蒋仲芳撰，公元1663年）

76. 莪术：酒炒。（《外科大成》，清·祁坤编著，公元1665年）

77. 蓬莪（术）：①醋煮。②火炮醋炒。（《本草述》，清·刘若金著，公元1666年）

78. 蓬莪（术）：陈醋煮熟，剉焙干，或火炮醋炒，得酒醋良。（《本草述钩元》，清·杨时泰著，公元1666年？）

79. 莪术：①醋煮。②煨。（《医方集解》，清·汪昂著，公元1682年）

80. 蓬莪（术）：坚硬难捣，灰火煨透，乘热捣之，入气分。或醋磨、酒磨，或煮熟用，入血分。（《本草备要》，清·汪

昂辑著，公元 1694 年）

81. 莪术：灰火煨透，乘热切之，入气分。火醋磨酒磨入血分。（《药品辨义》，清·尤乘增辑，公元 1691 年）

82. 蓬莪术：①醋炒。②面裹煨熟。③羊血或鸡血拌炒。（《本经逢原》，清·张璐著，公元 1695 年）

83. 莪术：①醋煨。②醋煮。（《嵩崖尊生全书》，清·景冬阳撰，公元 1696 年）

84. 制莪（术）：①凡使莪（术），砂盆中以醋磨令尽，然后于火畔焙干，重筛过用。②此物极坚硬难捣，治时熟灰火中煨令透，乘热捣之即碎如粉。（《修事指南》，清·张仲岩撰，公元 1704 年）

85. 莪术：醋炒。（《良朋汇集》，清·孙望林辑，公元 1711 年）

86. 蓬莪（术）：或醋或酒炒。（《本草必用》，清·顾靖远著，公元 1722 年）

87. 莪术：①煨切。②用湿纸包灰火中煨透。③醋炒。（《医宗金鉴》，清·吴谦等编，公元 1742 年）

88. 莪茂（术）：细剉每一两用巴豆三十粒去壳同炒，待巴豆黄色去巴豆不用。（《医宗金鉴》，清·吴谦等编，公元 1742 年）

89. 广茂（术）：酒炒。（《医宗金鉴》，清·吴谦等编，公元 1742 年）

90. 蓬莪术：①煨。②炒。③去毛醋浸煨熟。（《幼幼集成》，清·陈复正辑订，公元 1750 年）

91. 莪术：醋炒用。（《玉楸药解》，清·黄元御解，公元 1754 年）

92. 蓬莪（术）：坚硬难捣，灰火煨透，乘热捣之，入气

分。或醋磨、酒磨，或煮熟用，入血分。(《本草从新》，清·吴仪洛撰，公元 1757 年)

93. 蓬术：醋煮。(《串雅内编》，清·赵学敏编，公元 1759 年)

94. 蓬莪(术)：此物坚硬难捣，须面裹煨透，乘热捣之，以醋炒，或以酒炒，能引入血分。或磨用，宜合参、术，不损元气。(《得配本草》，清·严西亭、施澹宁、洪缉庵同纂，公元 1761 年)

95. 莪术：醋煮。(《成方切用》，清·吴仪洛辑，公元 1761 年)

96. 莪术：灰火煨透，乘热捣之。或醋磨。或煮熟用。(《本草求真》，清·黄宫绣纂，公元 1769 年)

97. 莪术：煨。(《幼科释谜》，清·沈金鳌著，公元 1773 年)

98. 莪术：①煨。②醋煨。③醋浸炒。④炮。(《叶天士秘方大全》，清·叶天士撰，公元 1775 年?)

99. 莪术：坚硬难捣，灰火煨透，乘热捣之，入气分。或醋磨，酒磨，或煮熟用，入血分。(《本草辑要》，清·林玉友辑，公元 1790 年)

100. 莪术：醋炒。(《傅青主女科》，清·傅山著，公元 1827 年)

101. 蓬术：或酒或醋，炒熟用，其性猛峻，非有坚顽之积不可轻用。(《本草正义》，清·张德裕辑，公元 1828 年)

102. 莪术：醋煮。(《外科证治全书》，清·许克昌、毕法同辑，公元 1831 年)

103. 蓬莪术：去粗皮蒸熟曝干，入气分灰火燥透，乘热捣之，入血分醋酒磨。(《本草害利》，清·凌晓五著，公元 1862 年)

104. 莪术：①炭火煨透，乘热捣之。②醋磨、酒磨。③煮熟。(《本草汇纂》，清·屠道和编辑，公元1863年)

105. 蓬莪(术)：煨透，乘热捣之，入气分；火醋磨、酒磨，或煮熟用，入血分入肝。(《医家四要》，清·程曦、江诚、雷大震同纂，公元1884年)

106. 莪术：嫌其峻厉，当以醋炒用之。(《本草便读》，清·张秉成辑，公元1887年)

### 现代炮制加工与应用

| 序号 | 炮制品 | 加工技术 | 应用 |
|---|---|---|---|
| 1 | 莪术 | 取原药材，除去杂质，大小分档，略泡，洗净，蒸软，切厚片，干燥，筛去碎屑 | 生品行气消积、破血祛瘀力强，为气中血药。用于癥瘕痞块，瘀血经闭，胸痹心痛，食积胀痛 |
| 2 | 醋莪术 | ①取净莪术，置适宜的器具内，加醋及适量水浸没药面，文火煮至醋汁被吸尽，内无白心时，取出，稍晾，切厚片，干燥，筛去碎屑②取净莪术片，加入定量醋拌匀，闷润至醋被吸尽后，置炒制器具内，文火炒干，取出晾凉，筛去碎屑。每100kg净莪术，用米醋20kg | 入肝经血分，增强破血消癥作用。多用于瘀滞经闭，胁下癥块等 |

# 防风 | Fángfēng
## Saposhnikoviae Radix

　　《中国药典》载有防风一种炮制品。防风为伞形科植物防风 *Saposhnikovia divaricata*（Turcz.）Schischk. 的干燥根。春、秋二季采挖未抽花茎植株的根，除去须根和泥沙，晒干。

### 🌀 历代炮制方法辑要

　　1. 防风：去芦。（《银海精微》，托名唐·孙思邈辑，公元682年）

　　2. 防风：去芦头。（《经效产宝》，唐·咎殷撰，公元847年）

　　3. 防风：去芦叉。（《仙授理伤续断秘方》，唐·蔺道人著，公元946年？）

　　4. 防风：去芦头。（《太平圣惠方》，宋·王怀隐等编集，公元992年）

　　5. 防风：①去头。②去芦。③去苗头。（《博济方》，宋·王衮撰，公元1047年）

　　6. 防风：酒浸一宿，去芦头。（《苏沈良方》，宋·苏轼、沈括著，公元1075年）

　　7. 防风：末。（《旅舍备要方》，宋·董汲编，公元1086年）

　　8. 防风：去芦。（《伤寒总病论》，宋·庞安时撰，公元1100年）

　　9. 防风：去芦，切，焙。（《小儿药证直诀》，宋·钱乙著，公元1107？）

10. 防风：去芦。（《类证活人书》，宋·朱肱撰，公元1108年）

11. 防风：去芦头，炙赤色，为末。（《重修政和经史证类备用本草》，宋·唐慎微著，公元1116年）

12. 防风：①去叉。②酒浸一宿去叉焙。（《圣济总录》，宋·太医院编，公元1111—1117年）

13. 防风：①去钗股炙。②洗剉。（《普济本事方》，宋·许叔微述，公元1132年）

14. 防风：凡使，先须去芦及叉头尾者。洗剉焙干，方入药用，叉头者令人发狂，叉尾者令人发痼疾，切宜慎之。（《太平惠民和剂局方》，宋·太平惠民和剂局陈师文等编，公元1151年）

15. 防风：①去芦，切，焙。②去芦，并叉枝。③去芦并叉枝，切，焙。（《小儿卫生总微论方》，宋·撰人未详，公元1156年）

16. 防风：①去芦。②炙。（《卫济宝书》，宋·东轩居士撰，公元1170年）

17. 防风：①洗净，切，焙。②细切。③洗，去芦头。（《洪氏集验方》，宋·洪遵辑，公元1170年）

18. 防风：去芦剉。去叉。（《三因极一病证方论》，宋·陈言著，公元1174年）

19. 防风：①去芦净洗。②洗，切，焙。（《传信适用方》，宋·吴彦夔著，公元1180年）

20. 防风：①去芦。②去苗，剉。（《卫生家宝产科备要》，宋·朱端章编，公元1184年）

21. 防风：去芦。（《校正集验背疽方》，宋·李迅撰，公元1196年）

22. 防风：①去叉芦。②去芦。(《校注妇人良方》，宋·陈自明原著，明·薛己校注，公元 1237 年)

23. 防风：去芦。(《济生方》，宋·严用和撰，公元 1253 年)

24. 防风：①去芦。②麸炒赤色。(《类编朱氏集验医方》，宋·朱佐集，公元 1265 年)

25. 防风：去芦。(《急救仙方》，宋·著者不详，公元 1278 年？)

26. 防风：去芦。(《产宝杂录》，宋·齐仲甫著，公元 1279 年？)

27. 防风：去芦头。(《素问病机气宜保命集》，金·刘完素著，公元 1186 年)

28. 防风：去芦，剉。(《儒门事亲》，金·张从正撰，公元 1228 年？)

29. 防风：剉如豆大。(《脾胃论》，元·李杲著，公元 1249 年)

30. 防风：去芦。(《活幼心书》，元·曾世荣编，公元 1294 年)

31. 防风：去芦并钗股用。(《汤液本草》，元·王好古著，公元 1298 年)

32. 防风：去芦。(《瑞竹堂经验方》，元·沙图穆苏撰，公元 1326 年)

33. 防风梢：酒浸洗。(《瑞竹堂经验方》，元·沙图穆苏撰，公元 1326 年)

34. 防风：凡用去叉芦。(《外科精义》，元·齐德之著，公元 1335 年)

35. 防风：①去芦。②去芦并叉股，（铡）碎剉，桶内剉过，竹筛齐之用。(《卫生宝鉴》，元·罗天益著，公元 1343 年)

36. 防风：去芦。(《疮疡经验全书》，宋·窦汉卿辑著，公元 1569 年？)

37. 防风：①去芦头。②去叉。③蜜炙。④去芦头净。⑤醋煮，晒干，为末。⑥细剉。⑦去皮。⑧细切。⑨净，洗，焙。⑩净洗，切焙。(《普济方》，明·朱橚等编，公元 1406 年)

38. 防风：去芦。(《秘传证治要诀及类方》，明·戴元礼著，公元 1443 年)

39. 防风：①去芦。②去叉。③蜜炙。(《奇效良方》，明·方贤著，公元 1449 年？)

40. 防风：去芦洗净剉用。(《本草品汇精要》，明·刘文泰等纂，公元 1505 年)

41. 防风：去芦。(《外科理例》，明·汪机编著，公元 1519 年)

42. 防风：去芦头钗股不用。(《本草蒙筌》，明·陈嘉谟纂辑，公元 1525 年)

43. 防风：去芦。(《婴童百问》，明·鲁伯嗣撰，公元 1526 年？)

44. 防风：①去芦。②去苗。(《医学纲目》，明·楼英编纂，公元 1565 年)

45. 防风：去芦及叉头叉尾者。(《医学入门》，明·李梴著，公元 1575 年)

46. 防风：麸炒。(《本草纲目》，明·李时珍撰，公元 1578 年)

47. 防风：去芦及双股者，有生用焙用者。(《仁术便览》，明·张浩著，公元 1585 年)

48. 防风：去芦。(《增补万病回春》，明·龚廷贤编，公元 1587 年)

49. 防风：入剂去芦。(《本草原始》，明·李中立纂辑，公元 1593 年)

50. 防风：去芦。(《鲁府禁方》，明·龚廷贤编，公元 1594 年)

51. 防风：①去芦。②去叉。(《证治准绳》，明·王肯堂著，公元 1602 年)

52. 防风：炒。(《外科启玄》，明·申斗垣著，公元 1604 年)

53. 川防风：去芦。(《外科启玄》，明·申斗垣著，公元 1604 年)

54. 防风：①去芦。②酒洗。③去芦，酒洗。(《寿世保元》，明·龚廷贤撰，公元 1615 年)

55. 防风：①去芦。②去叉。(《景岳全书》，明·张介宾撰，公元 1615 年)

56. 防风：去芦。(《外科正宗》，明·陈实功编撰，公元 1617 年)

57. 防风：去芦。(《济阴纲目》，明·武之望辑著，公元 1620 年)

58. 防风：去芦并叉头叉尾者，形湾者令人吐勿用。(《炮炙大法》，明·缪希雍撰，公元 1622 年)

59. 防风：①去皮。②去苗。(《医宗必读》，明·李中梓著，公元 1637 年)

60. 防风：去芦。(《审视瑶函》，明·傅仁宇撰，公元 1644 年)

61. 防风：修治去叉头叉尾，及枯黑者，叉头令人发狂，叉尾发人痼疾也。(《本草乘雅半偈》，明·卢之颐著，公元 1647 年)

62. 防风：去芦。(《医宗说约》，清·蒋仲芳撰，公元

1663 年)

63. 防风：去芦。(《外科大成》，清·祁坤编著，公元 1665 年)

64. 防风：①去苗。②去芦头炙赤为末。(《本草述》，清·刘若金著，公元 1666 年)

65. 防风：去芦并叉头叉尾及形弯者弗用，能令人吐。(《本草述钩元》，清·杨时泰著，公元 1666 年？)

66. 防风：上部用身，下部用梢。(《本草备要》，清·汪昂辑著，公元 1694 年)

67. 川防风：去芦。(《洞天奥旨》，清·陈士铎撰，公元 1694 年)

68. 防风：去芦。(《良朋汇集》，清·孙望林辑，公元 1711 年)

69. 防风：酒拌微炒香。(《医宗金鉴》，清·吴谦等编，公元 1742 年)

70. 防风：去芦。(《串雅外编》，清·赵学敏编，公元 1759 年)

71. 防风：止汗麸炒。叉头者令人发狂，叉尾者发人痼疾。(《得配本草》，清·严西亭、施澹宁、洪缉庵同纂，公元 1761 年)

72. 防风：黄芪汁拌。(《女科要旨》，清·陈念祖著，公元 1820 年)

73. 防风：蜜水炒。(《外科证治全书》，清·许克昌、毕法同辑，公元 1831 年)

74. 防风：酒拌微炒。(《增广验方新编》，清·鲍相璈编，公元 1846 年)

75. 防风：采根曝干切用。(《本草害利》，清·凌晓五著，

公元 1862 年)

76. 防风：去芦头。(《医方丛话》，清·徐士銮辑，公元 1886 年)

### 现代炮制加工与应用

| 序号 | 炮制品 | 加工技术 | 应用 |
|---|---|---|---|
| 1 | 防风 | 取原药材，除去杂质，洗净，润透，切厚片，干燥 | 防风生品辛散力强，长于解表祛风，胜湿，止痉。用于外感风寒，风湿痹痛，关节疼痛，风疹，湿疹，皮肤瘙痒及破伤风等 |
| 2 | 炒防风 | 取净防风片或段，置锅内炒至表面深黄色微具焦斑时取出，晾凉，筛去碎屑，即得 | 炒后辛散之力减弱，止泻作用增强。用于泄泻，或久泻不止 |
| 3 | 防风炭 | 取净防风片，置炒制容器内，用武火加热，炒至表面黑色，内部呈黑褐色，喷少许清水，灭尽火星，取出，晾干 | 长于止血。用于肠风便血等 |

# 防己 | Fángjǐ
## Stephaniae Tetrandrae Radix

《中国药典》载有防己一种炮制品。防己为防己科植物粉防己 *Stephania tetrandra* S. Moore 的干燥根。秋季采挖，洗净，除去粗皮，晒至半干，切段，个大者再纵切，干燥。

### 🌀 历代炮制方法辑要

1. 防己：酒制。(《银海精微》，托名唐·孙思邈辑，公元682 年)

2. 防己：夫使防己，要心花文、黄色者然，细剉，又剉车前草根，相对同蒸半日后出，（晒），去车前草根，细剉用之。(《雷公炮炙论》，南朝宋·雷敩撰，公元10 世纪？)

3. 汉防己：�熟。(《博济方》，宋·王衮撰，公元1047 年)

4. 防己：剉碎。(《卫生家宝产科备要》，宋·朱端章编，公元1184 年)

5. 防己：酒拌。(《校注妇人良方》，宋·陈自明原著，明·薛己校注，公元1237 年)

6. 防己：去黑皮。(《活幼心书》，元·曾世荣编，公元1294 年)

7. 防己：①如去下焦湿肿及痛，并膀胱有火邪者必须酒洗防己。②去皮用。(《汤液本草》，元·王好古著，公元1298 年)

8. 防己：下焦有疮须用防己，俱酒洗。(《珍珠囊》，金·张元素著，公元1315 年)

9. 汉防己：去皮（铡）细剉，桶剉，竹筛齐用。(《卫生宝鉴》，元·罗天益著，公元 1343 年)

10. 防己：酒洗。(《丹溪心法》，元·朱震亨著，公元 1347 年)

11. 防己：酒洗。(《疮疡经验全书》，宋·窦汉卿辑著，公元 1569 年？)

12. 汉防己：①去皮。②酒制。(《奇效良方》，明·方贤著，公元 1449 年？)

13. 防己：①酒拌。②酒浸。(《奇效良方》，明·方贤著，公元 1449 年？)

14. 防己：酒制。(《外科理例》，明·汪机编著，公元 1519 年)

15. 防己：刮净粗皮，才咀成薄片。(《本草蒙筌》，明·陈嘉谟纂辑，公元 1525 年)

16. 防己：酒洗。(《明医杂著》，明·王节斋集，薛己注，公元 1549 年)

17. 防己：酒拌。(《保婴撮要》，明·薛铠集，薛己验，公元 1555 年)

18. 防己：①炒。②酒洗，焙。③酒洗。④酒浸。(《医学纲目》，明·楼英编纂，公元 1565 年)

19. 防己：酒洗去皮，治肺生用。(《医学入门》，明·李梴著，公元 1575 年)

20. 防己：①凡使，勿用木条、色黄、腥、皮皱、上有丁足子，不堪用，惟要心有花文黄色者，细剉，以车前草根相对蒸半日，晒干取用。②今人多去皮剉，酒洗晒干用。(《本草纲目》，明·李时珍撰，公元 1578 年)

21. 防己：去皮，酒浸洗。(《增补万病回春》，明·龚廷贤

编，公元 1587 年）

22. 汉防己：酒洗。（《增补万病回春》，明·龚廷贤编，公元 1587 年）

23. 汉防己：用去皮切片。（《本草原始》，明·李中立纂辑，公元 1593 年）

24. 汉防己：去皮。（《证治准绳》，明·王肯堂著，公元 1602 年）

25. 防己：①酒洗。②酒拌。（《景岳全书》，明·张介宾撰，公元 1615 年）

26. 防己：酒浸，微焙。（《外科正宗》，明·陈实功编撰，公元 1617 年）

27. 防己：①去皮。②酒防己。（《济阴纲目》，明·武之望辑著，公元 1620 年）

28. 防己：①凡使防己要心花文黄色者，然后细锉，车前草根相对同蒸半日后出。去车前草根，细锉用之。②一法用酒洗切。（《炮炙大法》，明·缪希雍撰，公元 1622 年）

29. 防己：炒。（《医宗必读》，明·李中梓著，公元 1637 年）

30. 防己：去皮，酒洗晒干。（《本草通玄》，明·李中梓撰，公元 1637 年？）

31. 防己：酒制。（《审视瑶函》，明·傅仁宇撰，公元 1644 年）

32. 防己：细锉，用车前草根相对蒸半目，晒干取用。（《本草乘雅半偈》，明·卢之颐著，公元 1647 年）

33. 防己：去皮酒洗晒干用。（《握灵本草》，清·王翃著，公元 1683 年）

34. 防己：以车前草根相对蒸之，晒干用。（《本草汇》，清·郭佩兰著，公元 1655 年）

35. 防己：去皮酒浸洗。（《医宗说约》，清·蒋仲芳撰，公元 1663 年）

36. 防己：去皮剉酒洗晒干用。（《本草述》，清·刘若金著，公元 1666 年）

37. 防己：去皮剉，酒洗，晒干用。（《本草述钩元》，清·杨时泰著，公元 1666 年？）

38. 防己：酒洗用。（《本草备要》，清·汪昂辑著，公元 1694 年）

39. 制防己：①凡使防己，勿用木条，色黄腥皮皱上有丁足子不堪用，惟要心有花文黄色者，细剉以车前草根相对蒸半日，晒干取用。②今人多去皮剉，酒洗晒干用。（《修事指南》，清·张仲岩撰，公元 1704 年）

40. 防己：去皮。（《良朋汇集》，清·孙望林辑，公元 1711 年）

41. 防己：酒润。（《外科证治全生集》，清·王维德著，公元 1740 年）

42. 防己：①去皮。②酒制。（《医宗金鉴》，清·吴谦等编，公元 1742 年）

43. 汉防己：炒。（《幼幼集成》，清·陈复正辑订，公元 1750 年）

44. 防己：酒洗。（《本草从新》，清·吴仪洛撰，公元 1757 年）

45. 汉防己：酒洗，同车前根蒸熟用。（《得配本草》，清·严西亭、施澹宁、洪缉庵同纂，公元 1761 年）

46. 防己：酒洗用。（《本草求真》，清·黄宫绣纂，公元 1769 年）

47. 防己：酒洗用。（《本草辑要》，清·林玉友辑，公元

1790 年)

48. 汉防己：以车前草根相对蒸半日，晒干用，今惟去皮剉，酒洗晒干用。(《本草害利》，清·凌晓五著，公元 1862 年)

49. 汉防己：酒洗用。(《本草汇纂》，清·屠道和编辑，公元 1863 年)

### 🐾 现代炮制加工与应用

| 序号 | 炮制品 | 加工技术 | 应用 |
|---|---|---|---|
| 1 | 防己 | 取原药材，除去杂质，稍浸，洗净，润透，切厚片，干燥 | 生用利水消肿力强。用于水肿脚气，小便不利，湿疹疮毒 |
| 2 | 酒防己 | 取净防己片，加入适量黄酒拌匀、闷润，置预热的锅内，用文火炒至黄色，取出 | 酒炙后能缓和苦寒之性，增强祛风止痛的作用。用于风湿痹痛等 |
| 3 | 炒防己 | 取防己片，炒置预热的锅内，文火炒至表面微黄色，取出，筛去灰屑 | 炒制可缓和苦寒之性 |

# 茯苓 | Fúlíng
Poria

《中国药典》载有茯苓一种炮制品。茯苓为多孔菌科真菌茯苓 *Poria cocos*（Schw.）Wolf 的干燥菌核。多于 7～9 月采挖，挖出后除去泥沙，堆置"发汗"后，摊开晾至表面干燥，再"发汗"，反复数次至现皱纹、内部水分大部散失后，阴干，称为"茯苓个"；或将鲜茯苓按不同部位切制，阴干，分别称为"茯苓块"和"茯苓片"。

## 历代炮制方法辑要

1. 茯苓：去皮。(《华氏中藏经》，旧题汉·华佗撰，清·孙星衍校，公元 234 年？)

2. 茯苓：削除去黑皮。(《本草经集注》，南朝齐梁·陶弘景著，公元 502—536 年)

3. 茯苓：削除黑皮。(《备急千金要方》，唐·孙思邈著，公元 652 年)

4. 茯苓：细切。(《千金翼方》，唐·孙思邈著，公元 682 年)

5. 白茯苓：去皮。(《银海精微》，托名唐·孙思邈辑，公元 682 年)

6. 茯苓：去黑皮，擘破如枣大，清水渍，经一日一夜再易水出，于日中暴干为末。(《外台秘要》，唐·王焘撰，公元 752 年)

7. 茯苓：凡采得后，去皮心神了，捣令细，于水盆中搅令浊，浮者去之，是茯苓筋，若误服之，令人眼中童子并黑睛点小兼盲目，甚记之。(《雷公炮炙论》，南朝宋·雷敩撰，公元10世纪？)

8. 茯苓：以水中澄去浮者，炒用。(《博济方》，宋·王衮撰，公元1047年)

9. 茯苓：削去皮，切为方寸块。(《苏沈良方》，宋·苏轼、沈括著，公元1075年)

10. 赤茯苓：去皮。(《小儿药证直诀》，宋·钱乙著，公元1107年？)

11. 白茯苓：去皮。(《小儿药证直诀》，宋·钱乙著，公元1107年？)

12. 茯苓：去皮。(《类证活人书》，宋·朱肱撰，公元1108年)

13. 茯苓：①作丸散者，皆先煮之两三沸乃切，暴干。白色者补，赤色者利。②末。(《重修政和经史证类备用本草》，宋·唐慎微著，公元1116年)

14. 白茯苓：去黑皮。(《圣济总录》，宋·太医院编，公元1111—1117年)

15. 白茯苓：去黑皮。去毛。(《产育宝庆集》，宋·李师圣、郭嵇中编纂，公元1131年)

16. 赤茯苓：去皮。(《产育宝庆集》，宋·李师圣、郭嵇中编纂，公元1131年)

17. 赤茯苓：去皮。(《普济本事方》，宋·许叔微述，公元1132年)

18. 白茯苓：切微炒。(《普济本事方》，宋·许叔微述，公元1132年)

19. 茯苓：去皮。(《普济本事方》，宋·许叔微述，公元

1132 年）

20. 茯苓：去木。（《鸡峰普济方》，宋·张锐撰，公元 1133 年）

21. 白茯苓：去黑皮剉焙。（《太平惠民和剂局方》，宋·太平惠民和剂局陈师文等编，公元 1151 年）

22. 茯苓：凡使须先去黑皮，剉碎焙干用。（《太平惠民和剂局方》，宋·太平惠民和剂局陈师文等编，公元 1151 年）

23. 茯苓：①去黑皮。②微炒。（《小儿卫生总微论方》，宋·撰人未详，公元 1156 年）

24. 白茯苓：去皮。（《洪氏集验方》，宋·洪遵辑，公元 1170 年）

25. 茯苓：木臼千下为末。（《洪氏集验方》，宋·洪遵辑，公元 1170 年）

26. 赤茯苓：切。（《洪氏集验方》，宋·洪遵辑，公元 1170 年）

27. 白茯苓：去黑皮。（《传信适用方》，宋·吴彦夔著，公元 1180 年）

28. 赤茯苓：去黑皮。（《传信适用方》，宋·吴彦夔著，公元 1180 年）

29. 茯苓：为末，水飞过，掠去筋膜，曝干。（《传信适用方》，宋·吴彦夔著，公元 1180 年）

30. 茯苓：①去黑皮。②剉。（《卫生家宝产科备要》，宋·朱端章编，公元 1184 年）

31. 白茯苓：去皮，剉，焙。（《卫生家宝产科备要》，宋·朱端章编，公元 1184 年）

32. 赤茯苓：①去皮，剉碎。②去皮剉。（《卫生家宝产科备要》，宋·朱端章编，公元 1184 年）

33. 白茯苓：①去黑皮剉。②去黑皮剉焙。(《校正集验背疽方》，宋·李迅撰，公元 1196 年)

34. 白茯苓：①去皮。②四两一块同猪苓一两于磁器内煮二十沸漉出晒干不用猪苓。(《校注妇人良方》，宋·陈自明原著，明·薛已校注，公元 1237 年)

35. 白茯苓：去皮。(《济生方》，宋·严用和撰，公元 1253 年)

36. 赤茯苓：去皮。(《济生方》，宋·严用和撰，公元 1253 年)

37. 白茯苓：①炒。②去皮。(《类编朱氏集验医方》，宋·朱佐集，公元 1265 年)

38. 赤茯苓：去皮。(《类编朱氏集验医方》，宋·朱佐集，公元 1265 年)

39. 茯苓：去皮。(《急救仙方》，宋·著者不详，公元 1278 年？)

40. 白茯苓：去皮。(《急救仙方》，宋·著者不详，公元 1278 年？)

41 茯苓：乳拌。(《扁鹊心书》，宋·窦材重集，撰年不详)

42. 茯苓：去皮。(《素问病机气宜保命集》，金·刘完素著，公元 1186 年)

43. 茯苓：去皮。(《儒门事亲》，金·张从正撰，公元 1228 年？)

44. 白茯苓：去皮，同糯米一处蒸熟为用。(《儒门事亲》，金·张从正撰，公元 1228 年？)

45. 白茯苓：白皮。(《脾胃论》，元·李杲著，公元 1249 年)

46. 赤茯苓：去皮。(《活幼心书》，元·曾世荣编，公元 1294 年)

47. 白茯苓：去皮。（《活幼心书》，元·曾世荣编，公元1294年）

48. 茯苓：①去皮用。②酒浸与光明硃砂[1]同用能秘置。（《汤液本草》，元·王好古著，公元1298年）

49. 茯苓：去木。（《瑞竹堂经验方》，元·沙图穆苏撰，公元1326年）

50. 白茯苓：去皮。（《瑞竹堂经验方》，元·沙图穆苏撰，公元1326年）

51. 茯苓：①去皮。②凡用去粗皮，白者佳。（《外科精义》，元·齐德之著，公元1335年）

52. 白茯苓：①去皮。②去皮面裹煨。（《卫生宝鉴》，元·罗天益著，公元1343年）

53. 赤茯苓：面蒸。（《卫生宝鉴》，元·罗天益著，公元1343年）

54. 茯苓：去皮捣细，纱罗过用。（《卫生宝鉴》，元·罗天益著，公元1343年）

55. 赤茯苓：去皮。（《丹溪心法》，元·朱震亨著，公元1347年）

56. 白茯苓：去皮，四两，作块，用猪苓一分同于磁器内煮二十沸，取出日干，不用猪苓。（《丹溪心法》，元·朱震亨著，公元1347年）

57. 茯苓：去粗皮。（《疮疡经验全书》，宋·窦汉卿辑著，公元1569年？）

58. 茯苓：酒浸与光明硃砂同用，能秘真其味甘平如何，是利小便。（《本草发挥》，明·徐彦纯辑，公元1368年）

---

〔1〕 硃砂：同"朱砂"，下同。

59. 赤茯苓：①去黑心。②去黑皮。(《普济方》，明·朱橚等编，公元 1406 年)

60. 白茯苓：①去黑心。②去皮，用天花粉煮。③去皮，为末，飞取沉者。④蜜泔净（浸?），去红丝，焙干。⑤细剉，焙。⑥去粗皮，淘净，阴干，为细末。⑦去皮，切，焙。(《普济方》，明·朱橚等编，公元 1406 年)

61. 茯苓：①茯苓、猪苓削去黑皮。②去皮。③炒令黄。④乳汁拌，晒干。⑤去黑皮，劈破如枣大，清水渍，经一日一宿，再易水，取出，于日中曝干，随手研为散。⑥切作片子，饭上三次焙干。⑦打碎，切。⑧为末，水飞过，掠去筋膜，曝干。⑨水飞去皮及沙，细研为末。(《普济方》，明·朱橚等编，公元 1406 年)

62. 茯苓中心木：剉如米。(《普济方》，明·朱橚等编，公元 1406 年)

63. 茯苓：去皮。(《秘传证治要诀及类方》，明·戴元礼著，公元 1443 年)

64. 赤茯苓：去皮。(《秘传证治要诀及类方》，明·戴元礼著，公元 1443 年)

65. 茯苓：①去皮。②蒸过，去黑皮，研为末。(《奇效良方》，明·方贤著，公元 1449 年?)

66. 赤茯苓：①去皮。②剉蒸。(《奇效良方》，明·方贤著，公元 1449 年?)

67. 白茯苓：去皮，切作块，以猪苓一分，用放于磁器内，用水煮至二十余沸，取出焙干，研为细末。(《奇效良方》，明·方贤著，公元 1449 年?)

68. 茯苓：乳汁炙。(《滇南本草》，明·兰茂著，公元 1476 年)

69. 茯苓：去皮。(《外科理例》，明·汪机编著，公元 1519 年)

70. 茯苓：咀片水煎，黑皮净削，研末丸服，赤筋尽淘（茯苓中有赤筋，最损目，为丸散久服者研细末，入细布袋中，以冷水揉摆，如作葛粉状、澄取粉而筋滓在袋中者，弃去不用，若煎汤则不须尔）。(《本草蒙筌》，明·陈嘉谟纂辑，公元 1525 年)

71. 白茯苓：去皮。(《婴童百问》，明·鲁伯嗣撰，公元 1526 年?)

72. 白茯苓：去皮。(《女科撮要》，明·薛己著，公元 1548 年)

73. 茯苓：①去皮。②面裹煨。③酒浸，去心，干。(《医学纲目》，明·楼英编纂，公元 1565 年)

74. 赤茯苓：去皮。(《医学纲目》，明·楼英编纂，公元 1565 年)

75. 白茯苓：焙。(《医学纲目》，明·楼英编纂，公元 1565 年)

76. 白茯苓：去粗皮，杵末水飞，浮去赤膜，晒干，免致损目。(《医学入门》，明·李梴著，公元 1575 年)

77. 茯苓皮：凡用皮，去心，捣细，于水盆中搅浊，浮者滤去之，此是茯苓赤筋。若误服饵，令人瞳子并黑睛点小兼盲目。(《本草纲目》，明·李时珍撰，公元 1578 年)

78. 茯苓：①作丸散者，先煮二三沸，乃切，暴干用。②酒浸，与光明朱砂同用，能秘真元。(《本草纲目》，明·李时珍撰，公元 1578 年)

79. 茯苓：去皮，有焙用，有为末，水澄去筋膜，晒干用。(《仁术便览》，明·张浩著，公元 1585 年)

80. 茯苓：去皮。(《增补万病回春》，明·龚廷贤编，公元 1587 年)

81. 茯苓：去皮并赤筋茯神去皮木。(《本草原始》，明·李中立纂辑，公元 1593 年)

82. 茯苓：去皮。(《鲁府禁方》，明·龚廷贤编，公元 1594 年)

83. 赤茯苓：去皮乳浸。(《鲁府禁方》，明·龚廷贤编，公元 1594 年)

84. 赤茯苓：①去皮。②面蒸。③半斤，用黑牛乳汁浸透，晒干，蒸过。(《证治准绳》，明·王肯堂著，公元 1602 年)

85. 白茯苓：①去皮，肆两作块，用猪苓贰钱半同于瓷器内煮贰拾余沸出，日干不用猪苓。②半斤，用人乳汁拌浸透，晒干，蒸过。③去粗皮，人乳，晒干，凡五七次。(《证治准绳》，明·王肯堂著，公元 1602 年)

86. 茯苓：去皮捣细，纱罗过用。(《证治准绳》，明·王肯堂著，公元 1602 年)

87. 茯苓：①去皮。②乳蒸。(《宋氏女科秘书》，文明·宋林皋著，公元 1612 年)

88. 白茯苓：①去皮，四两切碎同猪苓二两煮半日，去朱苓。②去皮木净，人乳浸日晒夜露七日七夜。(《宋氏女科秘书》，明·宋林皋著，公元 1612 年)

89. 茯苓：去皮净，若消浮肿水肿肿病不必去皮，五皮散单用茯苓皮是也。(《医宗粹言》，明·罗周彦著，公元 1612 年)

90. 茯苓：去黑皮，中有赤筋，要去净，不损人目。(《寿世保元》，明·龚廷贤撰，公元 1615 年)

91. 白茯苓：①去心木。②去皮。③去皮，为末，水浮去筋，晒干。④去皮，人乳浸晒三次。⑤去皮筋膜，乳汁浸晒三

次。⑥用人乳浸过，煮干。⑦去皮切片，乳汁浸，晒干，再浸再晒三次。(《寿世保元》，明·龚廷贤撰，公元 1615 年)

92. 赤茯苓：①去皮。②用牛乳浸过，煮干。(《寿世保元》，明·龚廷贤撰，公元 1615 年)

93. 茯苓：①以人乳拌晒，乳粉既多，补阴亦妙。②酒拌蒸，晒。(《景岳全书》，明·张介宾撰，公元 1615 年)

94. 白茯苓：①乳拌，蒸熟。②去皮。③酒浸，晒干取末。④一斤用人乳五升，煮干为度。⑤去筋。⑥饭上蒸。⑦去皮四两，切块，同猪苓二钱五分同于磁器内煮二十余沸，取出晒干，不用猪苓。⑧酒浸，晒干。⑨用人乳浸透，晒干，蒸熟。(《景岳全书》，明·张介宾撰，公元 1615 年)

95. 赤茯苓：①一斤用牛乳五升，煮干为度。②用黑牛乳，浸透，晒干，蒸熟。(《景岳全书》，明·张介宾撰，公元 1615 年)

96. 茯苓：去粗皮。(《外科正宗》，明·陈实功编撰，公元 1617 年)

97. 上白茯苓：一两，切一分厚咀片，用砂仁二钱，用茯苓合碗内，饭上蒸熟，只用茯苓。(《外科正宗》，明·陈实功编撰，公元 1617 年)

98. 茯苓：①酒洗。②酒浸。(《济阴纲目》，明·武之望辑著，公元 1620 年)

99. 茯苓：去皮捣为末，于水盆中搅三次，将浊浮者去之，是茯苓筋，若服之，令人眼中童子并黑精点小，兼盲目切记。如飞澄净，晒干，人乳拌蒸用。赤茯苓则不必飞也。(《炮炙大法》，明·缪希雍撰，公元 1622 年)

100. 白茯苓：①人乳拌晒。②人乳拌，晒干，又拌，多多更妙。③为末，水澄去筋膜，蒸晒再磨，以人乳拌晒数次。

（《先醒斋医学广笔记》，明·缪希雍撰，公元 1622 年）

101. 茯苓：……但补少利多，故多服最能损目，久弱极不相宜，若以人乳拌晒，乳粉即多，补阴亦妙。（《本草正》，明·张介宾撰，公元 1624 年）

102. 茯苓：①去皮膜用。②另末。③去皮飞去筋乳拌饭上蒸晒干。（《医宗必读》，明·李中梓著，公元 1637 年）

103. 白茯苓：①乳蒸。②焙。（《审视瑶函》，明·傅仁宇撰，公元 1644 年）

104. 白茯苓：①去皮木屑，水淘净，蒸过晒干。②去皮屑净，蒸过，晒干。（《一草亭目科全书、异授眼科》，明·邓苑撰，公元 1644 年？）

105. 茯苓：修治去皮，捣作细末，入水盆中频搅，浮者滤去之，此即赤膜也，误服令人目盲，或瞳子细小。（《本草乘雅半偈》，明·卢之颐著，公元 1647 年）

106. 茯苓：凡入丸散研粉澄滤，取粉以人乳蒸用。（《握灵本草》，清·王翃著，公元 1683 年）

107. 白茯苓：去皮，煮二三沸，切曝，去赤筋，乳润蒸。（《本草汇》，清·郭佩兰著，公元 1655 年）

108. 赤茯苓：乳润蒸。（《本草汇》，清·郭佩兰著，公元 1655 年）

109. 赤茯苓：去黑皮。（《医门法律》，清·喻嘉言著，公元 1658 年）

110. 茯苓：去皮，入补药用人乳拌蒸。（《医宗说约》，清·蒋仲芳撰，公元 1663 年）

111. 白茯苓：蒸。（《医宗说约》，清·蒋仲芳撰，公元 1663 年）

112. 茯苓：①去匏[1]粗皮。②上白茯苓一两，切一分厚咀片用砂仁二钱，同茯苓合碗内，饭上蒸熟，只用茯苓。(《外科大成》，清·祁坤编著，公元 1665 年)

113. 赤茯苓：①去皮。②乳汁浸。(《本草述》，清·刘若金著，公元 1666 年)

114. 白茯苓：①糯米酒煮软，竹刀切片阴干。②一斤拌人乳晒至一斤半。③去皮为末人乳拌晒。(《本草述》，清·刘若金著，公元 1666 年)

115. 茯苓：去皮研末以水淘去筋膜及浮者，取沉者捻块，以人乳十盌浸匀，曝干研末。(《本草述》，清·刘若金著，公元 1666 年)

116. 茯苓：去皮、更宜水飞去筋……制法见茯神后。用赤苓则不必飞。(《本草述钩元》，清·杨时泰著，公元 1666 年?)

117. 茯苓：去皮。(《温热暑疫》，清·周扬俊辑，公元 1679 年)

118. 茯苓：乳拌。(《医方集解》，清·汪昂著，公元 1682 年)

119. 茯苓：或问今人用茯苓多用人乳浸泡久制，则百色变红，其有益于人乎？夫补药而用茯苓者，恐纯补之腻滞，故用之通达，使于泻之中以助其补之力也，若过用乳制，则通利之性反失，一味呆补，反不能使补药以成功，此近人不知用药之功，而妄为制度，不可以为法也。(《本草新编》，清·陈士铎著，公元 1687 年)

120. 茯苓：去皮，乳搅蒸，多拌良。(《本草备要》，清·汪昂辑著，公元 1694 年)

121. 白茯苓：取坚实者佳，去粗皮用。(《药品辨义》，

---

〔1〕 匏（páo）：一年生草本植物，果实比葫芦大，对半剖开可做水瓢。

清·尤乘增辑，公元 1691 年）

122. 茯苓：人乳润蒸；桂酒拌晒；童便浸切。（《本经逢原》，清·张璐著，公元 1695 年）

123. 茯苓：①酒煮。②黑牛乳浸。（《嵩崖尊生全书》，清·景冬阳撰，公元 1696 年）

124. 白茯苓：去皮。（《嵩崖尊生全书》，清·景冬阳撰，公元 1696 年）

125. 制茯苓：①凡使茯苓，用皮去心，捣细，于水盆中搅浊，浮者滤去之，此是茯苓赤筋，若难服饵，令人瞳子并黑睛点小兼目盲。②作丸散者，先煮一二沸，乃切暴干用。后人有用乳蒸者。（《修事指南》，清·张仲岩撰，公元 1704 年）

126. 茯苓：去皮。（《良朋汇集》，清·孙望林辑，公元 1711 年）

127. 白茯苓：①乳浸。②人乳拌蒸。③酒洗。（《良朋汇集》，清·孙望林辑，公元 1711 年）

128. 茯苓：去皮用。（《本草必用》，清·顾靖远著，公元 1722 年）

129. 白茯苓：蒸透切。（《外科证治全生集》，清·王维德著，公元 1740 年）

130. 茯苓：乳拌。（《医宗金鉴》，清·吴谦等编，公元 1742 年）

131. 上白茯苓：一两切一分厚咀片用砂仁二钱同茯苓合碗内饭上蒸熟。（《医宗金鉴》，清·吴谦等编，公元 1742 年）

132. 白茯苓：四两去皮作块用猪苓二钱半同于磁器内煮二十余沸出晒干不用猪苓。（《医宗金鉴》，清·吴谦等编，公元 1742 年）

133. 赤茯苓：①酒炒。②屑砂。（《幼幼集成》，清·陈复

正辑订，公元 1750 年）

134. 茯苓：①乳拌。②白茯苓四两去皮，用猪苓二两，于器内同煮二十余沸，取出日晒，将猪苓拣出不用。(《串雅内编》，清·赵学敏编，公元 1759 年）

135. 白茯苓：①去皮薄切，暴干蒸之，以汤淋去苦味，淋之不止，其汁当甜，及暴干筛末。②坚白茯苓，去粗皮，焙干为末。(《串雅外编》，清·赵学敏编，公元 1759 年）

136. 白茯苓：去皮补阴，人乳拌蒸。利水生用。补脾炒用，研细入水，浮者是其筋膜，误服之损目。(《得配本草》，清·严西亭、施澹宁、洪缉庵同纂，公元 1761 年）

137. 茯苓：①乳拌蒸熟。②酒拌蒸晒。(《成方切用》，清·吴仪洛辑，公元 1761 年）

138. 茯苓：乳拌。(《沈氏女科辑要笺正》，清·沈尧封辑著，公元 1764 年？）

139. 茯苓：白茯苓人乳拌蒸。(《本草纲目拾遗》，清·赵学敏编，公元 1765 年）

140. 茯苓：忌醋。(《本草求真》，清·黄宫绣纂，公元 1769 年）

141. 茯苓：①土炒。②炒。(《妇科玉尺》，清·沈金鳌撰，公元 1773 年）

142. 茯苓：炒黄。(《吴鞠通医案》，清·吴瑭著，公元 1789 年）

143. 茯苓：去皮乳拌蒸。(《本草辑要》，清·林玉友辑，公元 1790 年）

144. 茯苓：生研。(《女科要旨》，清·陈念祖著，公元 1820 年）

145. 茯苓：二两，用肉桂六钱酒煎汁收入，晒干，勿见

火，去桂。(《医学从众录》，清·陈念祖撰，公元 1820 年)

146. 白茯苓：蒸。(《医学从众录》，清·陈念祖撰，公元 1820 年)

147. 茯苓：去皮。(《傅青主女科》，清·傅山著，公元 1827 年)

148. 白茯苓：细末水澄，蒸，晒干，入人乳再蒸，晒干。(《霍乱论》，清·王士雄撰，公元 1838 年)

149. 茯苓：①姜汁拌晒。②乳蒸。(《类证治裁》，清·林佩琴编著，公元 1839 年)

150. 茯苓：人乳蒸。(《增广验方新编》，清·鲍相璈编，公元 1846 年)

151. 赤茯苓：凡用皮去心，捣细于水盆中搅浊，浮者滤去之，此是茯苓赤筋，若误服饵，令人瞳子并黑睛点小兼盲目。(《本草害利》，清·凌晓五著，公元 1862 年)

152. 茯苓：去皮。(《本草汇纂》，清·屠道和编辑，公元 1863 年)

153. 茯苓：蒸。(《笔花医镜》，清·江笔花编著，公元 1871 年)

154. 茯苓：雄黄染黄。(《时病论》，清·雷丰著，公元 1882 年)

## 现代炮制加工与应用

| 序号 | 炮制品 | 加工技术 | 应用 |
|------|--------|----------|------|
| 1 | 茯苓 | 取茯苓个，浸泡，洗净，润后稍蒸，及时削去外皮，切制成块或切厚片，晒干 | 利水渗湿，健脾，宁心。用于水肿尿少，痰饮眩悸，脾虚食少，便溏泄泻，心神不安，惊悸失眠 |
| 2 | 茯苓块 | 取茯苓个，清水浸泡1~2天至透，削去外表黑皮，入甑内蒸3~4小时，至透心，趁热切厚片，干燥；或鲜茯苓去皮后切片，干燥。 | 功似茯苓 |
| 3 | 白茯苓 | 原品入药 | 偏于利水渗湿，健脾宁心 |
| 4 | 赤茯苓 | 取赤茯苓块，除去杂质。或取茯苓个，大小分档，浸泡，洗净，润透，先切除茯苓外皮，再切取皮下棕红色或淡红色部分，切成厚片或小方块，阴干 | 渗利湿热，行水利强 |
| 5 | 带皮苓 | 将原药除去杂质，筛去灰屑；未切片者，将原药除去杂质，分档，除去泥沙，洗净，润透，置蒸具内稍蒸，趁热切片（厚4~5mm），干燥，筛去灰屑 | 长于利水消肿 |
| 6 | 朱茯苓 | 取茯苓片，加定量朱砂细粉拌匀。每100kg茯苓，用朱砂2kg | 宁心安神力强，多用于失眠，惊悸，健忘 |
| 7 | 土炒茯苓 | 用文火将灶心土炒热，再将净茯苓倒入，炒至表面微黄色，出锅，筛去灶心土，放凉 | 利水渗湿、止泻力胜 |

续　表

| 序号 | 炮制品 | 加工技术 | 应用 |
|---|---|---|---|
| 8 | 茯苓粉[1] | 取茯苓个，浸泡，洗净，润后稍蒸，及时削去外皮，切制成块或切厚片，干燥，粉碎成细粉；或取茯苓块或茯苓片，粉碎成细粉 | 利水渗湿，健脾宁心 |

［1］　按语：市场中有向茯苓粉中掺入淀粉者或直接用淀粉加工成茯苓块者，需注意鉴别。

# 附子 | Fùzǐ
Aconiti Lateralis Radix Praeparata

《中国药典》载有盐附子、黑顺片、白附片、淡附片、炮附片五种炮制品。附子为毛茛科植物乌头 *Aconitum carmichaelii* Debx. 的子根的加工品。6月下旬至8月上旬采挖，除去母根、须根及泥沙，习称"泥附子"，加工成盐附子、黑顺片、白附片。

## 🌀 历代炮制方法辑要

1. 附子：①皆破解，不咬咀，或炮或生，皆去黑皮，刀刲取里白者，故曰中白。②炮去皮，破八片。生用去皮破。(《金匮玉函经》，汉·张仲景著，公元219年)

2. 附子：炮去皮，破八片。(《金匮要略方论》，汉·张仲景著，公元219年)

3. 附子：①炮去皮，破八片。②生用去皮，破八片。(《新辑宋本伤寒论》，汉·张仲景述，晋·王叔和撰次，宋·林亿校正，公元219年)

4. 附子：①生用去皮破八片。②炮去皮，破八片。(《注解伤寒论》，汉·张机撰，金·成无己注，公元219年)

5. 附子：炮去皮脐。(《华氏中藏经》，旧题汉·华佗撰，清·孙星衍校，公元234年？)

6. 附子：①炮。②炮去皮脐。③烧。(《肘后备急方》，晋·葛洪著，公元281—341年)

7. 中附子、乌头毒：大豆汁、远志汁并可解之。(《肘后备急方》，晋·葛洪著，公元281—341年)

8. 附子：①炮。②炮裂。(《刘涓子鬼遗方》，南朝齐·龚庆宣选，公元495—499年)

9. 附子：皆煻灰火炮炙，令微（坼），削去里皮乃秤之。惟姜附子汤及膏酒中生用，亦削去皮乃秤，直理破作八片。(《本草经集注》，南朝齐梁·陶弘景著，公元502—536年)

10. 附子：①凡汤丸散用，皆煻灰炮令坼，削去黑皮，乃秤之，唯姜附子汤及膏酒中生用，亦削去皮，乃秤之。直理破作七八片。②破作大片，蜜涂，炙令黄，含咽汁。治喉痹。(《备急千金要方》，唐·孙思邈著，公元652年)

11. 附子：①炮去皮。②炮。③去皮，蜜涂火炙令干，复涂蜜炙。(《千金翼方》，唐·孙思邈著，公元682年)

12. 黑附子：青盐二钱，以泔水同爽水浸去皮根。(《银海精微》，托名唐·孙思邈辑，公元682年)

13. 附子：①炮令裂破。②生用。③烧。(《外台秘要》，唐·王焘撰，公元752年)

14. 附子：炮。(《经效产宝》，唐·昝殷撰，公元847年)

15. 附子：①煨去皮。(《仙授理伤续断秘方》，唐·蔺道人著，公元946年？)

16. 附子：夫修事十两，于文武火中炮，令皱坼者去之，用刀刮上孕子，并去底尖，微细劈破，于屋下午地上掘一坑，可深一尺，安于中一宿，至明取出，焙干用。夫欲炮者，灰火勿用杂木火，只用柳木最妙。若阴制使，即生去尖皮底了，薄切，用东流水并黑豆浸五日夜，然后漉出，于日中（晒）令干用。凡使须阴制，去皮尖了，每十两，用生乌豆五两，东流水六升。(《雷公炮炙论》，南朝宋·雷敩撰，公元10世纪？)

17. 附子：①每日早以新汲水浸，日一度换水，浸经七日，去黑皮，薄切曝干为末。②炮裂去皮脐。③炭火内烧令黑色，勿令药过取出，用盆子盖之候冷细研。④烧灰。⑤炮裂去皮脐，切四片，涂蜜炙令微黄。（《太平圣惠方》，宋·王怀隐等编集，公元992年）

18. 大黑附子：入急火内烧，唯存心少多，在临出火时，便用瓷器合盖，不令去却烟焰。（《太平圣惠方》，宋·王怀隐等编集，公元992年）

19. 大附子：①炮去皮脐。②炒。（《博济方》，宋·王衮撰，公元1047年）

20. 附子：去皮脐生切作四块，用生姜半觔，以水一椀同煮附子，汁尽为度，取附子焙干为末。（《博济方》，宋·王衮撰，公元1047年）

21. 附子：①炮去皮。②炮裂去皮脐。③纸裹煨。（《苏沈良方》，宋·苏轼、沈括著，公元1075年）

22. 附子：去皮尖。丸散炮；惟汤生用。（《伤寒总病论》，宋·庞安时撰，公元1100年）

23. 黑附子：炮，去皮、脐。（《小儿药证直诀》，宋·钱乙著，公元1107年？）

24. 附子：炮（裂），去皮，破八片。（《类证活人书》，宋·朱肱撰，公元1108年）

25. 附子：①凡汤并丸散用天雄、附子、乌头、乌喙、侧子，皆燖灰火炮令微坼，削去黑皮，乃称之。惟姜附汤及膏酒中生用，亦削皮乃称之。直理破作七八片，随其大小，但削除外黑尖处令尽。②热灰微炮，令坼，勿过焦。③醋浸，削如小指，内耳中，去聋。④去皮，炮令坼，以蜜涂上炙之，令蜜入内，含之，勿咽其汁，主喉痹。⑤一枚，去皮脐，分作八片。

⑥去皮脐，生用，捣为散。⑦用附子一个最大者，左于砖上，四面着火渐逼，淬入生姜自然汁中；又依前火逼干，复淬之，约生姜汁可尽半碗许，捣罗为末。⑧炮过，去皮尖，捣罗为末。⑨炮去皮脐，为末。⑩削赤皮，末如蚕屎。⑪烧为灰，存性。⑫先于六月内踏造大小麦曲，至收采前半月，预先用大麦煮成粥，后将上件曲造醋，候熟淋去糟，其醋不用太酸，酸则以水解之，便将所收附子等去根须，于新洁瓮内淹浸七日，每日搅一遍，日足捞出，以弥踈[1]筛摊之，令生白衣后向慢风日中晒之百十日，以透于为度。若猛日晒，则皱而皮不附肉。（《重修政和经史证类备用本草》，宋·唐慎微著，公元1116年）

26. 附子：炮去皮脐。（《重刊本草衍义》，宋·寇宗奭撰，公元1116年）

27. 附子：①炮裂去皮脐。②烧存性用冷灰焙去火毒。③去脐皮烧令烟尽。④以生姜半两，枣四枚同煮一时辰去皮脐切碎焙干炒。⑤过皮脐用黄连各半两剉碎同铫子内炒微黄不用黄连。⑥四两炮裂去皮脐赴热切作片子厚薄如钱用生姜半斤取汁以慢火煮附子令汁尽焙干。⑦去皮脐切，盐汤浸暴干炒。（《圣济总录》，宋·太医院编，公元1111—1117年）

28. 附子：①炮。去皮脐。炮去皮脐，剉。②炮去皮脐，剉作小块子。（《全生指迷方》，宋·王贶撰，公元1125年？）

29. 附子：炮去皮脐。（《产育宝庆集》，宋·李师圣、郭嵇中编纂，公元1131年）

30. 黑附子：炮裂去皮脐。（《普济本事方》，宋·许叔微述，公元1132年）

31. 生附子：去皮脐。（《普济本事方》，宋·许叔微述，公

---

〔1〕 踈：古同"疏"。

元 1132 年)

32. 附子：灰火炮裂去皮脐用。(《普济本事方》，宋·许叔微述，公元 1132 年)

33. 附子：凡使，先炮裂令熟，去皮脐焙干，方入药。(《太平惠民和剂局方》，宋·太平惠民和剂局陈师文等编，公元 1151 年)

34. 大附子：炮裂，去皮脐。(《小儿卫生总微论方》，宋·撰人未详，公元 1156 年)

35. 附子：炮。(《卫济宝书》，宋·东轩居士撰，公元 1170 年)

36. 大黑附子：①炮裂，去皮脐。②炮去皮脐，杵为细末。(《洪氏集验方》，宋·洪遵辑，公元 1170 年)

37. 附子：炮去皮脐。炮去脐。(《洪氏集验方》，宋·洪遵辑，公元 1170 年)

38. 大附子：①生去皮脐，切作八片。炮去皮脐。②蜜涂，炙令黄；含咽津，甘味尽，更涂炙用。(《三因极一病证方论》，宋·陈言著，公元 1174 年)

39. 附子：①八钱，去皮脐；黑豆半斤，入瓷瓶内慢火煮，以附子烂为度。②炮制，以盐水浸，再炮。如此凡七次，至第七次不浸，去皮脐。③六七钱重生去皮脐，剜作瓮，入硇砂共一两七钱半，面剂裹煨熟，去面不用。④生去皮脐，切作四片，以白蜜煎令附子变色，以汤洗去蜜，切。⑤大者一枚，去皮脐，切作片，生姜汁一盏、蛤粉一分同煮干，焙。⑥煨熟，新水浸一时久，去皮脐，焙干。⑦炮裂，米醋中浸，再炮，淬三五次，去皮尖。(《三因极一病证方论》，宋·陈言著，公元 1174 年)

40. 黑附子：①生去皮脐。②铫内以热灰炮裂，去皮脐。

（《传信适用方》，宋·吴彦夔著，公元 1180 年）

41. 附子：炮烈（裂）沸汤泡去皮脐剉。（《传信适用方》，宋·吴彦夔著，公元 1180 年）

42. 附子：①炮裂，去皮脐。②炮去皮脐，切片。③炮裂，去皮脐，切片子。（《卫生家宝产科备要》，宋·朱端章编，公元 1184 年）

43. 附子：①炮。②重一两者作一窍入硃砂一钱，湿面裹煨为末。③切四块，用童便浸数日，火煨切看无白星为度。（《校注妇人良方》，宋·陈自明原著，明·薛己校注，公元 1237 年）

44. 生附子：去皮。（《校注妇人良方》，宋·陈自明原著，明·薛己校注，公元 1237 年）

45. 黑附子：炮。（《校注妇人良方》，宋·陈自明原著，明·薛己校注，公元 1237 年）

46. 附子：①炮去皮脐。②七钱重者四个，生，去皮脐，各切下顶剜空心，中安辰砂在内，以前顶子盖定，用线扎。木瓜，大者二个，去皮瓤，切开顶，入辰砂附子四个在内，以木瓜原顶子盖之，线扎定，蒸烂讫，取出附子，切作片，焙干为末，辰砂细研，水飞。木瓜研如膏。③醋炙。（《济生方》，宋·严用和撰，公元 1253 年）

47. 附子：①炮去皮。②附子重一两三四钱，有莲花瓣，头圆底平者。先备童便五、六碗，将附子先放在皂上烟柜中间良久，乘热投入童便，浸五七日，候润透揭皮，切四块，仍浸二三日，用粗纸数层包之，浸湿，埋灰火半日，取出切片。检视有白星者，乃用瓦上炙熟，至无白星为度。如急用即切大片，用童便煮二三沸，热瓦熟用之。（《陈氏小儿痘疹方论》，宋·陈文中撰，公元 1254 年）

48. 黑附子：炮去皮脐。(《陈氏小儿病源方论》，宋·陈文中撰，公元 1254 年)

49. 附子：炮烈（裂），米醋中浸，再炮淬三次，去皮脐。(《（真本）外科精要》，宋·陈自明编，公元 1263 年)

50. 附子：炮去皮脐。(《类编朱氏集验医方》，宋·朱佐集，公元 1265 年)

51. 大附子：①慢火炮裂去皮，切作拾片，同生姜米泔淹壹宿，去姜，薄片切焙干。②一枚，切去盖，剜中使净，丁香四十九粒以盖覆之，线缚著，（置）银石器中，浸以生姜自然汁，及盖而止，慢火煮干为度。③十枚，生削去皮，破四块，用赤小豆半方，藏附子于中，慢火煮附子透熟软，去豆焙干附子。(《类编朱氏集验医方》，宋·朱佐集，公元 1265 年)

52. 黑附子：炮去皮。(《类编朱氏集验医方》，宋·朱佐集，公元 1265 年)

53. 大黑附子：一枚作两截，中心各剜小孔，入丁香四十九粒塞满，以竹针插合，置砖上炭火爆，四围淬生姜自然汁半椀，再爆再淬，以尽为度，去皮切焙。(《类编朱氏集验医方》，宋·朱佐集，公元 1265 年)

54. 真附子：一个，去皮脐，分作四块，生姜半斤，水壹大椀，慢火同煮至水尽，取附子切焙。(《类编朱氏集验医方》，宋·朱佐集，公元 1265 年)

55. 附子：①炮。②去皮脐。③炮熟。④同姜炒令赤，去姜，先炮，切片。(《女科百问》，宋·齐仲甫著，公元 1279 年)

56. 川附子：炮，切片，童便浸，再加姜汁炒干。(《扁鹊心书》，宋·窦材重集，撰年不详)

57. 附子：去皮脐，切作片子。(《儒门事亲》，金·张从正撰，公元 1228 年？)

58. 附子：汤浸，炮裂去皮。(《活幼心书》，元·曾世荣编，公元 1294 年)

59. 附子：须炮以制毒也。(《汤液本草》，元·王好古著，公元 1298 年)

60. 黑附子：治经闭慢火炮。(《汤液本草》，元·王好古著，公元 1298 年)

61. 附子：炮，去皮脐。(《瑞竹堂经验方》，元·沙图穆苏撰，公元 1326 年)

62. 黑附子：炮。(《瑞竹堂经验方》，元·沙图穆苏撰，公元 1326 年)

63. 附子：①炮裂，去皮脐。②须炮裂，去皮脐。(《外科精义》，元·齐德之著，公元 1335 年)

64. 黑附子：炮去皮。(《外科精义》，元·齐德之著，公元 1335 年)

65. 附子：炮，去皮脐。(《卫生宝鉴》，元·罗天益著，公元 1343 年)

66. 黑附子：①炮，去皮脐。②慢火炮裂，（铡）细用。(《卫生宝鉴》，元·罗天益著，公元 1343 年)

67. 附子：①生去皮脐。②炮去皮脐。③炮，又以盐水浸，再炮。如此七次，去皮脐。④盐炒。(《丹溪心法》，元·朱震亨著，公元 1347 年)

68. 附子：①炮。②炮，去皮脐。③以童便煮而浸之，再用文武火以烈其毒，且可助下行之力入盐尤捷……加甘草以解其毒。(《疮疡经验全书》，宋·窦汉卿辑著，公元 1569 年？)

69. 黑附子：①慢火炮制，去皮脐用。②如治风治寒，有必须用附子、乌头者，当以童便而浸之以杀其毒，且可以助行下之力。入盐尤捷也。(《本草发挥》，明·徐彦纯辑，公

元 1368 年）

70. 附子：①去皮脐，用黄连各半两判碎，同铫子内炒微黄，不用黄连。②四两，去皮脐，切作片子，小豆四升，水一斗，煮令水尽，拣出附子，末之。③二枚重七钱者，每一枚剜去心，入硇砂末一钱，用附子末塞口外，以面裹煨，令面焦黄，取出，去面不用。④煮。⑤四两，炮裂，去皮脐，热切作片子，厚薄如钱，用生姜半斤取汁，以慢火煮附子令汁尽，焙干。⑥凡汤丸，用天雄、附子、乌头、乌喙、侧子，皆塘灰炮令微坼，削去黑皮乃称之。惟姜附汤及膏酒中生用，生亦须削去皮乃称之，直破作七八片。⑦大者一只，生去皮脐，切为四段，以自然生姜汁一大盏浸一宿，火炙干，再于姜汁内蘸，再炙再蘸，以尽为度。⑧炮裂，去皮脐。⑨一枚，炮裂去皮脐，或生去皮脐，作四片，酥炙或蜜炙。⑩炮裂，去皮脐，取中心者用。⑪去皮，蜜水煮。⑫炮裂，去皮脐，捣，密绢细罗为末。⑬判如指面大。⑭去皮脐，判如半枣大，称一两，用生姜自然汁半斤，银石器内慢火煮，姜汁尽为度，薄切，焙。⑮炮，四破。⑯一枚，以半两为牵，炮裂，去皮脐，判如麦豆粒。⑰生去皮脐开，取生姜自然汁一盏浸一宿，取出，炙尽元浸姜汁为度，薄切。⑱炮制，去皮脐，捣。⑲大者一枚，去皮脐，切作片，生姜汁一盏、蛤粉同煮，焙干。⑳炮去皮，焙。㉑临时炒，研。㉒炮去皮脐，拍破之。㉓二枚，一枚生去皮脐，一枚炮去皮脐，盐水浸，各一两。㉔炮裂，以盐水炮，再炮，如此七次，去皮脐；一方以水调陈壁土为糊炮浸七次。㉕去皮脐，切如绿豆大。㉖炮去皮，以地黄汁煮，焙干。㉗一两用防风，一两判如黑豆大，盐四两、黑豆一合炒附子裂，去诸药，只用附子，去脐皮。㉘炮制，米醋中浸，再炮，淬三五次，去皮脐。㉙米泔水一盏，姜半两研，浸三日，次用蛤粉炒

制，去皮脐。(《普济方》，明·朱橚等编，公元1406年)

71. 大附子：①一个一两已上匀，炮，分四破，生姜一斤，取自然汁干铫内慢煮附子至干，去脐，焙。②不去皮脐。③去皮脐，切作四片。④和皮生捣为细末。(《普济方》，明·朱橚等编，公元1406年)

72. 川附子：炮裂，去皮脐净。(《普济方》，明·朱橚等编，公元1406年)

73. 黑附子：①锅内以烈炭火炮裂，去皮脐。②煨，盐水浸。(《普济方》，明·朱橚等编，公元1406年)

74. 附子：①炮去皮脐。②生，去皮脐（用于醒风汤）。③以盐水泡浸，如此七次，去皮脐。(《秘传证治要诀及类方》，明·戴元礼著，公元1443年)

75. 附子：①去皮脐。②去黑皮。③炮，去皮脐。④先以铫子炒石灰，令十分热，埋附子于灰中，候灰冷取出，将石灰依前去再炒埋，如此三次，然后取附子，去皮脐。⑤去皮脐，切作半枣大，秤一两，用生姜自然汁半升，银石器内慢火煮，姜汁尽为度，薄切，焙。⑥炮熟，去皮脐，盐水浸。⑦炮裂，以盐水泡再泡，如此七次，不浸去皮脐，一方以陈壁土为糊，泡浸七次。⑧四两，去皮脐，切作片子，同小豆四升，水一斗，煮令水尽，拣出附子，焙干为末。⑨七钱，重者四个，去皮脐，各切下顶，剜空，心中分安辰砂在内，以前顶子盖定，用线扎住。⑩一枚，以猪脂如鸡子黄大，煎，候裂，削去上黑皮。⑪一只，去皮脐，切作四片，以蜜煎令附子黄色，以汤洗去蜜，切作片。⑫皂角水浸一周时，晒干。⑬青盐炒，去青盐。⑭小便浸一宿。(《奇效良方》，明·方贤著，公元1449年?)

76. 黑附子：①炮，去皮脐。②以青盐汤蘸炮。(《奇效良方》，明·方贤著，公元1449年?)

77. 大附子：坐于砖石，四面着火，渐渐逼热，淬入生姜汁中，浸一霎时，再用火逼，再淬，姜汁尽半椀，去皮焙干，研为末。(《奇效良方》，明·方贤著，公元 1449 年？)

78. 附子：①炮去皮脐。②童便浸三日，一日一换，切作四块，再浸数日，炮。(《外科理例》，明·汪机编著，公元 1519 年)

79. 附子：制宗陶氏槌法，以刀去净皮脐，先将姜汁盐水各半瓯，入砂锅等煮七沸，次用甘草黄连各半两，加童便缓煮一时，捞贮罐中，埋伏地内，昼夜周毕，囮囵曝干，藏须密封，用旋薄刬，仍文火复炒，庶劣性尽除。(《本草蒙筌》，明·陈嘉谟纂辑，公元 1525 年)

80. 附子：炮，去皮脐。(《婴童百问》，明·鲁伯嗣撰，公元 1526 年？)

81. 黑附子：一个，八钱重者。去皮脐，顶上刻一孔，入辰砂末一钱，仍用附子末塞之，以炭火烧存性为度。(《婴童百问》，明·鲁伯嗣撰，公元 1526 年？)

82. 附子：①炮。②炮去皮脐。(《女科撮要》，明·薛己著，公元 1548 年)

83. 附子：炮去皮脐。(《明医杂著》，明·王节斋集，薛己注，公元 1549 年)

84. 制附子法：附子重一两三四钱，有莲花瓣头，圆底平者，先备童便五、六碗，将附子先放在灶上烟柜中间良久，乘热投入童便，浸五七日，候润透揭皮切四块，仍浸二三日，用粗纸数层包之，浸湿埋灰火，半日取出，切片检视，有白星者，乃用瓦上炙熟，至无白星为度。如急用，即切大片，用童便煮二三沸，热瓦熟用之。(《明医杂著》，明·王节斋集，薛己注，公元 1549 年)

85. 附子：炮。（《保婴撮要》，明·薛铠集，薛己验，公元1555年）

86. 黑附子：一枚重一两以上者，去皮脐，顶上挖一孔，入辰砂末一钱，仍用附子塞之，炭火烧存性。（《保婴撮要》，明·薛铠集，薛己验，公元1555年）

87. 生附子：去皮脐。（《医学纲目》，明·楼英编纂，公元1565年）

88. 黑附子：①去皮脐。②去皮，生用。（《医学纲目》，明·楼英编纂，公元1565年）

89. 大附子：①生去皮脐，半破。②炮。（《医学纲目》，明·楼英编纂，公元1565年）

90. 附子：①去皮尖。②水浸泡，去皮尖。③至于川乌附子须炮，以制毒也。④炮。⑤炮去黑皮。⑥盐水炒。⑦生去皮脐，切作大片，蜜涂炙，令黄。⑥炮裂，米醋中浸，再炮三五次，去皮脐。（《医学纲目》，明·楼英编纂，公元1565年）

91. 附子：用黑豆煎水，浸五日夜，去皮尖并脐，以作两片，以姜查包夹，外又用面包，灰火中炮熟，如外黄内白，劣性留存，须薄切炒令表里皆黄。有用童便煮而浸之，以助下行。俗方每用附子，皆须甘草人参生羌相配者，正制其毒故也。（《医学入门》，明·李梴著，公元1575年）

92. 附子：①附子、乌头、天雄、侧子、乌喙，采得，以生熟汤浸半日，勿令灭气出，以白灰裹之，数易使干。又法以米粥及糟曲等淹之，并不及前法。②五物收时，一处造酿。其法，先于六月内造大小麹曲，末采前半月，用大麦煮成粥，以曲造醋，候熟去糟，其醋不用太酸，酸则以水解之。将附子去根须，于新瓮内淹七日，日搅一遍，捞出，以疏筛摊之，令生白衣，乃向慢风日中晒之百十日，以透干为度，若猛日则皱，而皮不附肉。③按附子记云，此物最多，不能常熟。或种美而苗不茂，或苗秀而根不充，或已酿而腐，或已曝而挛……其酿法，用醋醅安密室中，淹复弥月，乃发出（曝）干。方出酿时，其大有如拳者，已定辄不盈握，故及一两者极难得，土人云，但得半两以上者皆良。蜀人饵者少，惟秦陕闽浙人宜之，然秦人才市其下者，闽浙才得其中者，其上品则皆贵人得之矣。④凡用附子、乌头、天雄，皆热灰微炮令拆，勿过焦，惟姜附汤生用之，俗方每用附子须甘草、人参、生姜相配者，正制其毒故也。⑤凡使乌头，宜文武火中炮令皱拆，擘破用。若用附子，须底平有八角如铁色，一个重一两者，即是气全，勿用杂木火，只以柳木灰火中炮令皱拆，以刀刮去上孕子，并去底火，擘破，于屋下平地上掘一土坑安之，一宿取出，薄切，以东流水并黑豆浸五日液，漉出，日中曝用。⑥凡乌附、天雄，须用童子小便浸透煮过，以杀其毒，并助下行之力，入盐少许尤好。或以小便浸二七日，拣去坏者，以竹刀每个切作四片，井水淘净，逐日换水，再浸七日，晒干用。⑦附子生用则发散，熟用则峻补。生用者，须如阴制之法，去皮脐入药。熟用者，以水浸过，炮令发拆，去皮脐，乘热切片再炒，令内外俱黄，去火毒入药。又法，每一个用甘草二钱，盐水、姜汁、童尿各半盏，同煮熟，出火毒一夜用之，则毒去也。⑧用长大附子一个，左于砖上，四面著火渐逼，以生姜自然汁淬之，依前再逼再淬，约姜汁尽半碗乃止，研末。(《本草纲目》，明·李时珍撰，公元1578年)

93. 大附子：湿纸包，火炮裂，去皮脐，切，有同黄连、甘草，童便煮。有盐水姜汁煮者。(《仁术便览》，明·张浩著，公元1585年)

94. 附子：厥冷回阳用生，引诸药行经用麸裹火煨，去皮

脐，切四片，用童便浸透烧干。(《增补万病回春》，明·龚廷贤编，公元 1587 年)

95. 附子：烧灰存性。(《本草原始》，明·李中立纂辑，公元 1593 年)

96. 大附子：童便浸三日切片阳干。(《鲁府禁方》，明·龚廷贤编，公元 1594 年)

97. 附子：①炮去皮脐。②青盐炒，去青盐。③童子小便中浸透，湿纸包裹，灰火内煨熟，如芋香为度，去皮脐，切片子用。④炮裂，米醋中浸再炮三五次，去皮脐。(《证治准绳》，明·王肯堂著，公元 1602 年)

98. 熟附子：童便浸。(《证治准绳》，明·王肯堂著，公元 1602 年)

99. 黑附子：青盐贰钱，以泔水叁升，同煮水尽，去皮脐。(《证治准绳》，明·王肯堂著，公元 1602 年)

100. 附子：炮去尖。(《外科启玄》，明·申斗垣著，公元 1604 年)

101. 制附子法：生附子天雄之类，久收必用石灰同罐不腐，制熟须用童便一时去皮脐，顺切片，复入黄连甘草各钱许，同煮数沸，晒干，收则久留不坏。(《医宗粹言》，明·罗周彦著，公元 1612 年)

102. 大附子：①去皮尖，生。②泡。③面裹，火煨，去皮脐。④煨去皮脐。⑤麸炒，去皮脐。⑥面包煨，去皮脐。⑦面裹，火煨，去皮脐，切片，童便浸，焙干。⑧童便浸三日，面裹煨，去皮脐，切四片，童便浸，煮干。⑨切四片，童便浸，火焙干。(《寿世保元》，明·龚廷贤撰，公元 1615 年)

103. 附子：①面裹火煨，去皮脐，童便浸一宿，慢火煮，晒干密封，旋切片用，亦有该生用者。②夫附子一物大辛热，除三焦痼冷，六腑沉寒，气味劲悍，有回阳之功，命门外衰，非此不补。附虽有毒，但炮制如法，或用防风、甘草同炒，或童便久浸，以去其毒。(《寿世保元》，明·龚廷贤撰，公元 1615 年)

104. 附子：①用甘草不拘，大约酌附子多寡，而用甘草煎极浓汤先浸数日，剥去皮脐，切为四块，又添浓甘草汤再浸二三日，捻之软透，乃咀为片，入锅内文火炒至将干，庶得生熟匀等，口嚼尚有辣味是其度也；若炒太干，则太熟而全无辣味，并其热性全失矣。故制之太过，则但用附子之名耳，效与不效，无从验也。其所以必用甘草者，盖以附子之性急，得甘草而后缓附子之性，毒得甘草而后解。②若欲急用，以厚纸包裹，沃甘草汤，或煨或炙，待其柔软，切开再用纸包，频沃又炙，以熟为度。③面裹，煨。④炮。⑤炮，去皮。⑥炮，去皮脐。⑦炮，令拆。⑧坐于砖石上，四面著火渐渐逼热，焠[1]入生姜汁中浸少时，加法再碎，约尽姜汁半碗许为度，去皮焙干，为末。⑨以水调陈壁土为糊，浸泡七次。⑩脐下作一窍，入朱砂一钱，面裹煨熟，取出朱砂，留为衣。⑪童便浸泡。(《景岳全书》，明·张介宾撰，公元 1615 年)

105. 制附子：性行，加酒故无处不到。(《景岳全书》，明·张介宾撰，公元 1615 年)

106. 生附子：切，略炒燥。(《景岳全书》，明·张介宾撰，公元 1615 年)

107. 附子：①炙之。②大附子一两之处方，用随数几枚，以童便浸盖三寸，每日换便，浸至夏三冬五，再换童便，煮尽二香为度，去皮脐，线穿阴干或日中晒硬，亦可收藏听用。

───────

〔1〕焠：同"淬"，下同。

（《外科正宗》，明·陈实功编撰，公元 1617 年）

108. 附子：①炮。②炮去皮。③炮去皮尖。④去皮脐，切四片，拌酽醋一碗，炙附子，蘸醋尽为度。（《济阴纲目》，明·武之望辑著，公元 1620 年）

109. 黑附子：炮去皮脐。（《济阴纲目》，明·武之望辑著，公元 1620 年）

110. 附子：修事十两于文武火中炮令皱，拆者去之，用刀刮上孕子并去底尖微细，劈破于屋下干地上掘一坑，可深一尺。安于中一宿至明取出，焙干，用麸炒，欲炮者灰火勿用杂木火，只用柳木最多。若阴制使，即生去尖皮底薄切，用东流水并黑豆浸五日夜，然后漉出，于日中曝令干用。凡使须阴制去皮尖了，每十两用生乌豆五两，东流水六升。一云此物性太烈，古方用火炮，不若用童便煮透尤良。（《炮炙大法》，明·缪希雍撰，公元 1622 年）

111. 附子：①辨制法：附子制法，稽之古者，则有单用童便煮者，有用姜汁盐水者，有用甘草黄连者，有数味皆兼而用者，其中宜否，最当详辨。夫附子之性热而刚急，走而不守，土入醃[1]以重盐，故其味咸，而性则降，今之所以用之者，正欲用其热性，以回元阳，以补脾肾，以行参芪熟地等功，若制以黄连，则何以借其回阳，若制以盐水，则反以助其降低，若制以童便，则必不免于尿气，非惟更助其降，而凡脾气大虚者，极易呕哕，一闻其臭，便动恶心，是药未入口，而先受其害，且其沉降尤速，何以达脾。惟姜汁一制颇通弟，其以辛助辛，似欠和平，若果直中阴寒等证，欲用其热，此法为良，至若常用，而欲得其补性者，不必用此。又若煮法，若不

---

〔1〕 醃：同"腌"。

浸胀而煮，则其心必不能熟，即浸胀而煮及其心熟，则边皮已太熟，而失其性矣。虽破而为四，煮亦不匀，且煮者必有汁，而汁中所去之性，亦已多矣，皆非制之得法者。②制法：用甘草不拘，大约酌附子之多寡，而用甘草煎极浓甜汤，先浸数日，剥去皮脐，切为四块，又添浓甘草汤再浸二三日，捻之软透，乃咀为片，入锅文火炒至将干，庶得生熟匀等，口嚼尚有辣味是其度也。若炒太干，则太熟而全无辣味，并其热性全失矣，故制之太过，则但用附子之名耳，效与不效，无从验也，其所以必用甘草者，盖以附子之性急，得甘草而后缓，附子之性毒，得甘草而后解，附子之性走，得甘草而后益心脾，附子之性散，得甘草而后调营卫，此无他亦不过济之以仁而后成其勇耳。若欲急用，以厚纸包裹、沃甘草汤，或煨或炙，待其柔软切开，再用纸包频沃，又炙以熟为度。亦有用面裹而煨者亦通，若果真中阴寒厥逆将危者，缓不及制，则单用炮附，不必更用他制也。③附子之性刚急而热，制用失宜，难云无毒，故欲制之得法。夫天下之制毒者，无妙于火，火之所以能制毒者，以能革物之性，故以气而遇火，则失其气，味而遇火，则其失味，刚者革其刚，柔者失其柔。故制附之法，但用白水煮之极熟，则亦全失辣味，并其热性俱失，形如萝卜可食矣，尚何毒之足虑哉，今制之必用甘草者，盖欲存留其性，而柔和其刚耳，今人但知附子之可畏，而不知太熟之无用也。故凡食物之有毒者，但制造极熟，便当无害，即河豚生蟹之属，诸有病于人者，皆其欠熟而生性之未尽也，故凡食物之有毒者，皆可因此类推矣。至若药剂之中，有当煅炼而用者，又何以然，夫物之经火煅者，其味皆咸涩，而所以用煅者，非欲去其生刚之性，则欲用其咸涩之味，而留性不留性，则其中各有宜否。故凡当煅炼而用者，皆可因此以类推矣。(《本草正》，明·张介

宾撰，公元 1624 年）

112. 附子：①童便浸一日，去皮切作四片，童便及浓甘草汤同煮，汁尽为度烘干。②炮。用冷灰埋之，取出研细。去皮脐。③炮，去皮脐。（《医宗必读》，明·李中梓著，公元1637 年）

113. 附子：附子无干姜不热，得甘草则性缓。沸汤泡少顷，去皮脐，切作四梃，用甘草浓汁二钟，慢火煮之，汁干为度，隔纸烘干。或用童便制者，止可速用，不堪藏也。（《本草通玄》，明·李中梓撰，公元 1637 年？）

114. 附子：炮。（《审视瑶函》，明·傅仁宇撰，公元 1644 年）

115. 川附子：炮，去皮脐。（《审视瑶函》，明·傅仁宇撰，公元 1644 年）

116. 附子尖：去皮。（《审视瑶函》，明·傅仁宇撰，公元1644 年）

117. 附子：入柳木灰火中，炮令皱折，竹刀刮去孕子并底，劈破，于屋下平地掘一土坑安之，至明取出，焙干。若阴制者，生去皮尖及底，薄切作片，用东流水及黑豆浸五日夜，取出，日中晒干。（《本草乘雅半偈》，明·卢之颐著，公元 1647 年）

118. 黑附子：沸汤炮，甘草二钱煎汁，盐水、姜汁、童便各半盏，煮。（《本草汇》，清·郭佩兰著，公元 1655 年）

119. 附子：①炮去皮脐。②炮去皮切八片。③青盐炒，去青盐。（《医门法律》，清·喻嘉言著，公元 1658 年）

120. 熟附子：童便浸。（《医门法律》，清·喻嘉言著，公元 1658 年）

121. 附子：①厥冷回阳生用。引诸药行经面裹火煨，去皮脐切四片，用童便浸透烧干。若入补益丸中，切六片，先用甘草防风同煮三四滚，去皮脐甘防，再用童便煮一日，晒干，方无毒也。②一个重一两二分者佳，先用甘草防风煎汤煮，二四滚，去皮脐，切片，再用童便煮一日，取起晒干。(《医宗说约》，清·蒋仲芳撰，公元 1663 年)

122. 附子：①炮去皮脐。②熟附。③去皮脐，姜汁浸透，切片火煨，炙以姜汁，一钟尽为度。④大附子一两之外方用，随数几枚，以童便浸（盖）三寸，每日换便，浸至夏三冬五，再换童便，煮尽二香为度，去皮脐，线穿阴干，或日晒硬亦可。(《外科大成》，清·祁坤编著，公元 1665 年)

123. 生附子：一枚破作八片。(《本草述》，清·刘若金著，公元 1666 年)

124. 附子：①炮。②五枚去皮四破以赤小豆半升藏附子于中，慢火煮熟去豆焙研末。③童便浸三日夜，逐目换尿以布擦去皮，捣如泥。④炮去皮脐盐水浸良久。⑤生去皮尖底薄切，以东流水并黑豆，浸五日夜漉出，日中曝用。⑥以盐水浸七度去皮。(《本草述》，清·刘若金著，公元 1666 年)

125. 黑附子：剉碎炒黄。(《本草述》，清·刘若金著，公元 1666 年)

126. 附子：凡乌附天雄，须用童便浸透煮过，以杀其毒，并助下行之力，入盐少许尤好，或以小便浸二七日，拣去坏者，以竹刀每切四片，井水淘净，逐日换水，再浸七日晒干用。按附子，生用则发散，熟用则峻补，生用者或童便浸而不煮，或去皮脐薄切，以东流水并黑豆浸五日五夜，漉出，日中晒干入药。熟者如丹溪法极佳，或同甘草二钱，盐水姜汁童便各半盏，同煮熟，出火毒一夜，用之则毒去也。(《本草述钩元》，清·杨时泰著，公元 1666 年？)

127. 附子：①炮。②生用，去皮切。(《温热暑疫》，清·周

扬俊辑，公元 1679 年）

128. 附子：①去皮。②炮。③制熟。（《医方集解》，清·汪昂著，公元 1682 年）

129. 附子：制法，每个用甘草五钱，煮水一碗，将附子泡透，不必去皮脐尖子，正要全用为佳。（《本草新编》，清·陈士铎著，公元 1687 年）

130. 附子：生用发散，熟用峻补。水浸，面裹煨，令发坼，乘热切片炒黄，去火毒用。又法：甘草二钱，盐水、姜汁、童便各半盏，煮熟用。今时人用黑豆煮亦佳。（《本草备要》，清·汪昂辑著，公元 1694 年）

131. 附子：①童便浸三日，日易两次，再以甘草汤煮透切片用。②炮用以行经络。（《药品辨义》，清·尤乘增辑，公元 1691 年）

132. 附子：炮。（《食物本草会纂》，清·沈李龙纂辑，公元 1691 年）

133. 附子：①熟用，甘草童便制。②甘草黄连制。（《本经逢原》，清·张璐著，公元 1695 年）

134. 制附子：每附子一两用粉草五钱，煎浓汤浸二三日，剥去薄皮，切四块，又浸一日，俟极透，取起少晒，切为片用，微火徐炒，至七分熟即可用矣。（《嵩崖尊生全书》，清·景冬阳撰，公元 1696 年）

135. 附子：①炮。②便浸水煮三炷香晒干。（《嵩崖尊生全书》，清·景冬阳撰，公元 1696 年）

136. 制附子：①凡使乌头，宜文武火中炮令皱折，劈破用。若用附子，须底平有九角如铁色，一个重一两，气全勿用杂木火，只以柳木灰，火中炮令皱拆，以刀刮去上孕子，并去底尖，埋土取出暴干用。若阴制者，生去皮尖底，薄切以东流水并黑豆浸五日夜，漉暴用。②凡用乌附天雄，用童子小便浸透煮过，以杀其毒，并助下行之力，入盐少许尤好。或以小便浸二七日，拣去坏者，以竹刀每个切作四片，井水淘净，逐日换水，再浸七日，晒干用。③附子生用则发散，熟用则峻补。生用者，为阴制之法，去皮脐入药。熟用者，以水浸过，炮令发折，去皮脐，乘熟切片，再炒令内外俱黄，去火毒入药。又法，每一个用甘草二钱，盐水姜汁童便各半盏，同煮熟，出火毒一夜，用之则毒去也。(《修事指南》，清·张仲岩撰，公元1704年)

137. 大附子：①童便浸煮。②面包煨去皮脐。③重者加姜汁制阴干。④烧酒泡透晒干。⑤煨。(《良朋汇集》，清·孙望林辑，公元1711年)

138. 附子：童便泡去皮脐。(《良朋汇集》，清·孙望林辑，公元1711年)

139. 附子：有毒……童便浸一口，去皮，切作四片，童便浓甘草汤同煮，汁尽为度，则毒去矣。烘干生用则发散，熟用则峻补。(《本草必用》，清·顾靖远著，公元1722年)

140. 附子：便浸水煮，去皮脐用。(《本草经解要》，清·叶天士著，公元1724年)

141. 川附子：①用水浸一二宿，日易水，浸去咸蒴裹火煨，切片，日干。②生川附，涂白蜜火炙透黑。(《外科证治全生集》，清·王维德著，公元1740年)

142. 附子：①去皮生用破八片。②炮去皮，破八片。③炮去皮破别煮取汁。④炮令折。⑤炮去皮脐。⑥去皮脐汤泡浸。(《医宗金鉴》，清·吴谦等编，公元1742年)

143. 大川附子：一两五钱，童便盐水各一碗，生姜二两切片同煮一整日，令极熟水干，再添盐水煮毕取出，剥皮切薄片，又换净水入川黄连五钱，甘草五钱同煮，长香三炷，取出晒干，如琥珀明亮色方用。(《医宗金鉴》，清·吴谦等编，公元1742年)

144. 附子：纸包数层，水湿，火中灰埋煨熟，去皮脐切片，砂锅隔纸焙焦用，勿令黑。庸工用童便甘草水浸，日久全是渣滓，毫无辣味、可谓无知妄作之至矣。(《长沙药解》，清·黄元御撰，公元1753年)

145. 附子：发散生用，峻补熟用。修治法：煎极浓甘草水，将附子泡浸，剥去皮脐，切作四块，再浓煎甘草汤，泡浸令透，然后切片，慢火炒黄而干，放泥地上，出火毒。有用水浸，面裹煨令发拆，则虽熟而毒仍未去，非法之善者。有用黑豆煮者，有用甘草、盐水、姜汁、童便煮者，恐煮之气味煎出，其力尤薄。且制之不过欲去其毒性尔，若用童便，是反抑其阳刚之性矣，尤非法之善者。惟用甘草汤酒浸，则毒解而力不减，之为尽善矣。市医漂淡用之，是徒用附子之名尔。(《本草从新》，清·吴仪洛撰，公元1757年)

146. 附子：大附子重二两三钱一个，或一两六钱亦可，切薄片用夏布包定，甘草二两，甘遂二两，二味搥碎，以烧酒二斤共浸半日，文武火煮，酒干为度，取起附子，甘草、甘遂不用。(《串雅外编》，清·赵学敏编，公元1759年)

147. 附子：姜汁炒。(《串雅补》，清·鲁照辑，公元1759年？)

148. 附子：童便浸，粗纸包，煨熟，去皮脐，切块，再用川连、甘草、黑豆、童便煎汤，乘热浸透，晒干用，或三味煎浓汁，去渣，入附子煮透。回阳童便制，壮表面裹煨。亦是，一法或蜜炙用，或蜜煎用。(《得配本草》，清·严西亭、施澹宁、洪缉庵同纂，公元1761年)

149. 生附子：切、略炒燥。(《成方切用》，清·吴仪洛辑，公元 1761 年)

150. 附子：水洗略浸，切片，(炙)如炒米色。(《沈氏女科辑要笺正》，清·沈尧封辑著，公元 1764 年)

151. 附子：①童便和黄泥炮。②真川附子一箇，重一两二三钱者……童便浸透，焙干研末。(《本草纲目拾遗》，清·赵学敏编，公元 1765 年)

152. 附子：发散附子须生(如四逆汤生附配干姜之用)，用补附子宜熟(如仲景麻黄附子细辛汤，熟附配麻黄之类)……水浸面裹煨，全发拆乘热切片。(《本草求真》，清·黄宫绣纂，公元 1769 年)

153. 附子：炮。(《幼科释谜》，清·沈金鳌著，公元 1773 年)

154. 附子：①炮。②略炒。(《妇科玉尺》，清·沈金鳌撰，公元 1773 年)

155. 附子：生用发散，熟用峻补。水浸面裹煨令发拆，乘热切片，炒黄去火毒用。又法，甘草二钱，盐水、姜汁、童便各半盏，煮熟用。(《本草辑要》，清·林玉友辑，公元 1790 年)

156. 附子：炮。(《温病条辨》，清·吴瑭著，公元 1798 年)

157. 生附子：①炒黑。②炮黑。(《温病条辨》，清·吴瑭撰，公元 1798 年)

158. 川附子：炒。(《时方妙用》《时方歌括》，清·陈念祖著，公元 1803 年)

159. 附子：①以开水俟温和，入附子泡去盐，一日二换汤，泡三日取晒坐于(砖)上四面著火，潮逼碎，入生姜自然汁中，又依前火逼干，复淬之，约生姜汁尽半碗，捣罗为

末。②炮。(《时方妙用》《时方歌括》，清·陈念祖著，公元1803年)

160. 附子：①一枚重八钱……入硃砂三钱，湿纸包煨。②泡。③破之如豆大。④炮。(《女科要旨》，清·陈念祖著，公元1820年)

161. 附子：炮。(《医学从众录》，清·陈念祖撰，公元1820年)

162. 附子：炮。(《外科证治全书》，清·许克昌、毕法同辑，公元1831年)

163. 大附子：去皮脐，切作大片，用白蜜涂炙令透老黄色为度。(《外科证治全书》，清·许克昌、毕法同辑，公元1831年)

164. 中附子毒：绿豆、黑豆捣汁饮之。(《外科证治全书》，清·许克昌、毕法同辑，公元1831年)

165. 附子：浓甘草汤，煎去毒。(《霍乱论》，清·王士雄撰，公元1838年)

166. 川附子：①烧灰存性。②童便制。(《类证治裁》，清·林佩琴编著，公元1839年)

167. 附子：生用发散，熟用峻补。(《本草分经》，清·姚澜编，公元1840年)

168. 大附子：去脐，切四块，以甘草水浸七日，每日一换，至期用面半勘裹好，放炭中煨熟切片，焙干。(《增广验方新编》，清·鲍相璈编，公元1846年)

169. 大生附子：切去芦头，童便甘草水各浸一日，洗净。(《增广验方新编》，清·鲍相璈编，公元1846年)

170. 附子：……以盐淹之，则减其性……煎甘草汤泡浸全透，然后切片，慢火炒黄而干，放泥地上出火毒，有用水浸面裹煨令发折，则虽熟而毒仍未去，非法之善者，有用黑豆煮者，有用甘草盐水姜汁童便煮者，恐煮之气味煎出其力尤薄，且制之不过欲去其毒性耳，若用童便是反抑其阳刚之性矣，尤非法之善者，惟用甘草汤泡浸则毒解而力不减，允为尽善矣。市医淡漂用之，是徒用附子之名尔。(《本草害利》，清·凌晓五著，公元 1862 年)

171. 附子：①生用发散。②熟用补。③水浸面裹煨。(《本草汇纂》，清·屠道和编辑，公元 1863 年)

172. 附子：炮去皮。(《笔花医镜》，清·江笔花编著，公元 1871 年)

173. 附子：剥去皮脐，甘草水泡浸。(《医家四要》，清·程曦、江诚、雷大震同纂，公元 1884 年)

174. 附子：①火煅则无毒，水中之阳毒，遇火则散，亦阴阳相引之义。今用盐腌以去毒，使附子之性不全，非法也。②古用火炮，正是去其毒也。或解为助附子之热，非也。予四川人，知四川彰明县采制附子，必用盐腌，其腌附子之盐，食之毒人至死，并无药可解，可知附子之毒甚矣。然将腌子之盐放于竹筒中，用火煅过，则无毒，入补肾药，又温而不烈，反为良药。(《本草问答》，清·唐宗海撰，公元 1893 年)

### 现代炮制加工与应用

| 序号 | 炮制品 | 加工技术 | 应用 |
|---|---|---|---|
| 1 | 盐附子[1] | 选个大、均匀的泥附子，洗净，浸入食用胆巴的水溶液中，过夜。再加食盐，继续浸泡，每日取出晾凉，并逐渐延长晾晒时间，直至附子表面出现大量结晶盐粒（盐霜），体质变硬 | 防止药物腐烂，利于贮存。回阳救逆，补火助阳，散寒止痛。用于亡阳虚脱，肢冷脉微，心阳不足，胸痹心痛，虚寒吐泻，脘腹冷痛，肾阳虚衰，阳痿宫冷，阴寒水肿，阳虚外感，寒湿痹痛等。生品有毒，多外用 |
| 2 | 黑顺片 | 取泥附子，按大小分别洗净，浸入胆巴的水溶液中数日，连同浸液煮至透心，捞出，水漂，纵切成厚约 5mm 的片，再用水浸漂，用调色液使附片染成浓茶色，取出，蒸至出现油面光泽后，烘至半干，再晒干或继续烘干，习称"黑顺片" | 降低毒性，可直接入药，功效同附子 |
| 3 | 白附片 | 选择大小均匀的泥附子，洗净，浸入胆巴的水溶液中数日，连同浸液煮至透心，捞出，剥去外皮，纵切成厚约 3mm 的片，用水浸漂，取出，蒸透，晒干 | |
| 4 | 炮附片 | 取砂置锅内，用武火炒热，加入净附片，拌炒至鼓起并微变色，取出，筛去砂，晾凉 | 以温肾暖脾为主，用于心腹冷痛，虚寒吐泻等 |

---

〔1〕 按语：附子毒性较强，属于毒剧类中药。现代研究证明，其毒性来源于含有的二萜类生物碱，但经过蒸煮等加工处理可令有毒成分水解使毒性大大降低。当前，民间煮食附子而中毒的案例频发，究其原因有三，即常选用生附子、用量过大、水煮方法不正确或火候不到位。

| 序号 | 炮制品 | 加工技术 | 应用 |
|---|---|---|---|
| 5 | 淡附片 | 取净盐附子，用清水浸漂，每日换水 2~3 次，至盐分漂尽，与甘草、黑豆加水共煮至透心，切开后口尝无麻舌感时，取出，除去甘草、黑豆，切薄片，干燥。每 100kg 盐附子，用甘草 5kg，黑豆 10kg | 长于回阳救逆，散寒止痛。用于亡阳虚脱，肢冷脉微，阴寒水肿，阳虚外感，寒湿痹痛等 |

# 甘草

Gāncǎo
Glycyrrhizae Radix et Rhizoma

　　《中国药典》载有甘草片一种炮制品。甘草为豆科植物甘草 *Glycyrrhiza uralensis* Fisch.、胀果甘草 *Glycyrrhiza inflata* Bat. 或光果甘草 *Glycyrrhiza glabra* L. 的干燥根及根茎。春、秋二季采挖，除去须根，晒干。

## 历代炮制方法辑要

　　1. 甘草：炙焦为末。蜜丸。炙。(《金匮玉函经》，汉·张仲景著，公元 219 年)

　　2. 甘草：①炙。②炒。(《金匮要略方论》，汉·张仲景著，公元 219 年)

　　3. 甘草：炙。(《新辑宋本伤寒论》，汉·张仲景述，晋·王叔和撰次，宋·林亿校正，公元 219 年)

　　4. 甘草：炙。(《注解伤寒论》，汉·张仲景撰，金·成无己注，公元 219 年)

　　5. 甘草：炙。(《华氏中藏经》，旧题汉·华佗撰，清·孙星衍校，公元 234 年？)

　　6. 甘草：炙。(《肘后备急方》，晋·葛洪著，公元 281—341 年)

　　7. 甘草：①炙。②细切。(《刘涓子鬼遗方》，南朝齐·龚庆宣选，公元 495—499 年)

　　8. 甘草：炙之。(《备急千金要方》，唐·孙思邈著，公元

652 年)

9. 甘草：①炙。②生用。③蜜煎甘草涂之。(《千金翼方》，唐·孙思邈著，公元 682 年)

10. 甘草：炙。(《银海精微》，托名唐·孙思邈辑，公元 682 年)

11. 甘草：炙。(《食疗本草》，唐·孟诜撰，张鼎增补，公元 713—739 年)

12. 甘草：炙。(《经效产宝》，唐·昝殷撰，公元 847 年)

13. 甘草：①炙。②炮。(《颅囟经》，唐·佚名，公元 907 年)

14. 甘草：炙。(《仙授理伤续断秘方》，唐·蔺道人著，公元 946 年?)

15. 甘草：凡使，须去头尾尖处，其头尾吐人。每斤皆长三寸剉，劈破作六、七片，使瓷器中盛，用酒浸蒸，从巳至午，出暴干，细剉，使一斤用酥七两涂上，炙酥尽为度。又先炮令内外赤黄用良。(《雷公炮炙论》，南朝宋·雷敩撰，公元 10 世纪?)

16. 甘草：①剉。②炙微赤，剉。(《太平圣惠方》，宋·王怀隐等编集，公元 992 年)

17. 甘草：①炙。②炙黄色。③炮过。④炮。⑤细剉炒令紫黑色。⑥炒令黄。(《博济方》，宋·王衮撰，公元 1047 年)

18. 大甘草：炒存性。(《博济方》，宋·王衮撰，公元 1047 年)

19. 甘草：①炙。②纸裹五七重醋浸，令透火内慢煨干，又浸如此七遍。(《苏沈良方》，宋·苏轼、沈括著，公元 1075 年)

20. 甘草：炙。(《旅舍备要方》，宋·董汲编，公元 1086 年)

21. 甘草：炙。(《史载之方》，宋·史堪撰，公元 1085 年?)

22. 甘草：炙或炒。(《伤寒总病论》，宋·庞安时撰，公元1100年)

23. 甘草：炙。剉。(《小儿药证直诀》，宋·钱乙著，公元1107年？)

24. 甘草：炙微赤，剉。(《类证活人书》，宋·朱肱撰，公元1108年)

25. 甘草：①去芦头及赤皮。②入药炙用。③炙，擘破，以淡浆水蘸三、二度，又以慢火炙之。④炙，细剉。⑤炙，捣为末。⑥炙焦，杵为末。(《重修政和经史证类备用本草》，宋·唐慎微著，公元1116年)

26. 甘草：入药须微炙，不尔亦微凉，生则味不佳。(《重刊本草衍义》，宋·寇宗奭撰，公元1116年)

27. 甘草：①于罐器内烧不令烟出。②炙。③于生油内浸过炭火上炙候油入甘草用。④炙令微紫。⑤猪胆汁浸五宿，漉出炙香。⑥盐水浸炙黄。(《圣济总录》，宋·太医院编，公元1111—1117年)

28. 甘草：炙。(《全生指迷方》，宋·王贶撰，公元1125年？)

29. 甘草：炙。(《产育宝庆集》，宋·李师圣、郭嵇中编纂，公元1131年)

30. 甘草：炙。(《普济本事方》，宋·许叔微述，公元1132年)

31. 横纹甘草：一斤擘开椎碎，用水一（斗），浸两宿，夏浸一宿，挼细夹绢滤去滓，入银石器内，漫火熬成膏。(《普济本事方》，宋·许叔微述，公元1132年)

32. 甘草：①爁。②炒。③蜜炒。④盐汤炙。⑤凡使，先破开。火上微炙，黄赤色。方入药用，如稍只爁炒亦得。

（《太平惠民和剂局方》，宋·太平惠民和剂局陈师文等编，公元 1151 年）

33. 甘草：①炙。②炒。③剉，炒。④炙黄。⑤微炒，炙。（《小儿卫生总微论方》，宋·撰人未详，公元 1156 年）

34. 甘草：炙。（《卫济宝书》，宋·东轩居士撰，公元 1170 年）

35. 甘草：①切碎，炒黄黑色，炙。②炒。③炙赤色，切细。（《洪氏集验方》，宋·洪遵辑，公元 1170 年）

36. 横纹甘草：炙干，碾为细末。（《洪氏集验方》，宋·洪遵辑，公元 1170 年）

37. 甘草：①炙。②盐汤浸炙。（《三因极一病证方论》，宋·陈言著，公元 1174 年）

38. 甘草：①槌碎。②炒。细切，炒令黄。③炙赤色，炒。④炙。（《传信适用方》，宋·吴彦夔著，公元 1180 年）

39. 甘草：炙微赤，剉。（《卫生家宝产科备要》，宋·朱端章编，公元 1184 年）

40. 甘草：炙削去赤皮细剉。（《校正集验背疽方》，宋·李迅撰，公元 1196 年）

41. 甘草：①炙。②炒。（《校注妇人良方》，宋·陈自明原著，明·薛己校注，公元 1237 年）

42. 甘草：①炙。②炙微赤，剉。（《济生方》，宋·严用和撰，公元 1253 年）

43. 甘草：炙。（《陈氏小儿痘疹方论》，宋·陈文中撰，公元 1254 年）

44. 甘草：炙。（《陈氏小儿病源方论》，宋·陈文中撰，公元 1254 年）

45. 甘草：①炙。②煨。（《类编朱氏集验医方》，宋·朱佐

集，公元 1265 年）

46. 甘草：①炙。②炒。（《急救仙方》，宋·著者不详，公元 1278 年？）

47. 甘草：炙。（《产宝杂录》，宋·齐仲甫著，公元 1279 年？）

48. 甘草：①炙。②炒。（《女科百问》，宋·齐仲甫著，公元 1279 年）

49. 甘草：①煻。②炙。（《素问病机气宜保命集》，金·刘完素著，公元 1186 年）

50. 甘草：①炒。②炙。③炙，剉。④剉，炒。（《儒门事亲》，金·张从正撰，公元 1228 年？）

51. 甘草：①炙。②剉炒。③剉。（《脾胃论》，元·李杲著，公元 1249 年）

52. 甘草：湿纸裹煨透。（《活幼心书》，元·曾世荣编，公元 1294 年）

53. 甘草：生用大泻热火，炙之则温，能补上焦、中焦、下焦元气。去皮用。（《汤液本草》，元·王好古著，公元 1298 年）

54. 甘草梢：泻肾火补下焦元气，生甘草梢子。（《珍珠囊》，金·张元素著，公元 1315 年）

55. 炙甘草：补三焦元气调和诸药共力成功者。"病在上为天，制度宜炒酒洗"。（《珍珠囊》，金·张元素著，公元 1315 年）

56. 甘草：①炙。②微炒。③炙赤色，剉。（《瑞竹堂经验方》，元·沙图穆苏撰，公元 1326 年）

57. 甘草身：炙。（《瑞竹堂经验方》，元·沙图穆苏撰，公元 1326 年）

58. 甘草：①炙。②炒。（《外科精义》，元·齐德之著，公

元1335年）

59. 甘草：①炙。②去皮（铡），碎剉，桶剉，竹筛齐之用，生用大凉，泻热火，炙则温，能补上中下三焦元气……（《卫生宝鉴》，元·罗天益著，公元1343年）

60. 甘草：①炙。②炒。（《丹溪心法》，元·朱震亨著，公元1347年）

61. 炙甘草。（《十药神书》，元·葛可久著，公元1348年）

62. 甘草：炙。（《原机启微》，元·倪维德撰著，公元1370年）

63. 甘草：或生或炒，细小者能治小便痛。（《疮疡经验全书》，宋·窦汉卿辑著，公元1569年？）

64. 甘草：味甘生寒，炙温纯阳，阳不足者，补之以甘。炙之以散表寒，除邪热，去咽痛，除热，缓正气，缓阴血，润肺。（《本草发挥》，明·徐彦纯辑，公元1368年）

65. 甘草：①切如大豆。②沙炒。③生，椎碎。④一半生用，一半纸裹五六重，醋浸透，火内慢煨干。⑤生甘平，炙甘温纯阳，补血养胃。稍，去肾经之痛。⑥炙。⑦剉，炒。⑧炙微赤，剉。⑨炙紫色。⑩炙剉。⑪捣罗为末。⑫炮再麸炒。⑬炙微赤剉。⑭盐炙。⑮剉，爁。⑯细剉，炒赤。⑰炙紫色。⑱炒黄色。⑲炒紫。⑳爁。㉑去皮炙。㉒打碎。㉓盐炒。㉔炮黄色。㉕一半生用，一半熟用。㉖炙黄，为细末。㉗盐擦炙。㉘细剉，炒。㉙白痢炙，赤痢生，赤白痢半炙半生。㉚捣，焙，去滓。㉛炒。㉜剉，捣。㉝炙，研为末。㉞火上微炙透。㉟一两，分为三片，刀前者生，刀后者炙热。㊱剉炒令焦。（《普济方》，明·朱橚等编，公元1406年）

66. 甘草根：夏月生，冬月炙。（《普济方》，明·朱橚等编，公元1406年）

67. 甘草节：油浸三宿。出危出方，治误吞诸物。(《普济方》，明·朱橚等编，公元 1406 年)

68. 粉甘草：炒净。(《普济方》，明·朱橚等编，公元 1406 年)

69. 大甘草：剉，烧存性。(《普济方》，明·朱橚等编，公元 1406 年)

70. 大甘草节：剉，去皮。(《普济方》，明·朱橚等编，公元 1406 年)

71. 甘草：①炙。②微炒。(《秘传证治要诀及类方》，明·戴元礼著，公元 1443 年)

72. 甘草：①煅。②剉炒。③火炮令赤色。④盐水炙。⑤炙赤。(《奇效良方》，明·方贤著，公元 1449 年？)

73. 甘草：炙。(《滇南本草》，明·兰茂著，公元 1476 年)

74. 甘草：炙去芦头刮赤皮，生亦可用。(《本草品汇精要》，明·刘文泰等纂，公元 1505 年)

75. 甘草：炙。(《外科理例》，明·汪机编著，公元 1519 年)

76. 甘草：生泻火，炙温中。选壮大横纹，刮皮生炙随用。(《本草蒙筌》，明·陈嘉谟纂辑，公元 1525 年)

77. 甘草：①炒。②炙。③剉，炙。(《婴童百问》，明·鲁伯嗣撰，公元 1526 年？)

78. 甘草：炙。(《女科撮要》，明·薛己著，公元 1548 年)

79. 甘草：炙。(《明医杂著》，明·王节斋集，薛己注，公元 1549 年)

80. 甘草：炙。(《万氏女科》，明·万全编著，公元 1549 年)

81. 甘草节：二寸，碎之。(《医学纲目》，明·楼英编纂，公元 1565 年)

82. 甘草：①大者五寸，剉作五段。②炒。③蜜炙。④

炙。⑤夏生，冬炙用。⑥不炙。⑦炙，剉。(《医学纲目》，明·楼英编纂，公元1565年)

83. 甘草梢：炙。(《医学纲目》，明·楼英编纂，公元1565年)

84. 甘草根：炙。(《医学纲目》，明·楼英编纂，公元1565年)

85. 甘草：生用消肿导毒，治咽痛，炙则性温能健脾胃和中。(《医学入门》，明·李梴著，公元1575年)

86. 甘草：①凡使，须去头尾尖处，其头尾吐人。每用，切长三寸，擘作六、七片，入瓷器中盛，用酒浸蒸，从巳至午，取出暴干，剉细用。一法，每斤用酥七两，涂炙酥尽为度。又法，先炮令内外赤黄用。②方书炙甘草，皆用长流水蘸湿炙之，至熟刮去赤皮，或用浆水炙熟，未有酥炙酒蒸者。大抵补中宜炙用，泻火宜生用。(《本草纲目》，明·李时珍撰，公元1578年)

87. 甘草：刮去赤皮、炙，疮科用节，下部用稍，缓火用生大者好。(《仁术便览》，明·张浩著，公元1585年)

88. 甘草：生泻火，炙温中，梢去尿管澁[1]疼，节消痈疽焮肿。(《本草原始》，明·李中立纂辑，公元1593年)

89. 甘草：①炒。②蜜炙。(《鲁府禁方》，明·龚廷贤编，公元1594年)

90. 甘草：①熖。②甘以缓之。③补中宜炙用，泻火宜生用。④用湿纸裹煨，焙干为细末。(《证治准绳》，明·王肯堂著，公元1602年)

91. 甘草：炙。(《外科启玄》，明·申斗垣著，公元1604年)

---

〔1〕澁：同“涩”，下同。

92. 粉甘草：炙。(《宋氏女科秘书》，明·宋林皋著，公元1612年)

93. 甘草：凉药中生用，温以补脾，必须炙熟。(《医宗粹言》，明·罗周彦著，公元1612年)

94. 甘草：炙。(《寿世保元》，明·龚廷贤撰，公元1615年)

95. 甘草：①炙。②去皮。(《景岳全书》，明·张介宾撰，公元1615年)

96. 粉甘草：炒。(《景岳全书》，明·张介宾撰，公元1615年)

97. 甘草：①切。②消毒生用，补托炙熟。③炙。(《外科正宗》，明·陈实功编撰，公元1617年)

98. 甘草：①大者五寸剉五段。②炒。③炙。④炙赤。(《济阴纲目》，明·武之望辑著，公元1620年)

99. 甘草：须去头尾尖处，头尾吐人，截作三寸长，劈破作六七片以瓷器盛之用浸蒸从巳至午出曝干或用清水蘸炙或切片用蜜水拌炒。如泻火生用。(《炮炙大法》，明·缪希雍撰，公元1622年)

100. 甘草：去皮，蜜炙。(《先醒斋医学广笔记》，明·缪希雍撰，公元1622年)

101. 甘草节：水炙。(《先醒斋医学广笔记》，明·缪希雍撰，公元1622年)

102. 甘草：生凉炙温。(《本草正》，明·张介宾撰，公元1624年)

103. 甘草：①炙。②涂麻油炙干。③酒炒。④去皮尖。⑤炒。⑥姜汁炒。(《医宗必读》，明·李中梓著，公元1637年)

104. 甘草：生用有清火之功，炙熟有健脾之力。(《本草通玄》，明·李中梓撰，公元1637年?)

105. 甘草：炙。(《审视瑶函》，明·傅仁宇撰，公元 1644 年)

106. 甘草梢：炙。(《审视瑶函》，明·傅仁宇撰，公元 1644 年)

107. 甘草：①炒。②炙。(《一草亭目科全书、异授眼科》，明·邓苑撰，公元 1644 年？)

108. 甘草：凡使去头尾赤皮，切作三寸长，劈为六七片，入磁器中，好酒浸蒸，从巳至午，取出暴干，剉细入药。(《本草乘雅半偈》，明·卢之颐著，公元 1647 年)

109. 甘草：凡用须去头尾或酒炙或酥炙或长流水炙，补中宜炙用，泻火宜生用。(《握灵本草》，清·王翃著，公元 1683 年)

110. 甘草：炙。(《本草汇》，清·郭佩兰著，公元 1655 年)

111. 甘草：①炙。②炙赤。③炒。(《医门法律》，清·喻嘉言著，公元 1658 年)

112. 甘草：蜜炙温中。生用火退。稍去小便溢痛，节主痈疽肿痛。具生用。身炙蜜温补。(《医宗说约》，清·蒋仲芳撰，公元 1663 年)

113. 甘草：①消毒生用，补托炙熟。②粉甘草半觔，内用无节者四两，劈破，用长流水浸透，炭火炙，蘸水，以一盆水尽为度，切片。(《外科大成》，清·祁坤编著，公元 1665 年)

114. 甘草：①炒。②煅。③炙。(《本草述》，清·刘若金著，公元 1666 年)

115. 甘草：炙者，同长流水蘸湿频烤至熟，刮去赤皮。(《本草述钩元》，清·杨时泰著，公元 1666 年？)

116. 甘草：①炙。②夏生，冬炙。(《温热暑疫》，清·周扬俊辑，公元 1679 年)

117. 甘草：①炙。②蜜炙……甘草经蜜炙能健脾调胃。

（《医方集解》，清·汪昂著，公元 1682 年）

118. 甘草梢：……甘草梢达茎中而止疼。（《医方集解》，清·汪昂著，公元 1682 年）

119. 甘草：生用气平，补脾胃不足，而泻心火；炙用气温，补三焦元气，而散表寒。补中炙用，泻火生用，达茎中用梢。（《本草备要》，清·汪昂辑著，公元 1694 年）

120. 甘草：生用凉而泻火……炙用温而补中……（《药品辨义》，清·尤乘增辑，公元 1691 年）

121. 甘草：炙。（《食物本草会纂》，清·沈李龙纂辑，公元 1691 年）

122. 甘草：炙。（《洞天奥旨》，清·陈士铎撰，公元 1694 年）

123. 甘草：炙。（《本经逢原》，清·张璐著，公元 1695 年）

124. 甘草：生泻心火而益胃，炙补三焦而除热。（《嵩崖尊生全书》，清·景冬阳撰，公元 1696 年）

125. 制甘草：①凡使甘草须用酒浸蒸，从巳至午，取出暴干剉细用。一法，每觔用酥七两，涂酥尽为度。又法，先炮令内外赤黄用。②方书炙甘草，皆用长流水蘸湿炙之，至热刮去赤皮，或用浆水炙热，未有酥炙酒蒸者，大抵补中宜炙用，泻火宜生用。（《修事指南》，清·张仲岩撰，公元 1704 年）

126. 甘草：蜜炒。（《良朋汇集》，清·孙望林辑，公元 1711 年）

127. 甘草：生则泻火，炙则温中，梢止茎中作痛，节医肿毒诸疮。（《本草必用》，清·顾靖远著，公元 1722 年）

128. 甘草：生用清火；炙用朴中。（《本草经解要》，清·叶天士著，公元 1724 年）

129. 甘草：切三寸一段，水浸透，放炭火铁筛漫炙，炙

至汁将出，即取离火，暂冷再炙，炙至草熟，去皮切片。熟者健脾和中……（《外科证治全生集》，清·王维德著，公元1740年）

130. 甘草：①炒。②湿纸裹煨透。③炙。④炙剉。⑤胆汁浸一宿。（《医宗金鉴》，清·吴谦等编，公元1742年）

131. 甘草：①炙。②去赤皮。（《幼幼集成》，清·陈复正辑订，公元1750年）

132. 粉甘草：①炙。②细末。（《幼幼集成》，清·陈复正辑订，公元1750年）

133. 甘草：熟用甘温培土而补虚、生用甘凉泄火而消满……熟用去皮蜜炙。（《长沙药解》，清·黄元御撰，公元1753年）

134. 甘草：补中炙用，宜大者；泻火生用，宜细者。去外粗皮。（《本草从新》，清·吴仪洛撰，公元1757年）

135. 甘草：炒。（《串雅内编》，清·赵学敏编，公元1759年）

136. 甘草节：炒。（《串雅内编》，清·赵学敏编，公元1759年）

137. 甘草：①去皮。②炒。③炙。④去皮蜜炙。（《串雅外编》，清·赵学敏编，公元1759年）

138. 甘草：大而结紧断文者为佳，谓之粉草。泻心火，败火毒，缓肾急，和络血，宜生用。梢止茎中痛，去胸中热。节能消肿毒，和中补脾胃，粳米拌炒，或蜜炙用。（《得配本草》，清·严西亭、施澹宁、洪缉庵同纂，公元1761年）

139. 甘草：①炙。②蜜炙。③去皮蜜炙。（《成方切用》，清·吴仪洛辑，公元1761年）

140. 甘草：炒。（《沈氏女科辑要笺正》，清·沈尧封辑著，公元 1764 年？）

141. 甘草：①炒。②炙。③一枝……重三钱、纸包、水湿、火内煨熟。（《本草纲目拾遗》，清·赵学敏编，公元 1765 年）

142. 甘草：生用性寒，以泻焚烁害耳，至书有云，炙用补脾，是能缓其中气不足，调和诸药不争。（《本草求真》，清·黄宫绣纂，公元 1769 年）

143. 甘草：①炙草。②炒。（《幼科释谜》，清·沈金鳌，公元 1773 年）

144. 甘草：炙。（《叶天士秘方大全》，清·叶天士撰，公元 1775 年？）

145. 炙甘草：加黄酒湿透，炒半黑。（《吴鞠通医案》，清·吴瑭著，公元 1789 年）

146. 甘草：凡使须去头尾尖处，补中寒表寒炙用，泻火热生用。头生用，能行足厥阴阳明二经污浊之血，消肿导毒。稍生用治胸中积热，去茎中病，加酒煮延胡索、苦楝子尤妙。（《本草辑要》，清·林玉友辑，公元 1790 年）

147. 甘草：炙。（《温病条辨》，清·吴瑭撰，公元 1798 年）

148. 甘草：炙。（《女科要旨》，清·陈念祖著，公元 1820 年）

149. 甘草：①一两五钱，用乌药一两煎汁收入，去乌药。②炒。（《医学从众录》，清·陈念祖撰，公元 1820 年）

150. 粉甘草：截断，用涧内水浸润，漫火炙透。（《外科证治全书》，清·许克昌、毕法同辑，公元 1831 年）

151. 甘草：去皮微炒。（《霍乱论》，清·王士雄撰，公元 1838 年）

152. 甘草：炙黑。（《类证治裁》，清·林佩琴编著，公元 1839 年）

153. 甘草：炙。(《本草分经》，清·姚澜编，公元 1840 年)

154. 甘草：①炙。②去皮炒。(《增广验方新编》，清·鲍相璈编，公元 1846 年)

155. 甘草：炙。(《温热经纬》，清·王孟英编著，公元 1852 年)

156. 甘草：补中炙用宜大者，泻火生用宜细者。(《本草害利》，清·凌晓五著，公元 1862 年)

157. 甘草：炙。(《校注医醇剩义》，清·费伯雄编著，公元 1863 年)

158. 甘草：梢，止茎中涩痛。节，消痈疽掀肿。(《本草汇纂》，清·屠道和编辑，公元 1863 年)

159. 甘草：炙。(《笔花医镜》，清·江笔花编著，公元 1871 年)

160. 甘草：炙。(《时病论》，清·雷丰著，公元 1882 年)

161. 甘草：生用泻火，炙用和中。(《医家四要》，清·程曦、江诚、雷大震同纂，公元 1884 年)

162. 甘草：生用退虚热之功，补中寓泻，炙服助脾元之力。(《本草便读》，清·张秉成辑，公元 1887 年)

### 现代炮制加工与应用

| 序号 | 炮制品 | 加工技术 | 应用 |
| --- | --- | --- | --- |
| 1 | 甘草 | 取原药材，除去杂质，粗细分档，洗净，润透，切厚片，干燥，筛去碎屑 | 生品长于清热解毒、祛痰止咳。用于咽喉肿痛，肺热咳嗽，痈肿疮毒，药物中毒、食物中毒等 |

| 序号 | 炮制品 | 加工技术 | 应用 |
|---|---|---|---|
| 2 | 炙甘草 | 取净甘草片，将定量炼蜜加适量开水稀释，淋入甘草片中拌匀，闷润，至蜜汁被吸尽，置炒制器具内，文火加热，炒至黄色至深黄色、不粘手时，取出晾凉，筛去碎屑。每100kg净甘草片，用炼蜜25kg | 长于补脾和胃、益气复脉。用于脾胃虚弱，倦怠乏力，心动悸，脉结代 |

# 甘松 | Gānsōng
Nardostachyos Radix et Rhizoma

《中国药典》载有甘松一种炮制品。甘松为败酱科植物甘松 *Nardostachys jatamansi* DC. 的干燥根及根茎。春、秋二季采挖，除去泥沙和杂质，晒干或阴干。

## 历代炮制方法辑要

1. 甘松：去土酒浸。(《圣济总录》，宋·太医院编，公元1111—1117年)

2. 甘松：洗土净。(《普济本事方》，宋·许叔微述，公元1132年)

3. 甘松：洗去泥。(《太平惠民和剂局方》，宋·太平惠民和剂局陈师文等编，公元1151年)

4. 甘松：去土。(《小儿卫生总微论方》，宋·撰人未详，公元1156年)

5. 甘松：去土，剉焙。(《类编朱氏集验医方》，宋·朱佐集，公元1265年)

6. 甘松：去土。(《瑞竹堂经验方》，元·沙图穆苏撰，公元1326年)

7. 甘松：去土。(《卫生宝鉴》，元·罗天益著，公元1343年)

8. 甘松：①洗净，焙。②去土，焙。(《普济方》，明·朱橚等编，公元1406年)

9. 甘松：去土。(《奇效良方》，明·方贤著，公元 1449 年？)

10. 甘松香：水洗去土。(《本草品汇精要》，明·刘文泰等纂，公元 1505 年)

11. 甘松：去土。(《医学纲目》，明·楼英编纂，公元 1565 年)

12. 甘松：去毛。(《增补万病回春》，明·龚廷贤编，公元 1587 年)

13. 甘松：净。(《证治准绳》，明·王肯堂著，公元 1602 年)

14. 甘松：洗，焙。(《景岳全书》，明·张介宾撰，公元 1615 年)

## 现代炮制加工与应用

| 序号 | 炮制品 | 加工技术 | 应用 |
| --- | --- | --- | --- |
| 1 | 甘松 | 除去杂质和泥沙，洗净，切长段，干燥 | 理气止痛，开郁醒脾；外用祛湿消肿。用于脘腹胀满，食欲不振，呕吐；外用治牙痛，脚气肿毒 |

# 高良姜

Gāoliángjiāng
Alpiniae Officinarum Rhizoma

《中国药典》载有高良姜一种炮制品。高良姜为姜科植物高良姜 *Alpinia officinarum* Hance 的干燥根茎。夏末秋初采挖，除去须根和残留的鳞片，洗净，切段，晒干。

## 历代炮制方法辑要

1. 高良姜：①火炙令焦香……酒煮服。②槌碎。(《外台秘要》，唐·王焘撰，公元 752 年)

2. 高良姜：剉。(《食医心鉴》，唐·咎殷撰，公元 847 年)

3. 高良姜：剉。(《太平圣惠方》，宋·王怀隐等编集，公元 992 年)

4. 高良姜：①细剉，微炒，杵末。②剉。(《重修政和经史证类备用本草》，宋·唐慎微著，公元 1116 年)

5. 高良姜：炒令黑色。(《圣济总录》，宋·太医院编，公元 1111—1117 年)

6. 高良姜：剉碎，炒。(《全生指迷方》，宋·王贶撰，公元 1125 年？)

7. 良姜：①去芦炒。②切麻油炒。(《普济本事方》，宋·许叔微述，公元 1132 年)

8. 良姜：①入斑蝥一百个同炒即去斑蝥。②去芦用麻油炒。(《太平惠民和剂局方》，宋·太平惠民和剂局陈师文等编，公元 1151 年)

9. 高良姜：①去芦，麻油炒。②凡使，先剉碎，以麻油少许拌匀炒过用。（《太平惠民和剂局方》，宋·太平惠民和剂局陈师文等编，公元 1151 年）

10. 高良姜：①剉碎，微炒。②剉。③剉碎，炒。（《洪氏集验方》，宋·洪遵辑，公元 1170 年）

11. 高良姜：①剉碎，炒。②剉，油炒。③剉碎，用油少许，炒透。（《卫生家宝产科备要》，宋·朱端章编，公元 1184 年）

12. 高良姜：剉，炒。（《济生方》，宋·严用和撰，公元 1253 年）

13. 良姜：炒。（《儒门事亲》，金·张从正撰，公元 1228 年？）

14. 良姜：①炒。②（铡）细用。（《卫生宝鉴》，元·罗天益著，公元 1343 年）

15. 良姜：①入斑猫同炒，即去斑猫。②用米醋一升，于磁瓶内煮干，乘热切碎，焙。③去芦。④切，炒。⑤用干黄土炒。⑥水浸软，切片，用麻油炒令深黄色，取出。（《普济方》，明·朱橚等编，公元 1406 年）

16. 高良姜：①沸汤泡三次，切焙。②一两，百年壁上土三合，敲碎，用水二碗煮干，切成薄片。③煨，切，油炒。④剉细，同巴豆十四粒搥碎同炒焦黄色，用纸包定，安土地上，候冷去巴豆用。⑤剉碎，入油炒黄。（《普济方》，明·朱橚等编，公元 1406 年）

17. 良姜：①四两，分作四分，一两用陈壁土半两，同炒，黄色，去土。一两用斑猫三十四个，同炒黄色，去斑猫。一两用巴豆三十四个，去壳，同炒黄色，去豆。一两用陈仓米半合，同炒黄，去米。②一两，以青盐半两炒。（《奇效良方》，明·方贤著，公元 1449 年？）

18. 高良姜：剉碎用。（《本草品汇精要》，明·刘文泰等纂，公元 1505 年）

19. 高良姜：剉。（《医学纲目》，明·楼英编纂，公元 1565 年）

20. 良姜：①炒。②烧灰。（《医学纲目》，明·楼英编纂，公元 1565 年）

21. 高良姜：剉碎，麻油拌炒。（《医学入门》，明·李梴著，公元 1575 年）

22. 高良姜：高良姜、红豆蔻，并宜炒过入药，亦有以姜同吴茱萸、东壁土炒过入药用者。（《本草纲目》，明·李时珍撰，公元 1578 年）

23. 高良姜：治心脾痛骰，细剉微炒杵末，米饮调下。（《本草原始》，明·李中立纂辑，公元 1593 年）

24. 良姜：①同蓬术三棱用米醋壹升于磁瓶内煮干，乘热切焙。②剉片，东壁土炒。③烧灰。④剉细，麻油炒。（《证治准绳》，明·王肯堂著，公元 1602 年）

25. 良姜：炒。（《景岳全书》，明·张介宾撰，公元 1615 年）

26. 高良姜：一两，用陈壁土三合，以水二碗同煮干，切片。（《景岳全书》，明·张介宾撰，公元 1615 年）

27. 高良姜：微炒。（《医宗必读》，明·李中梓著，公元 1637 年）

28. 高良姜：东壁土炒用。（《本草通玄》，明·李中梓撰，公元 1637 年？）

29. 高良姜。①炒用。②凡男女心口一点痛者……用高良姜以酒洗七次焙研……③脾虚寒疟温脾胃，高良姜麻油炒……

④心脾冷痛高良姜丸，用高良姜四两，切片，分作四分，一两用陈廪米半合炒黄去米，一两用陈壁土半两炒黄去土，一两用巴豆三十四个炒黄去豆，一两用斑蝥三十四个炒黄去蝥……⑤妊妇疟疾……用高良姜三钱剉，以猯猪胆汁浸一夜，东壁土炒黑去土……（《握灵本草》，清·王翃著，公元1683年）

30. 高良姜：东壁土炒。（《本草汇》，清·郭佩兰著，公元1655年）

31. 高良姜：①炒。②酒洗七次焙干研。③同吴茱萸东壁土炒。（《本草述》，清·刘若金著，公元1666年）

32. 高良姜：宜炒过入药，亦有以姜同吴萸、东壁土炒用者。（《本草述钩元》，清·杨时泰著，公元1666年？）

33. 良姜：①炒。②煅黑。（《医方集解》，清·汪昂著，公元1682年）

34. 高良姜：东壁土炒用。（《本草备要》，清·汪昂辑著，公元1694年）

35. 高良姜：煨熟。（《本经逢原》，清·张璐著，公元1695年）

36. 良姜：炒。（《嵩崖尊生全书》，清·景冬阳撰，公元1696年）

37. 制良姜：凡使良姜红豆蔻并宜炒过入药。亦有以姜同吴茱萸东壁土炒过入药者。朱氏集验方脾虚寒疟，高良姜麻油炒。永类钤方治妇人妊娠疟疾，猪胆汁浸一宿，东壁土炒。（《修事指南》，清·张仲岩撰，公元1704年）

38. 高良姜：用醋泡七次。（《良朋汇集》，清·孙望林辑，公元1711年）

39. 高良姜：土炒。（《外科证治全生集》，清·王维德著，公元1740年）

40. 良姜：东壁土拌炒用。(《本草从新》，清·吴仪洛撰，公元 1757 年)

41. 高良姜：酒洗七次略炒。(《串雅内编》，清·赵学敏编，公元 1759 年)

42. 良姜：香油拌炒。(《串雅补》，清·鲁照辑，公元 1759 年？)

43. 高良姜：微炒，或东壁土炒，或吴茱萸煎汤浸炒。(《得配本草》，清·严西亭、施澹宁、洪缉庵同纂，公元 1761 年)

44. 良姜：煅黑。(《成方切用》，清·吴仪洛辑，公元 1761 年)

45. 良姜：炒。(《妇科玉尺》，清·沈金鳌撰，公元 1774 年)

46. 良姜：①清油炒。②醋煮。(《叶天士秘方大全》，清·叶天士撰，公元 1775 年？)

47. 良姜：治胃脘冷痛……良姜酒洗七次……(《本草辑要》，清·林玉友辑，公元 1790 年)

48. 良姜：炒。(《温病条辨》，清·吴瑭撰，公元 1798 年)

49. 高良姜：切片，炒。(《医学从众录》，清·陈念祖撰，公元 1820 年)

50. 良姜：酒炒。(《增广验方新编》，清·鲍相璈编，公元 1846 年)

51. 高良姜：采根炒过入药，亦有同吴茱萸东壁土拌炒用过者。(《本草害利》，清·凌晓五著，公元 1862 年)

52. 良姜：东壁土拌炒。(《医家四要》，清·程曦、江诚、雷大震同纂，公元 1884 年)

## 现代炮制加工与应用

| 序号 | 炮制品 | 加工技术 | 应用 |
|---|---|---|---|
| 1 | 高良姜 | 取原药材，除去杂质，洗净，润透，切薄片，晒干 | 温胃止呕，散寒止痛。用于脘腹冷痛，胃寒呕吐，嗳气吞酸 |
| 2 | 土炒高良姜 | 取灶心土细粉，置锅内加热至轻松滑利状态，投入高良姜片，炒至表面均匀挂土粉，取出，筛去土粉，晾凉。每100kg高良姜，用黄土20kg | 土炒可增强温胃止呕，散寒止痛之功 |

# 枸杞子 | Gǒuqǐzǐ
Lycii Fructus

《中国药典》载有枸杞子一种炮制品。枸杞子为茄科植物宁夏枸杞 *Lycium barbarum* L. 的干燥成熟果实。夏、秋二季果实呈红色时采收，热风烘干，除去果梗，或晾至皮皱后，晒干，除去果梗。

## 历代炮制方法辑要

1. 枸杞子：微炒。(《太平圣惠方》，宋·王怀隐等编集，公元 992 年)

2. 枸杞子：①微炒。②九蒸九曝炒黄。③九炊九暴。(《圣济总录》，宋·太医院编，公元 1111—1117 年)

3. 枸杞子：炒。(《三因极一病证方论》，宋·陈言著，公元 1174 年)

4. 枸杞子：拣净洗。(《传信适用方》，宋·吴彦夔著，公元 1180 年)

5. 枸杞子：①焙。②酒浸，焙。(《瑞竹堂经验方》，元·沙图穆苏撰，公元 1326 年)

6. 枸杞子：炒黑色。(《丹溪心法》，元·朱震亨著，公元 1347 年)

7. 枸杞子：①择。②去茎蒂。③酒浸蒸。④去枝梗，拣净。⑤一斤，择去枝梗、青者，分作四分，先用好酒一盏润过，不然空炒过药性也。四两用川椒一两炒，去椒；四两用青盐一两炒，去盐；四两用小茴香一两炒，去茴香；四两用芝麻一合炒，去芝麻。止用杞子。(《普济方》，明·朱橚等编，公元1406年)

8. 西枸杞子：晒干，研细用。(《普济方》，明·朱橚等编，公元1406年)

9. 枸杞子：酒蒸。(《奇效良方》，明·方贤著，公元1449年？)

10. 枸杞子：去净梗蒂，任作散丸。(《本草蒙筌》，明·陈嘉谟纂辑，公元1525年)

11. 枸杞子：去蒂晒干。(《医学入门》，明·李梴著，公元1575年)

12. 枸杞子：凡用，拣净枝梗，取鲜明者洗净，酒润一夜，捣烂入药。(《本草纲目》，明·李时珍撰，公元1578年)

13. 枸杞子：去蒂[1]，酒浸用，同菊花拌焙，去菊花。(《仁术便览》，明·张浩著，公元1585年)

14. 枸杞子：酒蒸。(《证治准绳》，明·王肯堂著，公元1602年)

15. 枸杞子：酒浸。(《宋氏女科秘书》，明·宋林皋著，公元1612年)

16. 枸杞子：酒洗。(《寿世保元》，明·龚廷贤撰，公元1615年)

17. 枸杞子：去枯蒂者。(《景岳全书》，明·张介宾撰，公元1615年)

18. 枸杞子：去蒂及枯者，酒润一夜，捣烂入药。(《炮炙大法》，明·缪希雍撰，公元1622年)

---

〔1〕蒂：同"蒂"，下同。

19. 枸杞子：去枯者及蒂，人乳润过，烘干。（《先醒斋医学广笔记》，明·缪希雍撰，公元 1622 年）

20. 枸杞子：烘。（《医宗必读》，明·李中梓著，公元 1637 年）

21. 枸杞子：①焙干。②酒蒸，焙干。（《审视瑶函》，明·傅仁宇撰，公元 1644 年）

22. 枸杞子：①酒洗蒸用。②四神丸治肾经虚损，眼目昏花……甘枸杞子一斤，好酒润透，分作四分，一分同蜀椒一两炒，一分同小茴香一两炒，一分同芝麻一两炒，一分同川楝子一两炒，拣出枸杞……为末蜜丸。（《握灵本草》，清·王翃著，公元 1683 年）

23. 枸杞子：洗净，酒润透，捣烂。（《本草汇》，清·郭佩兰著，公元 1655 年）

24. 枸杞子：去蒂。（《外科大成》，清·祁坤编著，公元 1665 年）

25. 枸杞子：①酒浸晒干。②五升，无灰酒二斗入磁瓮内拌搦勿碎，浸七日漉去子。③蒸熟。（《本草述》，清·刘若金著，公元 1666 年）

26. 枸杞子：酒浸捣用。（《本草备要》，清·汪昂辑著，公元 1694 年）

27. 枸杞子：酒洗。（《嵩崖尊生全书》，清·景冬阳撰，公元 1696 年）

28. 制枸杞子：①凡使枸杞根，掘得以东流水浸，刷去土捶去心，以熟甘草汤浸一宿焙干用。②凡用子，拣净枝梗，取鲜明者，洗净，酒润一夜，捣烂入药。（《修事指南》，清·张仲岩撰，公元 1704 年）

29. 枸杞子：酒蒸。（《良朋汇集》，清·孙望林辑，公元

1711 年）

30. 枸杞子：炒黑色。（《串雅内编》，清·赵学敏编，公元1759 年）

31. 枸杞子：甘草汤浸，或好酒浸蒸。恐温热，童便拌蒸。（《得配本草》，清·严西亭、施澹宁、洪缉庵同纂，公元1761 年）

32. 杞子（枸杞子）：炒黑。（《吴鞠通医案》，清·吴瑭著，公元1789 年）

33. 枸杞子：酒浸捣用。（《本草辑要》，清·林玉友辑，公元1790 年）

34. 枸杞子：枸杞子一斤，去蒂并干燥者不用，取羊胆十个泻汁，用冬蜜十两、山泉一斤搅匀，将枸杞浸一宿，蒸半炷香，晒干，又浸又蒸，以汁干为度。（《女科要旨》，清·陈念祖著，公元1820 年）

35. 枸杞子：①酒泡焙熬干。②酒浸。（《增广验方新编》，清·鲍相璈编，公元1846 年）

36. 枸杞子：酒润一夜，捣烂入药。（《本草害利》，清·凌晓五著，公元1862 年）

37. 枸杞子：酒润蒸。（《医家四要》，清·程曦、江诚、雷大震同纂，公元1884 年）

### 现代炮制加工与应用

| 序号 | 炮制品 | 加工技术 | 应用 |
|---|---|---|---|
| 1 | 枸杞子 | 取原药材，除去杂质，摘去残留果梗 | 滋补肝肾，益精明目。用于虚劳精亏，腰膝酸痛，眩晕耳鸣，阳痿遗精，内热消渴，血虚萎黄，目昏不明 |
| 2 | 盐枸杞子 | 取生枸杞子加入适量盐水，拌匀、闷润，置预热的锅内，文火炒干，取出，摊凉 | |
| 3 | 炒枸杞子 | 取生枸杞子，用菟丝子拌炒至鼓起，筛去菟丝子 | |
| 4 | 酒枸杞子 | 取净枸杞子，以5%黄酒拌匀，吸干，蒸至呈深褐色，取出，晾干 | |

# 厚朴 | Hòupò
Magnoliae Officinalis Cortex

《中国药典》载有厚朴和姜厚朴两种炮制品。厚朴为木兰科植物厚朴 *Magnolia officinalis* Rehd. et Wils. 或凹叶厚朴 *Magnolia officinalis* Rehd. et Wils. var. *biloba* Rehd. et Wils. 的干燥干皮、根皮及枝皮。4～6月剥取，根皮及枝皮直接阴干，干皮置沸水中微煮后，堆置阴湿处，"发汗"至内表面变紫褐色或棕褐色时，蒸软，取出，卷成筒状，干燥。

## 历代炮制方法辑要

1. 厚朴：①斜削如脯法。②炙去皮。(《金匮玉函经》，汉·张仲景著，公元219年)

2. 厚朴：①炙去皮。②炙。(《金匮要略方论》，汉·张仲景著，公元219年)

3. 厚朴：炙去皮。(《新辑宋本伤寒论》，汉·张仲景述，晋·王叔和撰次，宋·林亿校正，公元219年)

4. 厚朴：①去皮炙。②姜炙。(《注解伤寒论》，汉·张机撰，金·成无己注，公元219年)

5. 厚朴：炙。(《肘后备急方》，晋·葛洪著，公元281—341年)

6. 厚朴：炙。(《刘涓子鬼遗方》，南朝齐·龚庆宣选，公元495—499年)

7. 厚朴：皆去削上虚软甲错，取里有味者秤之。(《本草

经集注》，南朝齐梁·陶弘景著，公元502—536年）

8. 厚朴：①削去上虚软甲错，取里有味者称之。②炙之。（《备急千金要方》，唐·孙思邈著，公元652年）

9. 厚朴：炙。去皮炙。（《千金翼方》，唐·孙思邈著，公元682年）

10. 厚朴：①炙。②姜汁炙。（《经效产宝》，唐·咎殷撰，公元847年）

11. 厚朴：凡使，要用紫色味辛为好。或丸散，便去粗皮，用酥炙过。每修一斤，用酥四两炙了，细剉用；若汤饮中使，用自然姜汁八两炙一升为度。（《雷公炮炙论》，南朝宋·雷敩撰，公元10世纪？）

12. 厚朴：①去粗皮，涂生姜汁炙，令香熟。②五两去粗皮细剉，用生姜五两研取汁和浸厚朴一宿，以生姜捏焙干后微火炒令香熟紫色烟尽为度。（《太平圣惠方》，宋·王怀隐等编集，公元992年）

13. 厚朴：①去皮。②去粗皮、姜汁浸炒黄。（《博济方》，宋·王衮撰，公元1047年）

14. 厚朴：①去皮，姜汁炙。②姜汁炙。（《苏沈良方》，宋·苏轼、沈括著，公元1075年）

15. 厚朴：①去皮。②入生姜同杵，炒令紫色。③炙。（《旅舍备要方》，宋·董汲编，公元1086年）

16. 厚朴：①去粗皮。②酥涂，炙焦。（《史载之方》，宋·史堪撰，公元1085年？）

17. 厚朴：姜炒。（《伤寒总病论》，宋·庞安时撰，公元1100年）

18. 梓州厚朴：细剉。（《小儿药证直诀》，宋·钱乙著，公元1107年？）

19. 厚朴：去麤皮，姜涂焙。(《小儿药证直诀》，宋·钱乙著，公元 1107 年？)

20. 厚朴：去皮，姜汁炙，令香熟。(《类证活人书》，宋·朱肱撰，公元 1108 年)

21. 厚朴：①用之削去上甲错皮。②入药去粗皮，姜汁炙或姜汁炒用。③制之，以姜汁火上炙令香，为末。④涂生姜汁炙令黄，为末。⑤火上炙令干，又蘸姜汁炙，直待焦黑为度，捣筛如麪。(《重修政和经史证类备用本草》，宋·唐慎微著，公元 1116 年)

22. 厚朴：不以姜制，则棘人喉舌。(《重刊本草衍义》，宋·寇宗奭撰，公元 1116 年)

23. 厚朴：①去粗皮生姜炙。②半斤去粗皮生姜半斤青州枣四两水三升同煮水尽为度去生姜枣细剉焙。③去粗皮一斤劈作十六片肥生姜一斤椎碎锅内旋添汤煮姜味淡取出厚朴焙。④去粗皮用糯米粥浸一次饭久曝干为末。(《圣济总录》，宋·太医院编，公元 1111—1117 年)

24. 厚朴：①去皮，姜汁炙。②姜汁涂炙。③去皮，姜汁涂炙，焦。④去皮，剉作小块子。⑤去皮，姜汁涂炙。(《全生指迷方》，宋·王贶撰，公元 1125 年？)

25. 厚朴：去粗皮，姜汁炒，姜汁涂炙。(《产育宝庆集》，宋·李师圣、郭嵇中编纂，公元 1131 年)

26. 厚朴：去粗皮，生姜汁制炒。(《普济本事方》，宋·许叔微述，公元 1132 年)

27. 厚朴：凡使，先刮去粗皮，令见赤心，以生姜汁炙三次，取令香熟为度，或只剉碎使，姜汁炒亦得。(《太平惠民和剂局方》，宋·太平惠民和剂局陈师文等编，公元 1151 年)

28. 梓州厚朴：去粗皮，生姜制，细剉。(《小儿卫生总微

论方》，宋·撰人未详，公元 1156 年）

29. 厚朴：①去粗皮，姜制。②去皮，涂姜汁，炙令香熟。（《小儿卫生总微论方》，宋·撰人未详，公元 1156 年）

30. 厚朴：去皮姜汁制。（《卫济宝书》，宋·东轩居士撰，公元 1170 年）

31. 厚朴：①去粗皮，切，姜汁（罨）一宿，煨熟，焙燥。②去粗皮，用生姜自然汁涂，炙紫色为度。③姜炙。（《洪氏集验方》，宋·洪遵辑，公元 1170 年）

32. 厚朴：去皮剉姜制炒。（《三因极一病证方论》，宋·陈言著，公元 1174 年）

33. 厚朴：①去皮生姜汁制。②去粗皮以生姜杵碎半两并厚朴半两，淹一宿炒令黄色。（《传信适用方》，宋·吴彦夔著，公元 1180 年）

34. 梓州厚朴：（半斤）去皮了秤剉作大指面大，却用生姜半斤同水伍斤于银器内煮水尽，却去生姜不用，将厚朴焙干。（《传信适用方》，宋·吴彦夔著，公元 1180 年）

35. 厚朴：①削去皮，生姜捣碎，罨一宿，次日焙干。②去皮，生姜捣碎，罨一宿，焙。③削去皮，姜汁涂炙。④去粗皮，剉碎，用姜制一宿，炒干。⑤姜炙，杵。（《卫生家宝产科备要》，宋·朱端章编，公元 1184 年）

36. 厚朴：削去粗皮及中间一重黑心如纸厚，要剉三寸长，劈作薄片，每厚朴五两净，用生姜五两净，连皮薄切捣烂，同淹一宿，以文武火，翻覆炙，五七次炙，至姜滓焦黑，刮去姜不用，只用厚朴细剉取四两净，再用姜四两，连皮薄切捣烂，同厚朴和一处，再淹一宿，入铫内用文武炒至干用。（《校正集验背疽方》，宋·李迅撰，公元 1196 年）

37. 厚朴：姜制。（《校注妇人良方》，宋·陈自明原著，

明·薛己校注，公元 1237 年）

38. 厚朴：①姜汁炒。②去皮，取肉，姜汁炒。（《济生方》，宋·严用和撰，公元 1253 年）

39. 厚朴：姜制。（《陈氏小儿痘疹方论》，宋·陈文中撰，公元 1254 年）

40. 厚朴：姜制。（《陈氏小儿病源方论》，宋·陈文中撰，公元 1254 年）

41. 厚朴：①以陈壁土生姜二斤，酒一盏和水五盏，厚朴四两，煮令干为度，晒干。②去浮皮，蘸生姜自然汁，炙焦黄。③剉。④焦炒如煤。（《类编朱氏集验医方》，宋·朱佐集，公元 1265 年）

42. 制厚朴：炒。（《类编朱氏集验医方》，宋·朱佐集，公元 1265 年）

43. 厚朴：去皮，姜制。（《急救仙方》，宋·著者不详，公元 1278 年？）

44. 厚朴：姜汁炒。（《扁鹊心书》，宋·窦材重集，撰年不详）

45. 厚朴：姜制炒香。（《素问病机气宜保命集》，金·刘完素著，公元 1186 年）

46. 厚朴：去粗皮，姜制。（《儒门事亲》，金·张从正撰，公元 1228 年？）

47. 厚朴：①去皮剉炒。②去粗皮姜制炒香。（《脾胃论》，元·李杲著，公元 1249 年）

48. 厚朴：去粗皮剉碎，每一斤用生姜一斤薄片切烂杵，拌匀酿一宿，慢火炒干用。（《活幼心书》，元·曾世荣编，公元 1294 年）

49. 厚朴：①如腹胀，用姜制厚朴。②去皮姜汁制微炒。

（《汤液本草》，元·王好古著，公元 1298 年）

50. 厚朴：二两，去粗皮，青盐一两同炒，青盐不见烟为度，不用盐。（《瑞竹堂经验方》，元·沙图穆苏撰，公元 1326 年）

51. 厚朴：①去皮。②生姜汁制。③凡用须去粗皮，生姜涂制炙微焦，剉。（《外科精义》，元·齐德之著，公元 1335 年）

52. 厚朴：①姜制。②去皮，（铡）碎，姜制，微炒剉，桶剉，竹筛齐用。（《卫生宝鉴》，元·罗天益著，公元 1343 年）

53. 厚朴：姜制。（《丹溪心法》，元·朱震亨著，公元 1347 年）

54. 厚朴：姜制炒。（《十药神书》，元·葛可久著，公元 1348 年）

55. 厚朴：姜汁拌炒。（《疮疡经验全书》，宋·窦汉卿辑著，公元 1569 年？）

56. 厚朴：腹胀用姜制厚朴。（《本草发挥》，明·徐彦纯辑，公元 1368 年）

57. 厚朴：①半斤，去粗皮，生姜半斤、青州枣四两、水三升同煮，水尽为度，去生姜、枣，细剉，焙。②去粗皮，细剉，用生姜一两研烂，同淹一宿，炒令香熟。③去粗皮，剉如小豆大，生姜自然汁浸至透，过三日又换一番，浸五六日，炒令去尽油，嚼之不粘牙为度，亦不可焦。④一斤，极厚者，去皮，剉指面大，用生姜二斤，不去皮，净洗切片，用水五升同煮水尽，去姜，只焙干厚朴。⑤二两，去粗皮，青盐一两同炒黑色，青盐不见烟为度，不用盐。⑥削去粗皮，洗，切，水煮数十沸，晒干，杵细，以姜等分研细，拌和，罨两宿，焙干。⑦去粗皮，细切，以生姜研烂淹半日，炒干。⑧去粗皮，用生姜二两切片，枣十枚擘破，同煮半日，取出，去姜枣，剉，焙。⑨火煅，并研细。⑩五两，生姜五两同捣烂，于银石器内炒令紫色。⑪去粗皮，用生姜汁浸一宿，于磁瓦器内炒。⑫去粗皮一斤，擘作十六片，肥生姜一斤，搥碎，锅内添汤煮至姜味淡，取出厚朴，焙。⑬凡桂、厚朴、杜仲、秦皮、木兰辈，皆削去上虚软甲错，取里有味者称之。⑭制，去粗皮。⑮去粗皮，涂生姜汁，炙香熟。⑯去粗皮，涂姜汁，炙令香。⑰去粗皮，生姜汁炙。⑱去皮，姜汁煮。⑲去粗皮，切碎，姜汁炒令黄。⑳去粗皮，剉如韭叶阔，长半寸，以生姜自然汁淹一宿。㉑去粗皮，生姜汁炙透。㉒去粗皮，涂生姜汁，炙令香熟。㉓去粗皮，涂生姜汁，蜜炙。㉔洗过。㉕去皮，生姜自然汁浸，炙香熟。㉖刮去皮，同生姜杵碎，焙干，各等分。㉗去皮，细剉，酒浸一宿，煮干焙。㉘去粗皮，糯米粥浸一宿炒，焙干。㉙姜汁制，用巴豆二八粒，轻手破，同厚朴四两炒热，去豆用。㉚去粗皮，用生姜压一宿，然后炒黑色为度。㉛一半生，一半熟，生姜制过用。㉜去粗皮，生姜汁炙熟。㉝去粗皮，用生姜二两切片，枣一枚擘破，同煎半日，取出，去姜枣剉焙。㉞去皮取肉，略使姜汁制，为末。㉟去粗皮，除土，生姜炙令烟尽。㊱去粗皮，切，姜汁淹一宿，焙炒。㊲去粗皮，以水一盏煮尽后，细切，焙干。㊳一两，生姜和皮二两，捣压在钵中二三宿，常翻转，取出，慢干火炒焦。(《普济方》，明·朱橚等编，公元1406年)

58. 梓州厚朴：半（四）斤，去皮称，剉作指面大，却用生姜半斤同水五升，于银器内煮水尽，却去生姜不用，将厚朴焙干。(《普济方》，明·朱橚等编，公元1406年)

59. 厚朴：①姜制。②四两，姜四两，水煮尽为度。(《秘传证治要诀及类方》，明·戴元礼著，公元1443年)

60. 厚朴：①姜制。②去粗皮，姜压一宿后，炒黑色。③

五两，用生姜五两，捣烂二味相拌渍，炒黄色。（《奇效良方》，明·方贤著，公元1449年？）

61. 厚朴：①姜制。②姜汁制炒。（《外科理例》，明·汪机编著，公元1519年）

62. 厚朴：去粗皮，姜汁炒褐用。（《本草蒙筌》，明·陈嘉谟纂辑，公元1525年）

63. 厚朴：①去皮。②姜汁炒。③去粗皮，水浸一宿，剉，姜汁制炒。（《婴童百问》，明·鲁伯嗣撰，公元1526年？）

64. 厚朴：制。（《女科撮要》，明·薛己著，公元1548年）

65. 厚朴：姜制。（《明医杂著》，明·王节斋集，薛己注，公元1549年）

66. 厚朴：姜制。（《万氏女科》，明·万全编著，公元1549年）

67. 厚朴：姜制。（《保婴撮要》，明·薛铠集，薛己验，公元1555年）

68. 厚朴：①去皮炒。②二寸，一半用生姜汁浸炙，一半生用。③去皮，姜制。④去粗皮，姜汁涂炙。⑤姜制。⑥姜制，炒黑。⑦去皮，姜汁涂炙。（《医学纲目》，明·楼英编纂，公元1565年）

69. 厚朴：去粗皮，入汤药用生姜汁炒，入丸药用醋炙或酥炙。（《医学入门》，明·李梴著，公元1575年）

70. 厚朴皮：①凡使，要紫色味辛者为好，刮去粗皮入丸散，每一斤用酥四两，炙熟用。若用汤饮，用自然姜汁八两，炙尽为度。②凡入药，去粗皮，用姜汁炙，或浸炒用。③味苦，不以姜制，则棘人喉舌。（《本草纲目》，明·李时珍撰，公元1578年）

71. 厚朴：去粗皮，洗……有生用，有姜汁浸炒者。（《仁

术便览》，明·张浩著，公元 1585 年）

72. 厚朴：去粗皮，姜汁浸炒。（《增补万病回春》，明·龚廷贤编，公元 1587 年）

73. 厚朴：姜汁炒。（《鲁府禁方》，明·龚廷贤编，公元 1594 年）

74. 厚朴：①姜制。②去皮。③姜汁制炒黑色。④姜制炒黑。⑤去皮，锄碎，姜汁浸透，微炒，竹筛齐用。⑥去粗皮，剉碎，姜汁浸一宿，慢火炒干，再入醇醋焠透，仍以慢火炒。（《证治准绳》，明·王肯堂著，公元 1602 年）

75. 厚朴：姜制。（《外科启玄》，明·申斗垣著，公元 1604 年）

76. 厚朴：姜汁炒。（《宋氏女科秘书》，明·宋林泉著，公元 1612 年）

77. 厚朴：去粗皮切片姜汁炒。（《医宗粹言》，明·罗周彦著，公元 1612 年）

78. 厚朴：去粗皮，姜汁炒。（《寿世保元》，明·龚廷贤撰，公元 1615 年）

79. 川厚朴：去皮，姜汁浸炒。（《寿世保元》，明·龚廷贤撰，公元 1615 年）

80. 厚朴：①制用姜汁炒。②姜制。（《景岳全书》，明·张介宾撰，公元 1615 年）

81. 厚朴：姜汁制炒。（《外科正宗》，明·陈实功编撰，公元 1617 年）

82. 厚朴：①生用去皮。②姜汁制。③姜汁炙香。（《济阴纲目》，明·武之望辑著，公元 1620 年）

83. 厚朴：①去粗皮，用酥炙过，每修一斤用酥四两，炙了细剉用。②若汤饮下使，用自然姜汁八两，炙一升为度。

（《炮炙大法》，明·缪希雍撰，公元 1622 年）

84. 厚朴：姜汁炒。（《先醒斋医学广笔记》，明·缪希雍撰，公元 1622 年）

85. 厚朴：制用姜汁炒。（《本草正》，明·张介宾撰，公元 1624 年）

86. 厚朴：①刮去粗皮，切片姜汁炒。②酒浸炒。（《医宗必读》，明·李中梓著，公元 1637 年）

87. 厚朴：去粗皮姜汁浸炒。（《本草通玄》，明·李中梓撰，公元 1637 年？）

88. 厚朴：姜汁炒。（《审视瑶函》，明·傅仁宇撰，公元 1644 年）

89. 厚朴：姜汁炒。（《一草亭目科全书、异授眼科》，明·邓苑撰，公元 1644 年？）

90. 厚朴：刮去粗皮，每觔用生姜汁八两，炙尽为度。若入丸散，用乳酥四两炙之。（《本草乘雅半偈》，明·卢之颐著，公元 1647 年）

91. 厚朴：入丸散酥炙，入汤姜汁炙。（《握灵本草》，清·王翃著，公元 1683 年）

92. 厚朴：①去粗皮，姜汁浸透。②酥炙。（《本草汇》，清·郭佩兰著，公元 1655 年）

93. 厚朴：①姜汁炒。②炙去皮。（《医门法律》，清·喻嘉言著，公元 1658 年）

94. 厚朴：去粗皮，姜汁浸炒。亦有生用者。（《医宗说约》，清·蒋仲芳撰，公元 1663 年）

95. 紫厚朴：姜汁拌炒。（《医宗说约》，清·蒋仲芳撰，公元 1663 年）

96. 厚朴：姜汁制炒。（《外科大成》，清·祁坤编著，公元

1665 年）

97. 厚朴：①姜制。②去粗皮用姜汁拌浸仍用姜渣同炒以姜渣黑色为度。（《本草述》，清·刘若金著，公元 1666 年）

98. 厚朴：去粗皮，用姜汁拌浸，仍用姜渣同炒，以姜渣黑色为度。（《本草述钩元》，清·杨时泰著，公元 1666 年？）

99. 厚朴：①炙。②去皮，姜汁炒。（《温热暑疫》，清·周扬俊辑，公元 1679 年）

100. 厚朴：①姜汁炒。②醋炒。③炒。（《医方集解》，清·汪昂著，公元 1682 年）

101. 厚朴：去粗皮，姜汁炙，或醋炒用。（《本草备要》，清·汪昂辑著，公元 1694 年）

102. 厚朴：去粗皮挫。（《药品辨义》，清·尤乘增辑，公元 1691 年）

103. 厚朴：姜制。（《洞天奥旨》，清·陈士铎撰，公元 1694 年）

104. 厚朴：姜汁炒，滚水泡数次切。（《本经逢原》，清·张璐著，公元 1695 年）

105. 厚朴：姜炒黑。（《嵩崖尊生全书》，清·景冬阳撰，公元 1696 年）

106. 制厚朴：①凡使厚朴，要紫色味辛者为好，刮去粗皮，入丸散每一觔用酥四两炙熟用，若入汤饮，用自然姜汁八两炙尽为度。②凡入药去粗皮，用姜汁炙或浸炒。③味苦，不以姜制则棘人喉舌。（《修事指南》，清·张仲岩撰，公元 1704 年）

107. 厚朴：①姜汁炒。②苏油炙。（《良朋汇集》，清·孙望林辑，公元 1711 年）

108. 厚朴：刮去粗皮，姜汁炒。（《本草必用》，清·顾靖

远著，公元 1722 年）

109. 厚朴：姜汁炒。（《本草经解要》，清·叶天士著，公元 1724 年）

110. 厚朴：去皮切片，每斤取带皮姜四两，切片同煮，汁干、炒透去姜。（《外科证治全生集》，清·王维德著，公元 1740 年）

111. 厚朴：①去皮。②姜炙。③去皮炙。④姜汁炒。（《医宗金鉴》，清·吴谦等编，公元 1742 年）

112. 厚朴：炒。（《幼幼集成》，清·陈复正辑订，公元 1750 年）

113. 紫厚朴：姜汁炒。（《幼幼集成》，清·陈复正辑订，公元 1750 年）

114. 厚朴：去皮姜汁炒。（《长沙药解》，清·黄元御撰，公元 1753 年）

115. 厚朴：刮去粗皮，切片，姜汁炒。（《本草从新》，清·吴仪洛撰，公元 1757 年）

116. 厚朴：①炒。②姜汁炒。（《串雅内编》，清·赵学敏编，公元 1759 年）

117. 厚朴：去粗皮，姜汁炒或醋炒用。（《得配本草》，清·严西亭、施澹宁、洪缉庵同纂，公元 1761 年）

118. 厚朴：姜汁炒。（《成方切用》，清·吴仪洛辑，公元 1761 年）

119. 厚朴：姜汁炒。（《沈氏女科辑要笺正》，清·沈尧封辑著，公元 1764 年？）

120. 厚朴：姜制。（《本草纲目拾遗》，清·赵学敏编，公元 1765 年）

121. 厚朴：去粗皮，姜汁炒用。（《本草求真》，清·黄宫

绣纂，公元 1769 年）

122. 厚朴：①姜炙。②姜汁炒。（《妇科玉尺》，清·沈金鳌撰，公元 1773 年）

123. 厚朴：①炒。②姜炒。③姜汁炒。（《叶天士秘方大全》，清·叶天士撰，公元 1775 年？）

124. 厚朴：炒。（《吴鞠通医案》，清·吴瑭著，公元 1789 年）

125. 老厚朴：姜炒。（《吴鞠通医案》，清·吴瑭著，公元 1789 年）

126. 厚朴：去粗皮，姜汁炙或醋炒用。（《本草辑要》，清·林玉友辑，公元 1790 年）

127. 厚朴：姜炒。（《时方妙用》《时方歌括》，清·陈念祖著，公元 1803 年）

128. 厚朴：姜汁炒。（《女科要旨》，清·陈念祖著，公元 1820 年）

129. 厚朴：姜汁炒。（《医学从众录》，清·陈念祖撰，公元 1820 年）

130. 厚朴：姜炒。（《傅青主女科》，清·傅山著，公元 1827 年）

131. 厚朴：①姜炒。②去皮炙。（《外科证治全书》，清·许克昌、毕法同辑，公元 1831 年）

132. 厚朴：姜汁制。（《类证治裁》，清·林佩琴编著，公元 1839 年）

133. 厚朴：姜汁炒。（《增广验方新编》，清·鲍相璈编，公元 1846 年）

134. 127. 紫油厚朴：三斤同老姜二斤切片，同煮一时，去姜不用。（《增广验方新编》，清·鲍相璈编，公元 1846 年）

135. 厚朴：①去皮炙。②去皮姜汁炒。(《温热经纬》，清·王孟英编著，公元 1852 年)

136. 厚朴：取皮阴干，姜汁炒刮去粗皮，用生姜汁炒炙，或浸炒用，味苦，不以姜制则棘人喉舌。(《本草害利》，清·凌晓五著，公元 1862 年)

137. 厚朴：去粗皮，姜汁炒。(《本草汇纂》，清·屠道和编辑，公元 1863 年)

138. 厚朴：姜汁炒。(《笔花医镜》，清·江笔花编著，公元 1871 年)

139. 厚朴：①姜制。②姜汁炒。(《时病论》，清·雷丰著，公元 1882 年)

140. 厚朴：刮去粗皮，切片，姜汁炒。(《医家四要》，清·程曦、江诚、雷大震同纂，公元 1884 年)

141. 紫厚朴：姜汁炒。(《医方丛话》，清·徐士銮辑，公元 1886 年)

### 🌑 现代炮制加工与应用

| 序号 | 炮制品 | 加工技术 | 应用 |
|---|---|---|---|
| 1 | 厚朴[1] | 取原药材，刮去粗皮，洗净，润透，切丝，干燥，筛去碎屑 | 生品辛辣峻烈，对咽喉有刺激性，故一般内服不用生品 |

---

〔1〕按语：厚朴一般不生用，多姜汁炙，制后能消除对咽喉的刺激性，并能增强温中和胃的功能。

| 序号 | 炮制品 | 加工技术 | 应用 |
|---|---|---|---|
| 2 | 姜厚朴 | ①取厚朴丝，加姜汁拌匀，闷润至姜汁被吸尽，置炒制器具内，文火炒干，取出晾凉，筛去碎屑<br>②取生姜切片，加水煮汤，另取刮净粗皮的厚朴，扎成捆，置姜汤中，文火加热，煮至姜液被吸尽，取出，切丝，干燥，筛去碎屑<br>每100kg净厚朴，用生姜10kg | 炙后能消除对咽喉的刺激性，并可增强宽中和胃的作用 |

# 黄连 | Huánglián
Coptidis Rhizoma

《中国药典》载有黄连片、酒黄连、姜黄连、萸黄连四种炮制品。黄连为毛茛科植物黄连 *Coptis chinensis* Franch.、三角叶黄连 *Coptis deltoidea* C. Y. Cheng et Hsiao 或云连 *Coptis teeta* Wall. 的干燥根茎。以上三种分别习称"味连""雅连""云连"。秋季采挖，除去须根和泥沙，干燥，撞去残留须根。

## 历代炮制方法辑要

1. 黄连：①除根毛。②解巴豆毒。(《本草经集注》，南朝齐梁·陶弘景著，公元 502—536 年)

2. 黄连：除根毛。(《备急千金要方》，唐·孙思邈著，公元 652 年)

3. 黄连：①切。②捣末。③熬。(《千金翼方》，唐·孙思邈著，公元 682 年)

4. 黄连：①酒洗。②酒洗炒。③洗不见火。④研。⑤炒。(《银海精微》，托名唐·孙思邈辑，公元 682 年)

5. 黄连：①去毛。②去皮。③炒。④生用。(《外台秘要》，唐·王焘，公元 752 年)

6. 黄连：凡使，以布拭上肉毛，然后用浆水浸二伏时，漉出，于柳木火中焙干用。(《雷公炮炙论》，南朝宋·雷敩撰，公元 10 世纪？)

7. 黄连：①去须。②捣碎。③去须捣碎。④去粗皮碎擘

水洗过。⑤去须，微炒。(《太平圣惠方》，宋·王怀隐等编集，公元 992 年)

8. 黄连：炒令稍焦，赤色。(《博济方》，宋·王衮撰，公元 1047 年)

9. 黄连：炒。(《苏沈良方》，宋·苏轼、沈括著，公元 1075 年)

10. 黄连：入生姜同杵，炒令紫色。(《旅舍备要方》，宋·董汲编，公元 1086 年)

11. 黄连：①蜜浸一宿，火上炙干。蜜浸一宿，炙令香熟。炒半焦。②密浸一宿，炙令香熟，烧焦。(《史载之方》，宋·史堪撰，公元 1085 年？)

12. 黄连：洗去须、土。(《伤寒总病论》，宋·庞安时撰，公元 1100 年)

13. 黄连：①去须，炒。②去头。③去须米泔浸一日。(《小儿药证直诀》，宋·钱乙著，公元 1107 年？)

14. 黄连：①去须微炒。②炒令紫色。③以无灰好酒浸面上约一寸，以重汤熬干。(《类证活人书》，宋·朱肱撰，公元 1108 年)

15. 黄连：①用之当布裹按去毛，令如连珠。②去须，捣为散。③宣连一两、生姜四两，一处以慢火炒，令姜干脆、色深，去姜，取连，捣末。④黄连四分碎切，以童子小便五大合浸，经宿。(《重修政和经史证类备用本草》，宋·唐慎微著，公元 1116 年)

16. 黄连：①去须。②去须一两，用吴茱萸半两同炒，以茱萸黑色为度，放地上出火毒，不用茱萸。③去须一两，生姜四两慢火炒令姜赤色，去姜取黄连。(《圣济总录》，宋·太医院编，公元 1111—1117 年)

17. 黄连末：用獖猪[1]胆一枚入末在内以好醋煮十余沸取出挂候干研为末（《圣济总录》，宋·太医院编，公元1111—1117年）

18. 黄连：①去须。②去须用。（《普济本事方》，宋·许叔微述，公元1132年）

19. 川黄连：（与生地黄）研取汁连滓二味匀日干。（《普济本事方》，宋·许叔微述，公元1132年）

20. 黄连：凡使，先净去须，剉碎，用蜜拌，慢火炒干，方入药用。（《太平惠民和剂局方》，宋·太平惠民和剂局陈师文等编，公元1151年）

21. 川黄连：去须，为末。（《小儿卫生总微论方》，宋·撰人未详，公元1156年）

22. 黄连：①去须，剉豆大，与生姜同炒紫黑色。②去须，微炒。③二两，剉匀如豆大，又用生姜四两净洗，亦匀切如豆大。同入石银器中炒，不住手搅，贵得匀也。炒至生姜焦脆，去姜不用，只用黄连。④去须，一分，用茱萸一分同炒，去茱萸不用，只用黄连。⑤去须，米泔浸一宿。⑥用巴豆七个，去皮膜，用水一盏同煮，水尽，去巴豆不用，只使黄连。⑦去须。（《小儿卫生总微论方》，宋·撰人未详，公元1156年）

23. 黄连：①黄连、吴茱萸各二两，如常法，拣洗焙干，黄连剉令寸断，同一处炒。俟香熟，分为二，各用醋糊为丸，如桐子大。悉赤痢，则服黄连；白痢，则服茱萸；赤白则并服之。②去芦，切，焙。炒。③去须。④炒。（《洪氏集验方》，宋·洪遵辑，公元1170年）

24. 黄连：①炒。②燎去须酒浸银器中重汤煮漉出晒干添

〔1〕獖（fén）猪：未发情的或阉割过的猪。

酒煮七次止。(《三因极一病证方论》，宋·陈言著，公元1174年)

25. 黄连：去须。(《传信适用方》，宋·吴彦夔著，公元1180年)

26. 黄连：①去须。②去须，剉碎。(《卫生家宝产科备要》，宋·朱端章编，公元1184年)

27. 黄连：①炒黑。②炒。③酒洗。④炒焦。(《校注妇人良方》，宋·陈自明原著，明·薛己校注，公元1237年)

28. 黄连：①去须。②去须，搥碎。(《济生方》，宋·严用和撰，公元1253年)

29. 黄连：①去须，好酒浸。②去须打碎。③搥碎，以水浸一宿，滤去黄连滓，将煅红炉甘石淬足七次了，同黄连水细研飞过，候澄在下，去上面水暴干，再用乳钵以蜜细嚼罗过。(《类编朱氏集验医方》，宋·朱佐集，公元1265年)

30. 川黄连：酒炒。(《扁鹊心书》，宋·窦材重集，光绪22年)

31. 黄连：①炒。②麸炒。③去须。(《儒门事亲》，金·张从正撰，公元1228年？)

32. 黄连：①去须酒制，炒。②去须。③去芦。④酒浸。(《脾胃论》，元·李杲著，公元1249年)

33. 净黄连：①剉用茱萸炒，仍去叶梗。②剉碎，姜汁炒过。(《活幼心书》，元·曾世荣编，公元1294年)

34. 黄连：①去须用。②酒炒上行，酒浸行上头。(《汤液本草》，元·王好古著，公元1298年)

35. 黄连：酒炒酒浸上颈上。去须。中焦有疮须用黄连酒洗。(《珍珠囊》，金·张元素著，公元1315年)

36. 黄连：①去须。②净。(《瑞竹堂经验方》，元·沙图穆

苏撰，公元 1326 年）

37. 川黄连：剉如大豆，用童子小便浸一宿，滤去滓，晒干为末。（《瑞竹堂经验方》，元·沙图穆苏撰，公元 1326 年）

38. 黄连：去须。（《外科精义》，元·齐德之著，公元 1335 年）

39. 黄连：①酒洗。②酒洗炒。③四两洗净，用童便二升，浸一宿，去粗用汁，淬芦（炉）甘石汁尽，留石为用。④半斤用酒一升，汤内薰蒸，伏时取出晒干为末。⑤入生姜拌炒令黄色。⑥去须净。⑦去须净，米泔浸一宿。⑧去须（剉）碎用之。（《卫生宝鉴》，元·罗天益著，公元 1343 年）

40. 黄连：①酒炒。②去须，十两，用吴茱萸五两同炒赤色，去茱萸不用。③半斤，净酒二升浸，以瓦器置甑上蒸，至烂取出，晒干。④陈壁土炒，去土秤。⑤去须。⑥姜汁炒。⑦酒洗。（《丹溪心法》，元·朱震亨著，公元 1347 年）

41. 黄连：①先剉黄连令碎，以水三大碗，贮磁器内，入黄连于中，用文武火慢熬成大半碗，滤去滓，入薄磁碗内，重汤顿成膏半盏许。②剉如豆大一两，童便浸一宿晒为末。③酒洗。（《原机启微》，元·倪维德撰著，公元 1370 年）

42. 黄连：①去苗或用酒或用姜汁拌炒。②姜汁拌炒。③酒炒。（《疮疡经验全书》，宋·窦汉卿辑著，公元 1569 年？）

43. 黄连：①酒炒则上行。②以姜汁炒黄连，辛散冲热有功。（《本草发挥》，明·徐彦纯辑，公元 1368 年）

44. 黄连：①四两。一两水浸晒干，一两炒，一两灰炮，一两生用。②苦，纯阳，泄心火，心下痞，酒炒、酒浸上颈已上。③除根毛。④去须。⑤酒浸。⑥酒制炒。⑦去毛。⑧去芦，研为末。⑨去须，洗净，为末极细。⑩五两，用水洗净晒干，却将一两切碎，煎水四两，研为细末，重罗过，再研极细，用水飞过，却于砂铫内煮。此药最难细，冬月用雪水洗净晒干，再研方细。⑪搥碎，水一碗煮数沸，除去滓。⑫去须，拣净，剉碎，用水一大碗煎三五沸，绢滤去滓。⑬四两，剉碎，用童小便二升浸一宿，去黄连，用汁淬炉甘石，用尽汁，去石为末。⑭去须炒。⑮去须，剉如豆大。⑯剉，入生姜同研匀，炒紫色。⑰去须，半两，巴豆三粒，去壳，同炒令转色，巴豆不用。⑱净，童便浸三宿，焙。⑲净，半斤，酒二升，重汤蒸，候时取出，曝干。⑳半两，用附子半两煮，去附子用。㉑净，剉，用冬瓜汁浸一宿，晒干，凡七次。㉒去须，切。㉓酒浸蒸，去酒，晒干。(《普济方》，明·朱橚等编，公元1406年)

45. 川黄连：用竹刀刮去须。(《普济方》，明·朱橚等编，公元1406年)

46. 好黄连：焙干。(《普济方》，明·朱橚等编，公元1406年)

47. 黄连：①去芦。②酒洗。(《秘传证治要诀及类方》，明·戴元礼著，公元1443年)

48. 黄连：①去须。②酒制。③去须，十两，用吴茱萸五两同炒，令赤色，去茱萸不用。④以童子小便浸三宿，焙干。⑤半两，剉，同巴豆三粒炒黄，去豆。⑥半斤净，用酒二升浸，以瓦器置甑上，累蒸至烂，取出晒干。⑦去须，分作二分，一分同姜切片同炒黑色，一分姜汁浸一宿，次日晒干。(《奇效良方》，明·方贤著，公元1449年？)

49. 黄连：去须生用，酒炒上行。(《本草品汇精要》，明·刘文泰等纂，公元1505年)

50. 黄连：①酒制。②酒炒。③炒。(《外科理例》，明·汪机编著，公元1519年)

51. 黄连：火在上炒以醇酒，火在下炒以童便，实火朴硝、虚火酽醋、痰火姜汁、伏火（火伏在下焦者）盐汤，气滞火同吴茱萸、血瘀火拌干漆末。食积泻亦可服，陈壁土研炒之，肝胆火盛欲欧（呕），必求猪胆汁炒，又治赤眼，人乳浸蒸或点或吞，立能劫痛。（《本草蒙筌》，明·陈嘉谟纂辑，公元1525年）

52. 黄连：①去须。②净。③四两，一两水浸晒干，一两炒，一两炮，一两生用。④一两同吴茱萸一两炒，去茱萸。⑤猪胆汁浸一夜，晒干。（《婴童百问》，明·鲁伯嗣撰，公元1526年？）

53. 川黄连：炒。（《婴童百问》，明·鲁伯嗣撰，公元1526年？）

54. 黄连：①炒焦。②酒洗。（《女科撮要》，明·薛己著，公元1548年）

55. 黄连：①炒。②姜汁炒。③酒炒。（《明医杂著》，明·王节斋集，薛己注，公元1549年）

56. 制黄连：黄连、吴茱萸等分，用熟水湿罨二三日，同炒焦，取黄连后仿此。（《明医杂著》，明·王节斋集，薛己注，公元1549年）

57. 黄连：①炒。②酒炒。（《万氏女科》，明·万全编著，公元1549年）

58. 黄连：①姜汁炒。②酒洗。③十两，用吴茱萸五两，水拌湿，入磁器顿滚汤中半日，炒焦黑。④半两，净狨胆汁浸晒。（《保婴撮要》，明·薛铠集，薛己验，公元1555年）

59. 黄连：①去须。②去芦头净。③炒。④河水浸，去渣，焙干，研细用。⑤酒煮。⑥酒炒。⑦去须，剉如荳[1]大。

---

〔1〕 荳：同"豆"，下同。

⑧酒洗，或拌剉炒火色。⑨去须，酒洗炒。⑩酒浸。⑪去须，酒洗。⑫去须，酒洗。⑬用无灰好酒浸一宿，重汤蒸一伏时，取出晒干用。⑭细切，用陈壁泥同炒。⑮细切，姜汁慢炒。⑯去芦，二十两，用吴茱萸十两同炒令赤，去茱萸不用。⑰姜炒。⑱用茱萸、益智仁同炒，止用黄连。⑲以无灰酒浸，蒸干。⑳米泔浸一宿。(《医学纲目》，明·楼英编纂，公元1565年)

60. 黄连：生用治实火斑狂烦汤。吴萸水炒，调胃厚肠，治冷热不调……黄土炒，治食积，安蛔虫……盐水炒，治下焦伏火……(《医学入门》，明·李梴著，公元1575年)

61. 黄连：①凡使，以布拭去须毛，用浆水浸二伏时，漉出，于柳木火上焙干用。②五脏六腑皆有火，平则治，动则病，故有君火相火之说，其实一气而已。黄连入手少阴心经，为治火之主药，治本脏之火，则生用之；治肝胆之实火，则以猪胆汁浸炒；治肝胆之虚火，则以醋浸炒；治上焦之火，则以酒炒；治中焦之火，则以姜汁炒；治下焦之火，则以盐水或朴消炒；治气分湿热之火，则以茱萸汤浸炒；治血分块中伏火，则以干漆水炒；治食积之火，则以黄土炒。诸法不独为之引导，盖辛热能制其苦寒，咸寒能制其燥性，在用者详酌之。(《本草纲目》，明·李时珍撰，公元1578年)

62. 黄连：去须……水润切，有酒炒，姜汁炒，有生用，乳汁浸用者。(《仁术便览》，明·张浩著，公元1585年)

63. 黄连：①去须生用，泻心清热，酒炒厚肠胃，姜制止呕吐。②酒浸，猪胆汁炒。(《增补万病回春》，明·龚廷贤编，公元1587年)

64. 净黄连：四两，酒洗，吴茱萸三两同炒，去茱萸不用。(《增补万病回春》，明·龚廷贤编，公元1587年)

65. 黄连：以布拭去芦须，火在上炒以醇酒，火在下炒以童便，实火朴硝，虚火酽醋，痰火姜汁，伏火盐浸。(《本草原始》，明·李中立纂辑，公元 1593 年)

66. 黄连：①姜炒。②去毛。③炒。④酒洗。⑤吴茱萸煎汁拌炒。(《鲁府禁方》，明·龚廷贤编，公元 1594 年)

67. 川黄连：净去须上土。(《鲁府禁方》，明·龚廷贤编，公元 1594 年)

68. 黄连：①去须。②半两，锉，同巴豆叁粒炒黄去巴豆。③酒制。④细切，用陈壁泥同炒。⑤伍两，水洗净晒干，却将一两切碎，煎水四两，碾为细末，重罗过，再研极细，用水飞过，却于砂铫内煮，此药最难，冬月用雪水和药晒干再研方细。⑥去须，锉细用。⑦一两，以茱萸五钱同炒，去萸不用。(《证治准绳》，明·王肯堂著，公元 1602 年)

69. 黄连：酒制。(《外科启玄》，明·申斗垣著，公元 1604 年)

70. 黄连：姜汁炒。(《宋氏女科秘书》，文明·宋林皋著，公元 1612 年)

71. 黄连：酒炒去头目之火，姜汁炒去痰火胃火，不伤脾胃，去实火三黄解毒汤中用不必制，只要去毛净。(《医宗粹言》，明·罗周彦著，公元 1612 年)

72. 黄连：①去毛。②土炒。③去须。下火童便，痰火姜汁，伏火盐汤，气滞火吴萸，肝胆火猪胆，实火朴硝，虚火酒炒。④姜炒。⑤姜汁炒。⑥吴茱萸煎汤炒。⑦去毛，姜炒。⑧二两，内一两用吴茱萸一两炒，去茱萸，用黄连；内一两，酒炒。⑨吴茱萸煎炒。⑩酒浸，猪胆汁炒。⑪吴茱萸煎汤拌炒。治痢，清热化滞汤。⑫酒泡一日，炒。(《寿世保元》，明·龚廷贤撰，公元 1615 年)

73. 川黄连：多用酒浸，约三日许。(《寿世保元》，明·龚廷贤撰，公元 1615 年)

74. ①火在上炒以酒；火在下炒以童便；火而呕者，炒以姜汁；火而伏者，炒以盐汤；同吴茱萸炒，可以止大痛；同陈壁土炒，可止热泻。②姜炒。③去须。④一两，同糖花四两炒焦，去花不用。⑤净十两，切如豆粒，用净吴茱萸五两，二味用热水拌合入罐内，置热汤中顿一日，同炒至黄连紫黄色为度，去茱萸不用。⑥炒焦黑。⑦半斤，用净酒二升浸，以丸器置甑上蒸至烂，取出晒干。⑧去毛净，酒炒。⑨净牛胆汁浸，晒。(《景岳全书》，明·张介宾撰，公元 1615 年)

75. 川黄连：一两六钱，同吴茱萸五钱浸，炒赤色，去吴茱萸。(《景岳全书》，明·张介宾撰，公元 1615 年)

76. 黄连：姜汁拌炒。(《外科正宗》，明·陈实功编撰，公元 1617 年)

77. 黄连：①去须。②炒。③炒黑。④姜炒。⑤吴茱萸水炒黄连。⑥一两五钱，用吴茱萸、益智各炒一钱半，去萸智。⑦酒煮。(《济阴纲目》，明·武之望辑著，公元 1620 年)

78. 黄连：去须切片，分开粗细，各置姜汁排透用绵纸衬，先用山黄土炒干研细，再炒至将红，以连片隔纸放上炒干，再加姜汁，切不可用水，纸焦易新者如是九次为度；赤痢用湿槐花拌炒；上法入痢药中。至于治本脏之火则生用之，治肝胆之实火则以猪胆汁浸炒；治肝胆之虚火则以醋浸炒；治上焦之火则以酒炒；治中焦之火则以姜汁炒；治下焦之火则以盐水或朴硝炒；治气分湿热之火则以茱萸汤浸炒，治血分块中伏火则以干漆水炒。诸法不独为之导引，盖辛热能制其苦寒，咸寒能制其燥性，在用者详酌之。(《炮炙大法》，明·缪希雍撰，公元 1622 年)

79. 川黄连：①土炒。②姜汁制。③切片、拌好酒、同吴茱萸浸二宿，瓦上炒干，分开连萸各贮……白痢加茱萸，又白痢如前法，赤痢用湿槐花炒，去槐花。④去须切片。(《先醒斋医学广笔记》，明·缪希雍撰，公元 1622 年)

80. 真川黄连：真姜汁浸，膈土如法，炒九次。(《先醒斋医学广笔记》，明·缪希雍撰，公元 1622 年)

81. 黄连：火在上炒以酒。火在下炒以童便。火而呕者，炒以姜汁。火而伏者，炒以盐汤。同吴茱萸炒可以止火痛。同陈壁土炒可止热泻。(《本草正》，明·张介宾撰，公元 1624 年)

82. 黄连：①姜汁炒。②炒。③二十两吴萸十两水拌，同炒令赤去茱萸。④去须。⑤同吴茱萸拌湿焙干。(《医宗必读》，明·李中梓著，公元 1637 年)

83. 川黄连：姜汁炒枯。(《医宗必读》，明·李中梓著，公元 1637 年)

84. 黄连：清心火者生用，清肝胆火者吴茱萸拌炒，上焦之火宜酒炒，中焦之火宜姜汁炒，下焦之火宜咸水炒，盖辛热能制其苦寒，咸润能制其燥耳。(《本草通玄》，明·李中梓撰，公元 1637 年？)

85. 川黄连：①去芦，刮去黑皮，洗净，剉碎。②去须，为末。③剉如豆大，童便浸一宿，晒干，为末。④去皮毛，洗净。(《审视瑶函》，明·傅仁宇撰，公元 1644 年)

86. 黄连：①酒制。②酒洗，炒。③酒洗或拌，剉，炒火色。(《审视瑶函》，明·傅仁宇撰，公元 1644 年)

87. 川黄连：①去芦，切碎。②炒。③吴茱萸煎汤拌炒。④酒炒。(《一草亭目科全书、异授眼科》，明·邓苑撰，公元 1644 年？)

88. 黄连：凡使以布拭去肉及毛，浆水中浸二伏时，漉

出，柳火焙干用。(《本草乘雅半偈》，明·卢之颐著，公元
1647 年)

89. 黄连：①酒蒸，酒煮。②猪胆汁浸炒。③酒炒。④姜
汁炒。⑤盐水或朴硝炒。⑥茱萸汤浸炒。⑦干漆水炒。⑧黄土
炒。⑨黄土、姜汁、酒、蜜四炒。(《本草汇》，清·郭佩兰著，
公元 1655 年)

90. 黄连：①姜汁炒。②去须微炒。③去芦二十两，用吴
茱萸十两同炒令赤去茱萸不用。(《医门法律》，清·喻嘉言著，
公元 1658 年)

91. 黄连：反对当时炮炙。(《本草崇原》，清·张志聪著，
公元 1663 年)

92. 黄连：清热酒炒。治泻痢姜汁拌炒。开火郁汤泡吴茱
萸拌炒，去萸用。肠红下血，入猪大肠中煮熟用。痈肿疔疮生
用。(《医宗说约》，清·蒋仲芳撰，公元 1663 年)

93. 黄连：①解毒生用、止呕姜汁拌炒。②炒。③用吴茱
萸拌炒。④酒炒。⑤十二两用黄酒五钟煮干。(《外科大成》，
清·祁坤编著，公元 1665 年)

94. 黄连：①去须。②姜炒。③酒蒸。④酒煮。⑤置姜汁
透用绵纸衬，先用山黄土炒干，研细再炒至将红以连片隔纸放
上炒干，再加姜汁切不可用水纸焦易新者，如是九次为度。⑥
猪胆汁浸炒。⑦醋浸炒。⑧盐水或朴硝炒。⑨茱萸汤浸炒。⑩
以干漆水炒。⑪以米泔水浸一日。⑫蜜炒。(《本草述》，清·刘
若金著，公元 1666 年)

95. 川黄连：去毛。(《本草述》，清·刘若金著，公元
1666 年)

96. 黄连：入痢疾药，取真以连折之，中有孔、色如赤金
者，去须切片，分开粗细，各置姜汁透，用棉纸衬，先用山黄

土炒干、研细，再炒至将红，以连片隔纸放土上，炒干，再拌姜汁，切不可用水，纸焦易新者如是九次为度。若赤痢，则用湿槐花拌炒。至于治本脏之火则生用，治肝胆实火，以猪胆汁浸炒，治肝胆虚火，醋浸炒，治上焦之火，则酒炒，治中焦火姜汁炒，治下焦火，盐水炒、朴硝炒，治气分湿热之火，以吴茱萸汤浸炒，治血分块定伏火，干漆水炒，诸法不独为之导引，盖辛热能制其苦寒，盐寒能制其燥性，用者详之。(《本草述钩元》，清·杨时泰著，公元 1666 年？)

97. 黄连：用须酒炒，或姜汁制。(《痧胀玉衡》，清·郭志邃著述，公元 1675 年)

98. 黄连：①姜汁炒。②酒蒸。③去毛。④吴茱萸炒。⑤酒洗。(《温热暑疫》，清·周扬俊辑，公元 1679 年)

99. 黄连：①炒。②姜汁拌炒。③酒炒。④茱萸汤炒。⑤黄连二十两，吴茱萸十两，同炒去茱萸用……用吴茱萸同炒者，取其能利大肠壅气，且以杀大寒之性也。⑥蜜水拌蒸晒九次。(《医方集解》，清·汪昂著，公元 1682 年)

100. 黄连：①去毛。治心火，生用；虚火，醋炒。肝胆火，猪胆汁炒；上焦火，酒炒；中焦火，姜汁炒；下焦火，盐水或童便炒；食积火，黄土炒；治湿热在气分，吴茱萸汤炒；在血分，干漆水炒；点眼赤，人乳浸。②诸法不独为之引导，盖辛热制其寒苦，咸寒制其燥性，用者详之。(《本草备要》，清·汪昂辑著，公元 1694 年)

101. 黄连：①姜制、以和其寒，则少变其性，引至热所、则能止呕。②酒炒，引上以清头目。③猪胆汁炒、泻肝胆火。④单炒黑用，脾虚热泻，独为妙剂。生用，痈肿毒解，尤其所宜。(《药品辨义》，清·尤乘增辑，公元 1691 年)

102. 黄连：酒炒黑。(《洞天奥旨》，清·陈士铎撰，公元

1694 年）

103. 黄连：①猪胆汁炒。②醋炒。③酒炒。④姜汁炒。⑤盐水炒。⑥吴茱萸汤炒。⑦干漆末炒。⑧黄土拌炒。（《本经逢原》，清·张璐著，公元 1695 年）

104. 黄连：①今为条析，肝火醋炒，实则胆汁，上酒中姜，下则盐治，或朴硝炒，人下有益，食积之火用土炒，湿热之火用吴萸，若血中火炒用干漆。②酒炒。③姜炒。（《嵩崖尊生全书》，清·景冬阳撰，公元 1696 年）

105. 制黄连：①凡使黄连，以布拭去肉毛，用浆浸二伏时，漉出干柳木火上焙干用。②五脏六腑皆有火，平则治，动则病，故有君火相火之说，其实一气而已，黄连入手少阴经，为治火主药，本脏火则生用，治肝胆实火则以猪胆汁浸炒，治肝胆虚火则以醋浸炒，治上焦火则以酒炒，治中焦火则以姜汁炒，治下焦火则以盐水炒，或朴硝炒，治气分湿热火则以茱萸汤浸炒，治血分块中伏火则以干漆水炒，治食积火则以黄土炒，诸法不独为之引导，盖辛热能制其苦寒，碱寒能制其燥性，在用者详酌之。（《修事指南》，清·张仲岩撰，公元 1704 年）

106. 黄连：①酒炒。②姜炒。③二两，吴茱萸五钱，入水同黄连泡一夜，去水炒干，去茱萸不用。④酒煮炒黑。（《良朋汇集》，清·孙望林辑，公元 1711 年）

107. 黄连：治心经之火生用，肝胆之火猪胆汁炒，上焦之火酒炒，中焦之火姜汁炒，下焦之火盐水炒，食积之火黄土炒，气分湿热之火吴茱萸汤炒，血分块中伏火干漆水炒。（《本草必用》，清·顾靖远著，公元 1722 年）

108. 黄连：①酒炒，吴萸同炒。②姜汁炒。（《本草经解要》，清·叶天士著，公元 1724 年）

109. 黄连：①去须。②炒黑用。③炒。④酒炒。⑤姜炒。⑥十二两净，吴茱萸十两去枝梗，先将二味用热水拌和，入磁器内，置热汤炖一日同炒，至黄连紫黄色，去萸用连为末。⑦人乳拌晒。⑧切片姜汁拌炒研末。⑨剉如豆大，童便浸一宿晒干为末。(《医宗金鉴》，清·吴谦等编，公元 1742 年)

110. 黄连：①去毛。治心火，生用；肝胆火，猪胆汁炒；上焦火，酒炒；中焦火，姜汁炒；下焦火，盐水炒，或童便炒；食积火，黄土炒。湿热在气分，吴萸汤炒；在血分，醋炒。②诸法不独为之引导，盖辛热制其苦寒，咸寒制其燥性，用者详之。(《本草从新》，清·吴仪洛撰，公元 1757 年)

111. 黄连：①研末。②炒研。③黄连二两、吴茱萸二两，汤泡七次，同炒，各自为末。(《串雅内编》，清·赵学敏编，公元 1759 年)

112. 川黄连：泻心火生用。火在上酒炒。火在下童便炒。火在中姜汁炒。伏火盐水炒。火在气分而痛，吴茱萸拌炒，食积成火，黄土炒。止泻壁土炒。肝胆火，醋炒，或胆汁炒。热结于下，朴消拌炒。血中伏火，干漆拌炒。(《得配本草》，清·严西亭、施澹宁、洪缉庵同纂，公元 1761 年)

113. 黄连：①吴萸汤炒。②姜汁炒。③酒炒。(《成方切用》，清·吴仪洛辑，公元 1761 年)

114. 黄连：①吴萸汤浸一宿。②酒炒。(《沈氏女科辑要笺正》，清·沈尧封辑著，公元 1764 年？)

115. 黄连：①炒。②酒拌炒。③去芦。(《本草纲目拾遗》，清·赵学敏编，公元 1765 年)

116. 黄连：姜汁炒。心火生用。虚火醋炒用。胆火猪胆汁炒。上焦火酒炒。中焦火姜汁炒。下焦火盐水炒或童便炒。食积火黄土炒。湿热在气分吴茱萸汤炒。在血分干漆水炒。眼

赤人乳炒。(《本草求真》，清·黄宫绣纂，公元 1769 年)

117. 黄连：①炒。②姜炒。③烧存性。(《幼科释谜》，清·沈金鳌，公元 1773 年)

118. 黄连：姜汁炒。(《妇科玉尺》，清·沈金鳌撰，公元 1773 年)

119. 川黄连：姜汁炒三次。(《妇科玉尺》，清·沈金鳌撰，公元 1773 年)

120. 黄连：①壹两，用吴茱萸五钱，水拌湿同炒，去茱萸不用。②酒炒。③姜汁炒。④炒。(《叶天士秘方大全》，清·叶天士撰，公元 1775 年？)

121. 黄连：①与茱萸同炒。②同吴茱萸浸炒。③吴茱萸、黄酒同炒。④炒半黄。(《吴鞠通医案》，清·吴瑭著，公元 1789 年)

122. 雅连：姜汁炒。(《吴鞠通医案》，清·吴瑭著，公元 1789 年)

123. 黄连：去毛，治心火生用，虚火醋炒，肝胆火猪胆汁炒，上焦火酒炒，中焦火姜汁炒，下焦火盐水或童便炒，食积火黄土炒，温热在气分吴茱萸汤炒，在血分干漆水炒，点眼赤人乳浸。(《本草辑要》，清·林玉友辑，公元 1790 年)

124. 黄连：①炒。②二十两，以吴茱萸十两，水拌浸一宿同炒，去吴茱萸。(《时方妙用》《时方歌括》，清·陈念祖著，公元 1803 年)

125. 黄连：净，酒浸一宿，焙干为末。(《女科要旨》，清·陈念祖著，公元 1820 年)

126. 黄连：①姜汁炒。②酒炒。(《医学从众录》，清·陈念祖撰，公元 1820 年)

127. 黄连：一两，一半用吴萸煎汁去渣浸炒，一半用益

智仁炒去益智仁不用。(《傅青主女科》，清·傅山著，公元1827年)

128. 黄连：酒炒泻上火，便炒泻下火，姜炒止火呕，盐炒除伏火，茱萸炒止火痛，壁土炒止火泻……(《本草正义》，清·张德裕辑，公元1828年)

129. 黄连：①吴茱萸汤炒。②酒炒。(《外科证治全书》，清·许克昌、毕法同辑，公元1831年)

130. 黄连：①吴萸拌炒。②酒炒。③姜汁炒。(《类证治裁》，清·林佩琴编著，公元1839年)

131. 黄连：酒炒治上焦火，姜汁炒治中焦火，盐水炒治下焦火。(《本草分经》，清·姚澜编，公元1840年)

132. 黄连：①酒炒。②炒。③蒸。④吴萸水炒透。⑤姜汁浸炒黑。(《增广验方新编》，清·鲍相璈编，公元1846年)

133. 黄连：①盐水炒。②酒炒。(《温热经纬》，清·王孟英编著，公元1852年)

134. 黄连：去须。(《本草害利》，清·凌晓五著，公元1862年)

135. 黄连：①姜汁炒。②酒炒。③二十两，吴萸十两炒赤去之。(《校注医醇剩义》，清·费伯雄编著，公元1863年)

136. 黄连：①去毛，姜汁炒。②酒煮。(《本草汇纂》，清·屠道和编辑，公元1863年)

137. 黄连：①酒制。②姜汁炒。③炒。(《笔花医镜》，清·江笔花编著，公元1871年)

138. 黄连：①吴萸炒。②姜汁炒。(《时病论》，清·雷丰著，公元1882年)

139. 黄连：去毛。治心火生用，肝胆火猪胆汁炒，上焦火酒炒，中焦火姜汁炒，下焦火盐水炒，或童便炒，食积火黄

土炒，湿热在气分吴萸汤炒，在血分醋炒。(《医家四要》，清·程曦、江诚、雷大震同纂，公元 1884 年)

140. 黄连：①酒浸晒。②去须酒浸一宿，焙干为末。(《医方丛话》，清·徐士銮辑，公元 1886 年)

141. 黄连：治上焦则酒炒，治中焦用姜汁炒，治下焦以盐水炒。(《本草便读》，清·张秉成辑，公元 1887 年)

### 🏵 现代炮制加工与应用

| 序号 | 炮制品 | 加工技术 | 应用 |
|---|---|---|---|
| 1 | 黄连 | 取原药材，除去杂质，润透后切薄片，晾干，或用时捣碎 | 生品苦寒之性颇盛，善清心火，可清热燥湿，泻火解毒。用于心火亢盛，烦躁不眠，神昏谵语，以及湿热诸证如痢疾，热毒疮疡等 |
| 2 | 酒黄连 | 取净黄连片，用定量黄酒拌匀，闷润至酒被吸尽后，置于温度适宜的热锅内，用文火炒干，取出，晾凉。每100kg净黄连片，用黄酒12.5kg | 炙后借酒力引药上行，缓其寒性，善清上焦头目之火。用于目赤肿痛及口疮 |
| 3 | 姜黄连 | 取净黄连片，用适量姜汁拌匀，闷润至姜汁被吸尽后，置于温度适宜的热锅内，用文火炒干，取出，晾凉。每100kg净黄连片，用生姜12.5kg | 炙后可缓其苦寒之性，并能增强止呕作用，善于清胃和胃止呕。用于寒热互结，湿热中阻，痞满呕吐 |
| 4 | 萸黄连 | 取净吴茱萸，加水适量，煎煮半小时，去渣取汁拌入黄连片中，闷润至吴茱萸汁被吸尽后，置于温度适宜的热锅内，用文火炒干，取出，晾凉。每100kg黄连片，用吴茱萸10kg | 炙后缓可缓其苦寒之性，使黄连寒而不滞，善于疏肝和胃止呕。用于肝胃不和，呕吐吞酸 |

# 黄芪

Huángqí
Astragali Radix

《中国药典》载有黄芪和炙黄芪两种炮制品。黄芪为豆科植物蒙古黄芪 *Astragalus membranaceus*（Fisch.）Bge. var. *mongholicus*（Bge.）Hsiao 或膜荚黄芪 *Astragalus membranaceus*（Fisch.）Bge. 的干燥根。春、秋二季采挖，除去须根和根头，晒干。

## 历代炮制方法辑要

1. 黄耆：①蜜炙。②蜜浸火炙。（《银海精微》，托名唐·孙思邈辑，公元 682 年）

2. 黄耆：剉。（《食医心鉴》，唐·昝殷撰，公元 847 年）

3. 黄耆：先须去头上皱皮了，蒸半日出，后用手擘令细，于槐砧上剉用。（《雷公炮炙论》，南朝宋·雷敩撰，公元 10 世纪？）

4. 黄耆：剉。（《太平圣惠方》，宋·王怀隐等编集，公元 992 年）

5. 黄芪：去芦，蒸出擘破、于槐砧上碎剉。（《博济方》，宋·王衮撰，公元 1047 年）

6. 黄耆：炙。轻炙。（《史载之方》，宋·史堪撰，公元 1085 年？）

7. 黄耆：去芦。（《伤寒总病论》，宋·庞安时撰，公元 1100 年）

8. 黄芪：蜜炙。(《小儿药证直诀》，宋·钱乙著，公元1107年？)

9. 黄耆：切焙。(《小儿药证直诀》，宋·钱乙著，公元1107年？)

10. 黄耆：蜜炙。(《类证活人书》，宋·朱肱撰，公元1108年)

11. 黄耆：①剉碎。②杵为细末。(《重修政和经史证类备用本草》，宋·唐慎微著，公元1116年)

12. 黄耆：①薄切。②去芦头剉炒。③炙剉。④蜜炙剉。⑤蜜涂炙细剉。⑥洗打破手劈如丝以盐少许和水揉猛火焙干。⑦涂酥炙剉。⑧蒸过焙干。(《圣济总录》，宋·太医院编，公元1111—1117年)

13. 黄耆：蜜炙。(《全生指迷方》，宋·王贶撰，公元1125年？)

14. 黄耆：剉。(《产育宝庆集》，宋·李师圣、郭稽中编纂，公元1131年)

15. 黄芪：①蜜水涂炙。②洗焙。(《普济本事方》，宋·许叔微述，公元1132年)

16. 黄耆：①去芦头。②洗净寸截，槌破丝擘，以盐汤润透。用盏盛，盖汤饼上一炊久，焙燥。③槌扁蜜刷炙。④凡使，先须用擘开，涂蜜炙微赤色，却薄切，焙干秤，方入药用。(《太平惠民和剂局方》，宋·太平惠民和剂局陈师文等编，公元1151年)

17. 黄耆：①剉。②切，焙。③搥碎，涂蜜炒。(《小儿卫生总微论方》，宋·撰人未详，公元1156年)

18. 黄耆：洗净，寸截，搥破，悬壁，以盐汤润透，用盏盛，盖汤瓶上一炊之，焙燥。(《洪氏集验方》，宋·洪遵辑，公

元 1170 年）

19. 绵黄耆：炙。（《洪氏集验方》，宋·洪遵辑，公元 1170 年）

20. 黄芪：①蜜炙。②盐汤浸。（《三因极一病证方论》，宋·陈言著，公元 1174 年）

21. 绵黄耆：细切，用无灰酒浸，夏月七日冬月十四日，如要急用，将慢火量煮。（《传信适用方》，宋·吴彦夔著，公元 1180 年）

22. 黄耆：①称六两以刀劈开揭薄，用白沙蜜不酸者一两，微入水少许调解，则易涂蘸。候搓匀，炙之微紫色，候冷剉碎。②洗涂蜜炙。（《传信适用方》，宋·吴彦夔著，公元 1180 年）

23. 黄耆：①搥扁，蜜涂，炙。②蜜炙。③剉去芦头。④剉碎，用蜜汤拌，铫内慢火炒，次微焙。（《卫生家宝产科备要》，宋·朱端章编，公元 1184 年）

24. 绵黄耆：去芦并叉附不用，一半生使，细剉焙干；一半炒，作寸长截，搥匾，以蜜水浸润湿，瓦器盛，盖于饭甑上，蒸三次取出，焙干剉碎。（《校正集验背疽方》，宋·李迅撰，公元 1196 年）

25. 黄耆：拣不用叉附及蛀者，剉作二寸长，截拍匾以冷盐汤湿润之，瓦器盛，葢[1]甑上蒸三次，焙剉用。（《校正集验背疽方》，宋·李迅撰，公元 1196 年）

26. 黄耆：①炒。②蜜水炙。③盐水拌炒。（《校注妇人良方》，宋·陈自明原著，明·薛己校注，公元 1237 年）

27. 黄耆：①去芦，蜜炙。②剉。③去芦。④去芦，盐水

---

〔1〕 葢：古同"蓋"，同"盖"。下同。

浸焙。⑤去芦，蜜水炙。(《济生方》，宋·严用和撰，公元 1253 年)

28. 黄耆：①炒。②炙。(《陈氏小儿痘疹方论》，宋·陈文中撰，公元 1254 年)

29. 绵黄耆：去叉芦，用盐水温润，器乘饭上，蒸三次，焙干，剉细。(《(真本)外科精要》，宋·陈自明编，公元 1263 年)

30. 黄耆：①蜜炙。②用盐水湿润，饭上蒸三次，焙。③去芦。④盐水炙。⑤盐汤浸。(《类编朱氏集验医方》，宋·朱佐集，公元 1265 年)

31. 黄耆：盐汤浸。(《急救仙方》，宋·著者不详，公元 1278 年？)

32. 黄耆：蜜炙。(《女科百问》，宋·齐仲甫著，公元 1279 年)

33. 黄耆：①炙。②蜜水拌炒。(《扁鹊心书》，宋·窦材重集，撰年不详)

34. 黄耆：①蜜水涂炙。②蜜炮涂炙。③盐蜜水涂炙。(《活幼心书》，元·曾世荣编，公元 1294 年)

35. 黄耆：去芦用。(《汤液本草》，元·王好古著，公元 1298 年)

36. 黄芪：去芦，蜜水炙。(《瑞竹堂经验方》，元·沙图穆苏撰，公元 1326 年)

37. 黄芪：剉细。(《外科精义》，元·齐德之著，公元 1335 年)

38. 黄芪：①去芦。②去芦皴，(铡)碎剉，桶剉，竹筛齐之用。(《卫生宝鉴》，元·罗天益著，公元 1343 年)

39. 黄耆：①炒。②半生半蜜炙。③盐水拌炒。(《丹溪心

法》，元·朱震亨著，公元 1347 年）

40. 黄芪：①去根，或盐炒拌，或蜜炙。②炒。（《疮疡经验全书》，宋·窦汉卿辑著，公元 1569 年？）

41. 黄耆：①去芦头，细剉，焙干，为细末，入白蜜一匙、好酒一升，煮如糊。②薄切。③细剉。④炒。⑤蜜炙。⑥微炙炒。⑦盐汤浸。⑧半生，半蜜炙。⑨擘开，盐水浸一宿。⑩去苗，细剉。⑪略炙炒。⑫蒸过，焙干。⑬涂酥炙，剉。⑭洗净，寸截，搥碎，擘如丝状，以盐汤浸透，微火炙酥，剉。⑮去叉芦，剉令二寸长，搥匾，以冷盐汤温润，蒸三次，焙干，剉。⑯蜜涂，慢火炙。（《普济方》，明·朱橚等编，公元 1406 年）

42. 绵黄耆：①盐汤浸，炙。②打扁，二寸许切，以汤炮蜜一大匙，浸半日，控干，焙黄色。③生切，焙干。④去叉芦，用箭（竹）者，一半生焙细剉，一半用盐水湿润器盛，饭上蒸三次，焙干，剉细用。（《普济方》，明·朱橚等编，公元 1406 年）

43. 生黄耆：去芦，焙，剉。（《普济方》，明·朱橚等编，公元 1406 年）

44. 真绵黄耆：六两，以刀劈开，揭薄，用白沙蜜不酸者一两，微入水少许，调解开，易涂蘸，候搓匀炙之，微紫色，候冷剉碎，不碾。（《普济方》，明·朱橚等编，公元 1406 年）

45. 黄芪：①去根，或盐炒拌，或蜜炙。②炒。（《疮疡经验全书》，宋·窦汉卿辑著，公元 1569 年？）

46. 黄芪：去芦，蜜炙。（《秘传证治要诀及类方》，明·戴元礼著，公元 1443 年）

47. 黄耆：①焙。②炙。蜜炙。③擘开，盐水浸。（《奇效良方》，明·方贤著，公元 1449 年？）

48. 绵黄耆：盐汤浸炙。(《奇效良方》，明·方贤著，公元1449年？)

49. 绵黄耆：①盐水润，磁器饭上蒸三次，焙干。②蜜炙。(《外科理例》，明·汪机编著，公元1519年)

50. 黄芪：盐水拌炒。(《外科理例》，明·汪机编著，公元1519年)

51. 黄耆：制去头刮皮，生用治痈疽，蜜炙补虚损。(《本草蒙筌》，明·陈嘉谟纂辑，公元1525年)

52. 黄耆：蜜水涂炙。(《婴童百问》，明·鲁伯嗣撰，公元1526年？)

53. 黄耆：①炙。②盐水拌炒。(《女科撮要》，明·薛己著，公元1548年)

54. 黄芪：炙。(《明医杂著》，明·王节斋集，薛己注，公元1549年)

55. 黄耆：蜜炙。(《万氏女科》，明·万全编著，公元1549年)

56. 黄耆：蜜炙。(《保婴撮要》，明·薛铠集，薛己验，公元1555年)

57. 黄芪：①为粗皮。②去芦。③去芦，蜜炙。④酒炙。⑤蜜炙。⑥蒸。(《医学纲目》，明·楼英编纂，公元1565年)

58. 绵黄芪：去芦，一半生用，一半盐水润，蒸三次，焙干。(《医学纲目》，明·楼英编纂，公元1565年)

59. 黄芪：疮疡生用，肺虚蜜炙，下虚盐水炒。(《医学入门》，明·李梴著，公元1575年)

60. 黄耆：①凡使，勿用木耆草，真相似，只是生时叶短并根横也。须去头上皱皮，蒸半日，擘细，于槐砧上剉用。②酒炒，为末。③今人但搥扁，以蜜水涂炙数次，以熟为度，亦

有以盐汤润透，器盛于汤瓶，蒸熟切用者。(《本草纲目》，明·李时珍撰，公元 1578 年)

61. 黄芪：刮去皮芦，水洗切，有蜜炙，姜汁炙，生用者。(《仁术便览》，明·张浩著，公元 1585 年)

62. 黄芪：以蜜水浸，炒用之。(《增补万病回春》，明·龚廷贤编，公元 1587 年)

63. 黄耆：制去头刮皮生用治痈，蜜炙益损。(《本草原始》，明·李中立纂辑，公元 1593 年)

64. 黄芪：①炒。②蜜炒。(《鲁府禁方》，明·龚廷贤编，公元 1594 年)

65. 黄耆：①去芦。②蜜涂炙。(《证治准绳》，明·王肯堂著，公元 1602 年)

66. 绵黄芪：用淡盐水润饭上蒸，焙干。(《证治准绳》，明·王肯堂著，公元 1602 年)

67. 黄芪：上部酒拌炒，中部米泔拌炒，下部盐水炒。(《证治准绳》，明·王肯堂著，公元 1602 年)

68. 绵黄芪：蜜水涂炙一半，盐水浸炙一半，饭上蒸三次再焙。(《外科启玄》，明·申斗垣著，公元 1604 年)

69. 黄芪：①蜜炙。②盐水拌炒。③盐汤润炙。(《外科启玄》，明·申斗垣著，公元 1604 年)

70. 黄耆：削皮劈开，用蜜水涂之，慢火炙过用补中益气，如是若实腠理以固表，须酒炒。(《医宗粹言》，明·罗周彦著，公元 1612 年)

71. 黄芪：①疮疡生用，补虚蜜水炒用。②每一两用桂一钱煎汤，将碗盛饭上蒸熟。(《寿世保元》，明·龚廷贤撰，公元 1615 年)

72. 黄耆：①蜜水炒。②盐水炒。③蜜炙。(《寿世保元》，

明·龚廷贤撰，公元 1615 年）

73. 嫩黄芪：蜜水炒。（《寿世保元》，明·龚廷贤撰，公元 1615 年）

74. 黄耆：①蜜炙性温，能补虚损。②炙。③炒。④去芦。（《景岳全书》，明·张介宾撰，公元 1615 年）

75. 黄芪：盐水拌炒。（《景岳全书》，明·张介宾撰，公元 1615 年）

76. 黄芪：①生切。②蜜水拌炒。（《外科正宗》，明·陈实功编撰，公元 1617 年）

77. 黄芪：①炒。②蜜炒。③蜜炙。④去芦蜜炙。⑤盐水浸火炙。（《济阴纲目》，明·武之望辑著，公元 1620 年）

78. 黄耆：补气药中，蜜炙用；疮疡药中盐水炒用，俱去皮。（《炮炙大法》，明·缪希雍撰，公元 1622 年）

79. 黄耆：蜜炙。（《先醒斋医学广笔记》，明·缪希雍撰，公元 1622 年）

80. 绵黄耆：盐水炒。（《先醒斋医学广笔记》，明·缪希雍撰，公元 1622 年）

81. 黄芪：生者微凉可治痈疽，蜜炙性温能补虚损。（《本草正》，明·张介宾撰，公元 1624 年）

82. 黄耆：①蜜炙透。②去芦。③蜜水炒。（《医宗必读》，明·李中梓著，公元 1637 年）

83. 黄芪：①炮。②酒炒。（《医宗必读》，明·李中梓著，公元 1637 年）

84. 黄芪：古人制黄芪多用蜜炙，愚易以酒炙，既助其达表，又行其泥滞也，若补肾及崩带淋浊药中，须盐水炒之。（《本草通玄》，明·李中梓撰，公元 1637 年？）

85. 黄芪：蜜制。（《审视瑶函》，明·傅仁宇撰，公元

1644 年）

86. 黄芪：蜜炙。（《一草亭目科全书、异授眼科》，明·邓苑撰，公元 1644 年？）

87. 黄耆：修治去头上皱皮，蒸半日，劈作细条，槐砧剉用。（《本草乘雅半偈》，明·卢之颐著，公元 1647 年）

88. 黄芪：健脾用蜜炙，补肾及崩带用盐水炒，治痈疽生用。（《握灵本草》，清·王翃著，公元 1683 年）

89. 黄芪：①去皮刮皮，以蜜水涂炙。②酒炙。③盐酒炒。（《本草汇》，清·郭佩兰著，公元 1655 年）

90. 黄耆：蜜炙。（《医门法律》，清·喻嘉言著，公元 1658 年）

91. 黄芪：托疮生用。补气蜜炙。一用盐水炒。（《医宗说约》，清·蒋仲芳撰，公元 1663 年）

92. 黄芪：①蜜炙。②蜜水拌炒。③盐水炒。④上部酒拌炒，中部米泔水浸炒，下部盐水炒。（《外科大成》，清·祁坤编著，公元 1665 年）

93. 黄耆：去头，刮皮，治痈疽生用，治肺气虚蜜炙用，治下虚盐水或蒸或炒用。（《本草述》，清·刘若金著，公元 1666 年）

94. 黄耆：蜜炙。（《医方集解》，清·汪昂著，公元 1682 年）

95. 黄耆：黄耆补气圣药，宜乎凡气虚者俱可补之矣，何喘满之病反不用者，恐其助满而增胀也……古人用大剂人参治之者，以人参不能助胀而善能定喘耳……然天下贫人多而富人少，安得多备人参以救急哉……虽知黄耆善用之，以治喘满实神……黄耆用防风之汁炒而用之，再不增胀增满，但制之实有法，防风用少则力薄不能制黄耆，用多则味厚又嫌过制黄者，不惟不能补气，反有散气之忧，大约黄耆用一斤，用防风一两，先将防风用水十碗煎数沸，漉去防风之渣，泡黄耆二刻，湿透以火炒之干，再泡透又炒干，以汁干为度，再用北五味三钱煎汤一大碗又泡，半干半湿复炒之，火焙干得地气然后用之。凡人参该用一两者，黄耆亦用一两，定喘如神而又不增添胀满，至妙之法亦至便之法也，凡用黄耆俱宜如此制之，虽古人用黄耆加入防风治病，亦能得效，然其性尚未制伏，终有跳梁之虑，不若先制之为宜，彼止畏忌而成功更神，又何喘病之不可治哉。或问黄耆何故必须蜜炙，岂生用非耶，然疮疡之门偏用生黄耆，亦有说乎曰，黄耆原不必蜜炙也，世人谓黄耆炙则补而生则泻，其实生用未尝不补也。(《本草新编》，清·陈士铎著，公元 1687 年)

96. 黄芪：入补中药槌扁，蜜炙；达表生用。或曰补肾及治崩带淋浊，宜盐水浸炒。昂：此说非也。前证用黄耆，非欲抑黄耆使入肾也，取其补中升气，则肾受荫，而带浊崩淋自止，即日华所谓气盛自无陷下之忧也。有上病而下取，有下病而上取，补彼经而益此经者，此类是也。(《本草备要》，清·汪昂辑著，公元 1694 年)

97. 黄芪：用蜜炙能温中健脾……从骨托毒而出，必须咸水炒。痘疮虚不发者，在表助气为先，又宜生用。(《药品辨义》，清·尤乘增辑，公元 1691 年)

98. 黄芪：炙。(《洞天奥旨》，清·陈士铎撰，公元 1694 年)

99. 绵黄芪：①蜜水炒。②盐水炒。(《洞天奥旨》，清·陈士铎撰，公元 1694 年)

100. 黄芪：炙。(《本经逢原》，清·张璐著，公元 1695 年)

101. 黄芪：①制法，恶寒酒炒，胃虚泔治，外科用盐，

嘈杂用乳，无汗煨用，有汗蜜炙，生用亦泻火。②酥炙。③酒炒。(《嵩崖尊生全书》，清·景冬阳撰，公元 1696 年)

102. 制黄耆：①凡使黄耆，须去头上皱皮，蒸半日，擘细于槐砧上剉。②入但槌扁，以蜜水涂炙数次，以热为度，亦有以盐汤润透，器盛于汤瓶，蒸熟切用者。(《修事指南》，清·张仲岩撰，公元 1704 年)

103. 黄芪：蜜炒。(《良朋汇集》，清·孙望林辑，公元 1711 年)

104. 黄芪：补气药中蜜水炙。疮疡药中盐水炒。(《本草必用》，清·顾靖远著，公元 1722 年)

105. 黄耆：酒炒，醋炒，蜜炙，白水炒。(《本草经解要》，清·叶天士著，公元 1724 年)

106. 黄芪：去心，蜜水润炙。如入补肾药以盐水润炙，切片。炙为补气药……(《外科证治全生集》，清·王维德著，公元 1740 年)

107. 绵黄芪：炒。(《外科证治全生集》，清·王维德著，公元 1740 年)

108. 黄耆：①去芦。②蜜炙。③盐水炒。(《医宗金鉴》，清·吴谦等编，公元 1742 年)

109. 嫩黄耆：蜜炙。(《幼幼集成》，清·陈复正辑订，公元 1750 年)

110. 黄耆：凡一切疮疡总忌内陷，悉宜黄耆蜜炙用。生用微凉清表敛汗宜之。(《长沙药解》，清·黄元御撰，公元 1753 年)

111. 黄耆：①入补中药，捶扁，蜜炙。如欲其稍降，盐水炒。有谓补肾及崩带淋浊药，宜盐水炒。②此说非也，前证用黄耆，非欲抑黄芪使入肾也，取其补中升气，则肾受荫，而

崩带淋浊之病自愈也。有上病下取，下病上取，补彼经而益及
此经者，此类是也。③达表生用，或酒炒亦可。阴虚者宜少
用，恐升气于表，而里愈虚尔。用盐水炒，以制其升性，亦
得。(《本草从新》，清·吴仪洛撰，公元 1757 年)

112. 黄芪：补虚，蜜炒。嘈杂病，乳炒。解毒，盐水炒。
胃虚，米泔炒。暖胃、除泻心火、退虚热、托疮疡，生用。
(《得配本草》，清·严西亭、施澹宁、洪缉庵同纂，公元
1761 年)

113. 黄耆：蜜炙。(《成方切用》，清·吴仪洛辑，公元
1761 年)

114. 黄耆：①蜜炙。②炒。(《沈氏女科辑要笺正》，清·沈
尧封辑著，公元 1764 年?)

115. 黄芪：①炙。②人乳制七次。(《本草纲目拾遗》，
清·赵学敏编，公元 1765 年)

116. 黄芪：血虚肺燥，搥扁蜜炙。发表生用。气虚肺寒
酒炒。肾虚气薄盐汤蒸润切片用。(《本草求真》，清·黄宫绣
纂，公元 1769 年)

117. 黄芪：蜜炙。(《幼科释谜》，清·沈金鳌撰，公元
1773 年)

118. 黄芪：蜜炙。(《妇科玉尺》，清·沈金鳌撰，公元
1773 年)

119. 黄耆：蜜炙。(《叶天士秘方大全》，清·叶天士撰，
公元 1775 年?)

120. 黄耆：入补中药搥扁蜜炙，达表生用。(《本草辑
要》，清·林玉友辑，公元 1790 年)

121. 黄耆：炙。(《温病条辨》，清·吴瑭撰，公元 1798 年)

122. 黄耆：蜜炙。(《时方妙用》《时方歌括》，清·陈念祖

著，公元 1803 年）

123. 黄耆：一两五钱，用川芎一两酒煎收入，去川芎。（《医学从众录》，清·陈念祖撰，公元 1820 年）

124. 绵黄耆：去皮，蜜酒拌炒。（《医学从众录》，清·陈念祖撰，公元 1820 年）

125. 黄耆：耆之功力在于蜜炙用，清炒、盐炒者非。（《本草正义》，清·张德裕辑，公元 1828 年）

126. 黄耆：①盐水炒。②酒浸一宿。③蜜炙。④酒炒。（《外科证治全书》，清·许克昌、毕法同辑，公元 1831 年）

127. 黄耆：①酥炙。②蜜炙。③酒炒。（《类证治裁》，清·林佩琴编著，公元 1839 年）

128. 黄芪：生用泻火，炙用补中。（《本草分经》，清·姚澜编，公元 1840 年）

129. 黄芪：蜜炙。（《增广验方新编》，清·鲍相璈编，公元 1846 年）

130. 九制黄芪：黄芪二斤，洗净切片烘干，第一次用木通二两煎水泡一夜，晒干。二次升麻一两，照前。二次丹皮二两四钱，照前。四次沙参三两五钱，照前。五次玉竹四两六钱，照前。六次制附子一两，照前。七次五味二两，照前。八次防风二两，照前。九次蜜糖三两拌炒，制完蒸过，七日可服。每用二钱，水一杯，饭上蒸好，临时对酒少许服，渣再煎服（此药制后，与人参同功，气虚者服之最佳）。（《增广验方新编》，清·鲍相璈编，公元 1846 年）

131. 黄芪：达表生用，或酒炒，补气水炙捶扁，以蜜水涂炙数次，以熟为度。亦有以盐水汤润透熟切用。（《本草害利》，清·凌晓五著，公元 1862 年）

132. 黄芪：①生用——发表。②捶扁蜜炙——血虚肺燥。

③酒炒——气虚肺寒。④盐汤蒸润——肾虚气薄。(《本草汇纂》,清·屠道和编辑,公元 1863 年)

133. 黄耆:蜜炙。(《笔花医镜》,清·江笔花编著,公元 1871 年)

134. 黄耆:①米炒。②酒炒。③蜜炙。(《时病论》,清·雷丰著,公元 1882 年)

135. 黄耆皮:蜜炙。(《时病论》,清·雷丰著,公元 1882 年)

136. 黄耆:炙,火酒炒、盐水炒。(《医家四要》,清·程曦、江诚、雷大震同纂,公元 1884 年)

137. 黄芪:敛汗托疮,宜生乃效。补中州以资脾肺,阳虚血脱,当炙为良。炙用则大补中气。(《本草便读》,清·张秉成辑,公元 1887 年)

## 🌸 现代炮制加工与应用

| 序号 | 炮制品 | 加工技术 | 应用 |
| --- | --- | --- | --- |
| 1 | 黄芪 | 取原药材,除去杂质,粗细分档,洗净,润透,切厚片,干燥,筛去碎屑 | 生品长于益卫固表、托毒生肌、利尿退肿。用于表虚自汗,气虚水肿,痈疽难溃,久溃不敛,内热消渴等 |
| 2 | 炙黄芪 | 取净黄芪片,将定量炼蜜加适量开水稀释,淋入黄芪中拌匀,闷润至蜜汁被吸尽,置炒制器具内,文火加热,炒至深黄色、不粘手时,取出晾凉,筛去碎屑。每 100kg 净黄芪片,用炼蜜 25kg | 蜜炙后长于益气补中。用于气虚乏力,食少便溏等 |

# 黄芩 | Huángqín
Scutellariae Radix

《中国药典》载有黄芩片和酒黄芩两种炮制品。黄芩为唇形科植物黄芩 *Scutellaria baicalensis* Georgi 的干燥根。春、秋二季采挖，除去须根及泥沙，晒后撞去粗皮，晒干。

## 历代炮制方法辑要

1. 黄芩：①酒洗。②酒制。③酒炒。④炒。⑤去黑心。(《银海精微》，托名唐·孙思邈辑，公元682年)

2. 黄芩：切。(《外台秘要》，唐·王焘，公元752年)

3. 黄芩：㕮。(《太平圣惠方》，宋·王怀隐等编集，公元992年)

4. 黄芩：去心。(《小儿药证直诀》，宋·钱乙著，公元1107年？)

5. 黄芩：新瓦上并同炒香。(《类证活人书》，宋·朱肱撰，公元1108年)

6. 黄芩：杵末。(《重修政和经史证类备用本草》，宋·唐慎微著，公元1116年)

7. 黄芩：去黑心。(《圣济总录》，宋·太医院编，公元1111—1117年)

8. 黄芩：去黑心。(《产育宝庆集》，宋·李师圣、郭嵇中编纂，公元1131年)

9. 黄芩：①去皮。②刮净。③为细末，烧秤锤淬酒调下。

（《普济本事方》，宋·许叔微述，公元 1132 年）

10. 黄芩：①去粗皮。②凡使，先须剉碎，微炒过，方入药用。（《太平惠民和剂局方》，宋·太平惠民和剂局陈师文等编，公元 1151 年）

11. 黄芩：去心。（《小儿卫生总微论方》，宋·撰人未详，公元 1156 年）

12. 黄芩：煅存性。（《洪氏集验方》，宋·洪遵辑，公元 1170 年）

13. 黄芩：为末姜汁和作饼。（《三因极一病证方论》，宋·陈言著，公元 1174 年）

14. 黄芩：去黑皮并心。（《传信适用方》，宋·吴彦夔著，公元 1180 年）

15. 黄芩：剉。（《卫生家宝产科备要》，宋·朱端章编，公元 1184 年）

16. 黄芩：去须。（《校正集验背疽方》，宋·李迅撰，公元 1196 年）

17. 黄芩：①酒炒。②炒焦。（《校注妇人良方》，宋·陈自明原著，明·薛己校注，公元 1237 年）

18. 黄芩：去黑心。（《济生方》，宋·严用和撰，公元 1253 年）

19. 黄芩：炒。（《陈氏小儿痘疹方论》，宋·陈文中撰，公元 1254 年）

20. 黄芩：去芦。（《脾胃论》，元·李杲著，公元 1249 年）

21. 黄芩：①病在头面及手梢皮肤者。须用酒炒之借酒力以上腾也。咽之下脐上须酒洗之，在下生用，大凡生升熟降。②酒炒上行。（《汤液本草》，元·王好古著，公元 1298 年）

22. 黄芩：酒炒上颈主上部积血。去心。上焦有疮者须用

黄芩酒洗。（《珍珠囊》，金·张元素著，公元 1315 年）

23. 黄芩：去粗皮。（《瑞竹堂经验方》，元·沙图穆苏撰，公元 1326 年）

24. 黄芩心：枝条者二两重，用米醋浸七日，炙干，又浸又炙，如此七次。（《瑞竹堂经验方》，元·沙图穆苏撰，公元 1326 年）

25. 黄芩：①去黑心。去腐。②去腐芦。（《外科精义》，元·齐德之著，公元 1335 年）

26. 黄芩：①酒浸焙。②炒。③新瓦上炒令香。④去皮并黑腐，（铡）细剉，桶剉，竹筛齐用。（《卫生宝鉴》，元·罗天益著，公元 1343 年）

27. 黄芩：①姜汁炒。②酒洗。③土炒。④炒。⑤酒浸，炒黄。（《丹溪心法》，元·朱震亨著，公元 1347 年）

28. 细挺子黄芩：去皮，一半酒制，一半炒。（《丹溪心法》，元·朱震亨著，公元 1347 年）

29. 黄芩：①黄芩除上热，目内赤肿，火炒者妙。②酒炒。（《原机启微》，元·倪维德撰著，公元 1370 年）

30. 黄芩：①去芦水煮二沸，土（上）部用酒拌炒。②酒炒。（《疮疡经验全书》，宋·窦汉卿辑著，公元 1569 年？）

31. 黄芩：①炒。②酒制。（《本草发挥》，明·徐彦纯辑，公元 1368 年）

32. 黄芩：①苦，阴中微阳，酒炒上颈，主上部积血。②酒浸。③酒制炒。④酒炒。⑤去黑心。⑥去腐，酒洗。⑦醋浸一宿，晒。⑧去腐。⑨去腐净。⑩炒，拌酒制。⑪炒干。（《普济方》，明·朱橚等编，公元 1406 年）

33. 黄芩：去枯朽。（《秘传证治要诀及类方》，明·戴元礼著，公元 1443 年）

34. 黄芩：①去黑心。②去芦。(《奇效良方》，明·方贤著，公元 1449 年？)

35. 黄芩心：以米醋浸之，日炙干，又浸又炙，如此七次。(《奇效良方》，明·方贤著，公元 1449 年？)

36. 黄芩：酒炒。(《滇南本草》，明·兰茂著，公元 1476 年)

37. 黄芩：去粗皮及腐烂者剉用或酒炒。(《本草品汇精要》，明·刘文泰等纂，公元 1505 年)

38. 黄芩：①酒制。②酒炒。(《外科理例》，明·汪机编著，公元 1519 年)

39. 黄芩：凡用择深色，剔去内朽，刮净外衣，薄片咀成，生炒如式。枯飘者名宿芩……上膈，酒炒为宜。(《本草蒙筌》，明·陈嘉谟纂辑，公元 1525 年)

40. 黄芩：①去粗皮。②去芦。③炒。④炙。(《婴童百问》，明·鲁伯嗣撰，公元 1526 年？)

41. 黄芩：①炒焦。②炙。(《女科撮要》，明·薛己著，公元 1548 年)

42. 黄芩：炒。(《明医杂著》，明·王节斋集，薛己注，公元 1549 年)

43. 黄芩：炒。(《保婴撮要》，明·薛铠集，薛己验，公元 1555 年)

44. 黄芩：①去芦。②去皮。③去心。④炒。⑤新瓦上炒香。⑥酒浸炒。⑦酒洗。⑧酒洗，炒。⑨一半酒浸，一半炒。(《医学纲目》，明·楼英编纂，公元 1565 年)

45. 黄芩梢：酒洗炒八钱，一半生。(《医学纲目》，明·楼英编纂，公元 1565 年)

46. 黄芩：酒炒上行，便炒下行，寻常生用。(《医学入

门》，明·李梴著，公元 1575 年）

47. 黄芩：酒炒上行，主上部积血。（《本草纲目》，明·李时珍撰，公元 1578 年）

48. 黄芩：刮去皮，上有用头、用尾、用腐、用片、用条直鼠尾者，有生用、酒炒、姜制者。（《仁术便览》，明·张浩著，公元 1585 年）

49. 黄芩：去皮朽枯，飘者治上焦，条实者治下焦。（《增补万病回春》，明·龚廷贤编，公元 1587 年）

50. 黄芩：条芩治上膈病酒炒为宜，片芩治下焦病生用最妙。（《本草原始》，明·李中立纂辑，公元 1593 年）

51. 黄芩：①炒。②酒炒。③去根。（《鲁府禁方》，明·龚廷贤编，公元 1594 年）

52. 黄芩：①去腐。②炒。③去皮心，黑灰。④去皮并黑腐，铡细，竹筛齐用。（《证治准绳》，明·王肯堂著，公元 1602 年）

53. 鼠尾黄芩：净铡。（《证治准绳》，明·王肯堂著，公元 1602 年）

54. 黄芩：酒制。（《外科启玄》，明·申斗垣著，公元 1604 年）

55. 黄芩：酒炒。（《宋氏女科秘书》，文明·宋林皋著，公元 1612 年）

56. 黄芩：治头目疾须酒炒，去肺火生用，去虚痰火姜汁炒，治上病用片芩，治下病用条芩。（《医宗粹言》，明·罗周彦著，公元 1612 年）

57. 片芩：①去朽。②微炒。（《寿世保元》，明·龚廷贤撰，公元 1615 年）

58. 黄芩：①土炒。②去皮、枯朽，或生或酒泡。③酒

洗。④醋炒。⑤去朽，酒炒。⑥酒浸，猪胆汁炒。(《寿世保元》，明·龚廷贤撰，公元 1615 年)

59. 条芩：炒紫黑。(《寿世保元》，明·龚廷贤撰，公元 1615 年)

60. 枯芩：酒炒。(《寿世保元》，明·龚廷贤撰，公元 1615 年)

61. 黄芩：①微炒。②酒洗。③姜汁炒。④去黑心。⑤陈壁上炒。(《景岳全书》，明·张介宾撰，公元 1615 年)

62. 条黄芩：酒炒，勿太熟。(《景岳全书》，明·张介宾撰，公元 1615 年)

63. 黄芩：酒炒。(《外科正宗》，明·陈实功编撰，公元 1617 年)

64. 黄芩：①去皮。②炒。③研为细末。④新瓦上炒。⑤炒黑。⑥酒炒。⑦米泔浸七日，炙干，又浸又炙，如此七次。(《济阴纲目》，明·武之望辑著，公元 1620 年)

65. 条芩：①炒。②酒洗。(《济阴纲目》，明·武之望辑著，公元 1620 年)

66. 子芩：淡姜汁炒。(《济阴纲目》，明·武之望辑著，公元 1620 年)

67. 黄芩：大(入)肺经用枯芩去腐酒浸切炒。入大肠火安胎等俱用子芩酒浸切炒。(《炮炙大法》，明·缪希雍撰，公元 1622 年)

68. 黄芩：酒炒。(《先醒斋医学广笔记》，明·缪希雍撰，公元 1622 年)

69. 黄芩：欲其上者酒炒，欲其下者生用。(《本草正》，明·张介宾撰，公元 1624 年)

70. 黄芩：①姜汁炒。②炒。③去腐。④酒炒。⑤去朽

心。(《医宗必读》，明·李中梓著，公元 1637 年)

71. 黄芩：得酒上行，得猪胆除肝胆火。(《本草通玄》，明·李中梓撰，公元 1637 年？)

72. 黄芩：①酒制。②酒洗。③酒炒。④去黑心。(《审视瑶函》，明·傅仁宇撰，公元 1644 年)

73. 片黄芩：炒。(《一草亭目科全书、异授眼科》，明·邓苑撰，公元 1644 年？)

74. 黄芩：酒炒。(《一草亭目科全书、异授眼科》，明·邓苑撰，公元 1644 年？)

75. 黄芩：①刮去外衣内朽，咀片。②酒炒。(《本草汇》，清·郭佩兰著，公元 1655 年)

76. 黄芩：①除风热生用，入血分酒炒，治泻痢姜汁拌炒，治胆热用猪胆汁拌晒干……②酒炒。(《医宗说约》，清·蒋仲芳撰，公元 1663 年)

77. 黄芩：①炒。②炒黑。③酒炒。(《外科大成》，清·祁坤编著，公元 1665 年)

78. 条芩：每斤用皂角子仁，侧柏各四两水煮半日，汁干为度，用芩。(《外科大成》，清·祁坤编著，公元 1665 年)

79. 黄芩：①去皮桠。②酒炒。③酒洗。④猪胆汁拌炒。⑤吴茱萸制者为其入肝散滞火液。⑥便浸炒。(《本草述》，清·刘若金著，公元 1666 年)

80. 黄芩：寻常生用，或水炒去寒性亦可，上行酒浸切炒、下行便浸炒，除肝胆火，猪胆汁拌炒，更有吴萸制芩者，欲其入肝散滞火也。(《本草述钩元》，清·杨时泰著，公元 1666 年？)

81. 黄芩：用须酒炒，或姜汁制。(《痧胀玉衡》，清·郭志邃著述，公元 1675 年)

82. 黄芩：①酒洗。②酒炒。③酒炒热甚倍用。(《温热暑疫》，清·周扬俊辑，公元 1679 年)

83. 黄芩：①炒。②酒炒。(《医方集解》，清·汪昂著，公元 1682 年)

84. 黄芩：上行，酒炒；泻肝胆火，猪胆汁炒。(《本草备要》，清·汪昂辑著，公元 1694 年)

85. 黄芩：用猪胆拌炒，入厥阴肝经。(《药品辨义》，清·尤乘增辑，公元 1691 年)

86. 黄芩：酒浸炒。(《洞天奥旨》，清·陈士铎撰，公元 1694 年)

87. 黄芩：①煮熟酒炒。②酒炒。(《本经逢原》，清·张璐著，公元 1695 年)

88. 黄芩：①独其治疟，炒宜胆汁，使之入肝，亦以清郁。②酒炒。(《嵩崖尊生全书》，清·景冬阳撰，公元 1696 年)

89. 制黄芩：凡使黄芩，得酒上行，得猪胆汁除肝胆火，得柴胡退寒热，得芍药治下痢，得桑白皮泻肺火，得白术安胎。(《修事指南》，清·张仲岩撰，公元 1704 年)

90. 黄芩：酒炒。(《良朋汇集》，清·孙望林辑，公元 1711 年)

91. 黄芩：酒炒则上行，猪胆汁炒泻肝胆之火，枯而飘者泻上焦之火，实而坚者退下部之热。(《本草必用》，清·顾靖远，公元 1722 年)

92. 黄芩：酒炒。(《本草经解要》，清·叶天士著，公元 1724 年)

93. 黄芩：①炒黑用。②炒。③酒炒。(《医宗金鉴》，清·吴谦等编，公元 1742 年)

94. 黄芩心：米泔浸七日炙干又浸又炙如此七次。(《医宗

金鉴》，清·吴谦等编，公元 1742 年）

95. 黄芩：清上用枯者，清下用实者，内行醋炒，外行酒炒。（《长沙药解》，清·黄元御撰，公元 1753 年）

96. 黄芩：坚重者下降，上行酒炒，泻肝胆火猪胆汁炒。（《本草从新》，清·吴仪洛撰，公元 1757 年）

97. 黄芩：酒炒。（《串雅内编》，清·赵学敏编，公元 1759 年）

98. 黄芩：酒炒上行。生用下行。猪胆汁炒，泻肝胆火。片芩泻肺胃上焦之火，子芩泻大肠下焦之火。（《得配本草》，清·严西亭、施澹宁、洪缉庵同纂，公元 1761 年）

99. 黄芩：炒。（《成方切用》，清·吴仪洛辑，公元 1761 年）

100. 条芩：酒拌炒。（《沈氏女科辑要笺正》，清·沈尧封辑著，公元 1764 年？）

101. 黄芩：上行酒炒，泻肝胆火猪胆汁（炒）。酒炒则膈热可除，而肝胆火熄，生用则实热堪投，而腹痛斯愈。（《本草求真》，清·黄宫绣纂，公元 1769 年）

102. 黄芩：①酒炙。②炒。③烧存性。（《幼科释谜》，清·沈金鳌，公元 1773 年）

103. 黄芩：炒黑。（《妇科玉尺》，清·沈金鳌撰，公元 1773 年）

104. 黄芩：酒炒。（《叶天士秘方大全》，清·叶天士撰，公元 1775 年？）

105. 黄芩：①炒半黄。②炭。③酒炒半焦。（《吴鞠通医案》，清·吴瑭著，公元 1789 年）

106. 黄芩：上行酒炒，泻肝胆火猪胆汁炒。（《本草辑要》，清·林玉友辑，公元 1790 年）

107. 黄芩：①酒炒。②炒。(《医学从众录》，清·陈念祖撰，公元 1820 年)

108. 黄芩：酒炒黑。(《傅青主女科》，清·傅山著，公元 1827 年)

109. 黄芩：清上火酒炒，清下火生用。(《本草正义》，清·张德裕辑，公元 1828 年)

110. 黄芩：酒炒。(《外科证治全书》，清·许克昌、毕法同辑，公元 1831 年)

111. 黄芩：酒炒。(《霍乱论》，清·王士雄撰，公元 1838 年)

112. 黄芩：酒炒。(《类证治裁》，清·林佩琴编著，公元 1839 年)

113. 黄芩：①酒炒。②炒。(《增广验方新编》，清·鲍相璈编，公元 1846 年)

114. 黄芩：①炒。②酒炒。(《温热经纬》，清·王孟英编著，公元 1852 年)

115. 黄芩：得酒炒则上行，得猪胆汁炒除肝胆火。(《本草害利》，清·凌晓五著，公元 1862 年)

116. 黄芩：酒炒。(《校注医醇剩义》，清·费伯雄编著，公元 1863 年)

117. 黄芩：①酒炒——上行。②猪胆汁炒——泻肝胆火。(《本草汇纂》，清·屠道和编辑，公元 1863 年)

118. 黄芩：①炒。②酒炙。(《笔花医镜》，清·江笔花编著，公元 1871 年)

119. 黄芩：酒炒。(《时病论》，清·雷丰著，公元 1882 年)

120. 黄芩：上行酒炒，泻肝胆火猪胆汁炒。(《医家四

要》，清·程曦、江诚、雷大震同纂，公元 1884 年）

### 现代炮制加工与应用

| 序号 | 炮制品 | 加工技术 | 应用 |
|---|---|---|---|
| 1 | 黄芩片 | 取原药材，除去杂质。将大小分档的黄芩置蒸笼内，蒸制30分钟，趁热切薄片，干燥，筛去碎屑。或将净黄芩置沸水中煮10分钟，取出，闷润至内外湿度一致时，切薄片，干燥，筛去碎屑 | 生品清热泻火作用强。多用于热病，湿温，黄疸，泻痢等 |
| 2 | 酒黄芩 | 取净黄芩片于适宜的容器内，加黄酒拌匀，密闭闷润至酒被吸尽，文火炒至深黄色时，取出晾凉，筛去碎屑。每100kg净黄芩片，用黄酒10kg | 苦寒之性缓和，避免伤脾阳而致腹泻，并可引药入血分，借黄酒升腾之力，以清上焦肺热及四肢肌表之湿热。用于目赤肿痛，瘀血壅盛，上焦肺热咳嗽等 |
| 3 | 黄芩炭 | 取净黄芩片，置预热好的炒制器具内，武火炒至黄芩外表黑褐色，里面深黄色。有火星时及时喷洒适量饮用水，熄灭火星，取出。筛去碎屑 | 具有清热止血作用。用于崩漏下血，吐血，衄血等 |

# 火麻仁 | Huǒmárén
## Cannabis Fructus

《中国药典》载有火麻仁和炒火麻仁两种炮制品。火麻仁为桑科植物大麻 *Cannabis sativa* L. 的干燥成熟果实。秋季果实成熟时采收，除去杂质，晒干。

### 🐚 历代炮制方法辑要

1. 大麻仁：熬研如脂。(《备急千金要方》，唐·孙思邈著，公元 652 年)

2. 麻子仁：①蒸之。②碎。③熬取脂。(《千金翼方》，唐·孙思邈著，公元 682 年)

3. 大麻仁：①炒。②熬。(《外台秘要》，唐·王焘撰，公元 752 年)

4. 冬麻仁：研如泥。(《经效产宝》，唐·昝殷撰，公元 847 年)

5. 大麻仁：别研。(《颅囟经》，唐·佚名，公元 907 年)

6. 大麻仁：到研如膏。(《太平圣惠方》，宋·王怀隐等编集，公元 992 年)

7. 麻仁：先以温水浴，悬在井中五日，令生芽，日晒，退皮取仁。(《博济方》，宋·王衮撰，公元 1047 年)

8. 大麻仁：炒鸣，取出，冷地上摊，以新砖磨破，簸去皮，以密筛筛过，择去壳。(《伤寒总病论》，宋·庞安时撰，公元 1100 年)

9. 麻子（火麻仁）：①炒令香，捣碎，小便浸取汁。②杵研，滤取汁。③杵碎，熬。④炒令香熟，末服。（《重修政和经史证类备用本草》，宋·唐慎微著，公元 1116 年）

10. 麻仁：研。（《产育宝庆集》，宋·李师圣、郭嵇中编纂，公元 1131 年）

11. 大麻仁：①去壳。②去壳，取仁。（《卫生家宝产科备要》，宋·朱端章编，公元 1184 年）

12. 大麻仁：①研。②微炒。（《校注妇人良方》，宋·陈自明原著，明·薛己校注，公元 1237 年）

13. 麻仁：研。（《济生方》，宋·严用和撰，公元 1253 年）

14. 麻仁：①去皮。②去皮，研。（《女科百问》，宋·齐仲甫著，公元 1279 年）

15. 大麻仁：①去壳。②研。（《女科百问》，宋·齐仲甫著，公元 1279 年）

16. 火麻子仁：捣。（《儒门事亲》，金·张从正撰，公元 1228 年？）

17. 麻子仁：炒去皮。（《儒门事亲》，金·张从正撰，公元 1228 年？）

18. 麻子仁：去皮取仁。（《脾胃论》，元·李杲著，公元 1249 年）

19. 麻仁：炒黄。（《卫生宝鉴》，元·罗天益著，公元 1343 年）

20. 麻子仁：研。（《丹溪心法》，元·朱震亨著，公元 1347 年）

21. 麻仁：研。（《丹溪心法》，元·朱震亨著，公元 1347 年）

22. 火麻子仁：①晒令干，用板子盛住，上用砖一片压定，轻轻以手磨砖，则麻自脱，拣未脱者再磨之，取净者，细研。②微炒赤色，退壳用。(《普济方》，明·朱橚等编，公元1406年)

23. 大麻仁：去皮，研如泥。(《普济方》，明·朱橚等编，公元1406年)

24. 麻仁：去壳，研令极细。(《普济方》，明·朱橚等编，公元1406年)

25. 火麻子：捣碎。(《奇效良方》，明·方贤著，公元1449年？)

26. 火麻仁：炒。(《奇效良方》，明·方贤著，公元1449年？)

27. 火麻子：入药修制宜精，始用帛包浸沸汤，待冷捡出，次以绳吊悬井内，隔水勿沾，务过一宵，方取曝日，候干燥置平地面压重板揩净壳皮，择起细仁，随宜索效。(《本草蒙筌》，明·陈嘉谟纂辑，公元1525年)

28. 火麻仁：去壳，搥粹（碎）。(《万氏女科》，明·万全编著，公元1549年)

29. 火麻子：凡使以布包沸汤中浸，汤冷取出，垂井中一夜，勿令著水，次日晒干，新瓦上煅去壳用。(《医学入门》，明·李梴著，公元1575年)

30. 火麻仁：微炒，去壳。(《增补万病回春》，明·龚廷贤编，公元1587年)

31. 火麻仁：微炒去壳另研。(《证治准绳》，明·王肯堂著，公元1602年)

32. 火麻仁：①去壳。②微炒，去壳。(《寿世保元》，明·龚廷贤撰，公元1615年)

33. 大麻仁：微炒，去壳。(《景岳全书》，明·张介宾撰，

公元 1615 年)

34. 大麻仁：研如泥。(《济阴纲目》，明·武之望辑著，公元 1620 年)

35. 麻仁：炒黄。(《济阴纲目》，明·武之望辑著，公元 1620 年)

36. 麻仁：凡诸膏腻药如桃仁，麻仁辈，皆另捣如膏乃以内成散中旋，次下白合研，令消散。(《炮炙大法》，明·缪希雍撰，公元 1622 年)

37. 麻仁：①绢包置沸汤中，至冷取出，悬井中一夜，勿着水，曝干新瓦上挼去壳。②别研。(《医宗必读》，明·李中梓著，公元 1637 年)

38. 火麻仁：捣如膏。(《审视瑶函》，明·傅仁宇撰，公元 1644 年)

39. 大麻仁：极难去壳，取帛包置沸汤中，浸至冷，乃出之，垂井中一夜，勿令着水，次日日中暴干，就新瓦上挼去壳，簸扬取仁，粒粒皆完。(《本草乘雅半偈》，明·卢之颐著，公元 1647 年)

40. 麻仁：晒干。(《本草汇》，清·郭佩兰著，公元 1655 年)

41. 火麻仁：微炒去壳。(《医门法律》，清·喻嘉言著，公元 1658 年)

42. 麻仁：微炒，去壳取仁。(《外科大成》，清·祁坤编著，公元 1665 年)

43. 大麻仁：极难去壳，帛裹置沸汤，待冷，悬井中一夜，晒干，就新瓦上挼去壳，捣用。(《本草备要》，清·汪昂辑著，公元 1694 年)

44. 麻仁：略炒研，生研用亦可。(《药品辨义》，清·尤乘

增辑，公元 1691 年）

45. 麻子仁：微炒研。（《本经逢原》，清·张璐著，公元 1695 年）

46. 制大麻仁：凡使麻仁极难去壳，取帛包置沸汤中，浸至冷出之，垂井中一夜，勿令着水，次日日中曝干，就新瓦上捼去壳，簸扬取仁粒粒皆完。（《修事指南》，清·张仲岩撰，公元 1704 年）

47. 大麻仁：绢包置滚汤中，至冷取出，悬空垂井中一宿，晒干，新瓦上捼去壳研。（《本草必用》，清·顾靖远著，公元 1722 年）

48. 火麻仁：微火焙去壳。（《医宗金鉴》，清·吴谦等编，公元 1742 年）

49. 火麻仁：去壳。（《幼幼集成》，清·陈复正辑订，公元 1750 年）

50. 麻仁：去壳炒研用。（《长沙药解》，清·黄元御撰，公元 1753 年）

51. 大麻仁：捣用。（《本草从新》，清·吴仪洛撰，公元 1757 年）

52. 大麻仁：去壳研用。（《得配本草》，清·严西亭、施澹宁、洪缉庵同纂，公元 1761 年）

53. 火麻仁：微炒去壳。（《成方切用》，清·吴仪洛辑，公元 1761 年）

54. 火麻仁：入药微炒研用，入丸汤泡去壳，取帛包煮沸汤中，浸至冷，出之，垂井中一夜，勿着水，次日日中爆干，（捼）出簸扬去壳取仁。性生走熟守（生用破血利小便，捣汁治产难胎衣不下，熟用治崩中不止）。（《本草求真》，清·黄宫绣纂，公元 1769 年）

55. 大麻仁：难去壳，帛裹置沸汤待冷，悬井中夜晒干，就新瓦上挼去壳，捣用。(《本草辑要》，清·林玉友辑，公元1790年)

56. 火麻仁：洗去土炒。(《增广验方新编》，清·鲍相璈编，公元1846年)

57. 火麻仁：极难去壳，裹沸汤中待冷，悬井中一夜，晒干，就新瓦上去壳用。(《本草害利》，清·凌晓五著，公元1862年)

58. 火麻仁：微研炒，捣去壳。(《本草汇纂》，清·屠道和编辑，公元1863年)

59. 大麻仁：去壳，捣用。(《医家四要》，清·程曦、江诚、雷大震同纂，公元1884年)

### 🌐 现代炮制加工与应用

| 序号 | 炮制品 | 加工技术 | 应用 |
| --- | --- | --- | --- |
| 1 | 火麻仁 | 取原药材，除去杂质及果皮。用时捣碎 | 生品润肠通便作用强。用于血虚津亏，肠燥便秘 |
| 2 | 炒火麻仁 | 取净火麻仁，置已预热好的炒制器具中，用文火加热炒至表面呈微黄色，并逸出固有气味时，取出，放凉。筛去碎屑。用时捣碎 | 炒后能提高煎出效果，能增强润肠燥、滋阴血的作用 |

# 蒺藜 | Jílí
Tribuli Fructus

《中国药典》载有蒺藜和炒蒺藜两种炮制品。蒺藜为蒺藜科植物蒺藜 *Tribulus terrestris* L. 的干燥成熟果实。秋季果实成熟时采割植株，晒干，打下果实，除去杂质。

## 历代炮制方法辑要

1. 蒺藜子：烧为灰。(《备急千金要方》，唐·孙思邈著，公元 652 年)

2. 蒺藜：①炒。②炒去尖。③炒去刺。④炒焦去刺。(《银海精微》，托名唐·孙思邈辑，公元 682 年)

3. 蒺(藜)子：去角尖熬。(《外台秘要》，唐·王焘撰，公元 752 年)

4. 蒺藜：炒。(《颅囟经》，唐·佚名，公元 907 年)

5. 白蒺藜：微炒去刺。(《太平圣惠方》，宋·王怀隐等编集，公元 992 年)

6. 白蒺藜：微炒去刺。(《博济方》，宋·王衮撰，公元 1047 年)

7. 白蒺藜：去角。(《苏沈良方》，宋·苏轼、沈括著，公元 1075 年)

8. 白蒺藜：炒去尖。去刺。炒去刺。(《史载之方》，宋·史堪撰，公元 1085 年?)

9. 蒺藜：炒，以新砖磨去刺。(《伤寒总病论》，宋·庞安

时撰，公元 1100 年）

10. 白蒺藜：去尖。（《小儿药证直诀》，宋·钱乙著，公元 1107 年？）

11. 蒺藜：①舂去刺用。②生捣为末。③日干，舂去刺，然后杵为末。④当道，车碾过。（《重修政和经史证类备用本草》，宋·唐慎微著，公元 1116 年）

12. 白蒺藜：①炒去角。②酒炒。（《圣济总录》，宋·太医院编，公元 1111—1117 年）

13. 白蒺藜：①去角炒。②炒瓦擦扬去细碎刺。（《普济本事方》，宋·许叔微述，公元 1132 年）

14. 白蒺藜：①烂。②炒去刺。（《太平惠民和剂局方》，宋·太平惠民和剂局陈师文等编，公元 1151 年）

15. 蒺藜子：凡使，须净拣择，蒸一伏时，晒干，于木臼中舂令刺尽。用酒拌再蒸，取出曝干用。（《太平惠民和剂局方》，宋·太平惠民和剂局陈师文等编，公元 1151 年）

16. 白蒺藜：炒去刺。（《小儿卫生总微论方》，宋·撰人未详，公元 1156 年）

17. 白蒺藜：炒去刺。（《洪氏集验方》，宋·洪遵辑，公元 1170 年）

18. 白蒺藜：炒去刺。（《三因极一病证方论》，宋·陈言著，公元 1174 年）

19. 白蒺藜子：捣去尖。炒以新（砖）二片，磨去刺。（《传信适用方》，宋·吴彦夔著，公元 1180 年）

20. 白蒺藜：炒。（《传信适用方》，宋·吴彦夔著，公元 1180 年）

21. 白蒺藜：炒。（《校注妇人良方》，宋·陈自明原著，明·薛己校注，公元 1237 年）

22. 蒺藜：炒杵去刺。(《校注妇人良方》，宋·陈自明原著，明·薛己校注，公元 1237 年)

23. 白蒺藜：炒，去刺。(《济生方》，宋·严用和撰，公元 1253 年)

24. 蒺藜：炒。(《类编朱氏集验医方》，宋·朱佐集，公元 1265 年)

25. 白蒺藜：去尖炮。(《急救仙方》，宋·著者不详，公元 1278 年？)

26. 蒺藜：去刺，炒。(《急救仙方》，宋·著者不详，公元 1278 年？)

27. 白蒺藜：炒去刺。(《女科百问》，宋·齐仲甫著，公元 1279 年)

28. 白蒺藜：炒去刺。(《扁鹊心书》，宋·窦材重集，撰年不详)

29. 蒺藜根：烧灰。(《瑞竹堂经验方》，元·沙图穆苏撰，公元 1326 年)

30. 白蒺藜：炒，去角。(《瑞竹堂经验方》，元·沙图穆苏撰，公元 1326 年)

31. 白蒺藜：去刺。(《外科精义》，元·齐德之著，公元 1335 年)

32. 白蒺藜：炒。(《卫生宝鉴》，元·罗天益著，公元 1343 年)

33. 蒺藜：炒，去尖。(《卫生宝鉴》，元·罗天益著，公元 1343 年)

34. 白蒺藜：炒。(《丹溪心法》，元·朱震亨著，公元 1347 年)

35. 蒺藜：炒去尖。(《原机启微》，元·倪维德撰著，公元

1370 年）

36. 白蒺藜：去刺炒。(《原机启微》，元·倪维德撰著，公元 1370 年)

37. 白蒺藜：①去刺炒。②炒。(《疮疡经验全书》，宋·窦汉卿辑著，公元 1569 年？)

38. 白蒺藜：①炒去角。②微炒，去刺。③炒，杵去皮。④炒，杵去刺。⑤炒，瓦擦，扬去细碎刺。⑥炒焦，去刺。⑦去尖炒。⑧去尖刺。⑨微炒。⑩炒，捣去刺。⑪煅。⑫炒赤，去尖刺用。⑬炒，以新砖二口磨去刺。⑭炒去刺。(《普济方》，明·朱橚等编，公元 1406 年)

39. 蒺藜子：①缓火熬焦熟。②炒去角。(《普济方》，明·朱橚等编，公元 1406 年)

40. 蒺藜：炒。(《普济方》，明·朱橚等编，公元 1406 年)

41. 白蒺藜子：捣去角，簸去浮（秕），炒黄色。(《普济方》，明·朱橚等编，公元 1406 年)

42. 白蒺藜：①炒。②炒去刺。(《秘传证治要诀及类方》，明·戴元礼著，公元 1443 年)

43. 白蒺藜：①炒。②炒，去刺。(《奇效良方》，明·方贤著，公元 1449 年？)

44. 蒺藜子：刺须炒去。(《本草蒙筌》，明·陈嘉谟纂辑，公元 1525 年)

45. 白蒺藜：①去刺。②炒香，去刺。(《婴童百问》，明·鲁伯嗣撰，公元 1526 年？)

46. 白蒺藜：①去刺。②炒去刺。③炒，去梗。④炒，瓦擦，捣细。(《医学纲目》，明·楼英编纂，公元 1565 年)

47. 蒺藜：①擦去刺。②炒去尖。(《医学纲目》，明·楼英编纂，公元 1565 年)

48. 杜蒺藜：炒去刺。(《医学纲目》，明·楼英编纂，公元 1565 年)

49. 白蒺藜：风家丸散，并炒去刺，补肾用。(《医学入门》，明·李梴著，公元 1575 年)

50. 蒺藜子：①凡使，拣净蒸之，从午至酉，日干，木臼春令刺尽，用酒拌再蒸，从午至酉，日干用。②入药不计丸散，并炒去刺用。(《本草纲目》，明·李时珍撰，公元 1578 年)

51. 白蒺藜：去角。(《证治准绳》，明·王肯堂著，公元 1602 年)

52. 白蒺藜：炒研去刺，研碎入煎。(《医宗粹言》，明·罗周彦著，公元 1612 年)

53. 白蒺藜：炒去刺。(《寿世保元》，明·龚廷贤撰，公元 1615 年)

54. 白蒺藜：①用补宜炒熟去刺；用凉宜连刺生捣。②炒，捣碎。(《景岳全书》，明·张介宾撰，公元 1615 年)

55. 蒺藜：炒去刺。(《景岳全书》，明·张介宾撰，公元 1615 年)

56. 刺蒺藜：①净拣择了蒸从午至酉出，日干于木臼中，春令皮上刺尽，用酒拌再蒸从午至酉出日干用。②炒研去刺为末，如煎药临时调服不入汤煎。(《炮炙大法》，明·缪希雍撰，公元 1622 年)

57. 白蒺藜：炒去刺。(《先醒斋医学广笔记》，明·缪希雍撰，公元 1622 年)

58. 白蒺藜：用补宜炒熟去刺，用凉宜连刺生捣。(《本草正》，明·张介宾撰，公元 1624 年)

59. 蒺藜：①酒炒去刺。②炒。(《医宗必读》，明·李中梓著，公元 1637 年)

60. 白蒺藜：炒去刺。(《医宗必读》，明·李中梓著，公元1637年)

61. 白蒺藜：①炒，去尖。②研去刺。(《审视瑶函》，明·傅仁宇撰，公元1644年)

62. 白蒺藜：①去刺。②炒。(《一草亭目科全书、异授眼科》，明·邓苑撰，公元1644年？)

63. 刺蒺藜：修事，拣净蒸之，从午到酉，日干，木臼舂令刺尽，再用酒拌蒸，从午至酉，日干用。(《本草乘雅半偈》，明·卢之颐著，公元1647年)

64. 蒺藜：①拣净蒸之日干。②去刺，用酒拌再蒸再炒去刺。(《本草汇》，清·郭佩兰著，公元1655年)

65. 白蒺藜：捣去利用。(《医宗说约》，清·蒋仲芳撰，公元1663年)

66. 白蒺藜：①去刺。②炒去刺。③去刺酒泡炒黄。(《外科大成》，清·祁坤编著，公元1665年)

67. 蒺藜根：烧存性。(《外科大成》，清·祁坤编著，公元1665年)

68. 蒺藜：酒浆拌蒸。(《外科大成》，清·祁坤编著，公元1665年)

69. 蒺藜子：炒。(《本草述》，清·刘若金著，公元1666年)

70. 刺蒺藜：炒去刺。(《本草述》，清·刘若金著，公元1666年)

71. 蒺藜：酒浆拌蒸。(《本草述》，清·刘若金著，公元1666年)

72. 蒺藜子：炒研去刺为末。(《本草述钩元》，清·杨时泰著，公元1666年？)

73. 白蒺藜：①炒为末。②去刺，捣末。③捣去刺。(《痧胀玉衡》，清·郭右陶著述，公元 1675 年)

74. 刺蒺藜：去刺，酒拌蒸。(《本草备要》，清·汪昂辑著，公元 1694 年)

75. 蒺藜子：熬捣。(《洞天奥旨》，清·陈士铎撰，公元 1694 年)

76. 白蒺藜：酒浸焙焦去刺研。(《本经逢原》，清·张璐著，公元 1695 年)

77. 制蒺藜：①凡使蒺藜，拣净蒸之，从午至酉，日干，木臼舂令刺尽，用酒拌再蒸，从午至酉，日干用。②入药不计丸散，并炒去刺用。(《修事指南》，清·张仲岩撰，公元 1704 年)

78. 蒺藜：①炒。②酒洗炒黄。(《良朋汇集》，清·孙望林辑，公元 1711 年)

79. 蒺藜子：炒去刺。(《良朋汇集》，清·孙望林辑，公元 1711 年)

80. 白蒺藜：黄酒拌蒸七次。(《良朋汇集》，清·孙望林辑，公元 1711 年)

81. 刺蒺藜：炒去刺，研。(《本草必用》，清·顾靖远著，公元 1722 年)

82. 白蒺藜：炒去刺。(《本草经解要》，清·叶天士著，公元 1724 年)

83. 蒺藜：炒去刺。(《医宗金鉴》，清·吴谦等编，公元 1742 年)

84. 白蒺藜：炒。(《幼幼集成》，清·陈复正辑订，公元 1750 年)

85. 刺蒺藜：酒拌蒸。(《本草从新》，清·吴仪洛撰，公元

1757 年）

86. 白蒺藜：治风，黄酒拌蒸。清肺，鸡子清炒。治目中赤脉，人乳拌蒸。通月水，当归汁煮。（《得配本草》，清·严西亭、施澹宁、洪缉庵同纂，公元 1761 年）

87. 白蒺藜：炒捣碎。（《成方切用》，清·吴仪洛辑，公元 1761 年）

88. 蒺藜：①酒洗炒，去酒刺。②去刺，炒磨末。（《本草纲目拾遗》，清·赵学敏编，公元 1765 年）

89. 白蒺藜：服凉剂，则宜连刺生捣，用补剂，则宜去刺酒拌蒸。（《本草求真》，清·黄宫绣纂，公元 1769 年）

90. 白蒺藜：炒。（《叶天士秘方大全》，清·叶天士撰，成书年代不详）

91. 蒺藜：炒。（《吴鞠通医案》，清·吴瑭著，公元 1789 年）

92. 刺蒺藜：去刺酒拌蒸。（《本草辑要》，清·林玉友辑，公元 1790 年）

93. 白蒺藜：①焙黄去刺。②去刺。（《外科证治全书》，清·许克昌、毕法同辑，公元 1831 年）

94. 刺蒺藜：醋炒。（《类证治裁》清·林佩琴编著，公元 1839 年）

95. 白蒺藜：炒。（《类证治裁》，清·林佩琴编著，公元 1839 年）

96. 白蒺藜：炒熟去刺，亦能补阴。（《本草分经》，清·姚澜编，公元 1840 年）

97. 白蒺藜：①砂锅炒。②去刺酒蒸用。（《增广验方新编》，清·鲍相璈编，公元 1846 年）

98. 白蒺藜：酒炒研去刺用。（《本草害利》，清·凌晓五

著，公元 1862 年）

99. 白蒺藜：去刺酒拌蒸——补（连刺生捣——凉）。（《本草汇纂》，清·屠道和编辑，公元 1863 年）

100. 刺蒺藜：去刺，酒拌蒸。（《医家四要》，清·程曦、江诚、雷大震同纂，公元 1884 年）

### 现代炮制加工与应用

| 序号 | 炮制品 | 加工技术 | 应用 |
|---|---|---|---|
| 1 | 蒺藜 | 取原药材，除去杂质。用时捣碎 | 生品味辛，其性开散，有小毒，能散肝经风邪。常用于风热目赤、风疹瘙痒、白癜风等 |
| 2 | 炒蒺藜 | 取净蒺藜置已预热好的炒制器具中，用文火加热，炒至表面微黄色，并逸出固有气味时，取出晾凉，碾去刺，筛去碎屑，用时捣碎 | 炒后缓和其辛散之性，降低毒性，长于平肝潜阳，开郁散结。常用于肝阳上亢之头痛、眩晕、乳汁不通等 |

# 姜黄 | Jiānghuáng
## Curcumae Longae Rhizoma

　　《中国药典》载有姜黄一种炮制品。姜黄为姜科植物姜黄 *Curcuma longa* L. 的干燥根茎。冬季茎叶枯萎时采挖，洗净，煮或蒸至透心，晒干，除去须根。

## 📎 历代炮制方法辑要

　　1. 姜黄：采根，片切，暴干。(《重修政和经史证类备用本草》，宋·唐慎微著，公元 1116 年)

　　2. 姜黄：切片。(《小儿卫生总微论方》，宋·撰人未详，公元 1156 年)

　　3. 姜黄：米泔水浸一宿，切，焙。(《洪氏集验方》，宋·洪遵辑，公元 1170 年)

　　4. 姜黄：剉。(《卫生家宝产科备要》，宋·朱端章编，公元 1184 年)

　　5. 入姜黄末：水调拌蚌粉，合湿，铫内再炒令干。(《类编朱氏集验医方》，宋·朱佐集，公元 1265 年)

　　6. 姜黄：炒。(《万氏女科》，明·万全编著，公元 1549 年)

　　7. 姜黄：醋炒用。(《医学入门》，明·李梴著，公元 1575 年)

　　8. 姜黄：不宜见火，盖辛胜是其功用，见火则辛去矣。(《本草述钩元》，清·杨时泰著，公元 1666 年？)

　　9. 姜黄：炒。(《本草纲目拾遗》，清·赵学敏编，公元

1765 年）

## 现代炮制加工与应用

| 序号 | 炮制品 | 加工技术 | 应用 |
| --- | --- | --- | --- |
| 1 | 姜黄 | 除去杂质，略泡，洗净，润透，切厚片，干燥 | 破血行气，通经止痛。用于胸胁刺痛，胸痹心痛，痛经经闭，癥瘕，风湿肩臂疼痛，跌仆肿痛 |

# 僵蚕 | Jiāngcán
Bombyx Batryticatus

《中国药典》载有僵蚕和炒僵蚕两种炮制品。僵蚕为蚕蛾科昆虫家蚕 *Bombyx mori* Linnaeus 4~5 龄的幼虫感染（或人工接种）白僵菌 *Beauveria bassiana*（Bals.）Vuillant 而致死的干燥体。多于春、秋季生产，将感染白僵菌病死的蚕干燥。

## 历代炮制方法辑要

1. 殭[1]蚕：微炒之。（《备急千金要方》，唐·孙思邈著，公元652年）

2. 白殭蚕：熬。（《千金翼方》，唐·孙思邈著，公元682年）

3. 僵蚕：熬。（《外台秘要》，唐·王焘撰，公元752年）

4. 白僵蚕：去丝嘴炒。（《仙授理伤续断秘方》，唐·蔺道人著，公元946年？）

5. 白殭蚕：凡使，先须以糯米泔浸一日，待蚕桑涎出如蜗牛涎，浮于水面上，然后漉出，微火焙干，以布净拭蚕上黄肉毛并黑口甲子，单捣，筛如粉用也。（《雷公炮炙论》，南朝宋·雷敩撰，公元10世纪？）

6. 白殭蚕：微炒。（《太平圣惠方》，宋·王怀隐等编集，公元992年）

――――――

〔1〕殭：同"僵"，下同。

7. 白僵蚕：去丝取净用，生姜自然汁，于白碗内焙干。（《博济方》，宋·王衮撰，公元 1047 年）

8. 白僵（蚕）：去嘴，炒。（《旅舍备要方》，宋·董汲编，公元 1086 年）

9. 殭蚕：去丝。（《史载之方》，宋·史堪撰，公元 1085 年？）

10. 白僵蚕：汤洗焙干面炒。（《脚气治法总要》，宋·董汲撰，公元 1039 年）

11. 殭蚕：炒。（《伤寒总病论》，宋·庞安时撰，公元 1100 年）

12. 白僵蚕：①酒炒。②去头，足，炒。③酒浸炒黄。④炮。（《小儿药证直诀》，宋·钱乙著，公元 1107 年？）

13. 白殭蚕：①入药除绵丝并子尽，匀炒用。②用时仍去绵丝及子炒过。③捣筛细末。④细剉，令微黄，为末。⑤焙令黄色，细研为末。⑥炒令黄色，拭去蚕上黄肉毛，为末。（《重修政和经史证类备用本草》，宋·唐慎微著，公元 1116 年）

14. 白僵蚕：①炒。②麸炒令黄。③酒炒。④去丝酒炒。⑤蜜炙。⑥八两温水洗过入盐末八两逐旋入银石器内趁润炒令黄去盐不用捣为末。（《圣济总录》，宋·太医院编，公元 1111—1117 年）

15. 白僵蚕：炒。（《全生指迷方》，宋·王贶撰，公元 1125 年？）

16. 白殭蚕：去丝嘴，炒。（《普济本事方》，宋·许叔微述，公元 1132 年）

17. 殭蚕：去丝嘴炒。（《普济本事方》，宋·许叔微述，公元 1132 年）

18. 白僵蚕：①去丝嘴燖。②凡使，要白色条直者，先去

丝嘴。微炒过方用。(《太平惠民和剂局方》，宋·太平惠民和剂局陈师文等编，公元1151年)

19. 白殭蚕：去丝嘴，微炒。(《小儿卫生总微论方》，宋·撰人未详，公元1156年)

20. 白僵蚕：①汤洗去灰丝并头足，焙干。②净洗，去丝、头足，焙干。③去丝、嘴，炒。(《小儿卫生总微论方》，宋·撰人未详，公元1156年)

21. 白殭蚕：①去丝，炒。②去丝，剉，略炒。③洗净。(《洪氏集验方》，宋·洪遵辑，公元1170年)

22. 白殭蚕：生去丝嘴。炒去丝嘴。(《三因极一病证方论》，宋·陈言著，公元1174年)

23. 白殭蚕：①炒断丝。②去丝头炒。(《传信适用方》，宋·吴彦夔著，公元1180年)

24. 白殭蚕：剉，炒去丝嘴。(《卫生家宝产科备要》，宋·朱端章编，公元1184年)

25. 白殭蚕：去丝足口。(《校正集验背疽方》，宋·李迅撰，公元1196年)

26. 白殭蚕：炒。(《校注妇人良方》，宋·陈自明原著，明·薛己校注，公元1237年)

27. 殭蚕：炒去丝。(《校注妇人良方》，宋·陈自明原著，明·薛己校注，公元1237年)

28. 白僵蚕：炒去丝。(《济生方》，宋·严用和撰，公元1253年)

29. 白殭蚕：炒去丝嘴。(《陈氏小儿病源方论》，宋·陈文中撰，公元1254年)

30. 白殭蚕：油炒去丝。(《类编朱氏集验医方》，宋·朱佐集，公元1265年)

31. 殭蚕：去丝、嘴。(《女科百问》，宋·齐仲甫著，公元1279 年)

32. 白殭蚕：去丝，炒。(《女科百问》，宋·齐仲甫著，公元 1279 年)

33. 白殭蚕：炒。(《儒门事亲》，金·张从正撰，公元1228 年？)

34. 僵蚕：去丝。(《活幼心书》，元·曾世荣编，公元1294 年)

35. 白僵蚕：①炒。②炒去丝。(《瑞竹堂经验方》，元·沙图穆苏撰，公元 1326 年)

36. 殭蚕：炒。(《卫生宝鉴》，元·罗天益著，公元1343 年)

37. 白殭蚕：①炒去丝嘴。②炒。(《卫生宝鉴》，元·罗天益著，公元 1343 年)

38. 白殭蚕：炒。(《丹溪心法》，元·朱震亨著，公元1347 年)

39. 殭蚕：炒。(《疮疡经验全书》，宋·窦汉卿辑著，公元1569 年？)

40. 明殭蚕：去头足酒炒。(《疮疡经验全书》，宋·窦汉卿辑著，公元 1569 年？)

41. 白殭蚕：①去丝，酒炒。②炒去丝嘴。③去丝嘴，新瓦上焙干。④去丝嘴，姜汁浸，温炙黄色。⑤麸炒黄，研如粉。⑥去丝嘴，焙。⑦炒去丝。⑧炒去毒。⑨洗过，碾末。⑩洗去丝嘴。⑪酒炒。⑫一两半，一两生，半两熟，米醋浸一宿。⑬去头脚丝。⑭炒断丝。(《普济方》，明·朱橚等编，公元1406 年)

42. 白僵蚕：①酒炒干熟。②用麸炒赤色，去麸。③洗过焙干。④去头足，生为来，以姜汁和为饼子，于火上炙干，又再为末，复以姜汁为饼子，干为度。⑤洗去灰炒，勿令焦。⑥浴净，姜汁浸，微炒。⑦拣治净，洗，炒散黄色，捣罗为末。⑧水浸，刷尽灰，焙干。(《普济方》，明·朱橚等编，公元1406年)

43. 姜（殭）蚕：去丝嘴，炒。(《秘传证治要诀及类方》，明·戴元礼著，公元1443年)

44. 白殭蚕：①炒，去丝嘴。②置新瓦上，下以火（爆）断丝，去火毒。(《奇效良方》，明·方贤著，公元1449年？)

45. 白僵蚕：炒。(《外科理例》，明·汪机编著，公元1519年)

46. 白殭蚕：炒。(《外科理例》，明·汪机编著，公元1519年)

47. 殭蚕：炒去丝。(《外科理例》，明·汪机编著，公元1519年)

48. 白殭蚕：炒去丝绵及子。(《本草蒙筌》，明·陈嘉谟纂辑，公元1525年)

49. 僵蚕：去丝炒。(《婴童百问》，明·鲁伯嗣撰，公元1526年？)

50. 直僵蚕：①炒。②去咀，略炒。③焙。(《婴童百问》，明·鲁伯嗣撰，公元1526年？)

51. 殭蚕：①去嘴，略炒。②焙。(《保婴撮要》，明·薛铠集，薛己验，公元1555年)

52. 白僵蚕：①去嘴，怀干。②炒去丝。③去丝嘴，微炒。(《医学纲目》，明·楼英编纂，公元1565年)

53. 白殭蚕：微炒。(《医学纲目》，明·楼英编纂，公元1565年)

54. 僵蚕：蜜炙。(《医学纲目》，明·楼英编纂，公元 1565 年)

55. 殭蚕：糯米泔浸去涎嘴，火焙，或姜汁炒。(《医学入门》，明·李梴著，公元 1575 年)

56. 白殭蚕：①用时去丝绵及子，炒过。②凡使，先以糯米泔浸一日，待蚕桑涎出，如蜗涎浮水上，然后漉出，微火焙干，以布拭净黄肉毛并黑口甲了，捣筛如粉，入药。③炒去嘴足。(《本草纲目》，明·李时珍撰，公元 1578 年)

57. 殭蚕：炒去丝。(《增补万病回春》，明·龚廷贤编，公元 1587 年)

58. 殭蚕：①隔纸炒。②炒去丝。(《鲁府禁方》，明·龚廷贤编，公元 1594 年)

59. 白殭蚕：①炒去丝。②直者置新瓦上，下以火（爆）断丝去火毒。(《证治准绳》，明·王肯堂著，公元 1602 年)

60. 姜蚕：酒洗。(《外科启玄》，明·申斗垣著，公元 1604 年)

61. 殭蚕：①炒。②去丝嘴，炒。(《寿世保元》，明·龚廷贤撰，公元 1615 年)

62. 白殭蚕：①炒去丝。②微炒去嘴。(《寿世保元》，明·龚廷贤撰，公元 1615 年)

63. 僵蚕：①去丝，酒炒。②姜汁炒。(《寿世保元》，明·龚廷贤撰，公元 1615 年)

64. 殭蚕：炒。(《景岳全书》，明·张介宾撰，公元 1615 年)

65. 白姜蚕：新瓦上烙干，断丝。(《景岳全书》，明·张介宾撰，公元 1615 年)

66. 白殭蚕：炒去丝嘴。(《景岳全书》，明·张介宾撰，公

元 1615 年）

67. 姜蚕：炒去丝。（《外科正宗》，明·陈实功编撰，公元 1617 年）

68. 殭蚕：炒。（《济阴纲目》，明·武之望辑著，公元 1620 年）

69. 白殭蚕：凡使除丝绵并子尽，以糯米泔浸一宿待蚕桑涎出，如蜗牛涎浮于水面上。然后漉出，微火焙干，以布净拭蚕上黄肉毛，并黑口甲了单捣筛如粉用。（《炮炙大法》，明·缪希雍撰，公元 1622 年）

70. 白殭蚕：①蜜炙。②炒去丝嘴。（《先醒斋医学广笔记》，明·缪希雍撰，公元 1622 年）

71. 白僵蚕：米泔浸一日，待涎浮水上，焙去丝及黑口。（《医宗必读》，明·李中梓著，公元 1637 年）

72. 殭蚕：炒。（《医宗必读》，明·李中梓著，公元 1637 年）

73. 白殭蚕：去绵并黑口，炒之。（《本草通玄》，明·李中梓撰，公元 1637 年？）

74. 白殭蚕：①炒。②热水泡去丝，姜汁炒。（《审视瑶函》，明·傅仁宇撰，公元 1644 年）

75. 白殭蚕：用糯米泔浸一日，俟桑涎吐出，浮水上者，即掠去之，洗净漉起，微火焙干，净布拭去黄肉毛并黑口甲，捣筛如粉。（《本草乘雅半偈》，明·卢之颐著，公元 1647 年）

76. 白殭蚕：凡使米泔浸一日，微火焙拭去黄肉毛并黑口甲，剉粉用。（《握灵本草》，清·王翃著，公元 1683 年）

77. 白殭蚕：米泔水浸一日，待涎浮水上，焙去丝及黑口。（《本草汇》，清·郭佩兰著，公元 1655 年）

78. 白殭蚕：①炒。②炒去嘴。（《医门法律》，清·喻嘉言

著，公元 1658 年）

79. 僵蚕：炒黄捣末。(《医宗说约》，清·蒋仲芳撰，公元 1663 年）

80. 姜蚕：①炒去丝。②焙。(《外科大成》，清·祁坤编著，公元 1665 年）

81. 殭蚕：①去丝嘴炒。②去嘴足微炒。(《本草述》，清·刘若金著，公元 1666 年）

82. 白殭蚕：去嘴足，微炒或去丝嘴炒过用。(《本草述钩元》，清·杨时泰著，公元 1666 年？）

83. 殭蚕：炒。(《温热暑疫》，清·周扬俊辑，公元 1679 年）

84. 殭蚕：①去丝嘴炒。②洗炒。③洗焙。(《医方集解》，清·汪昂著，公元 1682 年）

85. 殭蚕：烧灰。(《本草备要》，清·汪昂辑著，公元 1694 年）

86. 殭蚕：①炒。②炙去足。(《洞天奥旨》，清·陈士铎撰，公元 1694 年）

87. 白僵蚕：去黑口及丝炒。(《本经逢原》，清·张璐著，公元 1695 年）

88. 殭蚕：糯米炒。(《嵩崖尊生全书》，清·景冬阳撰，公元 1696 年）

89. 制白殭蚕：①凡使白僵蚕，须生颖川平泽四月取自死者，勿令中湿，有毒不可用。②人家养蚕时，有合箔皆僵者即暴燥都不坏，今见小白似有盐度者。③蚕自僵死，其色自白，云以盐度误矣。④所在养蚕处有之，不拘早晚但用白色而条直食桑叶者佳，用时去丝绵及子，炒。⑤蚕有三两番，惟头番姜蚕最佳，大而无蛆。⑥凡使姜蚕，先以糯米泔浸一日，待蚕桑涎出，如蜗涎浮水上，然后漉出，微火熔干，以布拭净黄肉毛并黑口甲，捣筛如粉，然后入药。(《修事指南》，清·张仲岩撰，公元 1704 年)

90. 殭蚕：①炒。②纸包灰炮半熟。③烧。(《良朋汇集》，清·孙望林辑，公元 1711 年)

91. 白殭蚕：炒。(《良朋汇集》，清·孙望林辑，公元 1711 年)

92. 白殭蚕：洗净焙，去丝及黑口，研。(《本草必用》，清·顾靖远著，公元 1722 年)

93. 殭蚕：①糯米泔水洗净，炒研。②白殭蚕红枣各四两，先用水煮红枣一二滚，取枣汤洗殭蚕……(《外科证治全生集》，清·王维德著，公元 1740 年)

94. 殭蚕：①直的去系嘴炒。②酒炒。(《医宗金鉴》，清·吴谦等编，公元 1742 年)

95. 直殭蚕：①炒去丝。②略炒为末。(《幼幼集成》，清·陈复正辑订，公元 1750 年)

96. 白殭蚕：糯米泔浸一日，待桑涎浮出，焙干，去丝及黑口，捣用。(《本草从新》，清·吴仪洛撰，公元 1757 年)

97. 殭蚕：①去嘴为末。②焙黄为末。(《串雅内编》，清·赵学敏编，公元 1759 年)

98. 白殭蚕：取殭直者为雄蚕，折断腹内黑而光亮者真，糯米泔浸去涎，漉起焙干，拭净黄白毛口甲，炒研，用酒净炒亦可。(《得配本草》，清·严西亭、施澹宁、洪缉庵同纂，公元 1761 年)

99. 殭蚕：洗炒。(《成方切用》，清·吴仪洛辑，公元 1761 年)

100. 殭蚕：①炒去丝去头足。②微炒黄色去嘴。((《本草

纲目拾遗》，清·赵学敏编，公元 1765 年）

101. 殭蚕：米泔浸一日，待桑涎浮出，取起焙干，拭净肉毛口甲，捣用。（《本草求真》，清·黄宫绣纂，公元 1769 年）

102. 姜蚕：①炒。②炒去丝嘴薄荷叶薄炙。（《幼科释谜》，清·沈金鳌著，公元 1773 年）

103. 殭蚕：入药洗去泥土翅足，浆水煮晒干用（攻毒全用）。（《本草辑要》，清·林玉友辑，公元 1790 年）

104. 殭蚕：炒。（《时方妙用》《时方歌括》，清·陈念祖著，公元 1803 年）

105. 白殭蚕：炒。（《医学从众录》，清·陈念祖撰，公元 1820 年）

106. 白僵蚕：炒。（《外科证治全书》，清·许克昌、毕法同辑，公元 1831 年）

107. 僵蚕：新瓦焙燥为末。（《外科证治全书》，清·许克昌、毕法同辑，公元 1831 年）

108. 白殭蚕：炒去丝嘴，拣直者佳。（《重楼玉钥（喉科）》，清·郑梅涧著，公元 1838 年）

109. 殭蚕：①炒。②姜汁蒸。③去丝嘴。（《增广验方新编》，清·鲍相璈编，公元 1846 年）

110. 殭蚕：炒，生姜汁浸一宿。（《温热经纬》，清·王孟英编著，公元 1852 年）

111. 殭蚕：先以糯米泔浸一日，待蚕桑涎出如蜗涎浮水中，然后洒出微火焙干，以拭净黄肉毛并黑口甲了，用入丸散捣筛如粉入药。（《本草害利》，清·凌晓五著，公元 1862 年）

112. 姜蚕：炒。（《校注医醇剩义》，清·费伯雄编著，公元 1863 年）

113. 殭蚕：糯米泔浸一日，待桑涎浮出，焙去丝及黑口，

捣用。(《本草汇纂》,清·屠道和编辑,公元 1863 年)

114. 僵蚕:炒。(《时病论》,清·雷丰著,公元 1882 年)

115. 殭蚕:糯米泔浸,焙干去丝。(《医家四要》,清·程曦、江诚、雷大震同纂,公元 1884 年)

### 现代炮制加工与应用

| 序号 | 炮制品 | 加工技术 | 应用 |
|---|---|---|---|
| 1 | 僵蚕 | 取原药材,淘洗后干燥,除去杂质 | 生品辛散之力较强,药力较猛,以祛风定惊力胜。用于惊风抽搐,风疹瘙痒等 |
| 2 | 麸炒僵蚕 | 取麦麸撒入预热的炒制容器内,中火加热,待冒烟时加入净僵蚕,炒至表面黄色,取出,筛去麦麸,放凉。每100kg 僵蚕,用麦麸 10kg | 炒后性微温,疏风走表之力稍减,长于化痰散结,并可矫正其腥臭气味,便于服用。用于瘰疬痰核,中风失音等 |

# 金银花 | *Jīnyínhuā*
## Lonicerae Japonicae Flos

　　《中国药典》载有金银花一种炮制品。金银花为忍冬科植物忍冬 *Lonicera japonica* Thunb. 的干燥花蕾或带初开的花。夏初花开放前采收，干燥。

### 🌀 历代炮制方法辑要

　　1. 金银花：洗净以瓦罐内，用无灰（酒）浸（湿）候火一伏时，取出晒干末之。（《疮疡经验全书》，宋·窦汉卿辑著，公元 1569 年？）

　　2. 金银花：剉研。（《奇效良方》，明·方贤著，公元 1449 年？）

　　3. 金银花：去土。（《医学纲目》，明·楼英编纂，公元 1565 年）

　　4. 金银花：去梗阴干。（《医学入门》，明·李梴著，公元 1575 年）

　　5. 金银花：剉。（《外科启玄》，明·申斗垣著，公元 1604 年）

　　6. 金银花：去梗叶。（《外科正宗》，明·陈实功编撰，公元 1617 年）

　　7. 金银花：善于化毒……或用酒煮服，或捣汁搅酒顿饮，或研烂拌酒厚敷。（《本草正》，明·张介宾撰，公元 1624 年）

　　8. 金银花：去叶。（《审视瑶函》，明·傅仁宇撰，公元

1644 年)

9. 金银花：去梗叶。(《外科大成》，清·祁坤编著，公元 1665 年)

10. 金银花：干者亦可，不及生者力速。(《医方集解》，清·汪昂著，公元 1682 年)

11. 金银花：焙黄色。(《良朋汇集》，清·孙望林辑，公元 1711 年)

12. 银花：炒。(《吴鞠通医案》，清·吴瑭著，公元 1789 年)

13. 银花：炒黑。(《温病条辨》，清·吴瑭撰，公元 1798 年)

14. 银花：炭。(《温热经纬》，清·王孟英编著，公元 1852 年)

15. 净银花：酿酒，代茶熬膏并妙，蒸露尤佳。(《本草害利》，清·凌晓五著，公元 1862 年)

### 🐦 现代炮制加工与应用

| 序号 | 炮制品 | 加工技术 | 应用 |
|---|---|---|---|
| 1 | 金银花 | 取原药材，除去杂质，筛去灰屑 | 清热解毒，疏散风热。用于痈肿疔疮，喉痹，丹毒，热毒血痢，风热感冒，温病发热 |
| 2 | 金银花炭 | 取金银花置锅内，用中火加热，炒至表面焦褐色，喷淋清水少许，灭尽火星，取出晾干，凉透 | 炒炭后寒性减弱，兼有涩性，有止血作用，多用于血痢，崩漏，亦可用于吐血，衄血 |

# 菊花 | Júhuā
Chrysanthemi Flos

　　《中国药典》载有菊花一种炮制品。菊花为菊科植物菊 *Chrysanthemum morifolium* Ramat. 的干燥头状花序。9～11 月花盛开时分批采收，阴干或焙干，或熏、蒸后晒干。药材按产地和加工方法不同，分为"亳菊""滁菊""贡菊""杭菊""怀菊"。

### 🌀 历代炮制方法辑要

　　1. 甘菊花：蒸湿捣如膏。(《太平圣惠方》，宋·王怀隐等编集，公元 992 年)

　　2. 甘菊花头子：研为末。(《脚气治法总要》，宋·董汲撰，公元 1093 年)

　　3. 菊花：摘去蒂。(《圣济总录》，宋·太医院编，公元 1111—1117 年)

　　4. 甘菊花：择去梗。(《圣济总录》，宋·太医院编，公元 1111—1117 年)

　　5. 甘菊花：去蒂梗。(《普济本事方》，宋·许叔微述，公元 1132 年)

　　6. 菊花：凡使枝梗焙干，方入药用。(《太平惠民和剂局方》，宋·太平惠民和剂局陈师文等编，公元 1151 年)

　　7. 菊花：拣净。(《小儿卫生总微论方》，宋·撰人未详，公元 1156 年)

8. 菊花：去梗。(《卫生家宝产科备要》，宋·朱端章编，公元 1184 年)

9. 甘菊花：去枝梗。(《济生方》，宋·严用和撰，公元 1253 年)

10. 菊花：炒。(《类编朱氏集验医方》，宋·朱佐集，公元 1265 年)

11. 甘菊花：浸。(《急救仙方》，宋·著者不详，公元 1278 年?)

12. 甘菊花：治头风头旋用九月九日菊花暴干，取家糯米壹斗，蒸熟，用五两菊花末穗拌如常酝法，多用麹曲，为候酒熟即压之去滓，每煖壹小盏服。(《履巉岩本草》，宋·王介撰绘，公元 1220 年)

13. 甘菊花：末之。(《儒门事亲》，金·张从正撰，公元 1228 年?)

14. 菊花：①细花子物，正尔完用之，旋复花、菊花、肤子、葵子之类是也。②炒。③去根枝净。(《普济方》，明·朱橚等编，公元 1406 年)

15. 甘菊花：①择。②去枝蘂[1]。③微炒。④去梗。⑤拣择。⑥拣净。(《普济方》，明·朱橚等编，公元 1406 年)

16. 干菊花：炊一服时，不住晒酒，泡干，取末。(《普济方》，明·朱橚等编，公元 1406 年)

17. 甘菊花：①去梗。②未开者良，微炒。(《奇效良方》，明·方贤著，公元 1449 年?)

18. 菊花：去枝。(《医学纲目》，明·楼英编纂，公元 1565 年)

---

[1] 蘂：同"蕊"。

19. 甘菊花：①去土。②去梗。(《医学纲目》，明·楼英编纂，公元 1565 年)

20. 菊花：去枝蒂，有酒洗者。(《仁术便览》，明·张浩著，公元 1585 年)

21. 菊花：甘研者佳酒浸，晒干用。(《增补万病回春》，明·龚廷贤编，公元 1587 年)

22. 菊花：去梗。(《证治准绳》，明·王肯堂著，公元 1602 年)

23. 菊花：去梗。(《寿世保元》，明·龚廷贤撰，公元 1615 年)

24. 菊花：去蒂用。(《炮炙大法》，明·缪希雍撰，公元 1622 年)

25. 甘菊花：去蒂。(《先醒斋医学广笔记》，明·缪希雍撰，公元 1622 年)

26. 甘菊花：去蒂。(《医宗必读》，明·李中梓著，公元 1637 年)

27. 甘菊花：忌火，去蒂，浆过晒干，乘燥入磨。(《本草通玄》，明·李中梓撰，公元 1637 年？)

28. 菊花：去梗叶，晒干为末。(《审视瑶函》，明·傅仁宇撰，公元 1644 年)

29. 甘菊花：去梗叶，炒。(《审视瑶函》，明·傅仁宇撰，公元 1644 年)

30. 菊花：修治唯阴干。(《本草乘雅半偈》，明·卢之颐著，公元 1647 年)

31. 菊花：去蒂，浆过晒干。(《本草汇》，清·郭佩兰著，公元 1655 年)

32. 菊花：烧灰存性。(《外科大成》，清·祁坤编著，公元

1665 年）

33. 黄菊花：烧灰。（《洞天奥旨》，清·陈士铎撰，公元
1694 年）

34. 菊花：去梗叶。（《医宗金鉴》，清·吴谦等编，公元
1742 年）

35. 菊花：去心蒂，地骨皮煎汁拌蒸。日干用，去风热生
用。入补药酒拌蒸，日干用。（《得配本草》，清·严西亭、施澹
宁、洪缉庵同纂，公元 1761 年）

36. 菊花苗：捣烂。（《得配本草》，清·严西亭、施澹宁、
洪缉庵同纂，公元 1761 年）

37. 甘菊花：炒。（《吴鞠通医案》，清·吴瑭著，公元
1789 年）

38. 菊花：或炒黑，或煨炭，或生用。（《本草害利》，
清·凌晓五著，公元 1862 年）


## 🌸 现代炮制加工与应用

| 序号 | 炮制品 | 加工技术 | 应用 |
| --- | --- | --- | --- |
| 1 | 菊花[1] | 取原药材，除去杂质及残留的梗叶，筛去灰屑 | 散风清热，平肝明目，清热解毒。用于风热感冒，头痛眩晕，目赤肿痛，眼目昏花，疮痈肿毒 |
| 2 | 菊花炭 | 取净菊花置锅内，用中火加热炒至焦褐色。喷淋清水少许，灭尽火星，取出干燥 | 疏散风热作用甚微，有止血作用。可用于轻症的咯血。但临床应用较少 |

---

〔1〕按语：药材按产地和加工方法不同，分为"亳菊""滁菊""贡菊"
"杭菊"。以花完整、色白或黄、香气浓郁、无枝梗者为佳。现代研究表明：菊花
的主要化学成分包括挥发油、黄酮类等化合物，为保存挥发油类成分，产地加工
的最佳方法应为阴干法。

# 苦杏仁 | Kǔxìngrén
## Armeniacae Semen Amarum

《中国药典》载有苦杏仁、焯苦杏仁和炒苦杏仁三种炮制品。苦杏仁为蔷薇科植物山杏 *Prunus armeniaca* L. var. *ansu* Maxim. 、西伯利亚杏 *Prunus sibirica* L. 、东北杏 *Prunus mandshurica*（Maxim.）Koehne 或杏 *Prunus armeniaca* L. 的干燥成熟种子。夏季采收成熟果实，除去果肉及核壳，取出种子，晒干。

## 🌀 历代炮制方法辑要

1. 杏仁：别捣令如膏，乃稍纳药末中，更下黇罗。（《金匮玉函经》，汉·张仲景著，公元 219 年）

2. 杏仁：①去皮尖。②合皮熟研用。③去皮尖炒。（《金匮要略方论》，汉·张仲景著，公元 219 年）

3. 杏仁：①汤浸去尖及两仁者。②去皮尖。③去皮尖熬黑。④去皮尖熬别作脂。（《新辑宋本伤寒论》，汉·张仲景述，晋·王叔和撰次，宋·林亿校正，公元 219 年）

4. 杏仁：①汤浸去皮尖。②去皮尖熬黑。③去皮尖熬别作脂。（《注解伤寒论》，汉·张仲景撰，金·成无己注，公元 219 年）

5. 杏仁：①熬。②熬令黄。③熬紫色。④烧。⑤去皮尖。（《肘后备急方》，晋·葛洪著，公元 281—341 年）

6. 杏人：去皮，双人。（《刘涓子鬼遗方》，南朝齐·龚庆

宣选，公元 495—499 年）

7. 杏人：①汤柔，挞去皮。②诸有膏脂药，皆先熬黄黑，别捣令如膏。（《本草经集注》，南朝齐梁·陶弘景著，公元502—536 年）

8. 杏仁：诸有脂膏药，皆熬黄黑，别捣令如膏，指（拭）视泯泯尔，乃以向成散稍稍下臼中，合研捣令消散，乃复，都以轻绢（筛）之须尽，又内臼中依法捣数百杵也。汤膏中虽有生用者，并捣破。（《备急千金要方》，唐·孙思邈著，公元652 年）

9. 杏仁：①熬去皮尖两仁者。②熬别捣如膏。③烧令黑。④煎令黑捣如粉。⑤熬令变色去皮尖。⑥去皮尖。（《千金翼方》，唐·孙思邈著，公元682 年）

10. 杏仁：炒去皮煎。（《银海精微》，托名唐·孙思邈辑，公元682 年）

11. 杏仁：去皮熬捣作脂。（《食疗本草》，唐·孟诜撰，张鼎增补，公元713—739 年）

12. 杏人：①去皮尖双人，麸炒黄。②酥熬。③油煎令黑捣如膏。④研滤取汁。（《外台秘要》，唐·王焘，公元752 年）

13. 杏仁：去尖。（《经效产宝》，唐·昝殷撰，公元847 年）

14. 杏仁：去皮尖，别研。（《颅囟经》，唐·佚名，公元907 年）

15. 杏仁：去皮尖。（《仙授理伤续断秘方》，唐·蔺道人著，公元946 年？）

16. 杏核人：凡使，须以沸汤浸少时，去皮膜，去尖，擘作两片，用白火石并乌豆、杏仁三件于锅子中，下东流水煮，从巳至午，其杏核人色褐黄，则去尖，然用。（《雷公炮炙论》，

南朝宋·雷敩撰，公元 10 世纪？）

17. 杏仁：①汤浸去双仁，麸炒微黄。②烧作灰。③铜针穿灯上，燎作声为度。④以童子小便，于瓦并中浸二、七日，和并于日中，每日换小便，日满以新汲水淘洗，去皮尖，便以微火焙干。别以小便一（斗），于银锅内缓火煎，候杏仁随手破，即于久经用砂盆内，柳木槌研，令如膏，更以细布捩过，入真酥一两，薄荷汁二大合，和令匀。⑤汤浸去皮尖双仁，童子小便浸三宿，麸炒微黄。⑥汤浸去皮尖，细研，以绢袋盛饭甑中蒸，乘热绞取脂。（《太平圣惠方》，宋·王怀隐等编集，公元 992 年）

18. 杏仁：去皮尖。（《博济方》，宋·王衮撰，公元 1047 年）

19. 大杏仁：汤洗，去皮尖，烂煮令香，取出，研。（《博济方》，宋·王衮撰，公元 1047 年）

20. 杏仁：去皮尖。（《苏沈良方》，宋·苏轼、沈括著，公元 1075 年）

21. 杏仁：去皮尖。去双仁、皮尖。（《史载之方》，宋·史堪撰，公元 1085 年？）

22. 杏仁：①去皮尖双仁，麸炒。②去皮尖面炒。（《脚气治法总要》，宋·董汲，公元 1039 年）

23. 杏仁：去皮尖，麸炒黄；为汤剂不炒。（《伤寒总病论》，宋·庞安时撰，公元 1100 年）

24. 杏仁：①去皮尖，炒。②麸炒黄，研膏。③去皮尖，微炒煮三五部沸。（《小儿药证直诀》，宋·钱乙著，公元 1107 年？）

25. 杏仁：①（沸）汤浸去皮尖两仁者。②去皮尖熬黑。令微黄。（《类证活人书》，宋·朱肱撰，公元 1108 年）

26. 杏核人：①汤浸，去皮尖，熬令黄。②去皮尖，熬研。③去皮尖、双人，搥碎。(《重修政和经史证类备用本草》，宋·唐慎微著，公元 1116 年)

27. 杏仁：①汤退去皮尖双仁炒。②汤浸去皮尖双仁麸炒。③去皮尖双仁灯上燎熟。④去皮尖针札火上燎令存性。⑤去皮尖双仁用栝楼瓤同炒黄去栝楼瓤。⑥一斗汤浸去皮尖双仁用童子小便三斗煮一日以好酒二升淘洗然后烂研如膏，再以清酒三斗并地黄汁三升和杏仁膏银石器内重汤煮一复时稀稠如膏为度盛瓶器密封口。⑦汤浸去皮尖双仁蜜拌炒黄研。⑧一两用桑根白皮二两细切河水一碗同煮一复时只用杏仁。⑨去皮尖童子小便浸一复时控干蜜炒。⑩去皮尖炒令黄黑为末用纸三两重裹压去油又换纸油尽令如粉白。⑪去皮尖细研绢袋盛饭甑中蒸热绞取脂。(《圣济总录》，宋·太医院编，公元 1111—1117 年)

28. 杏仁：①汤洗去皮尖。②炮去皮尖。(《全生指迷方》，宋·王贶撰，公元 1125 年？)

29. 杏仁：①炒去皮尖。②泡去皮尖。(《产育宝庆集》，宋·李师圣、郭稽中编纂，公元 1131 年)

30. 杏仁：①浸汤去皮尖及双仁者，麸炒令黄。②去皮尖炒令香熟。③去皮尖微炒。(《普济本事方》，宋·许叔微述，公元 1132 年)

31. 杏仁：①去皮尖双仁麸炒黄别研。②凡使，先以汤浸去皮尖及双仁者，控干用面炒，令黄赤色为度。(《太平惠民和剂局方》，宋·太平惠民和剂局陈师文等编，公元 1151 年)

32. 杏仁：①麸炒，去皮尖，细研。②连皮灯上烧作炭，略存性。③去皮尖，研，取霜。④汤浸，去皮尖及双仁者。⑤去皮尖，微炒；更煮三五沸，焙干，研细。⑥去皮稍，炒黄。(《小儿卫生总微论方》，宋·撰人未详，公元 1156 年)

33. 杏仁：麸炒。(《洪氏集验方》，宋·洪遵辑，公元1170年)

34. 杏仁：①汤去皮尖炒。麸炒去皮尖研。②去皮尖米泔浸一宿，取出握乾略炒。(《三因极一病证方论》，宋·陈言著，公元1174年)

35. 真杏仁：去皮尖，略捣破。(《传信适用方》，宋·吴彦夔著，公元1180年)

36. 杏仁：去皮尖，麸炒，研。(《传信适用方》，宋·吴彦夔著，公元1180年)

37. 杏仁：汤泡，去皮。(《卫生家宝产科备要》，宋·朱端章编，公元1184年)

38. 杏仁：①去皮尖，炒。②制。③去皮尖，面炒黄。(《校注妇人良方》，宋·陈自明原著，明·薛己校注，公元1237年)

39. 杏仁：①汤去皮，炒黄，研。②搋碎。③炒令焦。(《济生方》，宋·严用和撰，公元1253年)

40. 杏仁：①去皮。②去皮尖，麨炒。(《类编朱氏集验医方》，宋·朱佐集，公元1265年)

41. 杏仁：①去皮。②去皮尖。(《急救仙方》，宋·著者不详，公元1278年？)

42. 杏仁：①去皮尖，炒。②泡去皮尖。③炒去皮尖。④汤泡去皮尖，研。⑤去皮尖，研成霜。(《女科百问》，宋·齐仲甫著，公元1279年)

43. 杏仁：去皮尖。(《扁鹊心书》，宋·窦材重集，撰年不详)

44. 杏仁：去皮尖用水一碗于银器内熬去水一半令干。(《素问病机气宜保命集》，金·刘完素著，公元1186年)

45. 杏仁：①去皮尖，麸炒黄色用。②去皮尖，麸炒。③汤泡去皮尖，炒。④去皮尖，炒黄。⑤煮浸，去皮尖用之。（《儒门事亲》，金·张从正撰，公元 1228 年？）

46. 杏仁：汤浸去皮尖研膏。（《脾胃论》，元·李杲著，公元 1249 年）

47. 杏仁：①汤泡去皮。②汤泡去皮尖。（《活幼心书》，元·曾世荣编，公元 1294 年）

48. 杏仁：麸炒去皮尖用。（《汤液本草》，元·王好古著，公元 1298 年）

49. 杏仁：①炒去皮尖。②凡用，须汤浸去皮尖双仁，炒剉或研。（《瑞竹堂经验方》，元·沙图穆苏撰，公元 1326 年）

50. 杏仁：①浸汤去皮尖，研。②去皮尖，麸炒。③炒黄色去皮尖。④麸炒，去皮尖用。（《卫生宝鉴》，元·罗天益著，公元 1343 年）

51. 杏仁：①炒，去皮尖。②汤浸去皮尖，研。③去皮，麸炒，研。④不去皮尖。⑤净研。⑥汤浸，去皮尖、双仁。⑦去皮，研如泥。（《丹溪心法》，元·朱震亨著，公元 1347 年）

52. 杏仁：去皮尖。（《原机启微》，元·倪维德撰著，公元 1370 年）

53. 杏仁：易（汤）泡去皮尖并双仁不用。（《疮疡经验全书》，宋·窦汉卿辑著，公元 1569 年？）

54. 杏核仁：①面炒，去皮尖。②须细研之。（《本草发挥》，明·徐彦纯辑，公元 1368 年）

55. 大杏仁：①汤浸去皮尖，烂煮令香，取出研。②去皮尖、双仁，麸炒令黄，入盆内研令极细末。（《普济方》，明·朱橚等编，公元 1406 年）

56. 杏仁：①熬研为脂。②去皮尖，蛤蚧粉炒。③去皮尖双仁，炒令黄色。④去皮尖，熬碎。⑤汤浸去皮尖、双仁，麸炒微黄。⑥汤浸，皮去尖、双仁，炒。⑦汤浸，去皮尖，细研，绢袋盛，饭甑中蒸熟，绞取脂。⑧去皮尖，炒黄黑，为末，用纸三两层裹，压去油，又易纸，令油尽如粉方用。⑨去皮，熬令赤。⑩去皮尖，用水一碗，于锅内熬至半碗，取出，俟放冷用之。⑪烧过后，人蒜煮研。⑫汤浸，去皮尖、双仁，焙，炒微黄。⑬一两，用桑根白皮二两细切，河水碗同煮一复时，只用杏仁。⑭汤浸去皮尖双仁，蜜拌炒黄，研。⑮汤退去皮尖双仁，炒干，研如脂。⑯汤洗去皮，研如膏。⑰汤浸，去皮尖双仁。⑱去皮尖双仁，熬。⑲去皮尖，研细，依巴豆一法去油。⑳去皮尖，炒，捣。㉑去皮尖，用黄明胶煎黄色，取出细研。㉒去皮尖双仁，熬紫色，捣细。㉓去皮尖双仁，炒令微黑，捣。㉔不取双仁者，以汤浸去皮，麸炒令黄色，去尖。㉕烧存性，研。㉖去皮，炒研如膏。㉗去皮尖，针挑上火炼存性。㉘去皮尖、两仁研，纸压去油。㉙去皮尖，童子小便浸一伏时，控干，蜜炒。㉚去皮尖，用麸炒令熟。㉛去皮尖、双仁，用栝楼瓤同炒黄。㉜去皮尖，童子小便冬浸五日，夏浸三日，取出，新水淘净后用。㉝去皮尖，炒赤。㉞去皮尖双仁，切碎，纸上炒令黄色，捣如膏。㉟去皮尖，双仁，炒焦碎。㊱炒。(《普济方》，明·朱橚等编，公元1406年)

57. 杏仁：去皮尖，炒。(《秘传证治要诀及类方》，明·戴元礼著，公元1443年)

58. 杏仁：①另研。②汤浸，去皮尖双仁，麸炒，微黄。③去皮尖，麸炒。④汤浸，去皮尖，炒，研。⑤去皮尖，炒黑。⑥去皮尖，一两，用牡蛎煅成粉，与同杏仁炒黄色，去牡蛎粉，不用。⑦烧。⑧去皮尖，以黄明蜡煎黄色，取出研细。(《奇效良方》，明·方贤著，公元1449年？)

59. 杏仁：去皮尖。(《滇南本草》，明·兰茂著，公元 1476 年)

60. 杏仁：①去皮尖，炒。②去皮尖，面炒。(《外科理例》，明·汪机编著，公元 1519 年)

61. 杏核仁：得火良，单仁者泡去皮尖，麸炒入药，双仁者惟堪毒狗，误服杀人。(《本草蒙筌》，明·陈嘉谟纂辑，公元 1525 年)

62. 杏仁：①去皮尖。②去皮尖，捣，略烧存性。③去皮尖，双仁者，同干面炒黄。④去皮尖，微炒，煮三五沸，研。⑤皮去尖，微炒。⑥汤泡，去皮尖，炒赤。⑦去皮尖，及双仁者，麸炒微黄色。⑧浸，去皮，焙。(《婴童百问》，明·鲁伯嗣撰，公元 1526 年？)

63. 杏仁：①去皮尖。②去皮尖，炒黄。(《女科撮要》，明·薛已著，公元 1548 年)

64. 杏仁：去皮尖。(《明医杂著》，明·王节斋集，薛已注，公元 1549 年)

65. 杏仁：①麸炒。②汤泡去皮尖，用面炒赤色。(《保婴撮要》，明·薛铠集，薛已验，公元 1555 年)

66. 杏仁：①去皮尖。②去皮尖，用水一碗煎令减半，取出令干，另研。③汤泡去皮尖。④去双仁、皮尖。⑤去皮尖，切小片。⑥汤浸，去皮尖。⑦剉碎。⑧汤泡去皮尖，研。⑨不去皮尖。⑩研如泥。⑪去皮，炒熟。⑫汤洗，去皮尖，麸炒。⑬去皮尖并双仁者，面炒黄。⑭去皮尖，炒黄，另研如膏。⑮去皮尖，微炒，研入。(《医学纲目》，明·楼英编纂，公元 1565 年)

67. 杏仁：凡使汤泡去皮尖，面炒黄色，去油。有火有汗者，童便浸三日，又烧令烟未尽，研如泥，绵裹纳女子阴中，

治虫䘌。(《医学入门》，明·李梴著，公元 1575 年)

68. 杏核仁：①凡用杏仁，以汤浸去皮尖，炒黄，或用麸麸炒过。②凡用，以汤浸去皮尖，每斤入白火石一斤，乌豆三合，以东流水同煮，从巳至午，取出晒干用。③治风寒肺病，药中亦有连皮尖用者，取其发散也。(《本草纲目》，明·李时珍撰，公元 1578 年)

69. 杏仁：汤泡去皮尖炒。有生用，有连皮尖用者，各研。双仁有大毒，不可用。(《仁术便览》，明·张浩著，公元 1585 年)

70. 杏仁：水泡去皮尖双仁，有毒勿用。(《增补万病回春》，明·龚廷贤编，公元 1587 年)

71. 杏仁：去皮尖童便浸。(《鲁府禁方》，明·龚廷贤编，公元 1594 年)

72. 杏仁：①去皮尖炒。②去皮尖双仁，麸炒黄，别研。③制炒。④麸炒，去皮。⑤去皮尖，用牡蛎煅成粉，与杏仁同炒黄色，去牡蛎粉不用。⑥以汤浸去皮尖，麸炒杵细用。⑦炒去皮尖油，取净霜。(《证治准绳》，明·王肯堂著，公元 1602 年)

73. 北杏仁：童便浸去皮尖，炒。(《证治准绳》，明·王肯堂著，公元 1602 年)

74. 杏仁：制同上（泡去皮尖及双仁者，云双仁能杀人，纵不杀人必有毒），入煎剂研如泥用。(《医宗粹言》，明·罗周彦著，公元 1612 年)

75. 苦杏仁：去皮。(《医宗粹言》，明·罗周彦著，公元 1612 年)

76. 杏仁：①去皮尖。②泡去皮尖。③热水泡去皮尖，用砂体捣烂，又入水同捣，澄去浊渣，用清汁。④单仁者，泡去

皮尖，麸炒入药。双仁者有毒，杀人，勿用。⑤汤泡去皮尖，炒黄色。(《寿世保元》，明·龚廷贤撰，公元 1615 年)

77. 杏仁：①去皮尖，切。②取霜。③去皮尖，研如泥。④去皮，麸炒。⑤泡去皮尖，研如泥。⑥去皮尖，同麸炒黄，另研。⑦去皮尖，用水一碗煮令减半，取出晾干，为研。(《景岳全书》，明·张介宾撰，公元 1615 年)

78. 杏仁：泡去皮尖，微炒。(《外科正宗》，明·陈实功编撰，公元 1617 年)

79. 杏仁：①汤浸去皮尖炒。②去皮尖麸炒。③去皮尖麸炒黄。④去皮尖面炒。⑤烧存性。(《济阴纲目》，明·武之望辑著，公元 1620 年)

80. 杏仁：以汤浸去皮尖及双仁者，麸炒研用，治风寒肺病药中，亦有连皮尖用者，取其发散也。(《炮炙大法》，明·缪希雍撰，公元 1622 年)

81. 杏仁：①泡去皮尖焙。②去皮尖炒。③别研。④去皮尖麸炒。(《医宗必读》，明·李中梓著，公元 1637 年)

82. 杏仁：汤浸去皮尖，炒黄研细。风寒肺病药中连皮尖用，取其发散。双仁者有毒。(《本草通玄》，明·李中梓撰，公元 1637 年？)

83. 杏仁：①泡，去皮尖。②泡，去皮尖，取霜。③去双仁皮尖，汤浸，麸炒黄。④泡去皮尖，麸炒黄，入瓦器研去油。(《审视瑶函》，明·傅仁宇撰，公元 1644 年)

84. 杏仁：①泡，去发尖。②炒。(《一草亭目科全书、异授眼科》，明·邓苑撰，公元 1644 年？)

85. 杏核仁：以沸汤浸去皮尖，每斤用白火石一斤，黑豆三合，以东流水同煮，从巳至午，漉出劈开如金色，晒干乃用。得火良。(《本草乘雅半偈》，明·卢之颐著，公元 1647 年)

86. 杏仁：双仁者杀人，拣去不用，凡使，泡去皮尖，麸炒用。咳逆上气或喘急，并可用杏仁制炒，研膏入蜜，杵熟……（含之咽汁）劳伤咳嗽，杏仁以童子小便浸，春七日，冬二七日，连皮尖研滤取汁，煮令鱼眼沸，如糊，以粗布摊爆之，可丸。(《握灵本草》，清·王翃著，公元 1683 年)

87. 杏仁：①姜水泡去皮尖，焙煎饮。②酒浸。③盐水润焙。④汤浸，去皮尖，炒黄。(《本草汇》，清·郭佩兰著，公元 1655 年)

88. 杏仁：①麸炒去皮尖。②汤浸去皮尖炒。(《医门法律》，清·喻嘉言著，公元 1658 年)

89. 杏仁：泡去皮尖，炒为末用。(《医宗说约》，清·蒋仲芳撰，公元 1663 年)

90. 杏仁：①浸七日。②去皮尖，去油为粉。③去皮尖杵为膏。④泡去皮尖，砂钵[1]内研如泥，入水再研，澄去浊脚。⑤泡去皮尖、微炒。⑥炒黑为末。(《外科大成》，清·祁坤编著，公元 1665 年)

91. 杏仁：①去皮尖晒干。②去皮尖炒。③以汤浸去皮尖，麸炒研用。④姜水泡去皮尖焙。⑤蒸熟去皮尖研滤取净汁。⑥去皮麫裹作包，糠火煨熟去麫，研烂压去油。(《本草述》，清·刘若金著，公元 1666 年)

92. 杏仁：以汤浸去皮尖，麸炒研用，亦有不去皮尖者，取其发散风寒肺病。(《本草述钩元》，清·杨时泰著，公元 1666 年？)

93. 杏仁：去皮尖。(《痧胀玉衡》，清·郭右陶著述，公元 1675 年)

---

[1] 钵：同"钵"。

94. 杏仁：去皮尖。(《温热暑疫》，清·郭扬俊辑，公元1679年)

95. 杏仁：①去皮尖。②不去皮尖……杏仁留尖，取其发，连皮，取其涩。③炒。④去皮尖炒研。(《医方集解》，清·汪昂著，公元1682年)

96. 杏仁：去皮尖炒研，发散连皮尖研，双仁者杀人。(《本草备要》，清·汪昂辑著，公元1694年)

97. 杏仁：去皮尖则缓，连皮尖则锐，忌见火，如花六出，必双仁独粒，有毒，忌用杀人。(《药品辨义》，明·贾所学撰，清·尤乘增辑，公元1691年)

98. 杏仁：①以汤浸去皮尖炒黄或用面麸炒过，捣泥。②杏酥。(《食物本草会纂》，清·沈李龙纂辑，公元1691年)

99. 杏仁：①去皮尖纸压去油取霜。②去皮及双仁者。(《洞天奥旨》，清·陈士铎撰，公元1694年)

100. 杏仁：便炒。(《嵩崖尊生全书》，清·景冬阳撰，公元1696年)

101. 制杏仁：①凡使用杏仁，以汤浸去皮尖，炒黄或用麸炒过。②以汤浸去皮尖，每觔用白火石一觔，乌豆三合，以东流水同煮，从巳至午，取出晒干用。③治风寒肺病药中，亦有连皮尖用者，取其发散也。(《修事指南》，清·张仲岩撰，公元1704年)

102. 杏仁：①去皮尖炒黄色。②去皮尖微炒。③烧灰。(《良朋汇集》，清·孙望林辑，公元1711年)

103. 杏仁：泡去皮尖，焙研。治风寒肺病药中，亦有连皮尖用者，取其发散也。双仁者有毒杀人。(《本草必用》，清·顾靖远著，公元1722年)

104. 杏仁：汤泡去皮尖、双仁者大毒勿用。(《本草经解

要》，清·叶天士著，公元 1724 年）

105. 杏仁：泡去皮尖。（《外科证治全生集》，清·王维德著，公元 1740 年）

106. 杏仁：①汤浸去皮尖。②皮熟研用。③去皮尖熬黑。④去皮尖炒黄。⑤去皮尖麸炒。（《医宗金鉴》，清·吴谦等编，公元 1742 年）

107. 杏仁（霜）：去皮尖熬别作脂。（《医宗金鉴》，清·吴谦等编，公元 1742 年）

108. 光杏仁：去皮尖炒黄色另研。（《幼幼集成》，清·陈复正辑订，公元 1750 年）

109. 北杏仁：泡去皮尖炒黄。（《幼幼集成》，清·陈复正辑订，公元 1750 年）

110. 杏仁（霜）：去皮尖捣碎，以纸包，压去油，以成白粉为度。（《幼幼集成》，清·陈复正辑订，公元 1750 年）

111. 杏仁：双仁者杀人。去皮尖，炒研发散，连皮尖研。（《本草从新》，清·吴仪洛撰，公元 1757 年）

112. 杏仁：去皮尖。（《串雅外编》，清·赵学敏编，公元 1759 年）

113. 杏仁：汤浸去皮尖，炒黄或麸炒研用，发散，连皮尖研用。（《得配本草》，清·严西亭、施澹宁、洪缉庵同纂，公元 1761 年）

114. 杏仁：①去皮尖。②泡去皮尖炒黄。③取霜。（《成方切用》，清·吴仪洛辑，公元 1761 年）

115. 杏仁：去皮尖。（《本草纲目拾遗》，清·赵学敏编，公元 1765 年）

116. 杏仁皮：烧存性。（《本草纲目拾遗》，清·赵学敏编，公元 1765 年）

117. 杏仁：去皮尖炒研。发散连皮尖研。双仁者杀人，得火良。(《本草求真》，清·黄宫绣纂，公元 1769 年)

118. 杏仁：①炒。②醋煮杏仁二枚，灯上煅，研烂。③霜。(《幼科释谜》，清·沈金鳌，公元 1773 年)

119. 杏仁：①去皮尖。②留皮尖。③炒。(《叶天士秘方大全》，清·叶天士撰，成书年代不详)

120. 杏仁：霜。(《吴鞠通医案》，清·吴瑭著，公元 1789 年)

121. 杏仁：去皮尖炒研，发散连皮尖研，双仁者杀人，得火良。(《本草辑要》，清·林玉友辑，公元 1790 年)

122. 杏仁：去皮尖，碾细。(《温病条辨》，清·吴瑭撰，公元 1798 年)

123. 杏仁：去皮尖。(《女科要旨》，清·陈念祖著，公元 1820 年)

124. 杏仁：①去皮尖，研。②去皮尖，炒。(《医学从众录》，清·陈念祖撰，公元 1820 年)

125. 杏仁：去皮尖。(《外科证治全书》，清·许克昌、毕法同辑，公元 1831 年)

126. 中杏仁毒：兰子研水服。(《外科证治全书》，清·许克昌、毕法同辑，公元 1831 年)

127. 杏仁：炒。(《类证治裁》，清·林佩琴编著，公元 1839 年)

128. 杏仁：去皮尖研用。如发散连皮尖研，双仁者杀人。(《本草分经》，清·姚澜编，公元 1840 年)

129. 杏仁：①去皮尖，蒸熟捣碎，开水冲服。②去皮尖去油研。③蒸熟去皮煎炒。(《增广验方新编》，清·鲍相璈编，公元 1846 年)

130. 杏仁：去皮尖炒黄。(《温热经纬》，清·王孟英编著，

公元 1852 年）

131. 杏仁：①凡用汤浸去皮尖，炒黄或用面（麸）炒过研，治风寒肺病药中，亦有连皮尖用者，取其发散也。②杏仁作汤如白沫不解者，食之令气壅身热，汤浸宿者动冷气。（《本草害利》，清·凌晓五著，公元 1862 年）

132. 杏仁：去皮尖炒研。（《本草汇纂》，清·屠道和编辑，公元 1863 年）

133. 杏仁：去皮尖，研。（《时病论》，清·雷丰著，公元 1882 年）

134. 杏仁：去皮尖，炒研。发散连皮尖研，又谓尖取其发，连皮取其涩。（《医家四要》，清·程曦、江诚、雷大震同纂，公元 1884 年）

135. 杏仁：①汤浸去皮尖双仁，面炒微黄色。②有大毒，须煮令极熟，中心无白为度，方可食用。用杏树皮煎汤饮之，虽迷乱将死者，亦可救。（《医方丛话》，清·徐士銮辑，公元 1886 年）

### 现代炮制加工与应用

| 序号 | 炮制品 | 加工技术 | 应用 |
|---|---|---|---|
| 1 | 苦杏仁 | 取原药材，筛去皮屑杂质，拣除残留的核壳及泛油的褐色种子。用时捣碎 | 生品有小毒，性微温而质润，长于润肺止咳，润肠通便。多用于新病咳喘，肠燥便秘等 |
| 2 | 燀苦杏仁 | 取净苦杏仁置 10 倍量沸水中煮约 5 分钟，至种皮微鼓起，捞出，于凉水中稍浸，取出，搓开种皮与种仁，干燥，筛去种皮，用时捣碎 | 燀后可降低毒性，除去非药用部位，便于有效成分煎出，又能破坏与苷共存的酶，以利于保存苦杏仁苷。作用与苦杏仁相同 |

| 序号 | 炮制品 | 加工技术 | 应用 |
|---|---|---|---|
| 3 | 炒苦杏仁 | 取燀苦杏仁，置已预热的炒制器具内，文火炒至微黄色、略带焦斑、有香气时，取出晾凉。用时捣碎 | 炒后性温，长于温肺散寒。多用于肺寒咳嗽，肺虚久喘等 |

# 昆布

Kūnbù
Laminariae Thallus
Eckloniae Thallus

　　《中国药典》载有昆布一种炮制品。昆布为海带科植物海带 *Laminaria japonica* Aresch. 或翅藻科植物昆布 *Ecklonia kurome* Okam. 的干燥叶状体。夏、秋二季采捞，晒干。

## 历代炮制方法辑要

　　1. 昆布：洗。(《千金翼方》，唐·孙思邈著，公元 682 年)

　　2. 昆布：①洗。②洗去咸炙。③白米泔汁浸一宿，洗去咸味。(《外台秘要》，唐·王焘撰，公元 752 年)

　　3. 昆布：凡使，先弊甑箅同煮去咸味，焙，细剉用。每修事一斤，用甑箅大小十箇同昆布细剉，二味各一处，下东流水，从巳煮至亥，水旋添，勿令少。(《雷公炮炙论》，南朝宋·雷敩撰，公元 10 世纪？)

　　4. 昆布：洗去咸味。(《太平圣惠方》，宋·王怀隐等编集，公元 992 年)

　　5. 昆布：洗去碱，捣为散。(《重修政和经史证类备用本草》，宋·唐慎微著，公元 1116 年)

　　6. 昆布：①汤洗去咸味焙令干。②洗去咸汁微炒。(《圣济总录》，宋·太医院编，公元 1111—1117 年)

　　7. 昆布：洗去咸味。(《小儿卫生总微论方》，宋·撰人未详，公元 1156 年)

8. 昆布：洗。(《济生方》，宋·严用和撰，公元 1253 年)

9. 昆布：洗。(《类编朱氏集验医方》，宋·朱佐集，公元 1265 年)

10. 昆布：焙。(《儒门事亲》，金·张从正撰，公元 1228 年？)

11. 昆布：洗。(《瑞竹堂经验方》，元·沙图穆苏撰，公元 1326 年)

12. 昆布：揉去土，晒干。(《丹溪心法》，元·朱震亨著，公元 1347 年)

13. 昆布：①水洗去沙土，围药中，用醋煮加生姜汁。②酒洗。(《疮疡经验全书》，宋·窦汉卿辑著，公元 1569 年？)

14. 昆布：①洗去咸味。②洗去咸汁，微炒。③洗去咸味，焙。(《普济方》，明·朱橚等编，公元 1406 年)

15. 昆布：洗，去咸水。(《奇效良方》，明·方贤著，公元 1449 年？)

16. 昆布：①洗。②去土。③洗炙。(《医学纲目》，明·楼英编纂，公元 1565 年)

17. 昆布：东流水煮半日去咸味，焙干。(《医学入门》，明·李梴著，公元 1575 年)

18. 昆布：凡使昆布，每一斤，用甑箅大小十箇，同剉细，以东流水煮之，从巳至亥，待咸味去，乃晒焙用。(《本草纲目》，明·李时珍撰，公元 1578 年)

19. 昆布：洗净。(《寿世保元》，明·龚廷贤撰，公元 1615 年)

20. 昆布：酒洗，切丝。(《外科正宗》，明·陈实功编撰，公元 1617 年)

21. 昆布：凡使先用弊甑箅同煮去咸味焙，细剉用。每修事一斤用甑箄十箇，用昆布细剉，二味各一处下东流水从巳至亥，水旋添，勿令少。(《炮炙大法》，明·缪希雍撰，公元 1622 年)

22. 昆布：炒。(《先醒斋医学广笔记》，明·缪希雍撰，公元 1622 年)

23. 昆布：①洗净。②洗去碱水。(《医宗必读》，明·李中梓著，公元 1637 年)

24. 昆布：洗去咸，焙干。(《本草通玄》，明·李中梓撰，公元 1637 年?)

25. 昆布：每斤用甑箄十个同剉细，以东流水煮之，从巳至亥，待咸味去，晒干用。(《本草乘雅半偈》，明·卢之颐著，公元 1647 年)

26. 昆布：洗净咸味焙干。(《本草汇》，清·郭佩兰著，公元 1655 年)

27. 昆布：冷水洗。(《医宗说约》，清·蒋仲芳撰，公元 1663 年)

28. 昆布：酒洗切丝。(《外科大成》，清·祁坤编著，公元 1665 年)

29. 昆布：水煮半日去碱味焙干。(《本草述》，清·刘若金著，公元 1666 年)

30. 昆布：东流水煮半日，去咸味焙干。(《本草述钩元》，清·杨时泰著，公元 1666 年?)

31. 昆布：洗去咸味用。(《本草备要》，清·汪昂辑著，公元 1694 年)

32. 昆布：去咸。洗去咸水。(《嵩崖尊生全书》，清·景冬阳撰，公元 1696 年)

33. 制昆布：凡使昆布，每一觔用甑箄大小十个，同剉

细，以东流水煮之，从巳至亥待咸味去，乃晒焙用。(《修事指南》，清·张仲岩撰，公元 1704 年)

34. 昆布：洗净。(《良朋汇集》，清·孙望林辑，公元 1711 年)

35. 昆布：洗净。(《本草必用》，清·顾靖远著，公元 1722 年)

36. 昆布：酒洗。(《医宗金鉴》，清·吴谦等编，公元 1742 年)

37. 昆布：略洗去咸味。(《本草从新》，清·吴仪洛撰，公元 1757 年)

38. 昆布：洗净用。(《得配本草》，清·严西亭、施澹宁、洪缉庵同纂，公元 1761 年)

39. 昆布：洗。(《本草纲目拾遗》，清·赵学敏编，公元 1765 年)

40. 昆布：洗去咸味用。(《本草辑要》，清·林玉友辑，公元 1790 年)

41. 昆布：洗。(《外科证治全书》，清·许克昌、毕法同辑，公元 1831 年)

42. 昆布：略洗去咸水用。(《本草汇纂》，清·屠道和编辑，公元 1863 年)

### 🐢 现代炮制加工与应用

| 序号 | 炮制品 | 加工技术 | 应用 |
| --- | --- | --- | --- |
| 1 | 昆布 | 取原药材，除去杂质，漂净，稍晾，切宽丝，晒干 | 消痰软坚散结，利水消肿。用于瘿瘤，瘰疬，睾丸肿痛，痰饮水肿 |

# 连翘 | Liánqiáo
Forsythiae Fructus

《中国药典》载有连翘一种炮制品。连翘为木犀科植物连翘 *Forsythia suspensa*（Thunb.）Vahl 的干燥果实。秋季果实初熟尚带绿色时采收，除去杂质，蒸熟，晒干，习称"青翘"；果实熟透时采收，晒干，除去杂质，习称"老翘"。

## 历代炮制方法辑要

1. 连翘：去膈。（《小儿卫生总微论方》，宋·撰人未详，公元1156年）

2. 连翘：焙。（《洪氏集验方》，宋·洪遵辑，公元1170年）

3. 连翘：以手搓细用。（《卫生宝鉴》，元·罗天益著，公元1343年）

4. 连翘：去梗碾。（《疮疡经验全书》，宋·窦汉卿辑著，公元1569年？）

5. 连翘：洗。（《普济方》，明·朱橚等编，公元1406年）

6. 连翘：酒制炒。（《医学纲目》，明·楼英编纂，公元1565年）

7. 连翘：去穰[1]。（《医学入门》，明·李梴著，公元1575年）

8. 连翘：去枝梗心，研。（《仁术便览》，明·张浩著，公

---

〔1〕 穰：同"瓤"，下同。

元 1585 年）

9. 连翘：去心。（《增补万病回春》，明·龚廷贤编，公元 1587 年）

10. 连翘：去梗并瓤。（《本草原始》，明·李中立纂辑，公元 1593 年）

11. 连翘：择去枝根及心，研碎入火煎。（《医宗粹言》，明·罗周彦著，公元 1612 年）

12. 连翘：①去梗心。②去心。（《寿世保元》，明·龚廷贤撰，公元 1615 年）

13. 连翘：去梗，碾。（《外科正宗》，明·陈实功编撰，公元 1617 年）

14. 连翘：去蒂根研。（《炮炙大法》，明·缪希雍撰，公元 1622 年）

15. 连翘：手搓。（《本草汇》，清·郭佩兰著，公元 1655 年）

16. 连翘：去心，打碎，除肺火止用心，赤鼻良验。（《医宗说约》，清·蒋仲芳撰，公元 1663 年）

17. 连翘：去梗碾。（《外科大成》，清·祁坤编著，公元 1665 年）

18. 连翘：去蒂根，研。（《本草述钩元》，清·杨时泰著，公元 1666 年？）

19. 连翘：生用主散，酒炒行十二经血分。（《药品辨义》，清·尤乘增辑，公元 1691 年）

20. 连翘：去心。（《良朋汇集》，清·孙望林辑，公元 1711 年）

21. 连翘：捣碎。（《本草必用》，清·顾靖远著，公元 1722 年）

22. 连翘：去心用。（《本草经解要》，清·叶天士著，公元1724 年）

23. 净连翘：①除去心膈取净者。②炒。（《幼幼集成》，清·陈复正辑订，公元 1750 年）

24. 连翘：去心。（《叶天士秘方大全》，清·叶天士撰，公元 1775 年？）

25. 连翘：连心。（《吴鞠通医案》，清·吴瑭著，公元1789 年）

26. 连翘：去心。（《外科证治全书》，清·许克昌、毕法同辑，公元 1831 年）

27. 连翘：①去心。②去心蒂。（《增广验方新编》，清·鲍相璈编，公元 1846 年）

### 🐚 现代炮制加工与应用

| 序号 | 炮制品 | 加工技术 | 应用 |
|---|---|---|---|
| 1 | 连翘[1] | 取原药材，除去杂质及枝梗，筛去灰屑 | 清热解毒，消肿散结。用治痈疽，瘰疬，乳痈，丹毒，风热感冒，温病初起，温热入营，高热烦渴，神昏发斑，热淋尿闭 |

---

〔1〕 按语：历代医家以连翘生品入药为主，并多要求去"心"。现代研究认为连翘壳与连翘心的区别不大，无需去"心"。

# 莲子 | Liánzǐ
## Nelumbinis Semen

《中国药典》载有莲子一种炮制品。莲子为睡莲科植物莲 *Nelumbo nucifera* Gaertn. 的干燥成熟种子。秋季果实成熟时采割莲房，取出果实，除去果皮，干燥。

### 历代炮制方法辑要

1. 莲子：干捣破之。(《新修本草》，唐·苏敬等撰，公元 695 年)

2. 莲子：蒸食之良。(《食疗本草》，唐·孟诜撰，张鼎增补，公元 713—739 年)

3. 莲实肉：麸炒香。(《圣济总录》，宋·太医院编，公元 1111—1117 年)

4. 莲子肉：炒熟。(《儒门事亲》，金·张从正撰，公元 1228 年?)

5. 莲子肉：去心。(《活幼心书》，元·曾世荣编，公元 1294 年)

6. 莲肉：去心。(《丹溪心法》，元·朱震亨著，公元 1347 年)

7. 莲肉：一斤，先用酒浸一日，后装入雄猪肚内缝合，将浸莲肉酒添水煮猪肚，大一个，小二个，取出晒干，肚不用。(《普济方》，明·朱橚等编，公元 1406 年)

8. 莲子：酒煮。(《普济方》，明·朱橚等编，公元

1406 年）

9. 莲肉：先用酒浸一日，后装入雄猪肚内，缝合却将浸莲肉酒添水煮熟，取出晒干，肚子不用。（《奇效良方》，明·方贤著，公元 1449 年？）

10. 莲子：去心。（《滇南本草》，明·兰茂著，公元 1476 年）

11. 莲肉：去心，炒。（《本草蒙筌》，明·陈嘉谟纂辑，公元 1525 年）

12. 莲肉：去心。（《万氏女科》，明·万全编著，公元 1549 年）

13. 莲子：食与入药俱宜去心，免成霍乱，但局方亦有用水浸裂，生取其心，以治心热及血疾作渴。（《医学入门》，明·李梴著，公元 1575 年）

14. 莲肉：去皮，微焙研。（《仁术便览》，明·张浩著，公元 1585 年）

15. 莲肉：去心。（《证治准绳》，明·王肯堂著，公元 1602 年）

16. 莲子：食不去心，恐成卒暴霍乱。（《寿世保元》，明·龚廷贤撰，公元 1615 年）

17. 莲子肉：葱盐炒，去心，并葱盐不用。（《寿世保元》，明·龚廷贤撰，公元 1615 年）

18. 莲肉：①去心。②去心，炒。（《景岳全书》，明·张介宾撰，公元 1615 年）

19. 莲肉：①去心勿去皮，分作两片，每片分作四小块，瓦上焙焦色。②每一斤，用獖猪肚一个盛贮，煮熟捣焙用之。③去心。每粒分作五六块，瓦器肉炒焦黄，忌铁。④去心，炒。⑤去心炒焦。（《炮炙大法》，明·缪希雍撰，公元 1622 年）

20. 莲肉：去心。（《医宗必读》，明·李中梓著，公元1637年）

21. 莲子：泡去皮心炒。（《医宗必读》，明·李中梓著，公元1637年）

22. 莲子：去心，蒸焙。（《本草汇》，清·郭佩兰著，公元1655年）

23. 莲子：去心皮，蒸熟焙干用。（《本草备要》，清·汪昂辑著，公元1694年）

24. 莲子：炒。（《嵩崖尊生全书》，清·景冬阳撰，公元1696年）

25. 制莲子：①凡使莲子，须八九月采黑坚如石者，干搏破。②其蒂至秋黑而沉水为石莲子，可磨为饭食。③剁其黑壳谓之莲肉，以水浸去赤皮青心，入药须蒸熟去心，或晒或焙干用亦有每一觔用豮猪肚一个，盛贮煮熟，捣焙用此。（《修事指南》，清·张仲岩撰，公元1704年）

26. 莲肉：去心。（《良朋汇集》，清·孙望林辑，公元1711年）

27. 莲子：去心。（《本草必用》，清·顾靖远著，公元1722年）

28. 莲肉：去心。（《医宗金鉴》，清·吴谦等编，公元1742年）

29. 莲子：去心蒸晒为末。（《幼幼集成》，清·陈复正辑订，公元1750年）

30. 莲肉：去心蒸熟。（《幼幼集成》，清·陈复正辑订，公元1750年）

31. 建莲肉：去心皮炒。（《幼幼集成》，清·陈复正辑订，公元1750年）

32. 建莲子：去心皮。(《幼幼集成》，清·陈复正辑订，公元 1750 年)

33. 莲子：去心用。(《玉楸药解》，清·黄元御解，公元 1754 年)

34. 莲子：去心，葱盐炒。(《串雅外编》，清·赵学敏编，公元 1759 年)

35. 莲肉：止痢炒用，补脾蒸用，清心生用，摄肾不去皮，其皮又补脾阴。(《得配本草》，清·严西亭、施澹宁、洪缉庵同纂，公元 1761 年)

36. 莲肉：去心。(《成方切用》，清·吴仪洛辑，公元 1761 年)

37. 莲子肉：去心，炒。(《沈氏女科辑要笺正》，清·沈尧封辑著，公元 1764 年？)

38. 莲肉：去心。(《本草纲目拾遗》，清·赵学敏编，公元 1765 年)

39. 莲子：去心皮，蒸熟焙干用。(《本草求真》，清·黄宫绣纂，公元 1769 年)

40. 莲肉：炒。(《妇科玉尺》，清·沈金鳌撰，公元 1773 年)

41. 莲子：①连皮心。②连皮，打碎，去心。(《吴鞠通医案》，清·吴瑭著，公元 1789 年)

42. 莲子：去心皮，蒸熟焙干用。(《本草辑要》，清·林玉友辑，公元 1790 年)

43. 莲子：炒。(《温病条辨》，清·吴瑭撰，公元 1798 年)

44. 莲子：去皮心。(《医学从众录》，清·陈念祖撰，公元 1820 年)

45. 莲肉：用去心皮，补脾胃固精气，炒熟用良。(《本草

正义》，清·张德裕辑，公元 1828 年）

46. 莲子：炒。（《类证治裁》，清·林佩琴编著，公元 1839 年）

47. 莲肉：去心。（《增广验方新编》，清·鲍相璈编，公元 1846 年）

48. 莲子：去心。（《校注医醇剩义》，清·费伯雄编著，公元 1863 年）

49. 莲子：熟用——补中和胃。（《本草汇纂》，清·屠道和编辑，公元 1863 年）

50. 莲子：去心。（《医家四要》，清·程曦、江诚、雷大震同纂，公元 1884 年）

51. 莲子：宜去心用。（《本草便读》，清·张秉成辑，公元 1887 年）

### 现代炮制加工与应用

| 序号 | 炮制品 | 加工技术 | 应用 |
|---|---|---|---|
| 1 | 莲子 | 取原药材，去净杂质，用温水略浸，捞出润软，剥开去心（另作药用），干燥 | 生品性平偏凉，长于养心安神，用于虚烦，惊悸，失眠 |
| 2 | 炒莲子 | 取净莲子肉，置炒制容器内，用文火加热，炒制表面颜色加深，内表面微黄色，有香气逸出，取出晾凉 | 炒后性平偏温，固涩作用增强，长于健脾止泻，补肾固精。用于脾虚泄泻，肾虚遗精，妇女带下 |

# 六神曲 | Liùshénqǔ
Maticated Leaven*

　　《中国药典》附录Ⅲ收载六神曲（炒）。现常用的主要是六神曲、炒六神曲、焦六神曲三种炮制品。六神曲为辣蓼、青蒿、杏仁等药加入面粉或麸皮混合后，经发酵而成的曲剂。

## 历代炮制方法辑要

　　1. 神曲：熬。（《千金翼方》，唐·孙思邈著，公元 682 年）

　　2. 神曲：炮微黄。微炒黄色。（《太平圣惠方》，宋·王怀隐等编集，公元 992 年）

　　3. 神曲：炒。（《史载之方》，宋·史堪撰，公元 1085 年？）

　　4. 神曲：①微炒。②凡使，并用炒过，方入药用。（《太平惠民和剂局方》，宋·太平惠民和剂局陈师文等编，公元 1151 年）

　　5. 神曲：①炒黄。②与半夏共炒至黄色，去半夏留神曲。（《类编朱氏集验医方》，宋·朱佐集，公元 1265 年）

　　6. 神曲：炒黄色。（《疮疡经验全书》，宋·窦汉卿辑著，公元 1569 年？）

　　7. 神曲：①末，熬香。②为末，枣肉搜成饼子，候干，慢火炙。③剉炒。④微炒。⑤作小块，炒香熟。（《普济方》，明·朱橚等编，公元 1406 年）

　　8. 神曲：炒。（《秘传证治要诀及类方》，明·戴元礼著，公元 1443 年）

9. 神曲：炒黄。(《奇效良方》，明·方贤著，公元1449年？)

10. 神曲：炒。(《滇南本草》，明·兰茂著，公元1476年)

11. 神曲：炒。(《外科理例》，明·汪机编著，公元1519年)

12. 神曲：炒。(《婴童百问》，明·鲁伯嗣撰，公元1526年？)

13. 神曲：炒。(《女科撮要》，明·薛己著，公元1548年)

14. 神曲：炒。(《明医杂著》，明·王节斋集，薛己注，公元1549年)

15. 神曲：炒。(《万氏女科》，明·万全编著，公元1549年)

16. 神曲：炒。(《保婴撮要》，明·薛铠集，薛己验，公元1555年)

17. 神曲：①炒黄。②炒。(《医学纲目》，明·楼英编纂，公元1565年)

18. 神曲：造神曲法，六月六日或三伏上寅日，采蓼草三两，青蒿、苍耳草各六两，俱捣自然汁，杏仁末一两，带麸白面二升，赤小豆一盌，煮软熟去皮研，然后取前汁，共一处拌匀，踏实成曲，一如造酒药法，出白愈久愈好，入药炒令香。(《医学入门》，明·李梴著，公元1575年)

19. 神曲：①叶氏水云录云：五月五日，火六月六日，或三伏日，用白麪百斤，青蒿自然汁三升，赤小豆末、杏仁泥各三升，苍耳自然汁、野蓼自然汁各三升……用汁和麪、豆、杏仁作饼，麻叶或楮叶包（罯），如造酱黄法，待生黄衣，晒收之。②神曲炒。③烧红，淬酒。(《本草纲目》，明·李时珍撰，公元1578年)

20. 神曲：六月六日，水六品药味全踏收用，青蒿蓼子苍耳苗叶各取汁，赤小豆、杏仁研烂，和白面共和一处，踏实，褚叶包吊通风处。(《仁术便览》，明·张浩著，公元1585年)

21. 神曲：炒。(《增补万病回春》，明·龚廷贤编，公元1587年)

22. 神曲：按六月六日造者谓诸神集会此日故也所用药料各省神名，每白麴一百斤用青蒿自然汁三升，赤小豆末、杏仁泥各三升，苍耳自然汁、野蓼自然汁各三升……用汁和麴豆杏仁作并，麻叶或楮叶包罨如造酒曲法，待生黄衣晒收之。凡入药令炒香变黄色方可用。(《本草原始》，明·李中立纂辑，公元1593年)

23. 神曲：炒。(《鲁府禁方》，明·龚廷贤编，公元1594年)

24. 神曲：研。(《证治准绳》，明·王肯堂著，公元1602年)

25. 神曲：炒。(《外科启玄》，明·申斗垣著，公元1604年)

26. 神曲：①要炒黄色。②炒黄。(《寿世保元》，明·龚廷贤撰，公元1615年)

27. 神曲：①炒黄入药。②炒。(《景岳全书》，明·张介宾撰，公元1615年)

28. 神曲：炒。(《济阴纲目》，明·武之望辑著，公元1620年)

29. 神曲：①法用白面一百斛，苍耳自然汁三升，青蓼自然汁四升，青蒿自然汁三升，杏仁四升，泡去皮尖，捣烂入面，赤小豆三升，煮熟去皮，捣烂和面一处匀如造酒面法，以麻叶或楮叶包（罨），如造酱黄法，待生黄衣晒收之。②凡用

须火炒黄，以助土气，陈久者良。(《炮炙大法》，明·缪希雍撰，公元 1622 年)

30. 神曲：炒。(《先醒斋医学广笔记》，明·缪希雍撰，公元 1622 年)

31. 神曲：炒黄入药，善助中焦土脏，健脾煖[1]胃……若妇人产后欲回乳者，炒研酒服……若闪挫腰痛者，淬酒温服最良。(《本草正》，明·张介宾撰，公元 1624 年)

32. 神曲：①研细炒黄。②五月五日或六月六日以白面百斤，青蒿苍耳野蓼各取自然汁一大碗，赤小豆杏仁泥各三升……用诸汁和面豆杏仁，布包作饼，楮叶包窨[2]，如造酱法待生黄衣，曝干收之。(《医宗必读》，明·李中梓著，公元 1637 年)

33. 神曲：乃伏天用白面百觔，青蒿汁三碗，赤小豆末杏仁泥各三升，苍耳汁，野蓼汁各三碗……揉和作饼，楮叶包(罨)如造酱黄法，待至黄晒干，临用炒之。(《本草通玄》，明·李中梓撰，公元 1637 年?)

34. 神曲：造曲法，伏天用白面百觔，青蒿汁三碗，赤小豆米、杏仁泥各三升，苍耳汁、野蓼汁各三碗，搜和作并，楮叶包裹，如造酱黄法，待生黄衣，晒收。临用炒之。(《本草汇》，清·郭佩兰著，公元 1655 年)

35. 神曲：炒研。(《医宗说约》，清·蒋仲芳撰，公元 1663 年)

36. 神曲：炒。(《外科大成》，清·祁坤编著，公元 1665 年)

---

〔1〕 煖：同"暖"，下同。
〔2〕 窨：义同"熏"，下同。

37. 神曲：①微炒为末。②于六月六日用麴五斤……苍耳草自然汁一碗……野蓼自然汁一碗……青蒿自然汁一碗……杏仁去皮尖五两，及北方河水……赤小豆煮熟去皮四两……用汁和面豆杏仁作饼，麻叶或楮叶包窨如造曲法待生黄衣，取悬风处经年用。(《本草述》，清·刘若金著，公元 1666 年)

38. 神曲：造法：于六月六日，用面五斤……苍耳草自然汁一碗……野蓼自然汁一碗……青蒿自然汁一碗……杏仁去皮尖五两及北方河水……赤小豆煮熟去皮四两……用汁和面豆杏仁作饼，麻叶或楮叶包（罨）如造曲法，待生黄衣，取悬风处，经年用。凡用须炒黄以助土气。(《本草述钩元》，清·杨时泰著，公元 1666 年？)

39. 神曲：炒。(《温热暑疫》，清·周扬俊辑，公元 1679 年)

40. 神曲：炒。(《医方集解》，清·汪昂著，公元 1682 年)

41. 神曲：但世人所造神曲之法欠妙，予师傅制法，择六月六日，用白曲三斤，苍耳草捣烂取汁一合，以井水调匀，又桑叶十斤，捣研烂取布沥出汁，再用赤小豆一升，磨末，拌曲匀，以前二汁拌之成饼，以野蓼盖之十四日，取出纸包之悬于风处，阴干，临时用最佳，由二三分用至二钱，其效如响也。(《本草新编》，清·陈士铎著，公元 1687 年)

42. 神曲：启微集曰：生用能发其生气，熟用能敛其暴气。造曲法：以五月五日，六月六日，用白麴百斤，赤豆末、杏仁泥、青蒿、苍耳、红蓼汁各三升……通和作饼，窨生黄衣，晒收。炒用。(《本草备要》，清·汪昂辑，公元 1694 年)

43. 神曲：生用力胜，主消米食积滞，痰饮癥结，胸满疟痞，小儿腹坚，皆能奏功，又能回乳。炒研酒服，启微集云，治目疾。生用能发其生气，熟用能敛其逆气。(《药品辨义》，

清·尤乘增辑，公元 1691 年）

44. 神曲：引李时珍语。熟用。（《食物本草会纂》，清·沈李龙纂辑，公元 1691 年）

45. 神曲：造神曲法：夏日用白面五斤，入青蒿苍耳野蓼自然汁各一碗，杏仁酒四两，赤小豆二两，煮研拌面作曲，风干，炒香。（《本经逢原》，清·张璐著，公元 1695 年）

46. 神曲：味甘气香醒脾，生用消谷力剧。（《嵩崖尊生全书》，清·景冬阳撰，公元 1696 年）

47. 制神曲：五月五日或六月六日或三伏日，用白面百觔，青蒿自然汁，赤小豆末，杏仁泥各三升，苍耳自然汁，野蓼自然汁各三升……用汁和面豆杏仁作饼，麻叶或楮叶包窨，如造酱黄法，待生黄以晒收之。（《修事指南》，清·张仲岩撰，公元 1704 年）

48. 神曲：炒。（《良朋汇集》，清·孙望林辑，公元 1711 年）

49. 神曲：炒黄研。（《本草必用》，清·顾靖远著，公元 1722 年）

50. 神曲：炒黄。（《本草经解要》，清·叶天士著，公元 1724 年）

51. 神曲：①炒。②三两生更以一两水和作饼煮浮入药炼蜜为丸。（《医宗金鉴》，清·吴谦等编，公元 1742 年）

52. 六神曲：炒。（《幼幼集成》，清·陈复正辑订，公元 1750 年）

53. 神曲：炒研用。（《长沙药解》，清·黄元御撰，公元 1753 年）

54. 神曲：造曲法：以五月五日或六月六日，以白面百斤，青蒿、苍耳、野蓼，各取自然汁三升，杏仁泥、赤小豆末，各三升……通和作饼，麻叶或楮叶包罯，如造酱黄法，待生黄衣，晒干收之，陈久者良。研细炒黄。（《本草从新》，清·吴仪洛撰，公元 1757 年）

55. 神曲：白面十斤，苍耳草自然汁三升、野菱自然汁四升、青蒿自然汁四升，杏仁四升去皮尖，赤小豆三升煮烂，连汁研，三伏内，上寅日，将药拌面如造曲法，晒干收用。（《串雅外编》，清·赵学敏编，公元 1759 年）

56. 神曲：炒。（《本草纲目拾遗》，清·赵学敏编，公元 1765 年）

57. 神曲：造曲法，以五月五日，六月六日，用白面百觔，赤豆末，杏仁泥，青蒿苍耳红蓼汁各三升……通和作饼，（罯）生黄衣，晒收陈久炒用。（《本草求真》，清·黄宫绣纂，公元 1769 年）

58. 神曲：①炭。②炒。③焦。（《吴鞠通医案》，清·吴瑭著，公元 1789 年）

59. 神曲：造曲法，以五月五日六日，用白面百斤，赤小豆末、杏仁泥、青蒿、苍耳、红蓼汁各三升……通和作饼、麻叶或楮叶包窨，如造酱黄法，待生黄衣，晒收之，陈者良，炒用。（《本草辑要》，清·林玉友辑，公元 1790 年）

60. 六神曲：炒。（《女科要旨》，清·陈念祖著，公元 1820 年）

61. 神曲：炒。（《傅青主女科》，清·傅山著，公元 1827 年）

62. 神曲：产后欲回乳者，可炒研酒服。（《本草正义》，清·张德裕辑，公元 1828 年）

63. 神曲：炒。（《外科证治全书》，清·许克昌、毕法同辑，公元 1831 年）

64. 神曲：①炒。②炒黄。(《类证治裁》，清·林佩琴编著，公元 1839 年)

65. 神曲：炒。(《增广验方新编》，清·鲍相璈编，公元 1846 年)

66. 六神曲：建神曲力胜，出福建泉州范志，吴一飞所造百草曲每块重不过两，曲中大麦囫囵不碎，擘取咬之，口中觉清香者真，炒研末服，如其麦粒淡无气味者伪品也……用酒曲入诸药草及毒药，造成其性酷烈，断不可用。(《本草害利》，清·凌晓五著，公元 1862 年)

67. 神曲：炒。(《校注医醇剩义》，清·费伯雄编著，徐相任校，朱祖怡注，公元 1863 年)

68. 神曲：炒。(《笔花医镜》，清·江笔花编著，公元 1871 年)

69. 神曲：炒。(《时病论》，清·雷丰著，公元 1882 年)

70. 神曲：炒用。(《医家四要》，清·程曦、江诚、雷大震同纂，公元 1884 年)

71. 神曲：炒黄。(《医方丛话》，清·徐士銮辑，公元 1886 年)

72. 神曲：用白面为君，再加赤豆、杏仁、青蒿、苍耳、野蓼六种，拌和作饼，如窨酱黄法，待发热，外生黄衣，晒干收之……消导炒用，发表生用。(《本草便读》，清·张秉成辑，公元 1887 年)

### 现代炮制加工与应用

| 序号 | 炮制品 | 炮制方法 | 应用 |
|---|---|---|---|
| 1 | 六神曲 | 取面粉 100kg, 苦杏仁、赤小豆各 4kg, 鲜青蒿、鲜苍耳草、鲜辣蓼各 7kg。将苦杏仁和赤小豆碾成粉末（或将苦杏仁碾成泥状，赤小豆煮烂），与面粉混匀，再将鲜青蒿、鲜苍耳草、鲜辣蓼用适量水煎汤（占原料量的 25% ~ 30%），将汤液陆续加入面粉中，揉搓成粗颗粒状，以手握成团，掷之即散为度，置于木制模型中压成扁平方块（33cm × 20cm × 6.6cm），再用粗纸（或鲜苘麻叶）包严，放置于木箱或席篓内，每块间要留有空隙，按品字形堆放，上面用鲜青蒿或厚棉被等物覆盖保温。一般室温在 30 ~ 37℃, 经 4~6 天即能发酵，待表面全部生出黄白色霉衣时，取出，除去纸或苘麻叶，切成小方块，干燥 | 生用健脾开胃，并有发散作用，常用于感冒食滞 |
| 2 | 炒神曲 | 将麦麸均匀撒入温度适宜的热锅内，用中火加热，待起烟时，投入净神曲块，炒至深黄色时，取出，筛去焦麦麸，放凉。或用清炒法，文火炒至深黄色时，取出，放凉。每 100kg 神曲，用麸皮 10 ~ 15kg | 炒后产生甘香之气，以醒脾和胃为主。用于食积不化，脘腹胀满，不思饮食，肠鸣泄泻等 |
| 3 | 焦神曲 | 取净神曲块，置于温度适宜的热锅内，用文火炒至表面焦黄色，有焦香气逸出时，取出，放凉，筛去碎屑 | 炒焦后消食化积力强。以治食积泄泻为主 |

# 龙胆 | Lóngdǎn
Gentianae Radix et Rhizoma

《中国药典》载有龙胆一种炮制品。龙胆为龙胆科植物条叶龙胆 *Gentiana manshurica* Kitag.、龙胆 *Gentiana scabra* Bge.、三花龙胆 *Gentiana triflora* Pal. 或坚龙胆 *Gentiana rigescens* Franch. 的干燥根及根茎。前三种习称"龙胆",后一种习称"坚龙胆"。春、秋二季采挖,洗净,干燥。

## 历代炮制方法辑要

1. 龙胆:酒煮服。(《肘后备急方》,晋·葛洪著,公元281—341年)

2. 龙胆:采得后,阴干。欲使时,用铜刀切去髭土头了,剉,于甘草汤中浸一宿,至明漉出暴干用。(《雷公炮炙论》,南朝宋·雷敩撰,公元 10 世纪?)

3. 龙胆:去芦头。(《太平圣惠方》,宋·王怀隐等编集,公元 992 年)

4. 龙胆:去芦。(《伤寒总病论》,宋·庞安时撰,公元 1100 年)

5. 龙胆:浙中又有山龙胆草,味苦涩,取根细剉,用生姜自然汁浸一宿,去其性,焙干,捣。(《重修政和经史证类备用本草》,宋·唐慎微著,公元 1116 年)

6. 龙胆:去苗土。(《圣济总录》,宋·太医院编,公元 1111—1117 年)

7. 草龙胆：凡使，先去芦，剉碎，用甘草浸一宿。漉出焙干用。(《太平惠民和剂局方》，宋·太平惠民和剂局陈师文等编，公元1151年)

8. 龙胆草：去芦。(《小儿卫生总微论方》，宋·撰人未详，公元1156年)

9. 龙胆草：洗净剉炒。(《传信适用方》，宋·吴彦夔著，公元1180年)

10. 龙胆：①炒。②煅。(《校注妇人良方》，宋·陈自明原著，明·薛己校注，公元1237年)

11. 龙胆草：①酒炒黑。②炒焦。③酒拌炒黑。④酒拌炒黄。(《校注妇人良方》，宋·陈自明原著，明·薛己校注，公元1237年)

12. 龙胆草：①炒。②酒炒。(《陈氏小儿痘疹方论》，宋·陈文中撰，公元1254年)

13. 龙胆草：去芦。(《类编朱氏集验医方》，宋·朱佐集，公元1265年)

14. 龙胆草：去芦。(《活幼心书》，元·曾世荣编，公元1294年)

15. 草龙胆：①酒浸上行。②去芦。(《汤液本草》，元·王好古著，公元1298年)

16. 草龙胆：泻肝热止眼睛疼，酒浸上行。(《珍珠囊》，金·张元素著，公元1315年)

17. 草龙胆：去土。(《瑞竹堂经验方》，元·沙图穆苏撰，公元1326年)

18. 龙胆草：去芦。(《卫生宝鉴》，元·罗天益著，公元1343年)

19. 草龙胆：去芦，（铡）碎剉，桶剉，竹筛齐用。(《卫

生宝鉴》，元·罗天益著，公元 1343 年）

20. 草龙胆：①酒洗。②酒浸。③酒制。（《丹溪心法》，元·朱震亨著，公元 1347 年）

21. 龙胆草：①酒拌炒，须洗去泥土。②酒拌炒。（《疮疡经验全书》，宋·窦汉卿辑著，公元 1569 年？）

22. 草龙胆：炒。（《疮疡经验全书》，宋·窦汉卿辑著，公元 1569 年？）

23. 龙胆：其用与防己同酒浸，上行及外行。（《本草发挥》，明·徐彦纯辑，公元 1368 年）

24. 龙胆草：①截碎。②焙干。（《普济方》，明·朱橚等编，公元 1406 年）

25. 龙胆草：①去土。②截碎。（《奇效良方》，明·方贤著，公元 1449 年？）

26. 草龙胆：①酒制炒。②酒洗炒。（《外科理例》，明·汪机编著，公元 1519 年）

27. 草龙胆：甘草汤浸一宵，漉出曝干待用。（《本草蒙筌》，明·陈嘉谟纂辑，公元 1525 年）

28. 龙胆草：去芦。（《婴童百问》，明·鲁伯嗣撰，公元 1526 年？）

29. 龙胆草：酒拌炒黄。（《女科撮要》，明·薛己著，公元 1548 年）

30. 龙胆草：酒拌炒焦。（《明医杂著》，明·王节斋集，薛己注，公元 1549 年）

31. 龙胆草：①炒黑。②酒炒黑。（《保婴撮要》，明·薛铠集，薛己验，公元 1555 年）

32. 草龙胆：酒洗。（《保婴撮要》，明·薛铠集，薛己验，公元 1555 年）

33. 草龙胆：①去根。②炒。③酒洗。④酒洗炒四次。⑤酒炒。(《医学纲目》，明·楼英编纂，公元 1565 年)

34. 龙胆草：酒洗。(《医学纲目》，明·楼英编纂，公元 1565 年)

35. 草龙胆：铜刀刮去须，甘草水浸一宿，晒。虚人酒炒黑。(《医学入门》，明·李梴著，公元 1575 年)

36. 龙胆：采得阴干，用时，铜刀切去须上头子，剉细，甘草汤浸一宿，漉出，暴干用。(《本草纲目》，明·李时珍撰，公元 1578 年)

37. 龙胆草：去芦土，酒浸晒。(《仁术便览》，明·张浩著，公元 1585 年)

38. 草龙胆：用宜甘草汤浸。(《本草原始》，明·李中立纂辑，公元 1593 年)

39. 龙胆草：酒拌炒黄。(《证治准绳》，明·王肯堂著，公元 1602 年)

40. 龙胆：水化开点目，焙干研为末入散用。(《医宗粹言》，明·罗周彦著，公元 1612 年)

41. 龙胆草：酒拌，炒黄。(《寿世保元》，明·龚廷贤撰，公元 1615 年)

42. 龙胆草：①酒拌炒。②酒炒黑。③酒拌，炒焦。(《景岳全书》，明·张介宾撰，公元 1615 年)

43. 龙胆草：酒炒。(《外科正宗》，明·陈实功编撰，公元 1617 年)

44. 龙胆草：①去芦。②炒焦。③酒炒。(《济阴纲目》，明·武之望辑著，公元 1620 年)

45. 龙胆草：甘草汤中浸一宿至明，漉出曝干用。勿空腹饵之，令人溺不禁。(《炮炙大法》，明·缪希雍撰，公元

1622 年)

46. 龙胆草：酒浸炒。(《医宗必读》，明·李中梓著，公元1637 年)

47. 龙胆草：甘草汤浸一宿，晒干用。(《本草通玄》，明·李中梓撰，公元1637 年？)

48. 龙胆草：①酒洗，炒。②炒。③酒炒。(《审视瑶函》，明·傅仁宇撰，公元1644 年)

49. 龙胆草：酒拌，炒焦。(《一草亭目科全书、异授眼科》，明·邓苑撰，公元1644 年？)

50. 龙胆：取阴干者，铜刀切去须上头子，剉细，甘草汤浸一宿，漉出暴干。(《本草乘雅半偈》，明·卢之颐著，公元1647 年)

51. 龙胆草：汤浸一宿晒干用。酒浸则能上行外行。(《握灵本草》，清·王翃著，公元1683 年)

52. 龙胆草：甘草汤浸一宿，晒干用。(《本草汇》，清·郭佩兰著，公元1655 年)

53. 龙胆：酒洗用，入肝肾。(《医宗说约》，清·蒋仲芳撰，公元1663 年)

54. 龙胆草：①酒炒。②炒黑。③用柴胡拌炒。(《外科大成》，清·祁坤编著，公元1665 年)

55. 龙胆草：①铜刀刮去须土剉细甘草水浸一宿晒。②虚人用酒炒黑。(《本草述》，清·刘若金著，公元1666 年)

56. 龙胆草：铜刀刮去须土，剉细，甘草水浸一宿，晒干。虚人酒炒黑用。(《本草述钩元》，清·杨时泰著，公元1666 年？)

57. 龙胆草：①酒炒。②酒洗。(《医方集解》，清·汪昂著，公元1682 年)

58. 龙胆草：甘草水浸晒干用。(《药品辨义》，明·贾所学撰，公元 1644 年，清·尤乘增辑，公元 1691 年)

59. 草龙胆：①去芦。②酒炒。③甘草汤浸一宿。(《本经逢原》，清·张璐著，公元 1695 年)

60. 龙胆草：生用下降，酒炒上行。(《嵩崖尊生全书》，清·景冬阳撰，公元 1696 年)

61. 制龙胆：凡使龙胆，采得阴干，用时铜刀切去须上头子，剉细，甘草汤浸一宿，漉出曝干用，龙胆苦寒空腹饵之，令人溺不禁。(《修事指南》，清·张仲岩撰，公元 1704 年)

62. 龙胆草：治目赤肿痛、瘀肉高起酒炒则上行外行。(《本草必用》，清·顾靖远著，公元 1722 年)

63. 龙胆草：去头须，切细，甘草汤，拌晒。(《外科证治全生集》，清·王维德著，公元 1740 年)

64. 龙胆草：①焙。②酒炒。③酒洗。(《医宗金鉴》，清·吴谦等编，公元 1742 年)

65. 龙胆草：甘草水浸一宿，曝用。(《本草从新》，清·吴仪洛撰，公元 1757 年)

66. 龙胆草：甘草水浸一宿，曝干用，生用下行，酒炒上行，蜜炒中行，猪胆汁拌炒，降火愈速。(《得配本草》，清·严西亭、施澹宁、洪缉庵同纂，公元 1761 年)

67. 龙胆草：酒炒。(《成方切用》，清·吴仪洛辑，公元 1761 年)

68. 龙胆草：甘草水浸暴用。(《本草求真》，清·黄宫绣纂，公元 1769 年)

69. 龙胆：①焙。②炒研。(《幼科释谜》，清·沈金鳌，公元 1773 年)

70. 龙胆草：酒浸亦能外行上行，治骨间寒热惊痫邪

气……甘草水浸一宿，暴干用。(《本草辑要》，清·林玉友辑，公元 1790 年)

71. 龙胆草：酒浸亦能外行上行。(《本草分经》，清·姚澜编，公元 1840 年)

72. 龙胆草：酒炒。(《增广验方新编》，清·鲍相璈编，公元 1846 年)

73. 龙胆草：甘草汤浸一宿，漉出，曝干用或酒浸炒。(《本草害利》，清·凌晓五著，公元 1862 年)

74. 龙胆草：①甘草水浸。②酒浸。(《本草汇纂》，清·屠道和编辑，公元 1863 年)

75. 胆草：甘草水浸一宿，曝干。(《医家四要》，清·程曦、江诚、雷大震同纂，公元 1884 年)

### 🌸 现代炮制加工与应用

| 序号 | 炮制品 | 加工技术 | 应用 |
|------|--------|----------|------|
| 1 | 龙胆 | 取原药材，除去杂质及残茎，洗净，闷润至透，切厚片或段，干燥，筛去碎屑 | 生龙胆味极苦，性寒，长于清热泻火燥湿。用于湿热黄疸，阴肿阴痒，白带，湿疹 |
| 2 | 酒龙胆 | 取龙胆片或段，喷淋定量黄酒拌匀，稍闷润，待酒被吸尽后，置预热后的炒制容器内，用文火炒干，取出晾凉，筛去碎屑。每 100kg 龙胆片或段，用黄酒 10kg | 苦寒之性缓和，升提药力，引药上行。用于头胀头痛，耳鸣耳聋以及目赤肿痛等 |

# 鹿茸

Lùróng
Cervi Cornu Pantotrichum

《中国药典》载有鹿茸一种炮制品。鹿茸为鹿科动物梅花鹿 *Cervus nippon* Temminck 或马鹿 *Cervus elaphus* Linnaeus 雄鹿未骨化密生茸毛的幼角。前者习称"花鹿茸",后者习称"马鹿茸"。夏、秋二季锯取鹿茸,经加工后,阴干或烘干。

### 🌀 历代炮制方法辑要

1. 鹿茸:烧灰。(《刘涓子鬼遗方》,南朝齐·龚庆宣选,公元 495—499 年)

2. 鹿茸:火干大好。(《新修本草》,唐·苏敬等撰,公元 695 年)

3. 鹿茸:炙。(《千金翼方》,唐·孙思邈著,公元 682 年)

4. 鹿茸:角错为屑,白蜜五升淹之,微火熬令小变,曝干,更捣筛服之……(《食疗本草》,唐·孟诜撰,张鼎增补,公元 713—739 年)

5. 鹿茸:炙。(《外台秘要》,唐·王焘撰,公元 752 年)

6. 鹿茸:炙。(《经效产宝》,唐·咎殷撰,公元 847 年)

7. 鹿茸:①凡使,先以天灵盖作末,然后锯解鹿茸作片子,以好羊脂拌天灵盖末涂之于鹿茸上,慢火炙之,令内外黄脆了,用鹿皮一片裹之,安室上一宿……至明,则以慢火焙之令脆,方捣作末用之。每五两鹿茸,用羊脂三两,炙尽为度。②用黄精自然汁浸两日夜了,漉出,焙令干,细捣用,免渴人也。(《雷公炮炙论》，南朝宋·雷敩撰，公元 10 世纪？)

8. 鹿茸：①去毛，涂酥炙，令微黄。②去毛，涂酥炙微黄。(《太平圣惠方》，宋·王怀隐等编集，公元 992 年)

9. 鹿茸：①去毛涂酥，炙微黄。②取上软者。用无灰酒煮十余沸以来，去大皮，焙干用之。(《博济方》，宋·王衮撰，公元 1047 年)

10. 鹿茸：涂酥炙紫色，为末。(《重修政和经史证类备用本草》，宋·唐慎微著，公元 1116 年)

11. 鹿茸：①急燎去毛酥微炙黄色不可令焦。②茸上毛先薄以酥涂匀，于烈焰中急灼之，若不先以酥涂，恐火焰伤茸，俟毛净微炙入药。(《重刊本草衍义》，宋·寇宗奭撰，公元 1116 年)

12. 鹿茸：①去毛涂酥炙。②酒浸炙去毛。③去毛酒炙。④酒浸去毛炙。⑤酒浸一宿涂酥炙。(《圣济总录》，宋·太医院编，公元 1111—1117 年)

13. 鹿茸：①去毛，切作片子，酥炙。②去毛，截片，酥炙。(《全生指迷方》，宋·王貺撰，公元 1125 年？)

14. 鹿茸：酥炙黄燎去毛。(《普济本事方》，宋·许叔微述，公元 1132 年)

15. 鹿茸：①茄子者燎去毛劈开酒浸炙干。②凡使，用茄茸连顶骨者，先燎去毛令净，约三寸已来截断。酒浸一日，慢火炙令脆方用，或用酥涂炙。(《太平惠民和剂局方》，宋·太平惠民和剂局陈师文等编，公元 1151 年)

16. 茄茸：酥涂，炙黄。(《小儿卫生总微论方》，宋·撰人未详，公元 1156 年)

17. 鹿茸：①先用草烧去毛，切作片子，用酥炙，令香熟为度。②酥涂炙。③火烧去毛，薄切，酥涂炙。(《洪氏集验

方》，宋·洪遵辑，公元 1170 年)

18. 鹿茸：①燎去毛酥炙。②去毛切醋炙。(《三因极一病证方论》，宋·陈言著，公元 1174 年)

19. 鹿茸：①去皮毛劈片酥炙令紫黄色洗净。②燎去毛，酥炙。(《传信适用方》，宋·吴彦夔著，公元 1180 年)

20. 鹿茸：①炙。②酥炙。③酒浸炒。(《校注妇人良方》，宋·陈自明原著，明·薛己校注，公元 1237 年)

21. 鹿茸：①去毛，酒蒸，焙。②燎去毛，酒蒸。③作片酥炙。④燎去毛，涂酥炙令微黄。⑤酒蒸。⑥酒炙。⑦燎去毛，切片，酒浸，蒸。⑧燎去毛，切片，醋炙。⑨醋蒸，焙。⑩燎去毛，酒煮。(《济生方》，宋·严用和撰，公元 1253 年)

22. 鹿茸：①酒浸炙。②火燎去毛，酒浸三宿，蒸熟焙干。③蜜炙。④燂去毛，酒浸一宿炙。⑤酒蒸。(《类编朱氏集验医方》，宋·朱佐集，公元 1265 年)

23. 鹿茸：①酥炙，去皮毛。②酒炙。③酥炙。(《女科百问》，宋·齐仲甫著，公元 1279 年)

24. 鹿茸：去毛酥炙。(《扁鹊心书》，宋·窦材重集，撰年不详)

25. 鹿茸：蜜涂炒；酒亦好。(《活幼心书》，元·曾世荣编，公元 1294 年)

26. 鹿茸：①燎去毛，酥炙。②炒黄。(《瑞竹堂经验方》，元·沙图穆苏撰，公元 1326 年)

27. 鹿茸：①先用草火烧去毛为末。②酥炙。(《卫生宝鉴》，元·罗天益著，公元 1343 年)

28. 鹿茸：①酒蒸，焙。②蜜炙。③酒炙。④酥炙黄。(《丹溪心法》，元·朱震亨著，公元 1347 年)

29. 鹿茸：①去毛，酥炙微黄。②醋炙。(《疮疡经验全书》，宋·窦汉卿辑著，公元 1569 年？）

30. 鹿茸：①去毛，酒蒸。②去毛，盐水酒炙。③酒浸一宿，炙。④去毛，涂酥炙微黄。⑤去毛，酒浸一宿，酥炙。⑥炼去毛，切片，酒浸，蒸。⑦火炼去毛，酥炙。⑧酒浸炙，去毛。⑨酥制。⑩涂酥微炙，去毛。⑪酒蒸，焙。⑫去毛切，醋炙。⑬火燎尖毛，酒汤炙。⑭醋炙。（《普济方》，明·朱橚等编，公元 1406 年）

31. 嫩鹿茸：①盐酒炙。②火燎去毛，酒浸三宿，蒸熟焙干。（《普济方》，明·朱橚等编，公元 1406 年）

32. 鹿茸：①酥炙。②去毛，酒浸炙。③去毛醋炙。（《秘传证治要诀及类方》，明·戴元礼著，公元 1443 年）

33. 鹿茸：①酥炙。②刮去毛，酥涂炙黄色。③酒炙。（《奇效良方》，明·方贤著，公元 1449 年？）

34. 嫩鹿茸：草火燎去毛，酥炙黄。（《奇效良方》，明·方贤著，公元 1449 年？）

35. 鹿茸：凡使先以薄酥涂匀于烈火中急灼之，若不先以酥涂，恐火伤茸，俟毛净微炙入药用。（《本草品汇精要》，明·刘文泰等纂，公元 1505 年）

36. 鹿茸：①酒浸焙。②酥炙为末。（《外科理例》，明·汪机编著，公元 1519 年）

37. 鹿茸：制急燎毛（烈焰中急燎之，防伤茸也），破开涂真酥油，炙脆候黄褐色，入剂研细，任合散丸。（《本草蒙筌》，明·陈嘉谟纂辑，公元 1525 年）

38. 鹿茸：去毛，酥炙。（《明医杂著》，明·王节斋集，薛己注，公元 1549 年）

39. 鹿茸：①酥炙。②炼去毛，切，酥炙。③去毛，酒蒸，焙。（《医学纲目》，明·楼英编纂，公元 1565 年）

40. 鹿茸：用酥涂匀，火焰中急疗去毛尽，微炙用。(《医学入门》，明·李梴著，公元 1575 年)

41. 鹿茸：①四月五日解角时，取阴干，使时燥。②鹿茸，夏收之阴干，百不收一，且易臭，惟破之火干大好。③凡使鹿茸，用黄精自然汁浸两日夜，漉出切焙捣用，免渴人也。又法：以鹿茸锯作片，每五两用羊脂三两，拌天灵盖末涂之，慢火炙令内外黄脆，以鹿皮裹之，安室中一宿……乃慢火焙干，捣末用。④只用酥炙炒研。⑤茸上毛，先以酥薄匀，于烈焰中灼之，候毛尽微炙，不一酥则火焰伤茸矣。⑥澹寮济生诸方，有用酥炙、酒炙及酒蒸焙用者，当各随本方。(《本草纲目》，明·李时珍撰，公元 1578 年)

42. 鹿茸：凡用酥炙炒研。(《本草原始》，明·李中立纂辑，公元 1593 年)

43. 鹿茸：酥炙。(《鲁府禁方》，明·龚廷贤编，公元 1594 年)

44. 鹿茸：①制。②茄子者燎去毛，劈开，酒浸炙。③鲜润色如琥珀，作鹿角胶香者乳炙。(《证治准绳》，明·王肯堂著，公元 1602 年)

45. 鹿茸：酥炙。(《宋氏女科秘书》，明·宋林皋著，公元 1612 年)

46. 鹿茸：①燎去毛，或酒或酥炙令脆。②去毛，醋煮。(《寿世保元》，明·龚廷贤撰，公元 1615 年)

47. 老鹿茸：炼去毛，截二寸长，劈两片，水洗净。(《寿世保元》，明·龚廷贤撰，公元 1615 年)

48. 嫩鹿茸：去毛，酥炙，微黄。(《寿世保元》，明·龚廷贤撰，公元 1615 年)

49. 鹿茸：①破开，涂酥炙黄脆入药。②酥炙。③燎去

毛，酒浸，炙。④酒蒸，焙。⑤酒炙。(《景岳全书》，明·张介宾撰，公元 1615 年)

50. 鹿茸：①酒炙。②燎去毛酥炙。③去毛涂酥炙微黄。④燎去毛酒蒸焙。(《济阴纲目》，明·武之望辑著，公元 1620 年)

51. 鹿茸：凡使先以天灵盖作末，然后锯解鹿茸作片子，以好羊脂拌天灵盖末，涂之于鹿茸上，慢火炙之，令内外黄脆了如褐色，用鹿皮一片裹之，安室上一宿，其药魂归也，至明则以慢火焙之，另脆方捣作末用之。每五两鹿茸用羊脂三两，炙尽为度。(《炮炙大法》，明·缪希雍撰，公元 1622 年)

52. 鹿茸：火燎去毛，切片酥炙。(《先醒斋医学广笔记》，明·缪希雍撰，公元 1622 年)

53. 鲜鹿茸：火燎，去毛净，酥炙透，如带血者须慢火，防其皮破血走也。切片为末。(《先醒斋医学广笔记》，明·缪希雍撰，公元 1622 年)

54. 鹿茸：破开涂酥炙黄脆入药。(《本草正》，明·张介宾撰，公元 1624 年)

55. 鹿茸：①烙去毛酥炙。②去毛醋炙。(《医宗必读》，明·李中梓著，公元 1637 年)

56. 鹿茸：用黄精自然汁浸两日，取出切焙，免渴人也。(《本草乘雅半偈》，明·卢之颐著，公元 1647 年)

57. 鹿茸：燎去毛，破开，酥炙或酒炙炒研，亦有酒蒸焙用者。(《握灵本草》，清·王翃著，公元 1683 年)

58. 鹿茸：酥涂，火中灼，去毛，炙脆，研细。(《本草汇》，清·郭佩兰著，公元 1655 年)

59. 鹿茸：酥炙用。(《医宗说约》，清·蒋仲芳撰，公元 1663 年)

60. 鹿茸：去毛酥炙。(《外科大成》，清·祁坤编著，公元 1665 年)

61. 鹿茸：①酒蒸。②酥炙。③茸上毛先以酥薄涂匀于烈焰中灼之，候毛尽微炙，不以酥则火焰伤茸矣。(《本草述》，清·刘若金著，公元 1666 年)

62. 鹿茸：先以酥匀涂茸上毛，烈焰中灼之，候尽，再以酥涂微炙，或酒炙及酒蒸焙用。(《本草述钩元》，清·杨时泰著，公元 1666 年?)

63. 鹿茸：慢火焙干，捣。(《食物本草会纂》，清·沈李龙纂辑，公元 1691 年)

64. 鹿茸：①酥炙。②酒炙。③炙后去顶骨用茸。④修治同鹿茸。(《本经逢原》，清·张璐著，公元 1695 年)

65. 鹿茸：酥炙。(《嵩崖尊生全书》，清·景冬阳撰，公元 1696 年)

66. 制鹿茸：①凡使鹿茸四月五月解角时取，阴干使用燥。②鹿茸夏收之，阴干百不收一，且易臭，惟破之火干大好。③凡使鹿茸，用黄精自然汁浸两日夜，漉出切焙捣用，免渴人也。又法，以鹿茸锯作片，每五两用羊脂三两，拌天灵盖末涂之，慢火炙令内外黄脆，以鹿皮裹之，安室中一宿……乃慢火焙干捣末用。④只用酥炙炒研。⑤茸上毛先以酥薄涂匀，于烈焰中灼之，候毛尽微炙，不以则火焰伤茸矣。⑥澹寮济生诸方，有用酥炙、酒炙及酒蒸焙用者，当各随本方。(《修事指南》，清·张仲岩撰，公元 1704 年)

67. 鹿茸：酥炙。(《良朋汇集》，清·孙望林辑，公元 1711 年)

68. 鹿茸：烙去毛，酥炙。(《本草必用》，清·顾靖远著，公元 1722 年)

69. 鹿茸：①酥炙。②白酒炙。(《医宗金鉴》，清·吴谦等编，公元 1742 年)

70. 嫩鹿茸：切片炒干。(《幼幼集成》，清·陈复正辑订，公元 1750 年)

71. 鹿茸：酥炙用研碎，酒煮去渣，熬浓，重汤煮膏最佳。(《玉楸药解》，清·黄元御解，公元 1754 年)

72. 鹿茸：酥涂，灼去毛，微炙。不涂酥，则伤茸。亦有酒炙者。(《本草从新》，清·吴仪洛撰，公元 1757 年)

73. 鹿茸：羊油炙。(《串雅外编》，清·赵学敏编，公元 1759 年)

74. 鹿茸：去毛骨用，或羊脂涂炙，或好酒浸炙，或黄精汁煮，或老酒浸蒸。随症法制。(《得配本草》，清·严西亭、施澹宁、洪缉庵同纂，公元 1761 年)

75. 鹿茸：①酥炙。②酒酥炙。(《本草纲目拾遗》，清·赵学敏编，公元 1765 年)

76. 鹿茸：酥涂微炙用。(《本草求真》，清·黄宫绣纂，公元 1769 年)

77. 鹿茸：酒蒸焙干。(《妇科玉尺》，清·沈金鳌撰，公元 1773 年)

78. 毛鹿茸：生剉末，先用酒煎。(《吴鞠通医案》，清·吴瑭著，公元 1789 年)

79. 黄毛鹿茸：加黄酒湿透，炒黑。(《吴鞠通医案》，清·吴瑭著，公元 1789 年)

80. 鹿茸：酥涂微炙用，不涂酥则伤茸。或酒炙，不可嗅之……(《本草辑要》，清·林玉友辑，公元 1790 年)

81. 鹿茸：①酒炙。②生锉末，先用黄酒煎透。(《温病条辨》，清·吴瑭撰，公元 1798 年)

82. 鹿茸：去毛切片，苏（酥）炙，勿伤焦。（《时方妙用》《时方歌括》，清·陈念祖著，公元 1803 年）

83. 鹿茸：酥炙。（《医学从众录》，清·陈念祖撰，公元 1820 年）

84. 鹿茸：破开涂酥炙黄脆入药。（《本草正义》，清·张德裕辑，公元 1828 年）

85. 鹿茸：酥炙。（《外科证治全书》，清·许克昌、毕法同辑，公元 1831 年）

86. 鹿茸：①烙去毛酒蒸焙。②酥炙。③烙去毛。（《类证治裁》清·林佩琴编著，公元 1839 年）

87. 鹿茸：酥炙用。（《本草分经》，清·姚澜编，公元 1840 年）

88. 鹿茸：酥涂灼去毛，微炙，不涂酥则伤茸，亦有酒炙者。（《本草害利》，清·凌晓五著，公元 1862 年）

89. 鹿茸：酥涂微炙用。（《本草汇纂》，清·屠道和编辑，公元 1863 年）

90. 鹿茸：酥涂，灼去毛，微炙，亦有酒炙者。（《医家四要》，清·程曦、江诚、雷大震同纂，公元 1884 年）

91. 鹿茸：①酥油炙。②去净毛，涂酥炙令微黄色。（《医方丛话》，清·徐士銮辑，公元 1886 年）

## 🌸 现代炮制加工与应用

| 序号 | 炮制品 | 加工技术 | 应用 |
|---|---|---|---|
| 1 | 鹿茸<br>片[1] | 取鹿茸,燎去茸毛,刮净,以布带缠绕茸体,自锯口面小孔灌入热白酒,并不断添酒,至润透或灌酒稍蒸,横切薄片,压平,干燥 | 壮肾阳,益精血,强筋骨,调冲任,托疮毒。用于肾阳不足,精血亏虚,阳痿滑精,宫冷不孕,羸瘦,神疲,畏寒,眩晕,耳鸣,耳聋,腰脊冷痛,筋骨痿软,崩漏带下,阴疽不敛 |
| 2 | 鹿茸粉 | 取鹿茸,燎去茸毛,刮净,劈成碎块,研成细粉 | 功似鹿茸片 |

[1] 按语:市场偶见用动物毛皮包裹动物骨胶等物假冒鹿茸片,多呈类圆形片,厚薄不均,直径1～3.5cm,与真品的主要鉴别点为伪品外皮灰褐色、切断面棕紫色,无蜂窝状小孔。

# 麻黄

Máhuáng
Ephedrae Herba

 《中国药典》载有麻黄和蜜麻黄两种炮制品。麻黄为麻黄科植物草麻黄 *Ephedra sinica* Stapf、中麻黄 *Ephedra intermedia* Schrenk et C. A. Mey. 或木贼麻黄 *Ephedra equisetina* Bge. 的干燥草质茎。秋季采割绿色的草质茎，晒干。

## 🌀 历代炮制方法辑要

 1. 麻黄：折之，皆先煮数沸，生则令人烦，汗出不可止，折节益佳。(《金匮玉函经》，汉·张仲景著，公元 219 年)

 2. 麻黄：①去节。②去节汤泡。(《金匮要略方论》，汉·张仲景著，公元 219 年)

 3. 麻黄：去节。(《新辑宋本伤寒论》，汉·张仲景述，晋·王叔和撰次，宋·林亿校正，公元 219 年)

 4. 麻黄：①去节。②去节汤泡去黄汁焙干。(《注解伤寒论》，汉·张仲景撰，金·成无己注，公元 219 年)

 5. 麻黄：去节，水煮去沫，焙干作末。(《华氏中藏经》，旧题汉·华佗撰，清·孙星衍校，公元 234 年?)

 6. 麻黄：去节。(《刘涓子鬼遗方》，南朝齐·龚庆宣选，公元 495—499 年)

 7. 麻黄：折去节合理通，寸斩之。(《本草经集注》，南朝齐梁·陶弘景著，公元 502—536 年)

 8. 麻黄：去节，先别煮两三沸，掠去沫，更益水如本数，

乃内余药，不尔令人烦。寸斩之……膏中细剉也。(《备急千金要方》，唐·孙思邈著，公元652年)

9. 麻黄：去节。(《千金翼方》，唐·孙思邈著，公元682年)

10. 麻黄：去节。(《经效产宝》，唐·昝殷撰，公元847年)

11. 麻黄：去根节。(《仙授理伤续断秘方》，唐·蔺道人著，公元946年?)

12. 麻黄：凡使，去节并沫，若不尽，服之令人闷。用夹刀剪去节并头，槐砧上用铜刀细剉，煎三、四十沸，竹片掠去上沫尽，漉出，(晒)干用之。(《雷公炮炙论》，南朝宋·雷敩撰，公元10世纪?)

13. 麻黄：①去根节。②五两去根节，捣碎，以酒五升煎取一升，去渣熬成膏。(《太平圣惠方》，宋·王怀隐等编集，公元992年)

14. 麻黄：①去节。②去根节。③去根节炒。(《博济方》，宋·王衮撰，公元1047年)

15. 麻黄：①去节，水煮少时去沫。②去根。③去节，沸汤炮去黄水，焙干。(《苏沈良方》，宋·苏轼、沈括著，公元1075年)

16. 麻黄：去根节。(《史载之方》，宋·史堪撰，公元1085年?)

17. 麻黄：去节水煮少时，去沫焙。(《脚气治法总要》，宋·董汲，公元1093年)

18. 麻黄：去根节。(《伤寒总病论》，宋·庞安时撰，公元1100年)

19. 麻黄：去节。水煮去沫，漉出晒干。(《小儿药证直诀》，宋·钱乙著，公元 1107 年？）

20. 麻黄：①去根节。②汤泡，去黄汁，焙干。（《类证活人书》，宋·朱肱撰，公元 1108 年）

21. 麻黄：①凡汤中用麻黄……麻黄皆折去节，令理通，寸剉之。②去节。③去节，杵末。（《重修政和经史证类备用本草》，宋·唐慎微著，公元 1116 年）

22. 麻黄：①今人用麻黄皆合捣诸药中，张仲景方中皆言去上沫，序例中言，先别煮三两沸，掠去其沫，更益水如本数，乃内余药，不尔，令人发烦，甚得用麻黄之意，医家可持此说，然云折去节，令通理寸剉之，寸剉不如碎剉如豆大为佳，药味易出，而无遗力也。②剪去节半两，以蜜一匙同炒良久。（《重刊本草衍义》，宋·寇宗奭撰，公元 1116 年）

23. 麻黄：①去根不去节，寸截沸汤掠去沫暴干。②去根节。去根节先煎掠去沫焙干。（《圣济总录》，宋·太医院编，公元 1111—1117 年）

24. 麻黄：去根节。（《全生指迷方》，宋·王贶撰，公元 1125 年？）

25. 麻黄：去根节。汤泡。（《产育宝庆集》，宋·李师圣、郭稽中编纂，公元 1131 年）

26. 麻黄：①去节。去根节。②去节百沸汤泡去黄汁焙干。③去根节。（《普济本事方》，宋·许叔微述，公元 1132 年）

27. 麻黄：凡使，先去根节，寸剉令理通，别煮十数沸，掠去其沫，却取出碎剉过，焙干用，不尽去之，令人烦闷，如用急，只去根节亦得。（《太平惠民和剂局方》，宋·太平惠民和剂局陈师文等编，公元 1151 年）

28. 麻黄：去根节。（《小儿卫生总微论方》，宋·撰人未详，公元 1156 年）

29. 麻黄：去节。(《卫济宝书》，宋·东轩居士撰，公元 1170 年)

30. 麻黄：去节。(《洪氏集验方》，宋·洪遵辑，公元 1170 年)

31. 麻黄：去节汤。(《三因极一病证方论》，宋·陈言著，公元 1174 年)

32. 麻黄：去根节。(《传信适用方》，宋·吴彦夔著，公元 1180 年)

33. 麻黄：去节。(《校正集验背疽方》，宋·李迅撰，公元 1196 年)

34. 麻黄：去节。去节根。(《校注妇人良方》，宋·陈自明原著，明·薛己校注，公元 1237 年)

35. 麻黄：去根节。(《济生方》，宋·严用和撰，公元 1253 年)

36. 麻黄：去节。(《陈氏小儿痘疹方论》，宋·陈文中撰，公元 1254 年)

37. 麻黄：炙。(《陈氏小儿病源方论》，宋·陈文中撰，公元 1254 年)

38. 麻黄：①去节。②沸汤洗焙干去毛。(《类编朱氏集验医方》，宋·朱佐集，公元 1265 年)

39. 麻黄：去节。(《急救仙方》，宋·著者不详，公元 1278 年？)

40. 麻黄：去节。(《女科百问》，宋·齐仲甫著，公元 1279 年)

41. 麻黄：①去节。②浸去沫。(《扁鹊心书》，宋·窦材重集，撰年不详)

42. 麻黄：①去节。②去根节。(《素问病机气宜保命集》，

金·刘完素著，公元 1186 年）

43. 麻黄：①去根，不去节。②去节。（《儒门事亲》，金·张从正撰，公元 1228 年？）

44. 麻黄：①去节存根功全表里，剉碎，汤泡滤过焙干。②去根节。③去节存根，略以酒浸透一宿，焙干。（《活幼心书》，元·曾世荣编，公元 1294 年）

45. 麻黄：去节，煮三二沸，去上沫。否则令人心烦闷。（《汤液本草》，元·王好古著，公元 1298 年）

46. 麻黄：①去节净。②去根节，微炒去汗。（《瑞竹堂经验方》，元·沙图穆苏撰，公元 1326 年）

47. 麻黄：①去节。②凡用，根节煮三沸，掠去沫，（晒）干剉。（《外科精义》，元·齐德之著，公元 1335 年）

48. 麻黄：①去节，炒黄。②烧灰。③去芦，（铡）微捣碎，煮二三沸，掠去上沫，不然，令人心烦。（《卫生宝鉴》，元·罗天益著，公元 1343 年）

49. 麻黄：①去节。②去根。③不去节。（《丹溪心法》，元·朱震亨著，公元 1347 年）

50. 麻黄：滚汤内去末。（《疮疡经验全书》，宋·窦汉卿辑著，公元 1569 年？）

51. 麻黄：①去根，不去节，焙。②去根，不去节，寸截，沸汤掠去沫。③凡麻黄去节，先别煮两三沸，掠去沫，更益水如本数，乃内余药，不尔令人烦，寸斩之。④去根节。⑤不去叉根节。⑥去根节，先煮，掠去沫，焙。⑦去节，微捣。⑧去根节煎，掠去沫，焙。⑨一斤，去根节，浸水七斗，煮减半，去滓澄清，再煎，入锡磁器收贮。⑩去根节，焙干。⑪去根节净。⑫去节，微炒。⑬春不去节，冬去。⑭水煮，焙干，为末。⑮沸汤泡三沸，焙干。⑯去节，汤泡去黄汁，焙干。⑰

去根节煎，掠去沫，焙。⑱热汤泡去黄汁，焙干。⑲去根，不去节，炒焦黄。⑳一十斤，水洗净，去土，烂捣，用河水四担浸一宿，砂锅熬至二担，去渣。㉑去节，焙干。㉒切细，炒黄色。㉓去根节，炮。㉔以热汤浸软，用姜汁浸半日。(《普济方》，明·朱橚等编，公元 1406 年)

52. 麻黄：去根节。(《秘传证治要诀及类方》，明·戴元礼著，公元 1443 年)

53. 麻黄：①去根节。②去节枝，先煎掠去沫，焙干。(《奇效良方》，明·方贤著，公元 1449 年？)

54. 麻黄：去节合蜜炒水煎乘热服，疗病疱倒黡[1]黑。(《本草品汇精要》，明·刘文泰等纂，公元 1505 年)

55. 麻黄：①去根节。②去节。(《外科理例》，明·汪机编著，公元 1519 年)

56. 麻黄：凡欲用之，须依法制，去根节单煮数沸，倾上诛，用火焙干，任合丸散煎汤，方不令人烦闷。(《本草蒙筌》，明·陈嘉谟纂辑，公元 1525 年)

57. 麻黄：①去节。②去根节。③去节，汤泡。④捣，略烧存性。⑤去节，汤泡去黄汁，焙干。(《婴童百问》，明·鲁伯嗣撰，公元 1526 年？)

58. 麻黄：去节。(《女科撮要》，明·薛己著，公元 1548 年)

59. 麻黄：去节。(《明医杂著》，明·王节斋集，薛己注，公元 1549 年)

60. 麻黄：①去根。②去根、节。(《万氏女科》，明·万全编著，公元 1549 年)

---

〔1〕黡：同"黡"，下同。指黑色的痣。

61. 麻黄：去节。(《保婴撮要》，明·薛铠集，薛己验，公元 1555 年)

62. 麻黄：①去节。②去根。③去芦。④不去节。⑤泡，去节。⑥不去节，表闭汁。⑦用沸汤泡。⑧去节，汤洗，焙。⑨去节，炮。⑩去根节，水煮去沫，焙干。(《医学纲目》，明·楼英编纂，公元 1565 年)

63. 麻黄根：炒。(《医学纲目》，明·楼英编纂，公元 1565 年)

64. 麻黄：发汗用身去节，水煮三沸去沫，止汗用根。(《医学入门》，明·李梴著，公元 1575 年)

65. 麻黄：用之折去节根，水煮十余沸，以竹片掠去上沫，沫令人烦，根节能止汗故也。(《本草纲目》，明·李时珍撰，公元 1578 年)

66. 麻黄：去根节，滚醋汤泡片时，去沫发汗，根止汗，有连根节全用者。(《仁术便览》，明·张浩著，公元 1585 年)

67. 麻黄：①去节。②去根。③不去节。④去根节，水煮二三沸，掠去沫，控干。⑤凡用麻黄去节，先滚醋汤略浸，片时捞起，以备后用，庶免太发。如冬月严寒腠理致密，当生用。⑥去芦及根节，剉细，以流水煮二三沸，掠去上沫，不尔使人心烦。⑦去节存根，功全表里，剉碎汤泡滤过，焙干用。⑧制。(《证治准绳》，明·王肯堂著，公元 1602 年)

68. 麻黄根：慢火炙，拭去汗。(《证治准绳》，明·王肯堂著，公元 1602 年)

69. 麻黄：烧存性。(《外科启玄》，明·申斗垣著，公元 1604 年)

70. 麻黄：①去根节。②用水煮三四沸，去节。(《寿世保元》，明·龚廷贤撰，公元 1615 年)

71. 麻黄：①须折去粗根，入滚汤中煮三五沸，以竹片掠去浮沫，晒干用之，不尔，令人动烦。②去节。③去节，汤，炮。④去根、节。⑤烧灰。⑥去节，汤泡去黄沫，晒干用。⑦连根节，酒蜜拌，炒焦。（《景岳全书》，明·张介宾撰，公元1615年）

72. 麻黄：①去节。②去根节。（《济阴纲目》，明·武之望辑著，公元1620年）

73. 麻黄：去节并沫，若不尽服之令人闷，用夹刀剪去节并头，槐砧上用铜刀细剉，煎三四十沸，竹片掠去上沫尽，漉出，熬干之。（《炮炙大法》，明·缪希雍撰，公元1622年）

74. 麻黄：①去头节，滚汤炮去沫。②去节，汤泡过以蜜酒拌炒。（《先醒斋医学广笔记》，明·缪希雍撰，公元1622年）

75. 麻黄：制用之法，须折去粗根，入滚汤中煮三五沸，以竹片掠去浮沫，晒干用之，不尔令人动烦。（《本草正》，明·张介宾撰，公元1624年）

76. 麻黄：去根节。（《医宗必读》，明·李中梓著，公元1637年）

77. 麻黄根：微炙。（《医宗必读》，明·李中梓著，公元1637年）

78. 麻黄：去根节，煮数沸，掠去上沫，沫令人烦，根节能止汗故也。（《本草通玄》，明·李中梓撰，公元1637年？）

79. 麻黄：去节。（《审视瑶函》，明·傅仁宇撰，公元1644年）

80. 麻黄：为粗末，炒黑。（《一草亭目科全书、异授眼科》，明·邓苑撰，公元1644年？）

81. 麻黄：去根及节，煮十多沸，掠去白沫，恐令人烦。（《本草乘雅半偈》，明·卢之颐著，公元1647年）

82. 麻黄：凡用去根节水煮十余沸，掠去沫，不令人闷。痘疮因感风寒而倒靥者，用麻黄蜜炒，煎服便出。(《握灵本草》，清·王翃著，公元 1683 年)

83. 麻黄：去根节，煮数沸，抹去上沫，焙干。(《本草汇》，清·郭佩兰著，公元 1655 年)

84. 麻黄：去节。(《医门法律》，清·喻嘉言著，公元 1658 年)

85. 麻黄：去节、根，切断用之。(《医宗说约》，清·蒋仲芳撰，公元 1663 年)

86. 麻黄：①去节净。②制。(《外科大成》，清·祁坤编著，公元 1665 年)

87. 麻黄：去节。(《本草述》，清·刘若金著，公元 1666 年)

88. 麻黄：折去节根。(《本草述钩元》，清·杨时泰著，公元 1666 年？)

89. 麻黄：①去节，酒洗。②去节，泡。(《温热暑疫》，清·周扬俊辑，公元 1679 年)

90. 麻黄：①去节。②凡用麻黄去节，醋汤略泡，晒干备用，庶免太发。③不去节……麻黄留节，发中有收。(《医方集解》，清·汪昂著，公元 1682 年)

91. 麻黄：发汗，用茎去节，煮十余沸，掠去浮沫；或用醋汤略泡，晒干备用。亦有用蜜炒者，庶免太发。止汗，用根节。(《本草备要》，清·汪昂辑著，公元 1694 年)

92. 麻黄：烧存性。(《洞天奥旨》，清·陈士铎撰，公元 1694 年)

93. 麻黄：去根节，汤泡去沫，晒干用。(《本经逢原》，清·张璐著，公元 1695 年)

94. 制麻黄：凡用麻黄，折去节根，水煮十余沸，以竹片掠去上沫，令人烦，根节能止汗故也。(《修事指南》，清·张仲岩撰，公元 1704 年)

95. 麻黄：连节。(《良朋汇集》，清·孙望林辑，公元 1711 年)

96. 麻黄：去根节煮去沫。(《本草必用》，清·顾靖远著，公元 1722 年)

97. 麻黄：去节，水煮去沫用。(《本草经解要》，清·叶天士著，公元 1724 年)

98. 麻黄：连根发表。用梗不表。(《外科证治全生集》，清·王维德著，公元 1740 年)

99. 麻黄：①去节。②去节汤泡。③蜜炙。(《医宗金鉴》，清·吴谦等编，公元 1742 年)

100. 净麻黄：去节。(《幼幼集成》，清·陈复正辑订，公元 1750 年)

101. 陈麻黄：去根节用蜜酒煮黑。(《幼幼集成》，清·陈复正辑订，公元 1750 年)

102. 麻黄：煮去沫，用根节止汗，发表去其根节，敛表但用根节。(《长沙药解》，清·黄元御撰，公元 1753 年)

103. 麻黄：发汗用茎，去节，煮十余沸，掠去浮沫；或用醋汤略泡，晒干；亦有用蜜水炒者，庶免太发。(《本草从新》，清·吴仪洛撰，公元 1757 年)

104. 麻黄：去根节。(《串雅内编》，清·赵学敏编，公元 1759 年)

105. 麻黄：去节。(《串雅外编》，清·赵学敏编，公元 1759 年)

106. 麻黄：酒煮炒黑煎服。蜜拌炒用亦可。(《得配本

草》，清·严西亭、施澹宁、洪辑庵同纂，公元 1761 年）

107. 麻黄：发汗用茎去节，止汗须用茎节。（《本草求真》，清·黄宫绣纂，公元 1769 年）

108. 麻黄：①去节。②去根。（《幼科释谜》，清·沈金鳌，公元 1773 年）

109. 麻黄：①连根节。②去节。（《叶天士秘方大全》，清·叶天士撰，公元 1775 年？）

110. 麻黄：①蜜炙。②去节。（《吴鞠通医案》，清·吴瑭著，公元 1789 年）

111. 麻黄：发汗用茎，去节煮十余沸，掠去浮沫，或用醋汤略泡晒干，备用。亦有用蜜炒者，庶免太发。止汗用根节。（《本草辑要》，清·林玉友辑，公元 1790 年）

112. 麻黄：去节。（《温病条辨》，清·吴瑭撰，公元 1798 年）

113. 麻黄：去节。（《时方妙用》《时方歌括》，清·陈念祖著，公元 1803 年）

114. 麻黄：去根节。（《医学从众录》，清·陈念祖撰，公元 1820 年）

115. 麻黄：去根节炒。（《外科证治全书》，清·许克昌、毕法同辑，公元 1831 年）

116. 麻黄：①去节。②去节，焙。（《霍乱论》，清·王士雄撰，公元 1838 年）

117. 麻黄：醋汤泡焙干。（《类证治裁》，清·林佩琴编著，公元 1839 年）

118. 麻黄：去根节制用。（《本草分经》，清·姚澜编，公元 1840 年）

119. 麻黄：去节。（《增广验方新编》，清·鲍相璈编，公

元 1846 年）

120. 麻黄：折去节根，水煮十余沸，以竹片掠去上沫，沫令人烦，或用醋泡或蜜炙则和，亦有生用须煎去沫。(《本草害利》，清·凌晓五著，公元 1862 年）

121. 陈麻黄：蜜水炙。(《校注医醇剩义》，清·费伯雄编著，公元 1863 年）

122. 麻黄：发汗用茎，去节；止汗用根节。或用醋汤略泡，晒干；亦有用蜜水炒者。(《医家四要》，清·程曦、江诚、雷大震同纂，公元 1884 年）

123. 麻黄：不去根节，汤浴过。治喘。(《医方丛话》，清·徐士銮辑，公元 1886 年）

## 🌸 现代炮制加工与应用

| 序号 | 炮制品 | 加工技术 | 应用 |
| --- | --- | --- | --- |
| 1 | 麻黄 | 取原药材，除去木质茎、残根及杂质，切段；或洗净后稍润，切段，干燥 | 生品发汗解表和利水消肿力强。用于风寒表实证，风水浮肿 |
| 2 | 蜜麻黄 | 取净麻黄段，将定量炼蜜加适量开水稀释，淋入麻黄段中拌匀，闷润至蜜汁被吸尽，置炒制器具内，文火炒至不粘手时，取出晾凉。筛去碎屑。每 100kg 净麻黄段，用炼蜜 20kg | 性温偏润，辛散发汗作用缓和，以宣肺平喘力胜。多用于表证较轻，而肺气壅闭，咳嗽气喘较重的患者 |
| 3 | 麻黄绒 | 取麻黄段，碾绒，筛去粉末 | 作用缓和，适于患有风寒感冒的老人、幼儿及体虚者。用法与麻黄相同 |

| 序号 | 炮制品 | 加工技术 | 应用 |
|---|---|---|---|
| 4 | 蜜麻黄绒 | 取炼蜜，加适量开水稀释后，淋入麻黄绒内拌匀，闷润至蜜汁被吸尽，置炒制器具内，用文火加热，炒至深黄色、不粘手时，取出晾凉。筛去碎屑。每 100kg 净麻黄绒，用炼蜜 25kg | 作用更缓和，适于表证已解而喘咳未愈的老人、幼儿及体虚患者。用法与蜜麻黄相似 |

# 麦冬

Màidōng
Ophiopogonis Radix

《中国药典》载有麦冬一种炮制品。麦冬为百合科植物麦冬 *Ophiopogon Japonicus*（L. f）Ker – Gawl. 的干燥块根。夏季采挖，洗净，反复暴晒、堆置，至七八成干，除去须根，干燥。

### 🌀 历代炮制方法辑要

1. 麦门冬：去心。（《新辑宋本伤寒论》，汉·张仲景述，晋·王叔和撰次，宋·林亿校正，公元 219 年）

2. 麦门冬：去心。（《注解伤寒论》，汉·张仲景撰，金·成无己注，公元 219 年）

3. 麦冬：去心。（《肘后备急方》，晋·葛洪著，公元 281—341 年）

4. 麦门冬：去心。（《刘涓子鬼遗方》，南朝齐·龚庆宣选，公元 495—499 年）

5. 麦门冬：薄切。（《本草经集注》，南朝齐梁·陶弘景著，公元 502—536 年）

6. 麦门冬：①皆微润抽去心。②入汤皆切，三捣三绞，取汁。汤成去滓下之，煮五六沸，依如升数，不可共药煮之。③薄切。④汁。（《备急千金要方》，唐·孙思邈著，公元 652 年）

7. 麦门冬：去心。（《千金翼方》，唐·孙思邈著，公元

682 年)

8. 麦冬：①汁。②去心熬。(《外台秘要》，唐·王焘撰，公元 752 年)

9. 麦门冬：去心。(《经效产宝》，唐·昝殷撰，公元 847 年)

10. 生麦门冬：去心。(《食医心鉴》，唐·昝殷撰，公元 847 年)

11. 麦门冬：①去心。②去心，焙。③剉碎微炒。(《太平圣惠方》，宋·王怀隐等编集，公元 992 年)

12. 麦冬：去心。(《博济方》，宋·王衮撰，公元 1047 年)

13. 麦门冬：去心。(《史载之方》，宋·史堪撰，公元 1085 年？)

14. 生麦门冬：去心。(《伤寒总病论》，宋·庞安时撰，公元 1100 年)

15. 麦门冬：去心，焙。(《小儿药证直诀》，宋·钱乙著，公元 1107 年？)

16. 麦冬：去心。(《类证活人书》，宋·朱肱撰，公元 1108 年)

17. 麦门冬：①用之汤泽，抽去心；不尔，令人烦。②以肥大苦瓠汁浸，经宿然后去心。(《重修政和经史证类备用本草》，宋·唐慎微著，公元 1116 年)

18. 麦冬：去心。(《圣济总录》，宋·太医院编，公元 1111—1117 年)

19. 麦门冬：去心焙。(《圣济总录》，宋·太医院编，公元 1111—1117 年)

20. 麦门冬：去心。(《全生指迷方》，宋·王贶撰，公元 1125 年？)

21. 麦冬：去心。(《产育宝庆集》，宋·李师圣、郭稽中编纂，公元 1131 年)

22. 麦门冬：①用水浥去心。②略用水浥去心。(《普济本事方》，宋·许叔微述，公元 1132 年)

23. 麦门冬：凡使，先以汤微润，抽去心，焙干。(《太平惠民和剂局方》，宋·太平惠民和剂局陈师文等编，公元 1151 年)

24. 麦门冬：去心，焙。(《小儿卫生总微论方》，宋·撰人未详，公元 1156 年)

25. 麦门冬：①去心。②去心，汤洗。(《洪氏集验方》，宋·洪遵辑，公元 1170 年)

26. 麦门冬：去心。(《三因极一病证方论》，宋·陈言著，公元 1174 年)

27. 麦门冬：汤泡，去心，晒，焙干。(《卫生家宝产科备要》，宋·朱端章编，公元 1184 年)

28. 麦门冬：①去心。②去皮。(《校注妇人良方》，宋·陈自明原著，明·薛己校注，公元 1237 年)

29. 麦门冬：去心。(《济生方》，宋·严用和撰，公元 1253 年)

30. 麦门冬：①去心。②去心，焙。(《陈氏小儿痘疹方论》，宋·陈文中撰，公元 1254 年)

31. 麦门冬：去心。(《类编朱氏集验医方》，宋·朱佐集，公元 1265 年)

32. 麦门冬：去心。(《产宝杂录》，宋·齐仲甫著，公元 1279 年?)

33. 麦门冬：去心。(《女科百问》，宋·齐仲甫著，公元 1279 年)

34. 麦门冬：去心。(《素问病机气宜保命集》，金·刘完素著，公元 1186 年)

35. 麦门冬：炒，去心用。(《儒门事亲》，金·张从正撰，公元 1228 年？)

36. 麦冬：去心。(《脾胃论》，元·李杲著，公元 1249 年)

37. 麦门冬：去心。(《活幼心书》，元·曾世荣编，公元 1294 年)

38. 麦门冬：行经酒浸、汤浸；去心治经枯。(《汤液本草》，元·王好古著，公元 1298 年)

39. 麦门冬：①汤浸去心。②去心，焙干。(《瑞竹堂经验方》，元·沙图穆苏撰，公元 1326 年)

40. 麦冬：去心。(《外科精义》，元·齐德之著，公元 1335 年)

41. 麦门冬：①去心。②炒。(《丹溪心法》，元·朱震亨著，公元 1347 年)

42. 麦门冬：水洗去心。(《疮疡经验全书》，宋·窦汉卿辑著，公元 1569 年？)

43. 麦门冬：……又治经枯，乳汁不行，汤润去心。用引经，须以酒浸。(《本草发挥》，明·徐彦纯辑，公元 1368 年)

44. 麦门冬：①微润，抽去心。②去心。③去心，焙。(《普济方》，明·朱橚等编，公元 1406 年)

45. 麦门冬：去心。(《秘传证治要诀及类方》，明·戴元礼著，公元 1443 年)

46. 麦门冬：①去心。②去心，焙。(《奇效良方》，明·方贤著，公元 1449 年？)

47. 麦门冬：凡使以水渍漉周润俟柔软去心用，若以汤浸则气味失矣。不抽心令人烦闷。(《本草品汇精要》，明·刘文

泰等纂，公元 1505 年）

48. 麦门冬：去心。（《外科理例》，明·汪机编著，公元
1519 年）

49. 麦门冬：去心用，不令人烦。（《本草蒙筌》，明·陈嘉
谟纂辑，公元 1525 年）

50. 麦门冬：去心。（《婴童百问》，明·鲁伯嗣撰，公元
1526 年？）

51. 麦冬：去心，焙。（《婴童百问》，明·鲁伯嗣撰，公元
1526 年？）

52. 麦门冬：去心。（《女科撮要》，明·薛己著，公元
1548 年）

53. 麦门冬：去心。（《保婴撮要》，明·薛铠集，薛己验，
公元 1555 年）

54. 麦门冬：去心。（《医学纲目》，明·楼英编纂，公元
1565 年）

55. 麦门冬：去心焙。（《医学纲目》，明·楼英编纂，公元
1565 年）

56. 麦门冬：去心用，不令人烦，行经酒浸。（《医学入
门》，明·李梴著，公元 1575 年）

57. 麦门冬：①凡用，取肥大者，汤浸，抽去心，不尔令
人烦，大抵一斤须减去四五两也。②凡入汤液，以滚水润湿，
少顷，抽去心，或以瓦焙软，乘热去心。若入散，须瓦焙热，
即于风中吹冷如此三四次即易燥，且不损药力。或以汤浸捣膏
和药，亦可。滋补药，则以酒浸擂之。（《本草纲目》，明·李
时珍撰，公元 1578 年）

58. 麦门冬：水润略蒸去心，有酒浸、姜汁浸，免恋膈，
伏日洗，抽心极妙。（《仁术便览》，明·张浩著，公元 1585 年）

59. 麦门冬：用宜抽心。(《本草原始》，明·李中立纂辑，公元 1593 年)

60. 麦门冬：酒浸去心。(《鲁府禁方》，明·龚廷贤编，公元 1594 年)

61. 麦门冬：①去心。②去心，不宜用汤浸。(《证治准绳》，明·王肯堂著，公元 1602 年)

62. 麦冬：去心。(《宋氏女科秘书》，明·宋林皋著，公元 1612 年)

63. 麦门冬：热水泡一时透去心用，如不去心服反令人烦躁闷塞。(《医宗粹言》，明·罗周彦著，公元 1612 年)

64. 麦门冬：①水浸，去心用，不令人烦。②去心盐炒。(《寿世保元》，明·龚廷贤撰，公元 1615 年)

65. 麦门冬：①去心用，恐令人烦。②酒浸，去心。(《景岳全书》，明·张介宾撰，公元 1615 年)

66. 麦冬：炒。(《景岳全书》，明·张介宾撰，公元 1615 年)

67. 麦门冬：①捣膏。②去心。(《外科正宗》，明·陈实功编撰，公元 1617 年)

68. 麦门冬：去心。(《济阴纲目》，明·武之望辑著，公元 1620 年)

69. 麦门冬：凡入汤液或以水润去心或以瓦焙乘热去心，若入丸散须瓦焙熟即于风中吹冷如此三四次，即易燥且不损药力或以汤浸捣膏和药亦可，滋补药则以酒浸擂之。(《炮炙大法》，明·缪希雍撰，公元 1622 年)

70. 麦门冬：①去心。②去心，烘燥。(《先醒斋医学广笔记》，明·缪希雍撰，公元 1622 年)

71. 麦门冬：去心用。(《医宗必读》，明·李中梓著，公元

1637 年)

72. 麦门冬：去心。(《审视瑶函》，明·傅仁宇撰，公元1644 年)

73. 麦门冬肉：去心，焙干。(《审视瑶函》，明·傅仁宇撰，公元1644 年)

74. 麦冬：①去心。②去心，焙。(《一草亭目科全书、异授眼科》，明·邓苑撰，公元1644 年？)

75. 麦门冬：修治，瓦上焙热，即迎风吹冷，凡五七次，便易燥，且不损药力。或以竹刀连心切作薄片，醇酒浸一宿，连酒磨细，入布囊内揉出白浆，点生姜汁、杏仁末各少许，频搅数百下，久之澄清去酒，晒干收用。入汤膏亦连心用，方合土德全体，今人去心，不知何所本也。(《本草乘雅半偈》，明·卢之颐著，公元1647 年)

76. 麦门冬：①微火焙软，去心用。②酒浸。(《本草汇》，清·郭佩兰著，公元1655 年)

77. 麦冬：不去心。(《本草崇原》，清·张志聪著，公元1663 年)

78. 麦冬：①温水洗去心用，不令心烦。惟伤寒科带心用。②去心姜汁炒。(《医宗说约》，清·蒋仲芳撰，公元1663 年)

79. 麦门冬：去心。(《外科大成》，清·祁坤编著，公元1665 年)

80. 麦门冬：①去心。②去心不令人烦，入汤药以水润去心。③入丸散须瓦焙。④去心搥匾极薄晒干加隔纸焙焦用。⑤酒浸。⑥以竹刀连心切作薄片，醇酒浸一宿连酒磨细，入布囊内揉出白浆点生姜汁、杏仁末各少许频搅数百下久之澄清，去酒晒干收用入汤膏亦连心用方合土全体。(《本草述》，清·刘

若金著，公元 1666 年）

81. 麦门冬：①通脉，不去心，入丸散，须瓦焙熟，吹冷，再三焙研。又法，掐扁极薄，晒干，隔纸焙燥研。或以汤浸捣膏和药，亦可入补药，则以酒浸擂之。引经须酒浸。②火以竹刀，连心切片，醇酒浸一宿，连酒磨细，入布囊捣出白浆，点姜汁、杏仁末，各少许，频搅久之，澄清去酒，晒干收用。（《本草述钩元》，清·杨时泰著，公元 1666 年？）

82. 麦冬：去心。（《痧胀玉衡》，清·郭志邃著述，公元 1675 年）

83. 麦门冬：去心。（《温热暑疫》，清·周扬俊辑，公元 1679 年）

84. 麦冬：①去心。②炒。③姜炒。（《医方集解》，清·汪昂著，公元 1682 年）

85. 麦门冬：去心用。入滋补药，酒浸，制其寒。（《本草备要》，清·汪昂辑著，公元 1694 年）

86. 麦冬：抽去心用。（《药品辨义》，清·尤乘增辑，公元 1691 年）

87. 麦冬：去心。（《本经逢原》，清·张璐著，公元 1695 年）

88. 制麦门冬：①凡使麦门冬，须用肥大者，汤泽抽去心不尔令人烦。②凡入汤液，以滚水润湿少顷，抽去心，或以瓦焙软乘热去心。③若入丸散，须瓦焙热，即于风中吹冷，如此三四次即易燥，且不损药力，或以汤浸捣膏和药亦可。滋补药以酒浸擂之。（《修事指南》，清·张仲岩撰，公元 1704 年）

89. 麦门冬：去心。（《良朋汇集》，清·孙望林辑，公元 1711 年）

90. 麦门冬：去心用。（《本草必用》，清·顾靖远著，公元

1722 年)

91. 麦门冬：去心。(《本草经解要》，清·叶天士著，公元1724 年)

92. 麦门冬：酒浸则补，汤泡则微寒。(《外科证治全生集》，清·王维德著，公元 1740 年)

93. 麦冬：去心。(《医宗金鉴》，清·吴谦等编，公元1742 年)

94. 大麦冬：①去心。②去心糯米拌砂。(《幼幼集成》，清·复正辑订，公元 1750 年)

95. 麦门冬：去心。入滋补药，酒润制其寒，或拌米炒黄。(《本草从新》，清·吴仪洛撰，公元 1757 年)

96. 麦冬：去心。(《串雅外编》，清·赵学敏编，公元1759 年)

97. 麦门冬：心能令人烦，去心，忌铁，入凉药生用，入补药酒浸，糯米拌蒸亦可。(《得配本草》，清·严西亭、施澹宁、洪缉庵同纂，公元 1761 年)

98. 麦门冬：姜炒。(《成方切用》，清·吴仪洛辑，公元1761 年)

99. 麦冬：酒浸去心。(《本草纲目拾遗》，清·赵学敏编，公元 1765 年)

100. 麦冬：去心用，入滋补药酒浸。(《本草求真》，清·黄官绣纂，公元 1769 年)

101. 麦冬：①连心。②硃砂拌。③米炒。(《吴鞠通医案》，清·吴瑭著，公元 1789 年)

102. 麦门冬：去心用。(《本草辑要》，清·林玉友辑，公元 1790 年)

103. 麦冬：①连心炒。②去心。(《温病条辨》，清·吴瑭

撰，公元 1978 年）

104. 麦冬：绍酒润晒烘。（《时方妙用》《时方歌括》，清·陈念祖著，公元 1803 年）

105. 麦门冬：不去心。（《女科要旨》，清·陈念祖著，公元 1820 年）

106. 麦冬：炒焦。（《医学从众录》，清·陈念祖撰，公元 1820 年）

107. 麦冬：去心。（《傅青主女科》，清·傅山著，公元 1827 年）

108. 麦冬：去心用，恐其增烦。（《本草正义》，清·张德裕辑，公元 1828 年）

109. 麦冬：去心。（《外科证治全书》，清·许克昌、毕法同辑，公元 1831 年）

110. 麦冬：去心。（《重楼玉钥》，清·郑梅涧著，公元 1838 年）

111. 麦冬：砂拌炒。（《类证治裁》，清·林佩琴编著，公元 1839 年）

112. 麦冬：①去心。②去心炒。（《增广验方新编》，清·鲍相璈编，公元 1846 年）

113. 麦门冬：……晒干收之，抽去心用，不尔令人烦，近时多连心用，恐滑肠者用米炒黄，宁心用辰砂少许拌入，丸散须瓦焙热，即于风中吹冷，如此三四次即易燥，而不损药力。（《本草害利》，清·凌晓五著，公元 1862 年）

114. 麦冬：①青黛拌。②硃砂拌。（《校注医醇剩义》，清·费伯雄编著，公元 1863 年）

115. 麦冬：①去心——滋补。②酒润。③拌米炒黄。（《本草汇纂》，清·屠道和编辑，公元 1863 年）

116. 麦冬：去心。(《时病论》，清·雷丰著，公元 1882 年)

117. 麦冬：去心。入滋补药，酒润或拌米炒黄。(《医家四要》，清·程曦、江诚、雷大震同纂，公元 1884 年)

118. 麦门冬：①拌入辰砂，惊烦可定。②炒同元米，寒苦堪除。③去心用。亦有连心用者，以其心如人之脉络，一棵十余枚，个个贯通，取其能贯通经络之意，故生脉散用之者，以能复脉中之津液也。(《本草便读》，清·张秉成辑，公元 1887 年)

### 🌸 现代炮制加工与应用

| 序号 | 炮制品 | 加工技术 | 应用 |
|---|---|---|---|
| 1 | 麦冬[1] | 除去杂质，洗净，润透，轧扁，干燥 | 生品以养阴润肺，益胃生津为主。用于肺燥咳嗽，肺痨潮热，咳嗽少痰，或干咳无痰；阴液耗损，口干咽燥，及大便燥结等 |
| 2 | 朱麦冬 | 取净麦冬，喷水少许，微润，加朱砂细粉，拌匀，取出，晾干。每 100kg 麦冬用朱砂粉 2kg | 朱砂拌麦冬，以清心除烦为主。用于心烦失眠，心烦躁动等 |

---

〔1〕 按语：麦冬古代炮制方法有焙制、炒制、酒制、盐制、姜制、米炒等。现代常用去心麦冬、朱麦冬等饮片品种。经研究，去心麦冬总黄酮明显高于朱麦冬，因此，应用时有必要去"心"。

# 牡丹皮 | Mǔdānpí
Moutan Cortex

《中国药典》载有牡丹皮一种炮制品。牡丹皮为毛茛科植物牡丹 *Paeonia suffruticosa* Andr. 的干燥根皮。秋季采挖根部，除去细根和泥沙，剥取根皮，晒干；或刮去粗皮，除去木心，晒干。前者习称"连丹皮"，后者习称"刮丹皮"。

## 历代炮制方法辑要

1. 牡丹皮：去心。(《金匮要略方论》，汉·张仲景著，公元 219 年)

2. 牡丹皮：去心。(《史载之方》，宋·史堪撰，公元 1085 年？)

3. 牡丹皮：去心。(《伤寒总病论》，宋·庞安时撰，公元 1100 年)

4. 牡丹皮：去心。(《普济本事方》，宋·许叔微述，公元 1132 年)

5. 牡丹皮：凡使，须净拣，酒拌蒸，细剉晒干方入药用。(《太平惠民和剂局方》，宋·太平惠民和剂局陈师文等编，公元 1151 年)

6. 牡丹皮：去心。(《小儿卫生总微论方》，宋·撰人未详，公元 1156 年)

7. 牡丹皮：去骨，洗。(《洪氏集验方》，宋·洪遵辑，公元 1170 年)

8. 牡丹皮：①洗，切，焙。②去心及粗皮，酒浸一宿。（《传信适用方》，宋·吴彦夔著，公元1180年）

9. 牡丹皮：洗，剉。（《卫生家宝产科备要》，宋·朱端章编，公元1184年）

10. 牡丹皮：去心枝杖剉炒。（《校正集验背疽方》，宋·李迅撰，公元1196年）

11. 牡丹皮：去木。（《济生方》，宋·严用和撰，公元1253年）

12. 牡丹皮：①去骨。②去木。（《类编朱氏集验医方》，宋·朱佐集，公元1265年）

13. 牡丹皮：去木。（《产宝杂录》，宋·齐仲甫著，公元1279年？）

14. 牡丹皮：①煮。②去心。（《女科百问》，宋·齐仲甫著，公元1279年）

15. 牡丹皮：①去心。②（剉）细用。（《卫生宝鉴》，元·罗天益著，公元1343年）

16. 牡丹皮：烧灰存性，研极细末，用纸包，碗盖于地上一夕，出火毒。（《十药神书》，元·葛可久著，公元1348年）

17. 牡丹皮：水洗去梗骨。（《疮疡经验全书》，宋·窦汉卿辑著，公元1569年？）

18. 牡丹皮：①去骨。②去心及粗皮，酒浸一宿。（《普济方》，明·朱橚等编，公元1406年）

19. 牡丹皮：①去木。②洗净。（《奇效良方》，明·方贤著，公元1449年？）

20. 牡丹皮：去骨。（《婴童百问》，明·鲁伯嗣撰，公元1526年？）

21. 牡丹皮：去骨。（《万氏女科》，明·万全编著，公元

1549 年）

22. 牡丹皮：以铜刀劈去骨，阴干，酒拌蒸二时，日干用。(《医学入门》，明·李梴著，公元 1575 年)

23. 牡丹皮：去木水洗，有醋浸焙，有酒拌蒸用者。(《仁术便览》，明·张浩著，公元 1585 年)

24. 牡丹皮：去梗。(《增补万病回春》，明·龚廷贤编，公元 1587 年)

25. 牡丹皮：去骨。(《寿世保元》，明·龚廷贤撰，公元 1615 年)

26. 牡丹皮：酒洗。(《济阴纲目》，明·武之望辑著，公元 1620 年)

27. 牡丹皮：凡使采得后日干，用铜刀劈破去骨了，细剉如大豆许，用清酒拌蒸从巳至未出日干用阔而厚者良。(《炮炙大法》，明·缪希雍撰，公元 1622 年)

28. 牡丹皮：酒蒸。(《先醒斋医学广笔记》，明·缪希雍撰，公元 1622 年)

29. 牡丹皮：烧灰存性，研细。(《医宗必读》，明·李中梓著，公元 1637 年)

30. 牡丹皮：赤者利血，白者补人，宜分别用之，肉厚者焦，酒洗微焙。(《本草通玄》，明·李中梓撰，公元 1637 年？)

31. 牡丹皮：①酒洗。②酒洗，炒。(《审视瑶函》，明·傅仁宇撰，公元 1644 年)

32. 牡丹皮：皮骨。(《一草亭目科全书、异授眼科》，明·邓苑撰，公元 1644 年？)

33. 牡丹皮：入药赤者利、血者补，酒洗焙。(《握灵本草》，清·王翃著，公元 1683 年)

34. 牡丹皮：酒洗微焙。(《本草汇》，清·郭佩兰著，公元

1655 年）

35. 牡丹皮：去骨。（《外科大成》，清·祁坤编著，公元 1665 年）

36. 牡丹皮：以铜刀劈破去骨到如大豆许，阴干酒拌蒸三时日干用。（《本草述》，清·刘若金著，公元 1666 年）

37. 丹皮：①酒蒸。②酒浸一宿晒干。③酒净。（《本草述》，清·刘若金著，公元 1666 年）

38. 牡丹皮：择根如笔管大者，以铜刀劈破，去骨切片，阴干，酒拌蒸三时，日干用。（《本草述钩元》，清·杨时泰著，公元 1666 年？）

39. 牡丹皮：酒拌蒸用。（《本草备要》，清·汪昂辑著，公元 1694 年）

40. 牡丹皮：去心，酒洗用。（《药品辨义》，清·尤乘增辑，公元 1691 年）

41. 牡丹皮：酒洗去硇土，曝干。（《本经逢原》，清·张璐著，公元 1695 年）

42. 制牡丹皮：凡采用丹皮根，日干，以铜刀劈破去骨，如大豆许，用酒细拌蒸，从巳至未日干用。（《修事指南》，清·张仲岩撰，公元 1704 年）

43. 牡丹皮：酒焙。（《本草必用》，清·顾靖远著，公元 1722 年）

44. 丹皮：酒拌蒸，产科要药，治骨蒸。麴裹煨熟，厚大肠。（《外科证治全生集》，清·王维德著，公元 1740 年）

45. 牡丹皮：去心净酒浸。（《医宗金鉴》，清·吴谦等编，公元 1742 年）

46. 牡丹皮：酒拌蒸用。（《本草从新》，清·吴仪洛撰，公元 1757 年）

47. 牡丹皮：胃虚者，酒拌蒸。实热者，生用。（《得配本草》，清·严西亭、施澹宁、洪缉庵同纂，公元 1761 年）

48. 丹皮：酒洗。（《成方切用》，清·吴仪洛辑，公元 1761 年）

49. 牡丹皮：酒拌蒸用。（《本草辑要》，清·林玉友辑，公元 1790 年）

50. 丹皮：①炒。②炒焦。（《吴鞠通医案》，清·吴瑭著，公元 1789 年）

51. 牡丹皮：酒拌蒸用。（《本草辑要》，清·林玉友辑，公元 1790 年）

52. 牡丹皮：酒润，勿炒。（《医学从众录》，清·陈念祖撰，公元 1820 年）

53. 丹皮：酒洗。（《傅青主女科》，清·傅山著，公元 1827 年）

54. 丹皮：酒炒。（《类证治裁》，清·林佩琴编著，公元 1839 年）

55. 牡丹皮：炒。（《增广验方新编》，清·鲍相璈编，公元 1846 年）

56. 牡丹皮：以铜刀劈破去骨，肉厚者佳，剉如大豆许，用酒细拌，蒸干用，或切片酒炒用。（《本草害利》，清·凌晓五著，公元 1862 年）

57. 丹皮：酒拌蒸用。（《本草汇纂》，清·屠道和编辑，公元 1863 年）

58. 牡丹皮：酒拌蒸用。（《医家四要》，清·程曦、江诚、雷大震同纂，公元 1884 年）

## 现代炮制加工与应用

| 序号 | 炮制品 | 加工技术 | 应用 |
|---|---|---|---|
| 1 | 牡丹皮 | 取原药材，除去杂质，抢水洗净，润透，切薄片，干燥，筛去碎屑。本品含丹皮酚不得少于1.2% | 生品长于清热凉血，活血化瘀。用于热入营血，温毒发斑，夜热早凉，无汗骨蒸，经闭痛经，跌仆伤痛，痈肿疮毒 |
| 2 | 牡丹皮炭 | 取净牡丹皮片，置炒制容器内，用中火加热，炒至表面黑褐色，内部黄褐色，喷淋少许清水，灭尽火星，取出晾干，筛去碎屑 | 清热凉血作用减弱，止血凉血作用增强。用于吐血，衄血 |

# 牡蛎

Mǔlì
Ostreae Concha

《中国药典》载有牡蛎和煅牡蛎两种炮制品。牡蛎为牡蛎科动物长牡蛎 *Ostrea gigas* Thunberg、大连湾牡蛎 *Ostrea talienwhanensis* Crosse 或近江牡蛎 *Ostrea rivularis* Gould 的贝壳。全年均可捕捞，去肉，洗净，晒干。

## 历代炮制方法辑要

1. 牡蛎：熬。(《金匮玉函经》，汉·张仲景著，公元219年)

2. 牡蛎：熬。(《金匮要略方论》，汉·张仲景著，公元219年)

3. 牡蛎：熬。(《新辑宋本伤寒论》，汉·张仲景述，晋·王叔和撰次，宋·林亿校正，公元219年)

4. 牡蛎：①熬。②煅。(《注解伤寒论》，汉·张机撰，金·成无己注，公元219年)

5. 牡蛎：熬令黄色。(《备急千金要方》，唐·孙思邈著，公元652年)

6. 牡蛎：①熬。②熬令变色。(《千金翼方》，唐·孙思邈著，公元682年)

7. 牡蛎：火上炙令沸，去壳。(《食疗本草》，唐·孟诜撰，张鼎增补，公元713—739年)

8. 牡蛎：煅。(《外台秘要》，唐·王焘撰，公元752年)

9. 牡蛎：凡修事，先用二十箇东流水、盐一两煮一伏时后，入火中烧令通赤，然后入钵中研为粉用也。(《雷公炮炙论》，南朝宋·雷敩撰，公元10世纪？)

10. 牡蛎：①烧为粉。②以湿纸裹后却以泥更裹，候干用大火烧通赤。(《太平圣惠方》，宋·王怀隐等编集，公元992年)

11. 牡蛎：火煨通赤。(《史载之方》，宋·史堪撰，公元1085年？)

12. 牡蛎粉：炒。(《伤寒总病论》，宋·庞安时撰，公元1100年)

13. 牡蛎：煅。(《小儿药证直诀》，宋·钱乙著，公元1107年？)

14. 牡蛎：熬，炒黄。(《类证活人书》，宋·朱肱撰，公元1108年)

15. 牡蛎：①捣为粉。②……黄泥裹煅通赤，放冷，取出为末。③用炭一秤煅通赤，取出，于湿地上用纸衬，出火毒一宿。④不限多少，盐泥固济，炭三斤，煅令火尽，冷取。(《重修政和经史证类备用本草》，宋·唐慎微著，公元1116年)

16. 牡蛎：须烧为粉用。(《重刊本草衍义》，宋·寇宗奭撰，公元1116年)

17. 牡蛎：①烧。②煅赤。熬。③黄泥固济煅取白为度。④去黑鞭处火烧令碎。(《圣济总录》，宋·太医院编，公元1111—1117年)

18. 牡蛎：火煅通赤。(《全生指迷方》，宋·王贶撰，公元1125年？)

19. 牡蛎：烧。(《产育宝庆集》，宋·李师圣、郭稽中编

篡，公元 1131 年）

20. 牡蛎：①盐泥固济干火烧通赤去泥用。②甘锅子内火煅用醋淬七次焙。③盐泥固济干，火烧通赤，去泥用。（《普济本事方》，宋·许叔微述，公元 1132 年）

21. 牡蛎：凡使，用火煅令通赤，候冷细研如粉方可用。（《太平惠民和剂局方》，宋·太平惠民和剂局陈师文等编，公元 1151 年）

22. 牡蛎：火煅。（《小儿卫生总微论方》，宋·撰人未详，公元 1156 年）

23. 牡蛎：火煅。（《洪氏集验方》，宋·洪遵辑，公元 1170 年）

24. 牡蛎：米泔浸去土煅取粉。（《三因极一病证方论》，宋·陈言著，公元 1174 年）

25. 牡蛎：火煅数次为细末。（《传信适用方》，宋·吴彦夔著，公元 1180 年）

26. 牡蛎：①烧。②烧通赤。（《卫生家宝产科备要》，宋·朱端章编，公元 1184 年）

27. 牡蛎：①煅。②二两童便浸四十九日却用硫黄末一两涂用纸裹之，米醋浸湿盐泥固济用炭煅。③煨。（《校注妇人良方》，宋·陈自明原著，明·薛己校注，公元 1237 年）

28. 牡蛎：①烧。②煅。③煅，取粉。（《济生方》，宋·严用和撰，公元 1253 年）

29. 牡（蛎）：①煅。②火煅通赤。③研极细。（《类编朱氏集验医方》，宋·朱佐集，公元 1265 年）

30. 牡蛎粉：韭菜叶和泥煅水飞。（《类编朱氏集验医方》，宋·朱佐集，公元 1265 年）

31. 牡蛎：煅。（《急救仙方》，宋·著者不详，公元

1278 年？）

32. 牡蛎：①固济，火烧通红。②煅。③醋纸泥[1]济，火煅。（《女科百问》，宋·齐仲甫著，公元 1279 年）

33. 牡蛎：火煅。（《扁鹊心书》，宋·窦材重集，撰年不详）

34. 牡蛎：用熟黄泥包裹夹火煅透，出地上候冷用。（《活幼心书》，元·曾世荣编，公元 1294 年）

35. 牡蛎：火煅。（《瑞竹堂经验方》，元·沙图穆苏撰，公元 1326 年）

36. 牡蛎：凡用木炭灰炒通赤，湿地上放经宿方用。（《外科精义》，元·齐德之著，公元 1335 年）

37. 牡蛎：①煅。②盐泥裹烧。③烧白，捣罗用。（《卫生宝鉴》，元·罗天益著，公元 1343 年）

38. 牡蛎：煅。（《丹溪心法》，元·朱震亨著，公元 1347 年）

39. 左顾牡蛎：煅。（《丹溪心法》，元·朱震亨著，公元 1347 年）

40. 牡蛎粉：炒。（《丹溪心法》，元·朱震亨著，公元 1347 年）

41. 牡蛎：洗火煅粉。（《原机启微》，元·倪维德撰著，公元 1370 年）

42. 牡蛎：①火煅童便浸再煅。②盐泥裹火煅通红。③煅。（《疮疡经验全书》，宋·窦汉卿辑著，公元 1569 年？）

43. 牡蛎：烧白，捣细用。（《本草发挥》，明·徐彦纯辑，公元 1368 年）

44. 牡蛎：①用醋浸少时，生用。②烧。③烧取粉。④为

---

〔1〕 据文义，此处疑缺"固"字。

末。⑤用黄泥固一指厚，于文武火煨干后，以炭火煅通红，去外黑者，用粉，研细。⑥熬。⑦火煨煅。⑧烧为粉。⑨用纸包定，用盐拌黄泥固济，大火煅红后，取出，去泥，锄窟约一尺深，埋三宿，却取，研入。⑩打碎炒。⑪烧研如粉。⑫煅，取粉。⑬盐泥固济，火煅令白。⑭炒赤色。⑮生为细末，用好醋和为丸子，入火烧令通赤，放冷。⑯米泔浸，刷去土，火烧通赤。⑰研，熬，作粉。⑱盐泥固济，煅赤，出火毒一宿，研令极细，取末。⑲煅红，地上出火毒一宿。⑳黄泥固济，煅白为度，取用。㉑烧灰，为末。㉒用灰深培上，以三升米一煅，候尽，取八两为细末。㉓火煅过，研如粉。㉔火炙。㉕煅通红，取出候冷研细，以纸裹了，埋一尺，土中七日，出火气。（《普济方》，明·朱橚等编，公元 1406 年）

45. 左顾牡蛎：用盐泥固济煅红。（《普济方》，明·朱橚等编，公元 1406 年）

46. 牡蛎：①煅。②用韭菜叶捣盐泥固济，火煅，取白者研细。（《秘传证治要诀及类方》，明·戴元礼著，公元 1443 年）

47. 牡蛎：①煅。②烧赤。③用左顾者，砂锅内慢火煅爆为度。④白者三两，盛磁器盒子内，更用盐末一两，盖头铺底，以炭火约五斤烧半日，取出研如粉。（《奇效良方》，明·方贤著，公元 1449 年？）

48. 左顾牡蛎：用米泔水洗，煅过。（《奇效良方》，明·方贤著，公元 1449 年？）

49. 牡蛎：①细研。②煅。（《外科理例》，明·汪机编著，公元 1519 年）

50. 牡蛎：入药极疴，除甲并口……得左顾大者尤良，火煅微红，杵罗细末。（《本草蒙筌》，明·陈嘉谟纂辑，公元 1525 年）

51. 牡蛎：煅。(《婴童百问》，明·鲁伯嗣撰，公元 1526 年？)

52. 牡蛎：童便煅。(《明医杂著》，明·王节斋集，薛己注，公元 1549 年)

53. 牡蛎：煅，童便炒。(《万氏女科》，明·万全编著，公元 1549 年)

54. 牡蛎：①煅。②煅研。③坩锅子内火煅，用醋淬七次，焙干。④烧。⑤炒成粉。⑥烧赤。⑦炒。⑧熬。⑨煅通红，取出，候冷研细，以纸裹，入土中七日，出火气。⑩盐泥煨烧。(《医学纲目》，明·楼英编纂，公元 1565 年)

55. 牡蛎：先用盐水煮一时，后入火煅红研粉用。(《医学入门》，明·李梴著，公元 1575 年)

56. 牡蛎：①凡用，须泥固烧为粉。亦有生用者。②凡用牡蛎，先用二十个，以东流水入盐一两，煮一伏时，再入火中煅赤研粉用。③牡蛎将童尿浸四十九日，五日一换，取出，以硫黄末和米醋涂上，黄泥固济，煅过用。④按补阴则生捣用，煅过则成灰，不能补阴。(《本草纲目》，明·李时珍撰，公元 1578 年)

57. 牡蛎：煅研。(《仁术便览》，明·张浩著，公元 1585 年)

58. 牡蛎：①火煨。②煅。(《增补万病回春》，明·龚廷贤编，公元 1587 年)

59. 牡蛎：凡用以东流水入盐少许煮一时，复火煅赤研粉用。(《本草原始》，明·李中立纂辑，公元 1593 年)

60. 牡蛎：①盐泥固济煨透去泥研。②火煅淬七次。(《鲁府禁方》，明·龚廷贤编，公元 1594 年)

61. 牡蛎：①煅。②甘锅子内火煅用酷焠柒次，焙干。③

盐泥裹烧赤，候冷去泥。④炒成粉。⑤火煅童便淬，捣罗用。⑥熬。(《证治准绳》，明·王肯堂著，公元 1602 年)

62. 左顾牡蛎：砂锅内慢火煅爆为度。(《证治准绳》，明·王肯堂著，公元 1602 年)

63. 牡蛎：火煅。(《宋氏女科秘书》，明·宋林皋著，公元 1612 年)

64. 牡蛎：火煅淬醋盘中，又煅又淬五七次为佳。(《医宗粹言》，明·罗周彦著，公元 1612 年)

65. 牡蛎：①火煅红，研。②火煅，醋淬七次。(《寿世保元》，明·龚廷贤撰，公元 1615 年)

66. 牡蛎：①煅。②用砂锅内煅，醋淬七次，为末。③煅，淬醋中。④左扇者煅研。⑤二两用磁器盛以益末一两，铺底盖面用炭火约五斤，烧半日取出研。⑥以童便浸四十九日，每五日一换，取出，用硫黄一两为末酒和涂遍，用皮纸糊实，米醋浸湿，外以盐泥厚固之，候干，用炭五斤煅过，为末。(《景岳全书》，明·张介宾撰，公元 1615 年)

67. 牡蛎：煅研。(《外科正宗》，明·陈实功编撰，公元 1617 年)

68. 牡蛎：①煅为粉。②火煅研细。③盐泥包煅。④用盐泥固济，火煨透去泥研。(《济阴纲目》，明·武之望辑著，公元 1620 年)

69. 牡蛎：①东流水入盐一两煮一伏时后，入火中烧，令通赤，然后入钵中研如粉用也。②火煅醋淬七次，研极细如飞面。(《炮炙大法》，明·缪希雍撰，公元 1622 年)

70. 牡蛎：①火煅童便淬之。②白者三两入磁瓶盐泥固济，炭五斤煅半日取出研细。③煨。④煅醋淬七次焙。(《医宗必读》，明·李中梓著，公元 1637 年)

71. 左顾牡蛎：七钱洗，用韭菜捣汁盐泥固济火煅去白者。(《医宗必读》，明·李中梓著，公元1637年)

72. 牡蛎：黄泥固济，煅之。(《本草通玄》，明·李中梓撰，公元1637年？)

73. 牡蛎：洗，煅粉。(《审视瑶函》，明·傅仁宇撰，公元1644年)

74. 牡蛎：修治，每用左顾者二十四枚，以东流水一斗，盐二两，煮一伏时，再入火中段赤，研粉。以琥珀吸引，随手便起。(《本草乘雅半偈》，明·卢之颐著，公元1647年)

75. 牡蛎：入药须泥固烧为粉，亦有生用者。(《握灵本草》，清·王翃著，公元1683年)

76. 牡蛎：童尿浸，黄泥固济煅。(《本草汇》，清·郭佩兰著，公元1655年)

77. 牡蛎：火煨研末。(《医宗说约》，清·蒋仲芳撰，公元1663年)

78. 牡蛎：煅研。(《外科大成》，清·祁坤编著，公元1665年)

79. 牡蛎：①煅研。②烧存性。(《本草述》，清·刘若金著，公元1666年)

80. 牡蛎：尖头大者胜先用盐水煮一时后入火煅红研粉用。(《本草述》，清·刘若金著，公元1666年)

81. 牡蛎：光用盐水煮一时，后入火煅红，研粉用。(《本草述钩元》，清·杨时泰著，公元1666年？)

82. 牡蛎：烧。(《温热暑疫》，清·周扬俊辑，公元1679年)

83. 牡蛎：①煅。②盐水煮一日一夜，煅粉。(《医方集解》，清·汪昂著，公元1682年)

84. 牡蛎：盐水煮一伏时，煅粉用，亦有生用者。(《本草备要》，清·汪昂辑著，公元 1694 年)

85. 牡蛎：煅研。(《食物本草会纂》，清·沈李龙纂辑，公元 1691 年)

86. 牡蛎：煅赤用左顾者。(《本经逢原》，清·张璐著，公元 1695 年)

87. 牡蛎：煅。(《嵩崖尊生全书》，清·景冬阳撰，公元 1696 年)

88. 制牡蛎：①凡用牡蛎，须泥固烧为粉，亦有生用者。②凡真牡蛎，先用二十筒，以东流水入盐一两煮一伏时，再入火中煅赤，碎粉。③按温隐居云，牡蛎将童尿浸四十九日，五日一换，取出以硫黄末和米醋涂上，黄泥固济煅过用。(《修事指南》，清·张仲岩撰，公元 1704 年)

89. 牡蛎：煅。(《良朋汇集》，清·孙望林辑，公元 1711 年)

90. 牡蛎：火煅，或童便或醋淬之。(《本草必用》，清·顾靖远著，公元 1722 年)

91. 牡蛎：盐泥固煅。(《本草经解要》，清·叶天士著，公元 1724 年)

92. 牡蛎：童便浸七日，硫黄末醋调涂，黄土裹煅。(《外科证治全生集》，清·王维德著，公元 1740 年)

93. 牡蛎：①熬。②煅粉。③盐泥固煅。(《医宗金鉴》，清·吴谦等编，公元 1742 年)

94. 牡蛎：煅粉研细用。(《长沙药解》，清·黄元御撰，公元 1753 年)

95. 牡蛎：盐水煮一伏时，煅粉，亦有生用者。(《本草从新》，清·吴仪洛撰，公元 1757 年)

96. 牡蛎：煅研。(《得配本草》，清·严西亭、施澹宁、洪缉庵同纂，公元 1761 年)

97. 牡蛎：①煅。②盐水煮一日夜，煅粉。③盐水煮、煅粉。(《成方切用》，清·吴仪洛辑，公元 1761 年)

98. 牡蛎：或生用，盐水煮煅成灰用。(《本草求真》，清·黄官绣纂，公元 1769 年)

99. 牡蛎：煅。(《幼科释谜》，清·沈金鳌著，公元 1773 年)

100. 牡蛎：盐水煮一伏时，煅粉用，亦有生用者。(《本草辑要》，清·林玉友辑，公元 1790 年)

101. 生牡蛎：碾细。(《温病条辨》，清·吴瑭撰，公元 1798 年)

102. 牡蛎：①煅醋淬。②盐水煮一日夜，煅粉。(《时方妙用》《时方歌括》，清·陈念祖著，公元 1803 年)

103. 牡蛎：①一枚童便遍涂，厚纸裹，米醋浸透，盐泥固济候干，以炭三斤煨之。②醋煮。(《女科要旨》，清·陈念祖著，公元 1820 年)

104. 牡蛎：①水飞。②煅。③醋煅。(《医学从众录》，清·陈念祖撰，公元 1820 年)

105. 牡蛎：①醋煅研。②煅醋淬。(《类证治裁》，清·林佩琴编著，公元 1839 年)

106. 牡蛎：①煅飞过。②煅透水飞。③煅，酒炒。(《增广验方新编》，清·鲍相璈编，公元 1846 年)

107. 牡蛎：①熬。②煅为末。(《温热经纬》，清·王孟英编著，公元 1852 年)

108. 牡蛎：先用盐水煮一时后，入火煅红，研粉用，或生用。(《本草害利》，清·凌晓五著，公元 1862 年)

109. 牡蛎：①煅炒。②煅研。(《校注医醇剩义》，清·费伯雄编著，公元 1863 年)

110. 牡蛎：煅成粉。(《本草汇纂》，清·屠道和编辑，公元 1863 年)

111. 牡蛎：醋煅。(《笔花医镜》，清·江笔花编著，公元 1871 年)

112. 牡蛎：盐水煮一伏时，煅粉；亦有用生者。(《医家四要》，清·程曦、江诚、雷大震同纂，公元 1884 年)

113. 牡蛎：咸寒入肾，能益阴潜阳，退虚热，软坚痰，煅之则燥而兼涩，又能固下焦，除湿浊，敛虚汗，具咸寒介类之功，有重镇摄下之意。

## 🌀 现代炮制加工与应用

| 序号 | 炮制品 | 加工技术 | 应用 |
|---|---|---|---|
| 1 | 牡蛎 | 取原药材，洗净，干燥，碾碎 | 具有重镇安神，潜阳补阴，软坚散结的作用。用于惊悸失眠，眩晕耳鸣，瘰疬痰核，癥瘕痞块 |
| 2 | 煅牡蛎 | 取净牡蛎，置无烟炉火上或置适宜耐火容器内用武火加热，煅至酥脆，取出晾凉。碾碎 | 煅后质地酥脆，便于粉碎和煎出有效成分，同时增强了收敛固涩，制酸止痛的作用。常用于自汗盗汗，遗精滑精，崩漏带下，胃痛吞酸 |

# 木瓜 | Mùguā
## Chaenomelis Fructus

《中国药典》载有木瓜一种炮制品。木瓜为蔷薇科植物贴梗海棠 *Chaenomeles speciosa*（Sweet）Nakai 的干燥近成熟果实。夏、秋二季果实绿黄时采收，置沸水中烫至外皮灰白色，对半纵剖，晒干。

### 🌀 历代炮制方法辑要

1. 木瓜：去皮心。(《食医心鉴》，唐·咎殷撰，公元847 年)

2. 木瓜实：凡使木瓜，勿令犯铁，用铜刀削去硬皮并子，薄切，于日中（晒），却用黄牛乳汁拌蒸，从巳至未，其木瓜如膏煎，却于日中薄摊（晒）干用也。(《雷公炮炙论》，南朝宋·雷敩撰，公元 10 世纪？)

3. 生木瓜：和皮细切。(《太平圣惠方》，宋·王怀隐等编集，公元 992 年)

4. 木瓜：①切头上一片为盖子，剜去瓤并皮子，入硫黄、青盐在肉。②三十箇大者，去皮瓤了，切蒸烂为度，入盐花一斤，熟蜜一斤，更煎令稠。③蒸熟，去皮子。④去皮切开，去瓤，每个纳入上好砂一两，于饭上蒸令烂，研为膏。(《太平圣惠方》，宋·王怀隐等编集，公元 992 年)

5. 木瓜：下面剜去，取瓤核，将好艾先熟，杵为末入在木瓜内，填实蒸熟，细研如泥，止。(《博济方》，宋·王衮撰，

公元 1047 年）

6. 大木瓜：去皮瓤入硇砂一两去砂石蒸令熟，研烂极。
（《博济方》，宋·王衮撰，公元 1047 年）

7. 干木瓜：切焙。（《类证活人书》，宋·朱肱撰，公元
1108 年）

8. 木瓜：①去皮瓤切作片。②去皮子焙。③大者一枚切去
盖子入硇砂半两在内部盖合蒸熟去皮。（《圣济总录》，宋·太医
院编，公元 1111—1117 年）

9. 宣州木瓜：取盖去穰。（《普济本事方》，宋·许叔微述，
公元 1132 年）

10. 木瓜：去穰切片。（《普济本事方》，宋·许叔微述，公
元 1132 年）

11. 木瓜：凡使，先去瓤并硬子，剉碎焙干，入药用。
（《太平惠民和剂局方》，宋·太平惠民和剂局陈师文等编，公元
1151 年）

12. 宣木瓜：去穰，切焙。（《洪氏集验方》，宋·洪遵辑，
公元 1170 年）

13. 木瓜：切开盖去瓤先用糯米浆过盐焙干为末却将盐未
入瓜内令满仍用盖针定蒸三次烂研作膏。（《三因极一病证方
论》，宋·陈言著，公元 1174 年）

14. 宣木瓜干：湿者一箇剉童子小便法酒各一升煮烂绞
汁。（《三因极一病证方论》，宋·陈言著，公元 1174 年）

15. 木瓜：①去皮穰切焙。②干者以上（肉苁蓉、川牛
夕[1]、天麻）各剉碎用酒三升入并内密缚春五日取出，急用
沸汤漉过焙为末。（《传信适用方》，宋·吴彦夔著，公元

[1] 牛夕："牛膝"之别名。

1180 年)

16. 木瓜：①取盖去穰。②木刀切两半。(《校注妇人良方》，宋·陈自明原著，明·薛己校注，公元 1237 年)

17. 木瓜：去瓤。(《济生方》，宋·严用和撰，公元 1253 年)

18. 木瓜：①去穰，并酒浸壹宿焙干。②去穰。(《类编朱氏集验医方》，宋·朱佐集，公元 1265 年)

19. 干木瓜：去皮瓤。(《瑞竹堂经验方》，元·沙图穆苏撰，公元 1326 年)

20. 木瓜：木瓜得木之正，故入筋，以铅霜涂之，则失醋味，受金之制故也。(《本草发挥》，明·徐彦纯辑，公元 1368 年)

21. 木瓜：①去瓤。②切碎，晒干。③一枚，去顶瓤，入艾叶一两，蒸熟。④蒸烂，去皮，细研。⑤开顶去瓤，作窝子，入硇砂米，用新罐子盛，蒸，烂研。⑥下面剜去瓤核，将艾捣末入在瓜内，填实，熬令熟，烂研。⑦切片，爆干。(《普济方》，明·朱橚等编，公元 1406 年)

22. 宣木瓜：去皮瓤，蒸烂。(《普济方》，明·朱橚等编，公元 1406 年)

23. 宣木瓜干：四两，湿者一个，剉，童子小便、清酒各一升，煮烂绞汁。(《普济方》，明·朱橚等编，公元 1406 年)

24. 宣州木瓜：一个，切下盖子，入艾叶填满，却盖了，用麻线系定，饭上蒸烂。(《普济方》，明·朱橚等编，公元 1406 年)

25. 木瓜：去穰。(《秘传证治要诀及类方》，明·戴元礼著，公元 1443 年)

26. 干木瓜：切。(《奇效良方》，明·方贤著，公元

1449 年？）

27. 木瓜：①生去皮穰，切焙。②二个，大者，去皮穰，切开顶，入辰砂附子四个在内，以木瓜顶子盖之，线扎定，烂蒸讫，取出附子切片，焙干，研为细末，辰砂细研水飞，木瓜研如膏，用宣州瓜为妙。（《奇效良方》，明·方贤著，公元1449 年？）

28. 宣木瓜：去皮穰，蒸烂。（《奇效良方》，明·方贤著，公元 1449 年？）

29. 木瓜：去瓤，蒸。（《外科理例》，明·汪机编著，公元1519 年）

30. 木瓜：去穰，切片。（《医学纲目》，明·楼英编纂，公元 1565 年）

31. 木瓜：忌铅铁，以铜刀削去皮子，用黄牛乳汁拌蒸三时，日干。（《医学入门》，明·李梴著，公元 1575 年）

32. 木瓜实：①凡使木瓜，勿犯铁器，以铜刀削去硬皮，并子切片晒干，以黄牛乳汁拌蒸，从巳至未，待如膏煎，乃晒用也。②今人但切片晒干入药尔。按大明会典，宣州岁贡乌烂虫蛀木瓜入御药局，亦取其陈久无木气，如栗子去木气之义尔。（《本草纲目》，明·李时珍撰，公元 1578 年）

33. 木瓜：酒浸切晒。（《仁术便览》，明·张浩著，公元1585 年）

34. 木瓜：酒洗。（《增补万病回春》，明·龚廷贤编，公元1587 年）

35. 木瓜：①去子。②木刀切。（《证治准绳》，明·王肯堂著，公元 1602 年）

36. 木瓜：炒。（《外科启玄》，明·申斗垣著，公元1604 年）

37. 木瓜：①酒洗。②盐窨。(《寿世保元》，明·龚廷贤撰，公元 1615 年)

38. 木瓜：去穰，蒸。(《景岳全书》，明·张介宾撰，公元 1615 年)

39. 木瓜：竹刀切。(《济阴纲目》，明·武之望辑著，公元 1620 年)

40. 木瓜：用铜刀削去硬皮并子，薄切，于日中晒，却用黄牛乳汁拌，蒸从巳至未，其木瓜如膏煎，却于日中摊晒干用也，今止去穰槌碎用。(《炮炙大法》，明·缪希雍撰，公元 1622 年)

41. 木瓜：忌铁，去穰。(《医宗必读》，明·李中梓著，公元 1637 年)

42. 木瓜：勿犯铁器，铜刀削去硬皮并子，切片晒干，黄牛乳汁拌蒸，从巳至未，俟如膏煎，乃晒用也。今唯切片晒干，力少味不全矣。(《本草乘雅半偈》，明·卢之颐著，公元 1647 年)

43. 木瓜：凡使不犯铁器。(《握灵本草》，清·王翃著，公元 1683 年)

44. 木瓜：①杵碎，晒干。②牛乳汁拌蒸。(《本草汇》，清·郭佩兰著，公元 1655 年)

45. 木瓜：①去皮子。②切顶去瓤。③以铜刀削去硬皮并子切片晒干。(《本草述》，清·刘若金著，公元 1666 年)

46. 木瓜：铜刀剥去硬皮并子切片晒干入药用。(《本草述钩元》，清·杨时泰著，公元 1666 年？)

47. 木瓜：忌铁。(《本草备要》，清·汪昂辑著，公元 1694 年)

48. 木瓜：①以金制刀削去硬皮并子，切片晒干。②以黄

牛乳汁拌蒸。(《食物本草会纂》,清·沈李龙纂辑,公元1691年)

49. 制木瓜:①凡使木瓜,勿犯铁器,以铜刀削去硬皮并子,切片晒干,以黄牛乳拌蒸,从巳至未,待如膏煎,乃晒干用也。②今人但切片,晒干入药尔,按大明会典宣州岁贡乌烂虫蛀木瓜,入御药局亦取其陈入无木气如栗子去木气之义尔。(《修事指南》,清·张仲岩撰,公元1704年)

50. 木瓜:忌铁器。(《本草必用》,清·顾靖远著,公元1722年)

51. 木瓜:忌铁。(《本草求真》,清·黄宫绣纂,公元1769年)

52. 木瓜:酒浸。(《医学从众录》,清·陈念祖撰,公元1820年)

53. 木瓜:不犯铁器。(《外科证治全书》,清·许克昌、毕法同辑,公元1831年)

54. 木瓜:一两五钱络石藤七钱煎汁炒干。(《霍乱论》,清·王士雄撰,公元1838年)

55. 木瓜:姜汁炒。(《类证治裁》,清·林佩琴编著,公元1839年)

56. 木瓜:忌铁器,以铜刀削去硬皮并子,切片晒干入药,以陈久者良。(《本草害利》,清·凌晓五著,公元1862年)

57. 宣木瓜:酒炒。(《校注医醇剩义》,清·费伯雄编著,公元1863年)

### 现代炮制加工与应用

| 序号 | 炮制品 | 加工技术 | 应用 |
|---|---|---|---|
| 1 | 木瓜[1] | 取原药材，除去杂质，洗净，略泡，润透或蒸透，切薄片，干燥，筛去碎屑 | 具有平肝舒筋，和胃化湿的作用。用于湿痹拘挛，腰膝关节酸重疼痛，吐泻转筋，脚气水肿 |
| 2 | 炒木瓜 | 取净木瓜片，置炒制容器内，用文火加热，炒至表面微黄，取出放凉，筛去碎屑 | 酸味减弱，偏于和胃化湿，亦能舒筋，多用于呕吐，泄泻，转筋 |

---

〔1〕 按语：目前临床上常将木瓜蒸后切薄片用，部分地区应用生品，炒制品应用极少。

# 南沙参

Nánshāshēn
Adenophorae Radix

《中国药典》载有南沙参一种炮制品。南沙参为桔梗科植物轮叶沙参 *Adenophora tetraphylla*（Thunb.）Fisch. 或沙参 *Adenophora stricta* Miq. 的干燥根。春、秋二季采挖，除去须根，洗后趁鲜刮去粗皮，洗净，干燥。

## 历代炮制方法辑要

1. 沙参：去芦头。（《太平圣惠方》，宋·王怀隐等编集，公元 992 年）

2. 沙参：去芦。（《伤寒总病论》，宋·庞安时撰，公元1100 年）

3. 沙参：捣，筛末。（《重修政和经史证类备用本草》，宋·唐慎微著，公元 1116 年）

4. 沙参：①去土苗。②去芦头。（《圣济总录》，宋·太医院编，公元 1111—1117 年）

5. 沙参：洗。（《普济本事方》，宋·许叔微述，公元1132 年）

6. 沙参：去芦。（《奇效良方》，明·方贤著，公元1449 年？）

7. 沙参：刮去皮，铜锅蜜炒。（《滇南本草》，明·兰茂著，公元 1476 年）

8. 沙参：米泔浸晒。（《医学入门》，明·李梴著，公元

1575 年)

9. 沙参：去芦，刮去浮皮，水洗晒切。(《仁术便览》，明·张浩著，公元 1585 年)

10. 沙参：去芦。(《寿世保元》，明·龚廷贤撰，公元 1615 年)

11. 沙参：去芦，白实味甘者良。(《炮炙大法》，明·缪希雍撰，公元 1622 年)

12. 沙参：捣筛为末。(《本草述》，清·刘若金著，公元 1666 年)

13. 沙参：水洗，去芦用。(《本草述钩元》，清·杨时泰著，公元 1666 年？)

14. 南沙参：①水润打扁切片。②近日人颇有入白糖及卤水制透，取其重也……以图利。(《本草纲目拾遗》，清·赵学敏编，公元 1765 年)

## 现代炮制加工与应用

| 序号 | 炮制品 | 加工技术 | 应用 |
| --- | --- | --- | --- |
| 1 | 南沙参[1] | 取原药材，除去根茎，洗净，润透，切厚片，干燥 | 养阴清肺，益胃生津，化痰，益气。用于肺热燥咳，阴虚劳嗽，干咳痰黏，胃阴不足，食少呕吐，气阴不足，烦热口干 |

〔1〕 按语：南沙参净制去芦始载于宋代王怀隐的《太平圣惠方》，明代兰茂增加了蜜炒法，李梴增加了米泔浸晒法。目前，以切片生用、蜜炙、糯米拌炒等加工方法较为常用。

| 序号 | 炮制品 | 加工技术 | 应用 |
|---|---|---|---|
| 2 | 蜜南沙参 | 取炼蜜用适量开水稀释后，加入南沙参片中拌匀，闷透，置锅内，用文火加热，炒至黄橙色，不粘手为度，取出放凉。每100kg南沙参片，用炼蜜25kg | 蜜炙后增强润肺化痰作用，用于劳嗽痰血，燥咳痰少 |
| 3 | 米炒沙参 | 先将米置热锅内，炒至冒烟时投入净沙参拌炒至黄色，取出，去米放凉。沙参每100kg，用米20kg | 糯米拌炒，增强益脾养胃功能 |

# 牛黄 | Niúhuáng
## Bovis Calculus

《中国药典》载有牛黄一种炮制品。牛黄为牛科动物牛 *Bos taurus domesticus* Gmelin 的干燥胆结石。宰牛时，如发现有牛黄，即滤去胆汁，将牛黄取出，除去外部薄膜阴干。

## 历代炮制方法辑要

1. 牛黄：凡汤中用，须末如粉，临服内汤中，搅令调和服之。(《备急千金要方》，唐·孙思邈著，公元 652 年)

2. 牛黄：研。(《外台秘要》，唐·王焘撰，公元 752 年)

3. 牛黄：研。(《颅囟经》，唐·佚名，公元 907 年)

4. 牛黄：凡用，须先单捣，细研如尘，却绢裹，又用黄嫩牛皮裹，安于井面上，去水三四尺已来，一宿，至明方取用之。(《雷公炮炙论》，南朝宋·雷敩撰，公元 10 世纪？)

5. 牛黄：①研。细研。②半两以熟绢袋盛于黑豆一升中，炒豆熟为度，别研。(《太平圣惠方》，宋·王怀隐等编集，公元 992 年)

6. 牛黄：研。(《苏沈良方》，宋·苏轼、沈括著，公元 1075 年)

7. 牛黄：研。(《旅舍备要方》，宋·董汲编，公元 1086 年)

8. 牛黄：细研。(《重修政和经史证类备用本草》，宋·唐慎微著，公元 1116 年)

9. 牛黄：研。(《全生指迷方》，宋·王贶撰，公元

1125 年？）

10. 牛黄：凡使，先用别研令细，然后入药用之。（《太平惠民和剂局方》，宋·太平惠民和剂局陈师文等编，公元1151 年）

11. 牛黄：细研。（《小儿卫生总微论方》，宋·撰人未详，公元 1156 年）

12. 牛黄：研。（《洪氏集验方》，宋·洪遵辑，公元1170 年）

13. 牛黄：研碎。（《三因极一病证方论》，宋·陈言著，公元 1174 年）

14. 牛黄：研。（《丹溪心法》，元·朱震亨著，公元1347 年）

15. 牛黄：①半两，以熟绢袋盛于黑豆一升中，炒豆熟为度，研。②小枣大，用研萝卜根水并醋一大盏煮尽。（《普济方》，明·朱橚等编，公元 1406 年）

16. 牛黄：①另研。②另碾。（《奇效良方》，明·方贤著，公元 1449 年？）

17. 牛黄：研。（《婴童百问》，明·鲁伯嗣撰，公元1526 年？）

18. 牛黄：另研。（《明医杂著》，明·王节斋集，薛己注，公元 1549 年）

19. 牛黄：另研。（《保婴撮要》，明·薛铠集，薛己验，公元 1555 年）

20. 牛黄：①细研。②研。（《医学纲目》，明·楼英编纂，公元 1565 年）

21. 牛黄：凡用，单捣细研如尘，绢裹定，以黄嫩牛皮裹，悬井中一宿，去水三四尺，明早收之。（《本草纲目》，

明·李时珍撰，公元 1578 年）

22. 牛黄：另研。（《证治准绳》，明·王肯堂著，公元 1602 年）

23. 牛黄：研。（《济阴纲目》，明·武之望辑著，公元 1620 年）

24. 牛黄：凡用须先捣，细研如尘，却绢裹又用黄嫩牛皮裹，安于井面上，去水三四尺已来，一宿至明，方取用之。（《炮炙大法》，明·缪希雍撰，公元 1622 年）

25. 牛黄：另研。（《医宗必读》，明·李中梓著，公元 1637 年）

26. 牛黄：细研。（《审视瑶函》，明·傅仁宇撰，公元 1644 年）

27. 牛黄：单捣细研如尘，绢裹定，更以黄牛嫩皮裹，悬并中一宿、去水三四尺，明早取用。（《本草乘雅半偈》，明·卢之颐著，公元 1647 年）

28. 牛黄：研如尘用。（《握灵本草》，清·王翃著，公元 1683 年）

29. 牛黄：研。（《医宗说约》，清·蒋仲芳撰，公元 1663 年）

30. 牛黄：研。（《本草述》，清·刘若金著，公元 1666 年）

31. 制牛黄：凡使牛黄，用单捣细研如尘，绢裹定，以黄嫩牛皮裹，悬井中一宿，去水三四尺，明早取之。（《修事指南》，清·张仲岩撰，公元 1704 年）

32. 牛黄：细研。（《医宗金鉴》，清·吴谦等编，公元 1742 年）

## 现代炮制加工与应用

| 序号 | 炮制品 | 加工技术 | 应用 |
| --- | --- | --- | --- |
| 1 | 牛黄[1] | 取原药材，除去杂质，研成细粉 | 清心，豁痰，开窍，凉肝，息风，解毒。用于热病神昏，中风痰迷，惊痫抽搐，癫痫发狂，咽喉肿痛，口舌生疮，痈肿疔疮 |

---

〔1〕 按语：目前市售牛黄中95%以上均为人工牛黄，由牛胆粉、胆酸、猪去氧胆酸、牛磺酸、胆红素、胆固醇、微量元素等加工制成，并非假药，而是天然牛黄的替代品，但疗效相对较弱。

# 硼砂 | Péngshā
Borax *

　　《中国药典》二部载有硼砂。硼砂为硼酸盐类硼砂族矿物硼砂 Borax 经精制而成的结晶。主要成分为含水四硼酸钠（ $Na_2B_4O_7 \cdot 10H_2O$ ）。

## 🌀 历代炮制方法辑要

　　1. 硼砂：研。（《华氏中藏经》，旧题汉·华佗撰，清·孙星衍校，公元 234 年？）

　　2. 硼砂：①汤化去石，熬干。②细研。③二两，细研，以酒醋各一升，熬如膏。④一两，细研，用米醋三升同芫花末（一两半醋拌炒成）熬成膏。⑤醋化去石，熬取霜。（《太平圣惠方》，宋·王怀隐等编集，公元 992 年）

　　3. 南硼砂：研细。（《普济方》，明·朱橚等编，公元 1406 年）

　　4. 硼砂：①醋煮成霜，研末。②水化开，盏子内焙干。③飞过，熬成膏。④为末用，汤内飞。⑤研细，用醋飞过。⑥二两，于净生铁器内，用酸浆水两碗，旋旋添，以慢火熬尽浆水为度。（《普济方》，明·朱橚等编，公元 1406 年）

　　5. 硼砂：另研。（《奇效良方》，明·方贤著，公元 1449 年？）

　　6. 南硼砂：研细。（《奇效良方》，明·方贤著，公元 1449 年？）

　　7. 蓬砂：研细用。（《本草品汇精要》，明·刘文泰等纂，

公元 1505 年）

8. 蓬砂：不入阳药。（《医学入门》，明·李梴著，公元 1575 年）

9. 蓬砂：白如明矾者良，研为飞尘。（《本草纲目》，明·李时珍撰，公元 1578 年）

10. 官硼砂：飞过。（《增补万病回春》，明·龚廷贤编，公元 1587 年）

11. 白硼砂：细研。（《寿世保元》，明·龚廷贤撰，公元 1615 年）

12. 蓬砂：硼砂也，研如飞尘。（《炮炙大法》，明·缪希雍撰，公元 1622 年）

13. 硼砂：研。（《审视瑶函》，明·傅仁宇撰，公元 1644 年）

14. 硼砂：①烧干，不制。②将竹沥收二钱，萝卜汁拌收二钱，令干共细研入药。③将硼砂研碎入水，加萝卜片煮滚三四次，去萝卜煎干，去面末硼砂，研细筛过。（《一草亭目科全书、异授眼科》，明·邓苑撰，公元 1644 年？）

15. 蓬砂：研用。（《医宗说约》，清·蒋仲芳撰，公元 1663 年）

16. 硼砂：研。（《本草述》，清·刘若金著，公元 1666 年）

17. 蓬砂（硼砂）：研如飞尘。（《本草述》，清·刘若金著，公元 1666 年）

18. 蓬砂（硼砂）：研如飞尘用。（《本草述钩元》，清·杨时泰著，公元 1666 年？）

19. 蓬砂：甘草汤煮化，微火炒松。（《本经逢原》，清·张璐著，公元 1695 年）

20. 硼砂：煅。（《良朋汇集》，清·孙望林辑，公元

1711 年)

21. 硼砂：研粉。(《外科证治全生集》，清·王维德著，公元 1740 年)

22. 硼砂：①研细飞过。②铜杓内同水煮干。(《医宗金鉴》，清·吴谦等编，公元 1742 年)

23. 硼砂：去脚。(《串雅外编》，清·赵学敏编，公元 1759 年)

24. 蓬砂：甘草汤煮化，微火炒松用。(《本草求真》，清·黄宫绣纂，公元 1769 年)

25. 硼砂：煅。(《增广验方新编》，清·鲍相璈编，公元 1846 年)

26. 蓬砂：甘草汤煮化，微火炒松。(《本草汇纂》，清·屠道和编辑，公元 1863 年)

### 现代炮制加工与应用

| 序号 | 炮制品 | 加工技术 | 应用 |
|---|---|---|---|
| 1 | 硼砂 | 取原药材，除去杂质，捣碎 | 生品宜入清热剂中，外用性凉可清热消肿防腐，用于治疗口舌生疮；内服清热化痰，可治咽喉肿痛，咳嗽痰稠等 |

续　表

| 序号 | 炮制品 | 加工技术 | 应用 |
|---|---|---|---|
| 2 | 煅硼砂[1] | 取净硼砂，捣碎，置于适宜的耐火容器内，用武火加热，煅至鼓起小泡呈雪白酥松的块状时，取出放凉碾细 | 具有解毒消肿，燥湿收敛的作用。常作辅助之品用于吸湿剂中，治溃疡创面有渗出物者，可吸收局部渗出物，且质地疏松细腻，碾细粉能减少刺激性，多用于喉科散药。可治疗咽喉肿痛，口舌生疮，目赤肿痛等 |

---

〔1〕 按语：硼砂为含水四硼酸钠，煅硼砂质量不稳定，主要是因为各地煅制加工标准不统一，当温度达80℃时即失去8个结晶水，200℃时失去9个结晶水，340℃时失去全部结晶水，878℃时熔融。

# 蕲蛇 | Qíshé
Agkistrodon

《中国药典》载有蕲蛇、蕲蛇肉和酒蕲蛇三种炮制品。蕲蛇为蝰科动物五步蛇 *Agkistrodon acutus*（Güenther）的干燥体。多于夏、秋二季捕捉，剖开蛇腹，除去内脏，洗净，用竹片撑开腹部，盘成圆盘状，干燥后拆除竹片。

## 历代炮制方法辑要

1. 蕲蛇：酒浸焙。(《外科启玄》，明·申斗垣著，公元1604年)

2. 蕲蛇：酒浸一宿，炭火焙干，埋地中出火毒，去皮骨取肉用。(《本草通玄》，明·李中梓撰，公元1637年?)

3. 蕲蛇：酒浸焙。(《洞天奥旨》，清·陈士铎撰，公元1694年)

4. 蕲蛇：皮骨尤毒，宜去净。(《本草分经》，清·姚澜编，公元1840年)

5. 蕲蛇：①去头尾，用热酒浸二三日，秋冬浸五六日，浸松后，去骨蒸熟，焙干。②小者为佳，去骨并头尾三寸，酒浸炙取净末。(《增广验方新编》，清·鲍相璈编，公元1846年)

### 现代炮制加工与应用

| 序号 | 炮制品 | 加工技术 | 应用 |
|---|---|---|---|
| 1 | 蕲蛇[1] | 取原药材，除去头、鳞片，切成寸段 | 具有祛风，通络，止痉的作用，蕲蛇头有毒，除去头部能消除毒性。生蕲蛇气腥，不利于服用，临床较少应用 |
| 2 | 蕲蛇肉 | 取蕲蛇，去头，用定量黄酒润透后，除去鳞、骨，干燥。每100kg净蕲蛇，用黄酒20kg | 与生蕲蛇功用相同，蕲蛇肉作用较强 |
| 3 | 酒蕲蛇 | 取净蕲蛇段，用定量黄酒拌匀，闷润至酒被吸尽后，置于温度适宜的热锅内，用文火炒干，取出，晾凉。每100kg净蕲蛇段，用黄酒20kg | 能增强祛风除湿，通络止痛作用，并减少腥气。用于风湿顽痹，肢体麻木，筋脉拘挛，中风口眼㖞斜，半身不遂，破伤风，小儿急慢惊风，痉挛抽搐，惊厥，皮肤顽癣，麻风等 |

---

〔1〕 按语：蕲蛇头部毒腺中含有一种出血性毒素，能够引起内脏广泛出血，内服易中毒，甚至致死，故应用时需去头。

# 羌活 | Qiānghuó
Notopterygii Rhizoma et Radix

《中国药典》载有羌活一种炮制品。羌活为伞形科植物羌活 *Notopterygium incisum* Ting ex H. T. Chang 或宽叶羌活 *Notopterygium franchetii* H. de Boiss. 的干燥根茎和根。春、秋二季采挖，除去须根及泥沙，晒干。

## 历代炮制方法辑要

1. 羌活：去芦。（《银海精微》，托名唐·孙思邈辑，公元 682 年）

2. 羌活：去芦。（《仙授理伤续断秘方》，唐·蔺道人著，公元 946 年？）

3. 羌活：温水洗浸过。（《博济方》，宋·王衮撰，公元 1047 年）

4. 羌活：去芦。（《伤寒总病论》，宋·庞安时撰，公元 1100 年）

5. 羌活：去芦头。（《小儿药证直诀》，宋·钱乙著，公元 1107 年？）

6. 羌活：洗去土，去芦头。（《类证活人书》，宋·朱肱撰，公元 1108 年）

7. 羌活：为末。（《重修政和经史证类备用本草》，宋·唐慎微著，公元 1116 年）

8. 羌活：①去芦头。②去芦头米泔浸一宿切焙。③去芦

头剉米泔浸一宿焙。(《圣济总录》，宋·太医院编，公元 1111—1117 年)

9. 羌活：①去芦。②去芦洗，焙秤。(《普济本事方》，宋·许叔微述，公元 1132 年)

10. 羌活：①去芦。②凡使，须剉焙干，方入药用。(《太平惠民和剂局方》，宋·太平惠民和剂局陈师文等编，公元 1151 年)

11. 羌活：去芦。(《小儿卫生总微论方》，宋·撰人未详，公元 1156 年)

12. 羌活：①去芦头。②洗切焙。(《传信适用方》，宋·吴彦夔著，公元 1180 年)

13. 羌活：洗，去苗，剉。(《卫生家宝产科备要》，宋·朱端章编，公元 1184 年)

14. 羌活：去苗。(《校正集验背疽方》，宋·李迅撰，公元 1196 年)

15. 羌活：去芦。(《济生方》，宋·严用和撰，公元 1253 年)

16. 羌活：去芦。(《素问病机气宜保命集》，金·刘完素著，公元 1186 年)

17. 羌活：去芦。(《儒门事亲》，金·张从正撰，公元 1228 年?)

18. 羌活：剉如豆大。(《脾胃论》，元·李杲著，公元 1249 年)

19. 羌活：去黑皮并腐烂者用。(《汤液本草》，元·王好古著，公元 1298 年)

20. 羌活：去黑皮并腐烂碎剉，桶内剉过，竹筛齐之用。(《卫生宝鉴》，元·罗天益著，公元 1343 年)

21. 羌活：去苗芦。(《丹溪心法》，元·朱震亨著，公元 1347 年)

22. 羌活：去泥土。(《疮疡经验全书》，宋·窦汉卿辑著，公元 1569 年?)

23. 羌活：①去苗头。②去芦头。③洗剉焙。④去芦净。⑤去芦洗焙。⑥去芦，细切。⑦净洗，去芦，切，焙。⑧去芦剉，米泔浸一宿，焙。(《普济方》，明·朱橚等编，公元 1406 年)

24. 羌活：去芦。(《奇效良方》，明·方贤著，公元 1449 年?)

25. 羌活：去芦净用。(《本草品汇精要》，明·刘文泰等纂，公元 1505 年)

26. 羌活：去芦。(《外科理例》，明·汪机编著，公元 1519 年)

27. 羌活：去芦。(《婴童百问》，明·鲁伯嗣撰，公元 1526 年?)

28. 羌活：①去苗。②去芦。③烧。④酒浸。(《医学纲目》，明·楼英编纂，公元 1565 年)

29. 羌活：去皮及腐朽者。(《医学入门》，明·李梴著，公元 1575 年)

30. 羌活：去芦土，洗晒切。(《仁术便览》，明·张浩著，公元 1585 年)

31. 羌活：酒洗。(《增补万病回春》，明·龚廷贤编，公元 1587 年)

32. 羌活：去芦。(《证治准绳》，明·王肯堂著，公元 1602 年)

33. 羌活：炒。(《外科启玄》，明·申斗垣著，公元

1604 年）

34. 羌活：酒浸。（《寿世保元》，明·龚廷贤撰，公元
1615 年）

35. 羌活：去芦。（《景岳全书》，明·张介宾撰，公元
1615 年）

36. 羌活：去芦。（《济阴纲目》，明·武之望辑著，公元
1620 年）

37. 羌活：去皮或焙尔。（《炮炙大法》，明·缪希雍撰，公
元 1622 年）

38. 羌活：去芦。（《医宗必读》，明·李中梓著，公元
1637 年）

39. 羌活：去黑皮腐烂用。（《本草汇》，清·郭佩兰著，公
元 1655 年）

40. 羌活：去皮及腐朽者用。（《本草述钩元》，清·杨时泰
著，公元 1666 年？）

41. 羌活：去皮焙用。（《外科证治全生集》，清·王维德
著，公元 1740 年）

42. 羌活：切片。（《幼幼集成》，清·陈复正辑订，公元
1750 年）

43. 羌活：酒炒。（《串雅补》，清·鲁照辑，公元 1759 年？）

44. 羌活：制法与独活同（切片，拌淫羊藿蒸，日干用，
或去皮焙用）。（《得配本草》，清·严西亭、施澹宁、洪缉庵同
纂，公元 1761 年）

45. 羌活：面炒。（《傅青主女科》，清·傅山著，公元
1827 年）

46. 川羌活：蜜炒。（《外科证治全书》，清·许克昌、毕法
同辑，公元 1831 年）

47. 羌活：炒研。(《增广验方新编》，清·鲍相璈编，公元 1846 年)

48. 羌活：采根曝干去皮或焙用。(《本草害利》，清·凌晓 五著，公元 1862 年)

### 🌸 现代炮制加工与应用

| 序号 | 炮制品 | 加工技术 | 应用 |
|---|---|---|---|
| 1 | 羌活[1] | 除去杂质洗净，润透，切厚片，晒干 | 解表散寒，祛风除湿，止痛。用于风寒感冒，头痛项强，风湿痹痛，肩背酸痛 |
| 2 | 酒羌活 | 取净羌活片加入黄酒拌匀，闷润至酒被吸尽，置锅内用文火加热，炒干，取出，放凉。每羌活 100kg，用黄酒 20kg | 酒炙后祛风除湿，通经止痛作用增强 |

---

〔1〕 按语：历代使用的羌活炮制品有生羌活、炒羌活、酒制羌活、蜜制羌活、淫羊藿制羌活等，现今临床多用生羌活。

# 秦艽

Qínjiāo

Gentianae Macrophyllae Radix

《中国药典》载有秦艽一种炮制品。秦艽为龙胆科植物秦艽 *Gentiana macrophylla* Pall. 、麻花秦艽 *Gentiana stramineaa* Maxim. 、粗茎秦艽 *Gentiana crassicaulis* Duthie ex Burk. 或小秦艽 *Gentiana dahurica* Fisch. 的干燥根。前三种按性状不同分别习称"秦艽"和"麻花艽",后一种习称"小秦艽"。春、秋二季采挖,除去泥沙;秦艽和麻花艽晒软,堆置"发汗"至表面呈红黄色或灰黄色时,摊开晒干,或不经"发汗"直接晒干;小秦艽趁鲜时搓去黑皮,晒干。

## 历代炮制方法辑要

1. 秦艽:去芦。(《华氏中藏经》,旧题汉·华佗撰,公元234 年?)

2. 秦艽:凡使秦并艽,须于脚文处认取。左文列为秦,即治疾;艽即发脚气。凡用秦,先以布拭上黄肉毛尽,然后用还元汤浸一宿,至明出,日干用。(《雷公炮炙论》,南朝宋·雷敩撰,公元 10 世纪?)

3. 秦艽:去苗。去芦头。(《太平圣惠方》,宋·王怀隐等编集,公元 992 年)

4. 秦艽:①水洗净。②以布拭却毛。③炙。(《博济方》,宋·王衮撰,公元 1047 年)

5. 秦艽:去芦。(《伤寒总病论》,宋·庞安时撰,公元

1100 年）

6. 秦艽：去芦头，切，焙。（《小儿药证直诀》，宋·钱乙著，公元 1107 年？）

7. 秦艽：去苗，细剉。（《重修政和经史证类备用本草》，宋·唐慎微著，公元 1116 年）

8. 秦艽：①去苗土。②洗。③童子便浸一宿洗焙。（《圣济总录》，宋·太医院编，公元 1111—1117 年）

9. 秦艽：去土。（《全生指迷方》，宋·王贶撰，公元 1125 年？）

10. 秦艽：①去芦洗。②去土剉。③净洗去芦。④去土去苗，先焙秤。（《普济本事方》，宋·许叔微述，公元 1132 年）

11. 秦艽：去芦洗。（《太平惠民和剂局方》，宋·太平惠民和剂局陈师文等编，公元 1151 年）

12. 秦艽：①去芦，切，焙。②去芦。（《小儿卫生总微论方》，宋·撰人未详，公元 1156 年）

13. 秦艽：去芦根，洗，剉，焙。（《卫生家宝产科备要》，宋·朱端章编，公元 1184 年）

14. 秦艽：去芦。（《济生方》，宋·严用和撰，公元 1253 年）

15. 秦艽：去芦。（《儒门事亲》，金·张从正撰，公元 1228 年？）

16. 秦艽：去芦用。（《汤液本草》，元·王好古著，公元 1298 年）

17. 秦艽：去芦头，（铡）碎剉，桶内剉，竹筛齐之用。（《卫生宝鉴》，元·罗天益著，公元 1343 年）

18. 秦艽：洗去泥土，酒拌晒。（《疮疡经验全书》，宋·窦汉卿辑著，公元 1569 年？）

19. 秦艽：①去土。②去沙。③去裂文。④去沙土。(《普济方》，明·朱橚等编，公元 1406 年)

20. 秦艽：①去芦。②去土。(《奇效良方》，明·方贤著，公元 1449 年？)

21. 秦艽：①去芦。②洗净。(《婴童百问》，明·鲁伯嗣撰，公元 1526 年？)

22. 秦艽：去芦。(《医学纲目》，明·楼英编纂，公元 1565 年)

23. 秦艽：水洗去土。(《医学入门》，明·李梴著，公元 1575 年)

24. 秦艽：须于脚文处认取，左文列为秦，治疾；右文列为艽，即发脚气。凡用秦，以布拭去黄白毛，乃用还元浸一宿，日干用。(《本草纲目》，明·李时珍撰，公元 1578 年)

25. 秦艽：去芦毛，酒洗浸。(《仁术便览》，明·张浩著，公元 1585 年)

26. 秦艽：去芦。(《证治准绳》，明·王肯堂著，公元 1602 年)

27. 秦艽：去苗。(《外科启玄》，明·申斗垣著，公元 1604 年)

28. 秦艽：去芦。(《景岳全书》，明·张介宾撰，公元 1615 年)

29. 秦艽：去芦。(《济阴纲目》，明·武之望辑著，公元 1620 年)

30. 秦艽：凡用秦先以布拭上黄肉毛尽，然后用童便浸一宿至明出日干用。(《炮炙大法》，明·缪希雍撰，公元 1622 年)

31. 秦艽：酒洗。(《先醒斋医学广笔记》，明·缪希雍撰，公元 1622 年)

32. 秦艽：去芦。(《医宗必读》，明·李中梓著，公元1637年)

33. 秦艽：去苗。(《审视瑶函》，明·傅仁宇撰，公元1644年)

34. 秦艽：拭去黄白毛，还元汤浸一宿，日干用。(《本草乘雅半偈》，明·卢之颐著，公元1647年)

35. 秦艽：洗净，以布拭去黄白毛，还元汤浸一宿，日干用。(《本草汇》，清·郭佩兰著，公元1655年)

36. 秦艽：酒洗切片。(《医宗说约》，清·蒋仲芳撰，公元1663年)

37. 秦艽：拭去黄白毛，水洗去土用。(《本草述钩元》，清·杨时泰著，公元1666年？)

38. 秦艽：去沙土芦头切用。(《药品辨义》，清·尤乘增辑，公元1691年)

39. 制秦艽：①凡使秦艽，须于脚文处认取，左文列为秦治疾，右文列为艽即发脚气。凡用秦，以布拭去黄白毛，乃用黄元汤浸一宿，日干用。②秦艽但以左文者为良，分秦与艽为二，则谬矣。(《修事指南》，清·张仲岩撰，公元1704年)

40. 秦艽：①便浸晒。②酒煎治黄疸。(《本草经解要》，清·叶天士著，公元1724年)

41. 秦艽：去毛浸一宿，晒干切片。(《外科证治全生集》，清·王维德著，公元1740年)

42. 秦艽：以布刷去劳白毛，童便浸一宿，炒干用。(《得配本草》，清·严西亭、施澹宁、洪缉庵同纂，公元1761年)

## 现代炮制加工与应用

| 序号 | 炮制品 | 加工技术 | 应用 |
|---|---|---|---|
| 1 | 秦艽[1] | 除去杂质，洗净，润透，切厚片，干燥 | 祛风湿，清湿热，止痹痛，退虚热。用于风湿痹痛，中风半身不遂，筋脉拘挛，骨节酸痛，湿热黄疸，骨蒸潮热，小儿疳积发热 |
| 2 | 酒秦艽 | 取秦艽片，加入适量黄酒拌匀、闷润，置预热的锅内，文火炒至深黄色，取出。每100kg 净秦艽片，用黄酒 20kg | 制后，性平，苦寒之性减弱，祛风湿、舒筋络作用增强，用于风湿痹痛不问新久，或偏寒偏热，均可配伍应用 |

---

〔1〕 按语：秦艽的古代炮制加工中除去芦外，尚有童便制、酒制等。现多用生品，偶用酒制品。

# 秦皮 | Qínpí
Fraxini Cortex

《中国药典》载有秦皮一种炮制品。秦皮为木犀科植物苦枥白蜡树 *Fraxinus rhynchophylla* Hance、白蜡树 *Fraxinus chinensis* Roxb.、尖叶白蜡树 *Fraxinus szaboana* Lingelsh. 或宿柱白蜡树 *Fraxinus stylosa* Lingelsh. 的干燥枝皮或干皮。春、秋二季剥取，晒干。

## 🌀 历代炮制方法辑要

1. 秦皮：皆去削上虚软甲错，取里有味者秤之。(《本草经集注》，南朝齐梁·陶弘景著，公元 502—536 年)

2. 秦皮：削去上虚软甲错，取里有味者称之。(《备急千金要方》，唐·孙思邈著，公元 652 年)

3. 秦皮：切。(《外台秘要》，唐·王焘撰，公元 752 年)

4. 秦皮：①剉。②捣末。(《太平圣惠方》，宋·王怀隐等编集，公元 992 年)

5. 秦皮：剉。(《伤寒总病论》，宋·庞安时撰，公元 1100 年)

6. 秦皮：去粗皮。(《产育宝庆集》，宋·李师圣、郭稽中编纂，公元 1131 年)

7. 秦皮：去粗皮。(《三因极一病证方论》，宋·陈言著，公元 1174 年)

8. 秦皮：①凡桂、厚朴、杜仲、秦皮、木兰辈，皆削去上虚软甲错，取里有味者称之。②去粗皮。③去粗，剉细匀。
(《普济方》，明·朱橚等编，公元 1406 年)

9. 秦皮：细剉用。(《本草品汇精要》，明·刘文泰等纂，
公元 1505 年)

10. 秦皮：去骨取皮。(《本草述钩元》，清·杨时泰著，公
元 1666 年？)

### 现代炮制加工与应用

| 序号 | 炮制品 | 加工技术 | 应用 |
|---|---|---|---|
| 1 | 秦皮[1] | 取原药材，除去杂质，洗净，润透，切丝，干燥 | 清热燥湿，收涩止痢，止带，明目。用于湿热泻痢，赤白带下，目赤肿痛，目生翳膜 |

〔1〕 按语：本品多生用，常见伪品为胡桃科植物核桃楸 *Junglans mandshurica* Maxim. 的树皮。

# 青蒿 | Qīnghāo
## Artemisiae Annuae Herba

《中国药典》载有青蒿一种炮制品。青蒿为菊科植物黄花蒿 *Artemisia annua* L. 的干燥地上部分。秋季花盛开时采割，除去老茎，阴干。

### 🌀 历代炮制方法辑要

1. 草蒿（青蒿）：采得叶，不计多少，用七岁儿童七箇溺浸七日七夜后，漉出，（晒）干用之。(《雷公炮炙论》，南朝宋·雷敩撰，公元 10 世纪？)

2. 青蒿：洗去土。(《博济方》，宋·王衮撰，公元 1047 年)

3. 青蒿：细剉。(《重修政和经史证类备用本草》，宋·唐慎微著，公元 1116 年)

4. 青蒿子：用童子小便浸一宿洗晒干焙。(《圣济总录》，宋·太医院编，公元 1111—1117 年)

5. 青蒿：去梗。(《活幼心书》，元·曾世荣编，公元 1294 年)

6. 青蒿：必用童子小便浸过。(《普济方》，明·朱橚等编，公元 1406 年)

7. 青蒿：焙。(《奇效良方》，明·方贤著，公元 1449 年？)

8. 青蒿子：烧存性。(《奇效良方》，明·方贤著，公元 1449 年？)

9. 草蒿（青蒿）：春夏采用茎叶为宜，入童便熬膏，退骨蒸劳热，生捣烂绞汁，却心痛热黄……（《本草蒙筌》，明·陈嘉谟纂辑，公元 1525 年）

10. 青蒿：童便浸一日，晒干。（《婴童百问》，明·鲁伯嗣撰，公元 1526 年？）

11. 草蒿：子，以童便浸七日夜，取出晒干用。（《医学入门》，明·李梴著，公元 1575 年）

12. 青蒿：凡使，惟中为妙，到膝即仰，到腰即俯。使子勿使叶，使根勿使茎，四件若同使，翻然成痼疾。采得叶，用七岁儿七箇溺，浸七日七夜，漉出晒干。（《本草纲目》，明·李时珍撰，公元 1578 年）

13. 草蒿：得童便浸之良。（《本草原始》，明·李中立纂辑，公元 1593 年）

14. 青蒿子：①童便浸。②童便浸风干。（《先醒斋医学广笔记》，明·缪希雍撰，公元 1622 年）

15. 青蒿：童便浸一宿曝。（《医宗必读》，明·李中梓著，公元 1637 年）

16. 青蒿：童便浸一日夜晒干。（《本草通玄》，明·李中梓撰，公元 1637 年？）

17. 青蒿：其叶或茎实用七岁儿七个溺浸七日七夜，取出晒干用。（《本草乘雅半偈》，明·卢之颐著，公元 1647 年）

18. 青蒿：童便浸一日夜，晒干。（《握灵本草》，清·王翃著，公元 1683 年）

19. 青蒿：童便浸一夜，晒干用。（《本草汇》，清·郭佩兰著，公元 1655 年）

20. 青蒿：童便浸，晒干用。（《医宗说约》，清·蒋仲芳撰，公元 1663 年）

21. 青蒿：童便浸。(《本草述》，清·刘若金著，公元1666年)

22. 草蒿：①一斗五升童便三斗文武火熬约童便减半去蒿取汁用。②童便浸焙黄。(《本草述》，清·刘若金著，公元1666年)

23. 青蒿：治上焦血分结热，生捣汁服，治下焦阴虚骨热，用童便制。秋冬用根实，实须炒过。(《本草述钩元》，清·杨时泰著，公元1666年？)

24. 青蒿：童便浸叶用，熬膏亦良。(《本草备要》，清·汪昂辑著，公元1694年)

25. 制青蒿：凡使青蒿，惟中为妙，到膝即仰，到腰即俛[1]，使子不使叶，使根不使茎，四件者若同使翻然成痼疾也。采得叶用七岁小儿七个溺，浸七日七夜，漉出晒干用。(《修事指南》，清·张仲岩撰，公元1704年)

26. 青蒿：童便浸一宿，晒干。(《本草必用》，清·顾靖远著，公元1722年)

27. 青蒿：治骨蒸取子，童便制。治痢去湿热，用叶，或捣汁更妙。(《得配本草》，清·严西亭、施澹宁、洪缉庵同纂，公元1761年)

28. 青蒿：童便浸叶用，熬膏亦良。使子勿使叶，使根勿使茎。(《本草辑要》，清·林玉友辑，公元1790年)

29. 青蒿：童便浸。(《类证治裁》，清·林佩琴编著，公元1839年)

30. 青蒿：或熬膏或蒸露。(《本草害利》，清·凌晓五著，公元1862年)

---

〔1〕俛：同"俯"。

## 现代炮制加工与应用

| 序号 | 炮制品 | 加工技术 | 应用 |
|---|---|---|---|
| 1 | 青蒿[1] | 取原药材，除去杂质，喷淋清水，稍润，切段，干燥 | 清虚热，除骨蒸，解暑热，截疟，退黄。用于温邪伤阴，夜热早凉，阴虚发热，骨蒸劳热，暑邪发热，疟疾寒热，湿热黄疸 |

---

〔1〕 按语：青蒿在历代应用中多以童便制，主因童便咸寒走血，可增强其清虚热之功，用于治疗盗汗，潮热咳嗽。唐代起始用鲜汁服，历代广为流传，治疗疟疾疗效甚佳。1967年起，我国开始研究抗疟新药，1971年10月成功筛选中药青蒿素，1972年从中药青蒿中分离得到抗疟有效单体——青蒿素，1973年临床研究成功，1986年青蒿素、双氢青蒿素获得一类新药证书，2015年科学家屠呦呦因发现青蒿素获得诺贝尔生理学或医学奖。

# 全蝎 | Quánxiē<br>Scorpio

《中国药典》载有全蝎一种炮制品。全蝎为钳蝎科动物东亚钳蝎 *Buthus martensii* Karsch 的干燥体。春末至秋初捕捉，除去泥沙，置沸水或沸盐水中，煮至全身僵硬，捞出，置通风处，阴干。

## 🌀 历代炮制方法辑要

1. 全蝎：①糯米炒黄，去米。②点醋微炒。(《博济方》，宋·王衮撰，公元 1047 年)

2. 全蝎：去毒，焙。(《小儿药证直诀》，宋·钱乙著，公元 1107 年？)

3. 全蝎：炒。(《普济本事方》，宋·许叔微述，公元 1132 年)

4. 全蝎：去尾针微炙。(《太平惠民和剂局方》，宋·太平惠民和剂局陈师文等编，公元 1151 年)

5. 全蝎：烧存性。煅存性。(《洪氏集验方》，宋·洪遵辑，公元 1170 年)

6. 全蝎：①炒。②去毒。(《三因极一病证方论》，宋·陈言著，公元 1174 年)

7. 全蝎：①碎。②微炒，瓦上焙干。(《传信适用方》，宋·吴彦夔著，公元 1180 年)

8. 全蝎：去毒。去爪。(《校正集验背疽方》，宋·李迅撰，

公元 1196 年）

9. 全蝎：炒。（《校注妇人良方》，宋·陈自明原著，明·薛己校注，公元 1237 年）

10. 全蝎：去毒。（《济生方》，宋·严用和撰，公元 1253 年）

11. 全蝎：去毒尖，微炒。（《陈氏小儿病源方论》，宋·陈文中撰，公元 1254 年）

12. 全蝎：①姜汁拌余用。②去尾足。③姜汁浸壹宿焙。④草乌炒，去草乌。⑤去毒。（《类编朱氏集验医方》，宋·朱佐集，公元 1265 年）

13. 全蝎：洗去头足，微炒。（《急救仙方》，宋·著者不详，公元 1278 年？）

14. 全蝎：炒。（《女科百问》，宋·齐仲甫著，公元 1279 年）

15. 全蝎：去头足。（《扁鹊心书》，宋·窦材重集，撰年不详）

16. 全蝎：微炒。（《素问病机气宜保命集》，金·刘完素著，公元 1186 年）

17. 全蝎：去尖毒。（《活幼心书》，元·曾世荣编公元 1294 年）

18. 全蝎：①去毒尖。②去头足，炒。（《瑞竹堂经验方》，元·沙图穆苏撰，公元 1326 年）

19. 全蝎：炒。（《卫生宝鉴》，元·罗天益著，公元 1343 年）

20. 全蝎：炒。（《丹溪心法》，元·朱震亨著，公元 1347 年）

21. 全蝎：酒洗，瓦上焙。（《疮疡经验全书》，宋·窦汉卿辑著，公元 1569 年？）

22. 全蝎：①糯米炒。②去毒。③去毒，醋炙。④四十九个，去蚕尾泡湿，以糯米半升，于大瓦铺平，将蝎铺于米上，焙令米黄为度，去米不用。又切生姜四十九片，每片放蝎，再焙姜焦为度，去姜不用，将蝎碾为细末。⑤烧存性。⑥去头足。⑦去梢，盐水炙。⑧焙。⑨去毒，酒炒。⑩不去毒，用薄荷叶炒。⑪每个用薄荷叶包裹，线缚定，生姜汁蘸过，炙三次，黄色为度。⑫二两，用糯米一盏炒黄色，去糯米用。⑬剉，用好酒二升浸一日，取出，焙干。⑭艾叶炒去毒。⑮用火烧地令红，将醋泼地上，复定一时，去毒。⑯去毒并尾爪。⑰酒炒。⑱去尾针。⑲盐泥煅。⑳薄荷汁浸一夕，焙干。㉑七个，头尾全者，各用生薄荷叶裹定，外以麻线系定，火上炙。㉒以竹针穿，微火炙，煮热，末之。㉓青薄荷叶包煨。（《普济方》，明·朱橚等编，公元 1406 年）

23. 全蝎梢：于怀中顿时候（暖）为末。（《普济方》，明·朱橚等编，公元 1406 年）

24. 大全蝎：①一个，酒浸软，竹刀切作二片。②汤浸润，去土，微炒。③新薄荷叶裹，生姜汁蘸，炙三两度黄色。④薄荷叶裹，线扎，炙薄荷叶焦为度。（《普济方》，明·朱橚等编，公元 1406 年）

25. 全蝎：①微炒。②去毒，姜汁拌。（《秘传证治要诀及类方》，明·戴元礼著，公元 1443 年）

26. 全蝎：①去尾。②微炒。③去毒，炒。④艾叶炒，去毒。（《奇效良方》，明·方贤著，公元 1449 年？）

27. 全蝎：①去尾。②焙。③炒。④薄荷叶包炙，黄色为度。⑤炙。（《婴童百问》，明·鲁伯嗣撰，公元 1526 年？）

28. 全蝎：焙。（《保婴撮要》，明·薛铠集，薛己验，公元

1555 年）

29. 全蝎：①炒。②微炒黄。③去翅足，薄荷叶包炒。④用薄荷叶包炙。（《医学纲目》，明·楼英编纂，公元 1565 年）

30. 全蝎：①无灰酒涂炙，为末。②薄荷叶包炙，为末。③瓦炒。（《本草纲目》，明·李时珍撰，公元 1578 年）

31. 全蝎：去毒，水洗去盐，焙。（《仁术便览》，明·张浩著，公元 1585 年）

32. 全蝎：①洗去盐。②去毒，焙存性。（《增补万病回春》，明·龚廷贤编，公元 1587 年）

33. 全蝎：①洗去土盐足梢净。②瓦上焙干。③去头足焙干。④去尾尖。（《鲁府禁方》，明·龚廷贤编，公元 1594 年）

34. 全蝎：①炒。②用醋浸一日，去盐味。③新薄荷叶包，以竹夹住于慢火上炙数次，或干薄荷叶酒浸开包炙亦可。（《证治准绳》，明·王肯堂著，公元 1602 年）

35. 全蝎：①焙干，去勾足。②洗去盐足。③酒洗焙。（《外科启玄》，明·申斗垣著，公元 1604 年）

36. 全蝎：①去足尾。②瓦上焙干。③炒存性。④去头足尾，炙。（《寿世保元》，明·龚廷贤撰，公元 1615 年）

37. 全蝎梢：洗去臊。（《寿世保元》，明·龚廷贤撰，公元 1615 年）

38. 全蝎：炒。（《景岳全书》，明·张介宾撰，公元 1615 年）

39. 全蝎：酒洗去毒。（《外科正宗》，明·陈实功编撰，公元 1617 年）

40. 全蝎：洗。（《济阴纲目》，明·武之望辑著，公元 1620 年）

41. 全蝎：焙。（《审视瑶函》，明·傅仁宇撰，公元

1644 年）

42. 蝎：入药为全蝎，尾为蝎梢，去毒去足，微炙用。（《握灵本草》，清·王翃著，公元 1683 年）

43. 全蝎：去足翅。（《本草汇》，清·郭佩兰著，公元 1655 年）

44. 全蝎：①去刺，洗净炒。②去足。（《医宗说约》，清·蒋仲芳撰，公元 1663 年）

45. 全蝎：①酒洗去毒。②炒。③土炒。（《外科大成》，清·祁坤编著，公元 1665 年）

46. 全蝎：①去毒。②炒。③瓦炒。④无灰酒涂炙。⑤头尾全者，以薄荷四叶裹定火上炙焦。（《本草述》，清·刘若金著，公元 1666 年）

47. 全蝎：去足焙。（《医方集解》，清·汪昂著，公元 1682 年）

48. 全蝎：①去尾足。②去足勾炒净。③洗去盐足。（《洞天奥旨》，清·陈士铎撰，公元 1694 年）

49. 全蝎：炒黄。（《嵩崖尊生全书》，清·景冬阳撰，公元 1696 年）

50. 制全蝎：①凡使全蝎，捕得以慢火逼之，或烈日中晒至蝎渴时，食以青泥即饱，以火逼杀之，故其色多赤，欲其体重而售之也，用者当去其土。②今汴洛河陕州郡皆有之，采无时以火逼干死之。（《修事指南》，清·张仲岩撰，公元 1704 年）

51. 全蝎：①微炒去毒。②去毒炒。③去足，热水洗去盐毒微炒。（《良朋汇集》，清·孙望林辑，公元 1711 年）

52. 淡全蝎：烧存性。（《良朋汇集》，清·孙望林辑，公元 1711 年）

53. 全蝎：①去毒。②土炒。③炒去毒。（《医宗金鉴》，

清·吴谦等编，公元 1742 年）

54. 全蝎：去尾毒，洗去盐泥，炒干为细粉。（《幼幼集成》，清·陈复正辑订，公元 1750 年）

55. 全蝎尾：拣去钩洗净炒干。（《幼幼集成》，清·陈复正辑订，公元 1750 年）

56. 全蝎：①炒。②去刺洗净炒。（《串雅内编》，清·赵学敏编，公元 1759 年）

57. 全蝎：酒浸焙。（《串雅补》，清·鲁照辑，公元 1759 年？）

58. 全蝎：酒洗淡，去足焙用。（《得配本草》，清·严西亭、施澹宁、洪缉庵同纂，公元 1761 年）

59. 全蝎：去足，酒洗。（《本草纲目拾遗》，清·赵学敏编，公元 1765 年）

60. 全蝎：全用去足焙，或用尾，尾力尤紧。（《本草求真》，清·黄宫绣纂，公元 1769 年）

61. 全蝎：①去毒。②去毒炒。③去头尾涂炙。④荷叶包炙。（《幼科释谜》，清·沈金鳌著，公元 1773 年）

62. 全蝎：炒。（《叶天士秘方大全》，清·叶天士撰，公元 1775 年？）

63. 全蝎：①以生姜厚片铺锅内，置蝎于其上，轻烙姜片至黄色，取蝎去毒并头足，研为末。②酒炒。（《外科证治全书》，清·许克昌、毕法同辑，公元 1831 年）

64. 全蝎：①炒。②醋浸一日去盐味。（《增广验方新编》，清·鲍相璈编，公元 1846 年）

65. 全蝎：全用去足焙；或用尾。（《本草汇纂》，清·屠道和编辑，公元 1863 年）

### 🦂 现代炮制加工与应用

| 序号 | 炮制品 | 加工技术 | 应用 |
|---|---|---|---|
| 1 | 全蝎[1] | 取原药材,除去杂质,洗净,干燥 | 生全蝎辛平入肝,息风止痉力较强,用于惊风抽搐,其性走窜,又能祛风通络止痛,以毒攻毒,还能解毒散结,入丸、散宜炒焙干研细粉 |
| 2 | 盐全蝎(咸全蝎) | 将净全蝎放入清水中浸泡,漂净身上泥灰,然后放入1%盐水中浸泡4~6小时,捞出,以水冲洗3~4次,放入沸盐水中,水以没蝎为度,先用武火,待沸后用小火煮30分钟,不断翻动(待蝎子全身僵硬,脊背抽沟时),捞出,放通风处阴干。每100kg全蝎,用食盐50kg | 去血分风热力胜 |
| 3 | 薄荷制全蝎 | 取原药材,除去杂质,用薄荷水(取薄荷叶加沸开水适量,盖密,泡半小时去渣,即得。洗净盐霜,捞出,沥干余水,晒干或低温烘干。每100kg全蝎,用薄荷叶20kg | 疏风清热力强 |

---

〔1〕 按语:全蝎历代炮制以去盐、去毒为主,方法有去足、去尾、微炒、米炒、焙、土炒、制炭,酒制、醋制、姜制、药汁制等。现可见将全蝎放在盐泥中吞足盐后处死晒干者,如此可增加全蝎重量,故而折断后可见褐色泥土和盐晶体。

# 人参

Rénshēn
Ginseng Radix et Rhizoma

《中国药典》载有人参片一种炮制品。人参为五加科植物人参 *Panax ginseng* C. A. Mey. 的干燥根和根茎。多于秋季采挖，洗净经晒干或烘干。栽培的俗称"园参"；播种在山林野生状态下自然生长的称"林下山参"，习称"籽海"。

# 附：红参

Hóngshēn
Ginseng Radix et Rhizoma Rubra

《中国药典》载有红参。红参为五加科植物人参 *Panax ginseng* C. A. Mey. 的栽培品经蒸制后的干燥根和根茎。秋季采挖，洗净，蒸制后，干燥。

## 历代炮制方法辑要

1. 人参：去芦。(《华氏中藏经》，旧题汉·华佗撰，清·孙星衍校，公元 234 年？)

2. 人参：①细剉。②切。(《外台秘要》，唐·王焘撰，公元 752 年)

3. 人参：采得阴干，去四边芦头并黑者，剉入药中。(《雷公炮炙论》，南朝宋·雷敩撰，公元 10 世纪？)

4. 人参：去芦头。(《太平圣惠方》，宋·王怀隐等编集，

公元 992 年）

　　5. 人参芦头：细剉。(《太平圣惠方》，宋·王怀隐等编集，公元 992 年）

　　6. 人参：去芦。(《小儿药证直诀》，宋·钱乙著，公元 1107 年？）

　　7. 人参：去芦。(《类证活人书》，宋·朱肱撰，公元 1108 年）

　　8. 人参：①采根用时，去其芦头，不去者吐之，慎之。②桑柴火上烧令烟绝，用盏子合研为末。③为末。④捣为末。(《重修政和经史证类备用本草》，宋·唐慎微著，公元 1116 年）

　　9. 人参：去芦。(《全生指迷方》，宋·王贶撰，公元 1125 年？）

　　10. 人参：去芦。(《普济本事方》，宋·许叔微述，公元 1132 年）

　　11. 人参：凡使，先去芦头，剉干秤，方入药用，不去芦令人吐，慎之。(《太平惠民和剂局方》，宋·太平惠民和剂局陈师文等编，公元 1151 年）

　　12. 人参：①去芦，焙。②去芦头。③微炒。(《小儿卫生总微论方》，宋·撰人未详，公元 1156 年）

　　13. 人参：去芦。(《卫济宝书》，宋·东轩居士撰，公元 1170 年）

　　14. 人参：①舂一千下为末。焙。去芦。去芦头。②洗净，去芦，薄切，焙干。③洗。(《洪氏集验方》，宋·洪遵辑，公元 1170 年）

　　15. 人参：去芦，洗净切片。(《传信适用方》，宋·吴彦夔著，公元 1180 年）

　　16. 人参：①去芦头，切片。②去芦，切片子，焙。(《卫

生家宝产科备要》，宋·朱端章编，公元 1184 年）

17. 人参：去顶，细剉焙。（《校正集验背疽方》，宋·李迅撰，公元 1196 年）

18. 人参：去芦。（《校注妇人良方》，宋·陈自明原著，明·薛己校注，公元 1237 年）

19. 人参：去芦头。（《济生方》，宋·严用和撰，公元 1253 年）

20. 新罗人参：切片。（《济生方》，宋·严用和撰，公元 1253 年）

21. 人参：去芦。（《陈氏小儿病源方论》，宋·陈文中撰，公元 1254 年）

22. 人参：①黄泥裹煨。②研为细末。（《类编朱氏集验医方》，宋·朱佐集，公元 1265 年）

23. 人参：去芦。（《急救仙方》，宋·著者不详，公元 1278 年？）

24. 人参：去芦。（《女科百问》，宋·齐仲甫著，公元 1279 年）

25. 人参：去芦。（《儒门事亲》，金·张从正撰，公元 1228 年？）

26. 人参：去芦。（《脾胃论》，元·李杲著，公元 1249 年）

27. 人参：去芦。（《活幼心书》，元·曾世荣编，公元 1294 年）

28. 人参：去芦。（《瑞竹堂经验方》，元·沙图穆苏撰，公元 1326 年）

29. 人参：①去芦。②去芦，（铡）细用。（《卫生宝鉴》，元·罗天益著，公元 1343 年）

30. 人参：去芦。（《丹溪心法》，元·朱震亨著，公元

1347 年)

31. 大人参：去芦。(《十药神书》，元·葛可久著，公元 1348 年)

32. 人参：去芦，上蒸。(《疮疡经验全书》，宋·窦汉卿辑著，公元 1569 年？)

33. 新罗人参：①剉薄片，湿纸裹煨。②舂一千下，为末。(《普济方》，明·朱橚等编，公元 1406 年)

34. 人参：①去芦。②生碾为末。③去芦净。④去芦头，捣细，罗为散。⑤细剉，焙。⑥拍破。⑦不用铜铁，搥碎。⑧盐炒，去芦。⑨先洗净，去芦，薄切，焙干。(《普济方》，明·朱橚等编，公元 1406 年)

35. 紫团人参：去芦头，切作片子，慢火焙干。(《普济方》，明·朱橚等编，公元 1406 年)

36. 人参：①去芦。②炙。(《秘传证治要诀及类方》，明·戴元礼著，公元 1443 年)

37. 人参：①去芦。②拍破。(《奇效良方》，明·方贤著，公元 1449 年？)

38. 人参：去芦。(《外科理例》，明·汪机编著，公元 1519 年)

39. 人参：去芦梗，咀薄才煎。(《本草蒙筌》，明·陈嘉谟纂辑，公元 1525 年)

40. 人参：去芦。(《婴童百问》，明·鲁伯嗣撰，公元 1526 年？)

41. 人参：去芦。(《女科撮要》，明·薛己著，公元 1548 年)

42. 人参：为末。(《万氏女科》，明·万全编著，公元 1549 年)

43. 人参：①去芦。②去芦须，研为净末。(《医学纲目》，明·楼英编纂，公元 1565 年)

44. 人参：去芦，不令人吐。(《医学入门》，明·李梴著，公元 1575 年)

45. 人参：凡生用宜㕮咀，熟用宜隔纸焙之，或醇酒润透㕮咀，焙熟用，并忌铁器。(《本草纲目》，明·李时珍撰，公元 1578 年)

46. 人参：去芦，芦与参相反，吐药中有用芦者。(《仁术便览》，明·张浩著，公元 1585 年)

47. 人参：肺虚气短少气虚喘烦热去芦用之。(《增补万病回春》，明·龚廷贤编，公元 1587 年)

48. 人参：①去芦。②去芦，铡细用。(《证治准绳》，明·王肯堂著，公元 1602 年)

49. 人参：去芦。(《宋氏女科秘书》，明·宋林皋著，公元 1612 年)

50. 人参：去芦，其芦能上涌吐痰。(《医宗粹言》，明·罗周彦著，公元 1612 年)

51. 人参：①去芦用。②用陈酒浸过一宿。(《寿世保元》，明·龚廷贤撰，公元 1615 年)

52. 人参：去芦。(《景岳全书》，明·张介宾撰，公元 1615 年)

53. 人参：切片。(《外科正宗》，明·陈实功编撰，公元 1617 年)

54. 清河人参：制毕晒干，共为细末。(《外科正宗》，明·陈实功编撰，公元 1617 年)

55. 人参：①去芦。②切。(《济阴纲目》，明·武之望辑著，公元 1620 年)

56. 人参：去芦。(《炮炙大法》，明·缪希雍撰，公元 1622 年)

57. 人参：①去芦，人乳浸，饭上蒸切片，烘干。②人乳拌，烘干。(《先醒斋医学广笔记》，明·缪希雍撰，公元 1622 年)

58. 人参：①去芦用。②去芦饭上蒸熟。(《医宗必读》，明·李中梓著，公元 1637 年)

59. 人参：①愚谓肺家本经有火，右手独见实脉者，不宜骤用，即不得已而用之，必须盐水焙过，秋石更良，盖咸能润下，且参畏卤咸故也。②凡用必去芦净，芦能耗气，又能发吐耳。(《本草通玄》，明·李中梓撰，公元 1637 年?)

60. 人参：去芦。(《审视瑶函》，明·傅仁宇撰，公元 1644 年)

61. 人参：去芦。(《一草亭目科全书、异授眼科》，明·邓苑撰，公元 1644 年?)

62. 人参：生用呋咀，熟用隔纸焙之，或醇酒润透，忌铁器咸卤，用童便润制者，谬矣。(《本草乘雅半偈》，明·卢之颐著，公元 1647 年)

63. 人参：人乳拌蒸。(《医门法律》，清·喻嘉言著，公元 1658 年)

64. 人参：去芦切片用。(《医宗说约》，清·蒋仲芳撰，公元 1663 年)

65. 人参：切片。(《外科大成》，清·祁坤编著，公元 1665 年)

66. 人参：去芦。(《本草述》，清·刘若金著，公元 1666 年)

67. 人参：凡生用宜呋咀，熟用宜隔纸焙之，或热酒润透，哎咀焙熟用。(《本草述钩元》，清·杨时泰著，公元1666年？)

68. 人参：去芦。(《温热暑疫》，清·周扬俊辑，公元1679年)

69. 人参：制参之法何如，参之取恶者五灵脂，五灵脂研细末用一分，将水泡之，欲用参一钱，投之五灵脂内，即时取起，入于诸阴药之内，但助阴以生水，断不助阳以生火……余得异人之授，亲试有验，公告天下，以共救阳旺阴虚之症也。(《本草新编》，清·陈士铎著，公元1687年)

70. 人参：去芦用。补剂用熟，泻火用生，炼膏服能回元气于无何有之乡。人参芦能涌吐痰涎，体虚人用之，以代瓜蒂。(《本草备要》，清·汪昂辑著，公元1694年)

71. 人参：青盐制。(《本经逢原》，清·张璐著，公元1695年)

72. 人参：上虚火旺宜生，凉薄以取其气，脾虚肺怯宜熟，甘温以资其味……熟隔纸焙，并忌铁器。(《嵩崖尊生全书》，清·景冬阳撰，公元1696年)

73. 制人(参)：①人参易蛀，唯纳新器中蜜封，可经年不坏。②人参频见风日则易蛀，惟用盛过麻油瓦罐，泡净焙干，入华阴细辛与参相间收之，密封可留经年。一法，用淋过尘灰晒干，罐收亦可。③人参生时皆阳，故不喜见风日，凡生用宜哎咀，熟用宜隔纸焙之，或醇酒润透热用，并忌铁器。(《修事指南》，清·张仲岩撰，公元1704年)

74. 人参：去芦用。(《本草必用》，清·顾靖远著，公元1722年)

75. 人参：①去芦。②半觔切片用水五大碗沙锅慢火熬至三碗将渣再煎汁一碗共用密绢滤净复熬稠厚磁碗内收贮听用。

（《医宗金鉴》，清·吴谦等编，公元 1742 年）

76. 人参：切片焙干。（《幼幼集成》，清·陈复正辑订，公元 1750 年）

77. 人参：宜隔纸焙用，忌铁。（《本草从新》，清·吴仪洛撰，公元 1757 年）

78. 人参：去芦，隔纸焙熟用。土虚火晒，宜生用。脾虚肺怯，宜熟用。（《得配本草》，清·严西亭、施澹宁、洪缉庵同纂，公元 1761 年）

79. 人参：①人乳浸、饭锅上蒸熟。②去芦。（《成方切用》，清·吴仪洛辑，公元 1761 年）

80. 土人参：①须蒸之极透则寒去。②切片……用陈绍酒饭上蒸熟。（《本草纲目拾遗》，清·赵学敏编，公元 1765 年）

81. 人参：布包，藏饭锅内蒸烂。（《本草纲目拾遗》，清·赵学敏编，公元 1765 年）

82. 人参：用皆忌铁，久留经年，须用淋过灶灰晒干，及或炒米同参纳入瓷器收藏。（《本草求真》，清·黄宫绣纂，公元 1769 年）

83. 人参：宜焙用。（《本草辑要》，清·林玉友辑，公元 1790 年）

84. 人参：饭上蒸软，切片隔纸烘研。（《时方妙用》《时方歌括》，清·陈念祖著，公元 1803 年）

85. 人参：焙为末。（《女科要旨》，清·陈念祖著，公元 1820 年）

86. 人参：①炮。②人乳拌蒸。③三两，用川乌一两煮汁收入，去川乌。（《医学从众录》，清·陈念祖撰，公元 1820 年）

87. 人参：去芦。（《傅青主女科》，清·傅山著，公元 1827 年）

88. 人参：人乳浸，饮上蒸，烘干。(《霍乱论》，清·王士雄撰，公元 1838 年)

89. 人参：得火熏则软，或饭锅内蒸软乘热软时，用铜刀切片，连汤炖透，冲入诸煎剂汤和服。(《本草害利》，清·凌晓五著，公元 1862 年)

90. 人参：人乳拌蒸。(《校注医醇剩义》，清·费伯雄编著，徐相任校，朱祖怡注，公元 1863 年)

### 🌸 现代炮制加工与应用

| 序号 | 炮制品 | 加工技术 | 应用 |
| --- | --- | --- | --- |
| 1 | 生晒参 | 取原药材，除去杂质，洗净，润透，切薄片，干燥；或用时粉碎、捣碎 | 偏于补气生津，复脉固脱，补益脾肺。多用于体虚欲脱，脾虚食少，口渴，消渴等 |
| 2 | 红参 | 取原药材，洗净，蒸制，干燥为红参；用时蒸软后或稍浸后烤软，切薄片，或用时粉碎、捣碎 | 经蒸制后，味甘苦而厚，性偏温，具有大补元气，复脉固脱，益气摄血之功。多用于气血亏虚，脉微肢冷，气不摄血，崩漏下血，心力衰竭，以温补见长 |

# 肉苁蓉 | Ròucōngróng
Cistanches Herba

《中国药典》载有肉苁蓉片和酒苁蓉两种炮制品。本品为列当科植物肉苁蓉 *Cistanche deserticola* Y. C. Ma 或管花肉苁蓉 *Cistanche tubulosa*（Schenk）Wight 的干燥带鳞叶的肉质茎。春季苗刚出土时或秋季冻土之前采挖，除去茎尖。切段，晒干。

## 🌀 历代炮制方法辑要

1. 肉苁蓉：①酒浸焙干。②酒蒸焙。③酒洗。（《银海精微》，托名唐·孙思邈辑，公元 682 年）

2. 肉苁蓉：凡使，先须用清酒浸一宿，至明以棕刷刷去沙土、浮甲尽，劈破中心，去白膜一重，如竹丝草样是，此偏隔人心前气不散，令人上气不出。凡使用，先须酒浸，并刷草了，却蒸，从午至酉出，又用酥炙得所。（《雷公炮炙论》，南朝宋·雷敩撰，公元 10 世纪？）

3. 肉苁蓉：①酒浸，去瓤皮。②酒浸一宿，剉去皱皮，炙令干。（《太平圣惠方》，宋·王怀隐等编集，公元 992 年）

4. 苁蓉：①酒浸切。②酒浸三日细切焙。③水洗三两遍用无灰酒浸两日后更入烧酒，同煎三五沸来湿切碎。（《博济方》，宋·王衮撰，公元 1047 年）

5. 肉苁蓉：酒浸去土、炙熟。（《博济方》，宋·王衮撰，公元 1047 年）

6. 肉苁蓉：无灰酒浸一宿，去心用。（《苏沈良方》，宋·苏

轼、沈括著，公元 1075 年）

7. 肉苁蓉：酒浸一宿。（《史载之方》，宋·史堪撰，公元 1085 年？）

8. 苁蓉：酒浸。（《类证活人书》，宋·朱肱撰，公元 1108 年）

9. 肉苁蓉：①水煮令烂，薄切。②刮去鳞甲，以酒净洗去黑汁，薄切。（《重修政和经史证类备用本草》，宋·唐慎微著，公元 1116 年）

10. 肉苁蓉：去沙薄切，火焙干。（《重刊本草衍义》，宋·寇宗奭撰，公元 1116 年）

11. 苁蓉：洗切，酒浸，焙。（《全生指迷方》，宋·王贶撰，公元 1125 年？）

12. 肉苁蓉：洗，切，焙。（《全生指迷方》，宋·王贶撰，公元 1125 年？）

13. 肉苁蓉：洗酒浸焙干。（《普济本事方》，宋·许叔微述，公元 1132 年）

14. 苁蓉：①酒浸水洗焙干。②水洗酒浸焙干用。（《普济本事方》，宋·许叔微述，公元 1132 年）

15. 肉苁蓉：凡使，先须以温汤洗，刮去上粗鳞皮，切碎，以酒浸一日夜，漉出焙干使，如缓急要用，即酒浸煮过研如膏，或焙干使亦得。（《太平惠民和剂局方》，宋·太平惠民和剂局陈师文等编，公元 1151 年）

16. 肉苁蓉：酒浸一宿，刮去外皮，炙干。（《小儿卫生总微论方》，宋·撰人未详，公元 1156 年）

17. 肉苁蓉：①酒浸一宿，焙干。②酒洗，薄切，焙干。③酒浸一宿，切，焙。（《洪氏集验方》，宋·洪遵辑，公元 1170 年）

18. 苁蓉：①酒浸一宿，切作片子，焙干。②洗，块切，焙干。(《洪氏集验方》，宋·洪遵辑，公元 1170 年)

19. 苁蓉：酒浸。(《三因极一病证方论》，宋·陈言著，公元 1174 年)

20. 肉苁蓉：①酒浸一宿，微炙切片。②薄切，用无灰酒浸，夏月七日冬月十四日，如要急用，将慢火量煮。(《传信适用方》，宋·吴彦夔著，公元 1180 年)

21. 苁蓉：酒浸一宿，切碎，焙。(《卫生家宝产科备要》，宋·朱端章编，公元 1184 年)

22. 肉苁蓉：①酒浸焙。②焙。(《校注妇人良方》，宋·陈自明原著，明·薛己校注，公元 1237 年)

23. 肉苁蓉：①酒浸，切，焙。②酒蒸。③酒浸，刮去皱皮，炙干。④酒润，焙。⑤酒浸，薄切片。(《济生方》，宋·严用和撰，公元 1253 年)

24. 肉苁蓉：剉。(《类编朱氏集验医方》，宋·朱佐集，公元 1265 年)

25. 苁蓉：酒浸一宿。(《类编朱氏集验医方》，宋·朱佐集，公元 1265 年)

26. 苁蓉：酒浸。(《急救仙方》，宋·著者不详，公元 1278 年？)

27. 苁蓉：酒浸，洗。(《女科百问》，宋·齐仲甫著，公元 1279 年)

28. 肉苁蓉：①酒浸。②酒浸，焙干。(《女科百问》，宋·齐仲甫著，公元 1279 年)

29. 肉苁蓉：酒洗去膜。(《扁鹊心书》，宋·窦材重集，撰年不详)

30. 苁蓉：酒浸。(《素问病机气宜保命集》，金·刘完素

著，公元 1186 年）

31. 肉苁蓉：剉，酒浸，焙。（《儒门事亲》，金·张从正撰，公元 1228 年？）

32. 肉苁蓉：酒浸焙干。（《瑞竹堂经验方》，元·沙图穆苏撰，公元 1326 年）

33. 肉苁蓉：酒浸一宿。（《卫生宝鉴》，元·罗天益著，公元 1343 年）

34. 肉苁蓉：①以酒浸，去皱皮。②去皱皮，酒浸炙令黄。③酒浸一宿，去皮，炙令干。④酒浸一宿，切焙。⑤酒浸一宿，刮去粗皮，炙干。⑥酒浸一宿，刮去皮，炙干。⑦剉，酒拌炒。⑧酒浸一宿，刮去粗皮用。⑨酒浸一宿，刮去皱皮，焙干。⑩一斤，剉，用好酒五升浸一伏时，于银石器中文武火煮，酒干为度，焙干。⑪酒浸一宿，刮去皱皮，炙干。（《普济方》，明·朱橚等编，公元 1406 年）

35. 苁蓉：①酒浸，去皮，炒，切，焙。②酒浸一伏时，切，焙干。③去土，酒浸三日，焙干。（《普济方》，明·朱橚等编，公元 1406 年）

36. 肉苁蓉：酒浸切焙。（《秘传证治要诀及类方》，明·戴元礼著，公元 1443 年）

37. 肉苁蓉：①酒浸一宿，刮去粗皮，炙令干。②酒浸焙。（《奇效良方》，明·方贤著，公元 1449 年？）

38. 苁蓉：半斤，酒浸二日，入饭甑蒸三度，每度添酒满，再蒸候软如泥，于砂盆内烂研。（《奇效良方》，明·方贤著，公元 1449 年？）

39. 肉苁蓉：先以酒浸去浮甲心中白膜复以酒蒸酥炙。（《本草品汇精要》，明·刘文泰等纂，公元 1505 年）

40. 肉苁蓉：①酒浸焙。②酒洗。（《外科理例》，明·汪机

编著，公元 1519 年）

41. 肉苁蓉：用先酒浸尉，去身外浮甲、劈除心内膜筋，或酥炙酒蒸，仍碎挏入剂，忌经铁器，切勿犯之。（《本草蒙筌》，明·陈嘉谟纂辑，公元 1525 年）

42. 肉苁蓉：洗净，焙干。（《明医杂著》，明·王节斋集，薛已注，公元 1549 年）

43. 肉苁蓉：酒洗。（《万氏女科》，明·万全编著，公元 1549 年）

44. 肉苁蓉：①酒浸，焙。②酒浸，切，焙。（《医学纲目》，明·楼英编纂，公元 1565 年）

45. 肉苁蓉：酒浸一宿，刷去浮甲及心中白膜，如竹丝草样，不尔令人上气不散。酒蒸或酥涂炙。（《医学入门》，明·李梴著，公元 1575 年）

46. 肉苁蓉：凡使，先须清酒浸一宿，至明以棕刷去沙土浮甲，劈破中心，去白膜一重，如竹丝草样，有此，能隔人心前气不散，令人上气也。以甑蒸之，从午至酉取出，又用酥炙得所。（《本草纲目》，明·李时珍撰，公元 1578 年）

47. 肉苁蓉：酒浸一宿，去鳞甲，及心中白丝，焙，不去膈，人心气不散，正气不出，酥炙者。（《仁术便览》，明·张浩著，公元 1585 年）

48. 肉苁蓉：酒洗。（《增补万病回春》，明·龚廷贤编，公元 1587 年）

49. 肉苁蓉：酒浸去甲并筋膜。（《本草原始》，明·李中立纂辑，公元 1593 年）

50. 肉苁蓉：①酒洗蒸。②酒煮焙干。（《鲁府禁方》，明·龚廷贤编，公元 1594 年）

51. 肉苁蓉：①酒浸焙。②酒浸一宿，刮去鳞甲，切。

（《证治准绳》，明·王肯堂著，公元 1602 年）

52. 肉苁蓉：①酒洗，去鳞用，除心内膜筋。②酒浸。③酒洗，去甲。（《寿世保元》，明·龚廷贤撰，公元 1615 年）

53. 肉苁蓉：①酒洗，去咸。②酒洗，去鳞甲。③酒洗，去甲，新瓦焙干。④切片，酥炒。⑤酒洗去鳞，炙。⑥酒洗去甲。（《景岳全书》，明·张介宾撰，公元 1615 年）

54. 肉苁蓉：酒洗捣膏。去鳞，酒洗。（《外科正宗》，明·陈实功编撰，公元 1617 年）

55. 肉苁蓉：酒浸。酒浸去皮炙黄。（《济阴纲目》，明·武之望辑著，公元 1620 年）

56. 肉苁蓉：用清酒浸一宿至明以棕刷上去沙土浮甲尽劈破中心去心膜一重如竹丝草样，是此便隔人心，前气不散，令人上气不出。凡使用先用先须酒浸并刷草了，却蒸从午至酉出又用酥炙得所。（《炮炙大法》，明·缪希雍撰，公元 1622 年）

57. 大肉苁蓉：白酒浸洗，去鳞甲，切片。（《先醒斋医学广笔记》，明·缪希雍撰，公元 1622 年）（《本草正》，明·张介宾撰，公元 1624 年）

58. 肉苁蓉：①酒洗去甲。②酒浸焙。③酒浸。（《医宗必读》，明·李中梓著，公元 1637 年）

59. 肉苁蓉：坚而不腐者佳，酒洗去甲。（《本草通玄》，明·李中梓撰，公元 1637 年？）

60. 肉苁蓉：①酒浸制。②酒洗，去皮炒，切，焙。（《审视瑶函》，明·傅仁宇撰，公元 1644 年）

61. 肉苁蓉：酒洗，去浮甲，蒸过捣膏。（《一草亭目科全书、异授眼科》，明·邓苑撰，公元 1644 年？）

62. 肉苁蓉：修治先须清酒浸一宿，至明，以棕刷去沙土浮甲，劈破中心，去白膜一重，入竹丝草样者，有此能隔人心

气，致令气上也，以甑蒸之，从午至酉，取出，又令酥炙得所用。(《本草乘雅半偈》，明·卢之颐著，公元 1647 年)

63. 肉苁蓉：酒洗去甲，破中心去白膜，蒸三四时，炙干用。(《握灵本草》，清·王翃著，公元 1683 年)

64. 肉苁蓉：清酒浸去浮甲咸味，以棕刷去沙土，劈破去心中丝膜，蒸半日，酥炙用。(《本草汇》，清·郭佩兰著，公元 1655 年)

65. 肉苁蓉：酒浸焙。(《医门法律》，清·喻嘉言著，公元 1658 年)

66. 苁蓉：酒洗去浮用。(《医宗说约》，清·蒋仲芳撰，公元 1663 年)

67. 肉苁蓉：①去鳞酒洗。②酒浸去鳞，焙干酥炙。③去鳞并内膜，酒浸捣膏。(《外科大成》，清·祁坤编著，公元 1665 年)

68. 肉苁蓉：①酒浸焙。②酒浸一宿刷去浮甲，劈破中心去白膜一重如竹丝草样，不尔令人上气不散酒洗浸透切片仍酒拌，以甑蒸之，从午至酉取出焙干，用忌铁器。(《本草述》，清·刘若金著，公元 1666 年)

69. 肉苁蓉：酒浸一宿，刷去浮甲，劈破，去中心白膜，如竹丝草样，不尔令人上气不散，再用酒洗，浸透切片，仍酒拌蒸之，从午至酉，取出焙干用。(《本草述钩元》，清·杨时泰著，公元 1666 年?)

70. 肉苁蓉：①切片。②酒浸。(《医方集解》，清·汪昂著，公元 1682 年)

71. 肉苁蓉：专补肾中之水火，余无他用，若多用之能滑大肠，古人所以治虚人大便结者，用苁蓉一两，水洗出盐味，别用净水煮，即下大便，正取其补虚而滑肠也。(《本草新编》，

清·陈士铎著，公元 1687 年）

72. 肉苁蓉：酒浸一宿，刷去浮甲，劈破，除内筋膜，酒蒸半日。又酥炙用，忌铁。（《本草备要》，清·汪昂辑著，公元1694 年）

73. 肉苁蓉：以酒浸去浮甲，去咸味，劈开中心，去白膜一重，再用白酒煮烂为度用。（《药品辨义》，清·尤乘增辑，公元 1691 年）

74. 肉苁蓉：酒洗去甲及腐，切片焙用。（《本经逢原》，清·张璐著，公元 1695 年）

75. 肉苁蓉：①若使甲膜不去，必妨上气不出。②酒洗。③红色者河水洗净，去甲，酒浸焙干。④酒洗去筋膜。（《嵩崖尊生全书》，清·景冬阳撰，公元 1696 年）

76. 制肉苁蓉：凡使肉苁蓉，先须清酒浸一宿，至明以棕刷去沙土浮甲，劈碎中心去白膜一重，如竹丝草样，有此能隔人心前，气不散令人上气也，以甑蒸之，从午至酉，取出又用酥炙得所。（《修事指南》，清·张仲岩撰，公元 1704 年）

77. 肉苁蓉：去甲酒洗。（《良朋汇集》，清·孙望林辑，公元 1711 年）

78. 肉苁蓉：酒洗去甲。（《本草必用》，清·顾靖远著，公元 1722 年）

79. 肉苁蓉：洗去甲用。（《本草经解要》，清·叶天士著，公元 1724 年）

80. 肉苁蓉：①酒炒。②去鳞并内膜酒浸捣膏。（《医宗金鉴》，清·吴谦等编，公元 1742 年）

81. 肉苁蓉：酒浸一宿，刷去浮甲，劈破，除内筋膜，酒蒸半日，又酥炙用。忌铁。（《本草从新》，清·吴仪洛撰，公元 1757 年）

82. 肉苁蓉：切片。(《串雅外编》，清·赵学敏编，公元 1759 年)

83. 肉苁蓉：酒浸，刷去浮甲，劈破中心，去肉筋膜如竹丝草样者，有此能隔人心前气不散，令人上气也。漂极淡，蒸半日用，以酥炙用亦可。润下便不须炙。(《得配本草》，清·严西亭、施澹宁、洪缉庵同纂，公元 1761 年)

84. 肉苁蓉：①酒洗去鳞甲。②酒浸。③酒洗去咸。(《成方切用》，清·吴仪洛辑，公元 1761 年)

85. 肉苁蓉：①酒洗去甲膜。②酒浸去膜。(《本草纲目拾遗》，清·赵学敏编，公元 1765 年)

86. 肉苁蓉：酒浸刷去浮甲，劈除内筋膜，酒蒸半日，酥炙用。忌铁器。(《本草求真》，清·黄宫绣纂，公元 1769 年)

87. 肉苁蓉：①酒洗。去鳞甲切片烘干。②酒炙。(《妇科玉尺》，清·沈金鳌撰，公元 1774 年)

88. 肉苁蓉：酒洗去甲。(《叶天士秘方大全》，清·叶天士撰，公元 1775 年?)

89. 肉苁蓉：酒浸一宿，刷去浮甲，除内筋膜，酒蒸半日，又酥炙用……忌铁。(《本草辑要》，清·林玉友辑，公元 1790 年)

90. 肉苁蓉：泡淡。(《温病条辨》，清·吴瑭撰，公元 1798 年)

91. 肉苁蓉：切片淡洗，酒浸一宿次日煎三四沸食。(《时方妙用》《时方歌括》，清·陈念祖著，公元 1803 年)

92. 肉苁蓉：①酒洗，切片。②酒浸淡。(《医学从众录》，清·陈念祖撰，公元 1820 年)

93. 肉苁蓉：酒洗去甲。(《傅青主女科》，清·傅山著，公元 1827 年)

94. 肉苁蓉：去甲膜洗淡。(《外科证治全书》，清·许克昌、毕法同辑，公元 1831 年)

95. 苁蓉：酒制。(《类证治裁》，清·林佩琴编著，公元 1839 年)

96. 肉苁蓉：酒洗去筋膜焙干。(《增广验方新编》，清·鲍相璈编，公元 1846 年)

97. 肉苁蓉：漂淡。(《校注医醇剩义》，清·费伯雄编著，公元 1863 年)

98. 肉苁蓉：酒浸刷去浮用，劈除内筋膜，酒蒸半日，酥炙用。(《本草汇纂》，清·屠道和编辑，公元 1863 年)

99. 肉苁蓉：泡淡。(《时病论》，清·雷丰著，公元 1882 年)

100. 肉苁蓉：酒浸一宿，蒸透；又酥炙用。(《医家四要》，清·程曦、江诚、雷大震同纂，公元 1884 年)

### 🐦 现代炮制加工与应用

| 序号 | 炮制品 | 加工技术 | 应用 |
|---|---|---|---|
| 1 | 肉苁蓉片[1] | 取原药材（淡肉苁蓉），除去杂质，洗净，润透，切厚片，干燥。盐肉苁蓉先用饮用水漂净盐分，晒至七八成干，润透，切厚片，干燥，筛去碎屑 | 生品以补肾止浊、滑肠通便为主。多用于便秘，白浊 |

———————

〔1〕 按语：肉苁蓉在《神农本草经》中列为上品，以酒制为主，始见于宋代，主要用于治肾气虚，腰脚无力及一切风证，后世各代广为沿用至今。尚有浸、蒸、焙、炙、煮、煨、炒制等，辅料有酒、酥油、面等。

| 序号 | 炮制品 | 加工技术 | 应用 |
|---|---|---|---|
| 2 | 酒苁蓉 | 取净肉苁蓉片，置适宜的容器内，用定量黄酒拌匀，密闭，隔水加热，炖或蒸至酒被吸尽、表面呈黑色或灰黄色时，取出干燥，筛去碎屑。每100kg净肉苁蓉片，用黄酒30kg | 酒制后增强补肾助阳的作用。多用于阳痿，腰痛，不孕 |

# 肉桂 | Ròuguì
Cinnamomi Cortex

《中国药典》载有肉桂一种炮制品。肉桂为樟科植物肉桂 *Cinnamomum cassia* Presl 的干燥树皮。多于秋季剥取，阴干。

### 🐚 历代炮制方法辑要

1. 肉桂：①不见火。②去粗皮。(《仙授理伤续断秘方》，唐·蔺道人著，公元 946 年？)

2. 肉桂：①去皱皮。②去粗皮。(《太平圣惠方》，宋·王怀隐等编集，公元 992 年)

3. 官桂：①去粗皮。②削去薄皮。(《博济方》，宋·王衮撰，公元 1047 年)

4. 官桂：去皮。(《苏沈良方》，宋·苏轼、沈括著，公元 1075 年)

5. 肉桂：去外皮。(《苏沈良方》，宋·苏轼、沈括著，公元 1075 年)

6. 官桂：①去皮。②去粗皮。(《史载之方》，宋·史堪撰，公元 1085 年？)

7. 官桂：去皮。(《小儿药证直诀》，宋·钱乙著，公元 1107 年？)

8. 肉桂：去皱皮。(《类证活人书》，宋·朱肱撰，公元 1108 年)

9. 官桂：去皮。(《全生指迷方》，宋·王贶撰，公元

1125 年？)

10. 肉桂：去粗皮。(《普济本事方》，宋·许叔微述，公元1132 年)

11. 官桂：去粗皮。(《普济本事方》，宋·许叔微述，公元1132 年)

12. 肉桂：①去粗皮。②凡使，不见火，先去粗皮，令见心中有味处，到方入药用，如妇人妊娠药中，仍微炒用为佳。(《太平惠民和剂局方》，宋·太平惠民和剂局陈师文等编，公元1151 年)

13. 官桂：①去粗皮。②去皮。(《洪氏集验方》，宋·洪遵辑，公元1170 年)

14. 肉桂：①去粗皮。②去皮。(《洪氏集验方》，宋·洪遵辑，公元1170 年)

15. 官桂：半两，去皮称，用生姜二两，取自然汁涂炙，令姜汁尽为度。(《卫生家宝产科备要》，宋·朱端章编，公元1184 年)

16. 肉桂：削去粗皮到。(《校正集验背疽方》，宋·李迅撰，公元1196 年)

17. 官桂：去皮。(《校注妇人良方》，宋·陈自明原著，明·薛己校注，公元1237 年)

18. 肉桂：去皮。(《校注妇人良方》，宋·陈自明原著，明·薛己校注，公元1237 年)

19. 肉桂：去皮尖。(《济生方》，宋·严用和撰，公元1253 年)

20. 官桂：去粗皮。(《陈氏小儿痘疹方论》，宋·陈文中撰，公元1254 年)

21. 肉桂：去皮。(《类编朱氏集验医方》，宋·朱佐集，公

元 1265 年）

22. 官桂：去皮。（《急救仙方》，宋·著者不详，公元 1278 年？）

23. 肉桂：去皮。（《急救仙方》，宋·著者不详，公元 1278 年？）

24. 肉桂：去皮。（《产宝杂录》，宋·齐仲甫著，公元 1279 年？）

25. 肉桂：①去粗皮。②取肉。（《女科百问》，宋·齐仲甫著，公元 1279 年）

26. 肉桂：去粗皮。（《素问病机气宜保命集》，金·刘完素著，公元 1186 年）

27. 官桂：去粗皮。（《儒门事亲》，金·张从正撰，公元 1228 年？）

28. 肉桂：去粗皮。（《脾胃论》，元·李杲著，公元 1249 年）

29. 肉桂：去粗皮。（《活幼心书》，元·曾世荣编，公元 1294 年）

30. 肉桂：去皮。（《瑞竹堂经验方》，元·沙图穆苏撰，公元 1326 年）

31. 官桂：去皮。（《外科精义》，元·齐德之著，公元 1335 年）

32. 官桂：去皮。（《卫生宝鉴》，元·罗天益著，公元 1343 年）

33. 肉桂：去皴，捣用。（《卫生宝鉴》，元·罗天益著，公元 1343 年）

34. 肉桂：①去粗皮。②去皴皮。③去粗皮，忌见火，取末。④去皮，不近火。（《普济方》，明·朱橚等编，公元

1406 年）

35. 肉桂：去粗皮。(《秘传证治要诀及类方》，明·戴元礼著，公元 1443 年）

36. 肉桂：去粗皮。(《奇效良方》，明·方贤著，公元 1449 年？)

37. 官桂：去粗皮。(《奇效良方》，明·方贤著，公元 1449 年？)

38. 肉桂：去皮。(《外科理例》，明·汪机编著，公元 1519 年）

39. 官桂：去皮。(《婴童百问》，明·鲁伯嗣撰，公元 1526 年？)

40. 肉桂：去粗皮。(《婴童百问》，明·鲁伯嗣撰，公元 1526 年？)

41. 肉桂：去粗皮。(《女科撮要》，明·薛己著，公元 1548 年）

42. 肉桂：去皮。(《明医杂著》，明·王节斋集，薛己注，公元 1549 年）

43. 官桂：去皮。(《医学纲目》，明·楼英编纂，公元 1565 年）

44. 肉桂：①去粗皮。②去皮。(《医学纲目》，明·楼英编纂，公元 1565 年）

45. 肉桂：凡使色紫而厚者佳，刮去粗皮。(《医学入门》，明·李梴著，公元 1575 年）

46. 肉桂：又桂性辛散，能通子宫而破血，故别录言其堕胎，庞安时乃云炒过则不损胎也。(《本草纲目》，明·李时珍撰，公元 1578 年）

47. 官桂：剉。(《仁术便览》，明·张浩著，公元 1585 年）

48. 肉桂：去麤皮。（《证治准绳》，明·王肯堂著，公元 1602 年）

49. 肉桂：①厚者去皮，方能补肾引虚火归源。②去粗皮，不见火。妊娠用要炒黑。（《寿世保元》，明·龚廷贤撰，公元 1615 年）

50. 官桂：用陈酒浸过一宿。（《寿世保元》，明·龚廷贤撰，公元 1615 年）

51. 肉桂：去粗皮。（《景岳全书》，明·张介宾撰，公元 1615 年）

52. 肉桂：刮去粗皮。（《外科正宗》，明·陈实功编撰，公元 1617 年）

53. 肉桂：①剉。②去粗皮。（《济阴纲目》，明·武之望辑著，公元 1620 年）

54. 肉桂：①去皮。②去粗皮。（《医宗必读》，明·李中梓著，公元 1637 年）

55. 官桂：①去皮。②去皮忌火。③去粗。（《医宗必读》，明·李中梓著，公元 1637 年）

56. 肉桂：忌见火，刮去粗皮。（《本草通玄》，明·李中梓撰，公元 1637 年？）

57. 官桂：去皮。（《审视瑶函》，明·傅仁宇撰，公元 1644 年）

58. 肉桂：①去皮，忌火。②去粗皮。（《审视瑶函》，明·傅仁宇撰，公元 1644 年）

59. 肉桂：去粗皮。（《医门法律》，清·喻嘉言著，公元 1658 年）

60. 肉桂：去粗皮。（《外科大成》，清·祁坤编著，公元 1665 年）

61. 肉桂：炒黄。(《本草述》，清·刘若金著，公元1666年)

62. 肉桂：去粗皮用，其毒在皮。(《本草备要》，清·汪昂辑著，公元1694年)

63. 制肉桂：凡使肉桂，厚而辛烈，去粗皮用，其去内外皮者即为桂心也。(《修事指南》，清·张仲岩撰，公元1704年)

64. 肉桂：去皮。(《良朋汇集》，清·孙望林辑，公元1711年)

65. 肉桂：①去粗皮。②拣薄者刮去粗皮。(《医宗金鉴》，清·吴谦等编，公元1742年)

66. 官桂：去皮。(《医宗金鉴》，清·吴谦等编，公元1742年)

67. 肉桂：去粗皮，其毒在皮。不见火。(《本草从新》，清·吴仪洛撰，公元1757年)

68. 肉桂：去皮。(《得配本草》，清·严西亭、施澹宁、洪缉庵同纂，公元1761年)

69. 肉桂：去皮。(《成方切用》，清·吴仪洛辑，公元1761年)

70. 官桂：去皮。(《本草纲目拾遗》，清·赵学敏编，公元1765年)

71. 肉桂：剉入药，勿见火。(《本草求真》，清·黄宫绣纂，公元1769年)

72. 肉桂：①炒焦。②去粗皮，研细，冲。(《吴鞠通医案》，清·吴瑭著，公元1789年)

73. 肉桂：去粗皮用，其毒在皮。(《本草辑要》，清·林玉友辑，公元1790年)

74. 上肉桂：去皮。(《时方妙用》《时方歌括》，清·陈念

祖著，公元 1803 年）

75. 肉桂：去粗皮。（《医学从众录》，清·陈念祖撰，公元 1820 年）

76. 甜肉桂：去皮。（《医学从众录》，清·陈念祖撰，公元 1820 年）

77. 肉桂：去皮。（《增广验方新编》，清·鲍相璈编，公元 1846 年）

78. 肉桂：去粗皮用，或研末冲，入药煎勿令泄气，或用 米糁捣和为丸先吞，或用枣肉糊丸如前法吞，随症施用。 （《本草害利》，清·凌晓五著，公元 1862 年）

79. 肉桂：去粗皮，剉入药，勿见火。（《本草汇纂》，清·屠道和编辑，公元 1863 年）

80. 肉桂：细剉分冲。（《时病论》，清·雷丰著，公元 1882 年）

81. 肉桂：去粗皮，不见火。（《医家四要》，清·程曦、江 诚、雷大震同纂，公元 1884 年）

82. 肉桂：桂水炒白芍，大能平肝。（《本草便读》，清·张 秉成辑，公元 1887 年）

### 现代炮制加工与应用

| 序号 | 炮制品 | 加工技术 | 应用 |
|---|---|---|---|
| 1 | 肉桂 | 取原药材，除去杂质及粗皮。用时捣碎 | 补火助阳，引火归原，散寒止痛，温通经脉。用于阳痿宫冷，腰膝冷痛，虚阳上浮，心腹冷痛，寒疝腹痛，经闭痛经等 |

# 三棱 | Sānléng
Sparganii Rhizoma

《中国药典》载有三棱和醋三棱两种炮制品。三棱为黑三棱科植物黑三棱 *Sparganium stoloniferum* Buch. – Ham. 的干燥块茎。冬季至次年春采挖，洗净，削去外皮，晒干。

### 🌊 历代炮制方法辑要

1. 三棱：湿纸裹煨热剉。(《华氏中藏经》，旧题汉·华佗撰，清·孙星衍校，公元 234 年?)

2. 京三棱：炮。(《经效产宝》，唐·昝殷撰，公元 847 年)

3. 三棱：湿纸裹煨。(《仙授理伤续断秘方》，唐·蔺道人著，约公元 846 年)

4. 京三棱：①炮剉。②微煨剉。③醋拌炒令干。(《太平圣惠方》，宋·王怀隐等编集，公元 992 年)

5. 荆三棱：①炮。②煨。③醋浸一宿，炒令黄。(《博济方》，宋·王衮撰，公元 1047 年)

6. 三棱：①湿纸裹煨熟。②醋浸一宿煨。③剉，醋浸一宿，炒干。(《苏沈良方》，宋·苏轼、沈括著，公元 1075 年)

7. 京三棱：采根，削去皮须。(《重修政和经史证类备用本草》，宋·唐慎微著，公元 1116 年)

8. 京三棱：煨。(《圣济总录》，宋·太医院编，公元 1111—1117 年)

9. 京三棱：剉。(《全生指迷方》，宋·王贶撰，公元

1125 年？）

10. 荆三棱：①剉末。②制。（《普济本事方》，宋·许叔微述，公元 1132 年）

11. 京三棱：炮。（《普济本事方》，宋·许叔微述，公元 1132 年）

12. 三棱：炮切炒。（《普济本事方》，宋·许叔微述，公元 1132 年）

13. 京三棱：①醋煮令透切焙。②凡使，先以醋煮，剉碎焙干用或火塘灰中炮熟用亦得。（《太平惠民和剂局方》，宋·太平惠民和剂局陈师文等编，公元 1151 年）

14. 三棱：炮。（《太平惠民和剂局方》，宋·太平惠民和剂局陈师文等编。公元 1151 年）

15. 京三棱：①炮，剉。②炮。（《小儿卫生总微论方》，宋·撰人未详，公元 1156 年）

16. 京三棱：湿纸裹煨，乘熟切，焙。（《洪氏集验方》，宋·洪遵辑，公元 1170 年）

17. 京三棱：①醋煮一伏时，炮。②用米醋浸，封器口，以灰火煨令干。（《三因极一病证方论》，宋·陈言著，公元 1174 年）

18. 三棱：①慢火煨熟，乘热温治。②以米煮一伏时。③煨。（《三因极一病证方论》，宋·陈言著，公元 1174 年）

19. 三棱：炮。（《传信适用方》，宋·吴彦夔著，公元 1180 年）

20. 荆三棱：煨，乘热剉碎，焙干用。（《卫生家宝产科备要》，宋·朱端章编，公元 1184 年）

21. 京三棱：慢火煨，乘热剉作片子。（《卫生家宝产科备要》，宋·朱端章编，公元 1184 年）

22. 三棱：①醋制。②醋炒。③酒拌微炒。(《校注妇人良方》，宋·陈自明原著，明·薛己校注，公元 1237 年)

23. 京三棱：①炮香熟，切。②细剉，酒浸一宿。③剉。(《济生方》，宋·严用和撰，公元 1253 年)

24. 荆三棱：去芦，切片。(《类编朱氏集验医方》，宋·朱佐集，公元 1265 年)

25. 京三棱：剉大块，慢火炒令变紫黑色。(《类编朱氏集验医方》，宋·朱佐集，公元 1265 年)

26. 京三棱：①煮。②煨。(《女科百问》，宋·齐仲甫著，公元 1279 年)

27. 三棱：泡醋炒。(《扁鹊心书》，宋·窦材重集，撰年不详)

28. 京三棱：炮。(《儒门事亲》，金·张从正撰，公元 1228 年？)

29. 京三棱：炮。(《脾胃论》，元·李杲著，公元 1249 年)

30. 三棱：炮剉。(《活幼心书》，元·曾世荣编，公元 1294 年)

31. 三棱：须炮用。(《汤液本草》，元·王好古著，公元 1298 年)

32. 京三棱：①炮。②煨。③切片，焙干。(《瑞竹堂经验方》，元·沙图穆苏撰，公元 1326 年)

33. 三棱：醋炙。(《瑞竹堂经验方》，元·沙图穆苏撰，公元 1326 年)

34. 荆三棱：炮。(《外科精义》，元·齐德之著，公元 1335 年)

35. 三棱：炮。(《卫生宝鉴》，元·罗天益著，公元 1343 年)

36. 京三棱：①醋煮软，竹刀切作片子晒干。②酒浸一宿。用去皮巴豆同炒，巴豆黄色，去豆不用。③火炮，（铡）开捣细纱罗罗过用。(《卫生宝鉴》，元·罗天益著，公元1343年)

37. 三棱：湿纸煨香为末。(《卫生宝鉴》，元·罗天益著，公元1343年)

38. 三棱：①醋煮一伏时。②醋炒。③酒炒。(《丹溪心法》，元·朱震亨著，公元1347年)

39. 三棱：醋拌炒。(《疮疡经验全书》，宋·窦汉卿辑著，公元1569年？)

40. 京三棱：火炮制使。(《本草发挥》，明·徐彦纯辑，公元1368年)

41. 京三棱：①炮，乘热捣。②煨，椎碎。③炮，细碾罗，取粉。④灰火内炮，乘热搥碎。⑤炒黑。⑥煨，铡碎。⑦灰炮，搥碎用。⑧煨铡。⑨泡，铡。⑩酒浸，冬三日，夏一日。⑪湿纸裹，煨透，取出捣。⑫醋浸，湿纸裹煅。⑬和白面裹，慢火煨熟，去面，就热杵碎。(《普济方》，明·朱橚等编，公元1406年)

42. 荆三棱：①用乌头炒过，切片子。②煨黄。③煨熟，切。④细铡，酒浸一宿。⑤醋煮，令竹篦子刺透软，切作片子，晒干。⑥铡如半枣大，好醋浸二宿，焙干，取末。⑦浸软，切片。⑧微煨，炒。⑨炮赤，搥碎。⑩醋浸一宿，切作片子，焙干用。⑪三两，搥碎，醋一挑煮干，焙。(《普济方》，明·朱橚等编，公元1406年)

43. 三棱：①铡，醋浸一宿，炒干。②用湿纸裹煨。③铡，米醋煮一伏时。(《普济方》，明·朱橚等编，公元1406年)

44. 石三棱：煨铡。(《普济方》，明·朱橚等编，公元

1406 年)

45. 三棱：①煨。②醋煮。(《秘传证治要诀及类方》，明·戴元礼著，公元 1443 年)

46. 京三棱：炮剉。(《奇效良方》，明·方贤著，公元 1449 年？)

47. 荆三棱：①醋煮。②用醋纸裹煨。(《奇效良方》，明·方贤著，公元 1449 年？)

48. 三棱：①煨。②干漆炒，去干漆。(《奇效良方》，明·方贤著，公元 1449 年？)

49. 京三棱：火炮去皮须。(《本草品汇精要》，明·刘文泰等纂，公元 1505 年)

50. 草三棱：细剉用。(《本草品汇精要》，明·刘文泰等纂，公元 1505 年)

51. 三棱：①煨，坚者削之。②酒制，微炒。③酒洗炒。(《外科理例》，明·汪机编著，公元 1519 年)

52. 京三棱：面包火炮，加醋复炒过灵。(《本草蒙筌》，明·陈嘉谟纂辑，公元 1525 年)

53. 京三棱：①成块煮。②煨。③醋煮。(《婴童百问》，明·鲁伯嗣撰，公元 1526 年？)

54. 三棱：醋煮，煨。(《万氏女科》，明·万全编著，公元 1549 年)

55. 京三棱：煨。(《保婴撮要》，明·薛铠集，薛己验，公元 1555 年)

56. 三棱：炮。(《保婴撮要》，明·薛铠集，薛己验，公元 1555 年)

57. 京三棱：①炮。②炒。③煨。④酒浸，炒干。⑤细剉，同广（术）酒洗一次，微炒干。⑥醋煮透，竹篦切，晒

干。(《医学纲目》,明·楼英编纂,公元 1565 年)

58. 三棱:①醋煮。②醋炒。(《医学纲目》,明·楼英编纂,公元 1565 年)

59. 京三棱:入药醋煮熟剉焙干,或火炮用。(《医学入门》,明·李梴著,公元 1575 年)

60. 荆三棱:①入用须炮熟。②消积须用醋浸一日,炒或煮熟焙干,入药乃良。(《本草纲目》,明·李时珍撰,公元 1578 年)

61. 三棱:去毛,有火煨切,有醋煮,醋炒,酒炒者。(《仁术便览》,明·张浩著,公元 1585 年)

62. 三棱:醋浸透炒。(《增补万病回春》,明·龚廷贤编,公元 1587 年)

63. 京三棱:醋浸用。(《本草原始》,明·李中立纂辑,公元 1593 年)

64. 三棱:①湿纸包煨。②醋浸炒。(《鲁府禁方》,明·龚廷贤编,公元 1594 年)

65. 京三棱:①浸软切片。②炮。③醋煮软,竹刀切片,晒干。(《证治准绳》,明·王肯堂著,公元 1602 年)

66. 三棱:干漆炒,去干漆。(《证治准绳》,明·王肯堂著,公元 1602 年)

67. 三棱:煨。(《外科启玄》,明·申斗垣著,公元 1604 年)

68. 三棱:热水泡浸一时,慢火煨透切。(《医宗粹言》,明·罗周彦著,公元 1612 年)

69. 三棱:①炮。②去毛,火煅,切片,醋炒。③醋浸炒。④生,组剉,半斤,捣为末,以酒三升,于砂锅内慢火熬成膏。⑤醋浸,煅。(《寿世保元》,明·龚廷贤撰,公元

1615 年)

70. 三棱：①制宜醋浸，炒熟入药。②炮。③酒拌，微炒。(《景岳全书》，明·张介宾撰，公元 1615 年)

71. 京三棱：浸软，切片。(《景岳全书》，明·张介宾撰，公元 1615 年)

72. 三棱：①汤泡。②酒拌炒。(《外科正宗》，明·陈实功编撰，公元 1617 年)

73. 三棱：①酒浸剉。②炮制。③煨切。④醋煨。⑤醋浸一夕。⑥炒。⑦微炒。⑧醋炒。⑨醋煮。(《济阴纲目》，明·武之望辑著，公元 1620 年)

74. 三棱：①去毛，米醋浸一日切片，炒。②煮熟焙干入药乃良。(《炮炙大法》，明·缪希雍撰，公元 1622 年)

75. 三棱：制宜醋浸，炒熟入药。(《本草正》，明·张介宾撰，公元 1624 年)

76. 京三棱：①醋炒。②炮。(《医宗必读》，明·李中梓著，公元 1637 年)

77. 三棱：煨。(《医宗必读》，明·李中梓著，公元 1637 年)

78. 荆三棱：醋煮炒干。(《本草通玄》，明·李中梓撰，公元 1637 年?)

79. 荆三棱：醋煮炒干用。反胃恶心，三棱炮……(《握灵本草》，清·王翃著，公元 1683 年)

80. 荆三棱：①面包火炮。②加醋浸，复炒用。③蒸熟焙干。(《本草汇》，清·郭佩兰著，公元 1655 年)

81. 三棱：干漆炒，去干漆。(《医门法律》，清·喻嘉言著，公元 1658 年)

82. 三棱：面裹煨，切片醋炒用。(《医宗说约》，清·蒋仲

芳撰，公元 1663 年）

83. 山（三）棱：醋炒。（《医宗说约》，清·蒋仲芳撰，公元 1663 年）

84. 三棱：①汤泡。②酒炒。（《外科大成》，清·祁坤编著，公元 1665 年）

85. 三棱：炮。（《本草述》，清·刘若金著，公元 1666 年）

86. 京三棱：煨。（《本草述》，清·刘若金著，公元 1666 年）

87. 荆三棱：消积须用醋浸一日炒，或煮熟焙干入药。（《本草述钩元》，清·杨时泰著，公元 1666 年？）

88. 三棱：①醋煮。②煨。③酒洗。（《医方集解》，清·汪昂著，公元 1682 年）

89. 荆三棱：醋浸炒，或麫裹煨。（《本草备要》，清·汪昂辑著，公元 1694 年）

90. 三棱：面裹火煨，加醋炒用。（《药品辨义》，清·尤乘增辑，公元 1691 年）

91. 荆三棱：醋炒。（《本经逢原》，清·张璐著，公元 1695 年）

92. 三棱：①醋煨。②醋煮。（《嵩崖尊生全书》，清·景冬阳撰，公元 1696 年）

93. 制荆三棱：①凡使三棱须炮熟。②入用醋浸一日，炒或煮熟，焙干入药乃良。（《修事指南》，清·张仲岩撰，公元 1704 年）

94. 三棱：①醋炒。②醋煮，竹刀切片。（《良朋汇集》，清·孙望林辑，公元 1711 年）

95. 京三棱：醋炒。（《本草必用》，清·顾靖远著，公元 1722 年）

96. 三棱：①煨切。②用湿纸包灰火中煨透。③酒浸一夕。④醋浸透纸裹煨。⑤醋炒。(《医宗金鉴》，清·吴谦等编，公元 1742 年)

97. 京三棱：①去毛醋浸熟。②煨。(《幼幼集成》，清·陈复正辑订，公元 1750 年)

98. 荆三棱：醋浸炒，或面裹煨。(《本草从新》，清·吴仪洛撰，公元 1757 年)

99. 三棱：醋炙。(《串雅内编》，清·赵学敏编，公元 1759 年)

100. 荆三棱：赤眼毒眼，磨汁搽。蛇虎伤，为末掺。欲其入气，火泡。欲其入血，醋炒。(《得配本草》，清·严西亭、施澹宁、洪缉庵同纂，公元 1761 年)

101. 三棱：醋煮。(《成方切用》，清·吴仪洛辑，公元 1761 年)

102. 荆三棱：醋浸炒，或面裹煨。(《本草求真》，清·黄宫绣纂，公元 1769 年)

103. 三棱：煨。(《幼科释谜》，清·沈金鳌著，公元 1773 年)

104. 三棱：①鲫鱼形者醋炒。②炮。③煨。(《叶天士秘方大全》，清·叶天士撰，公元 1775 年?)

105. 荆三棱：醋浸炒，或面裹煨。(《本草辑要》，清·林玉友辑，公元 1790 年)

106. 三棱：醋炒。(《傅青主女科》，清·傅山著，公元 1827 年)

107. 三棱：醋炒熟入药，较蓬术稍缓。(《本草正义》，清·张德裕辑，公元 1828 年)

108. 三棱：醋炒。(《外科证治全书》，清·许克昌、毕法

同辑，公元 1831 年)

109. 三棱：醋浸透裹纸火内煨。(《增广验方新编》，清·鲍相璈编，公元 1846 年)

110. 荆三棱：醋浸炒；面裹煨。(《本草汇纂》，清·屠道和编辑，公元 1863 年)

111. 三棱：醋浸炒，或面裹煨。(《医家四要》，清·程曦、江诚、雷大震同纂，公元 1884 年)

### 现代炮制加工与应用

| 序号 | 炮制品 | 加工技术 | 应用 |
|---|---|---|---|
| 1 | 三棱 | 取原药材，除去杂质，大小分档，浸泡，润透，切薄片，干燥 | 生品为血中气药，破血行气、消积作用较强。用于血瘀经闭，产后瘀滞腹痛，癥瘕结聚，食积痰滞，脘腹胀痛等 |
| 2 | 醋三棱 | 取净三棱片，加入定量醋拌匀，闷润至醋被吸尽，置炒制器具内，文火加热，炒干，取出晾凉。筛去碎屑。每 100kg 净三棱片，用米醋 15kg | 炙后主入血分，增强其破瘀散结、止痛的作用。用于瘀滞经闭腹痛，癥瘕积聚，心腹疼痛，胁下胀痛等 |

# 砂仁 | Shārén
Amomi Fructus

《中国药典》载有砂仁一种炮制品。砂仁为姜科植物阳春砂 *Amomum villosum* Lour.、绿壳砂 *Amomum villosum* Lour. var. *xanthioides* T. L. Wu et Senjen 或海南砂 *Amomum longiliguare* T. L. Wu 的干燥成熟果实。夏、秋二季果实成熟时采收，晒干或低温干燥。

## 历代炮制方法辑要

1. 缩砂蜜：①熬，末。②熨斗内盛，慢火炒令热透，去皮用仁，捣罗为末。(《重修政和经史证类备用本草》，宋·唐慎微著，公元 1116 年)

2. 缩砂仁：炒。去皮。(《传信适用方》，宋·吴彦夔著，公元 1180 年)

3. 缩砂仁：①去膜皮，轻焙。②炒。③去壳。(《类编朱氏集验医方》，宋·朱佐集，公元 1265 年)

4. 砂仁：微炒。(《女科百问》，宋·齐仲甫著，公元 1279 年)

5. 缩砂仁：捣细用。(《卫生宝鉴》，元·罗天益著，公元 1343 年)

6. 砂仁：微炒研末。(《疮疡经验全书》，宋·窦汉卿辑著，公元 1569 年?)

7. 缩砂仁：①去壳，汤泡洗，再去膜。②去壳。(《普济

方》，明·朱橚等编，公元 1406 年）

8. 砂仁：炒。（《秘传证治要诀及类方》，明·戴元礼著，公元 1443 年）

9. 砂仁壳：煅灰。（《奇效良方》，明·方贤著，公元 1449 年？）

10. 砂仁：炒。（《外科理例》，明·汪机编著，公元 1519 年）

11. 缩砂仁：炒。（《婴童百问》，明·鲁伯嗣撰，公元 1526 年？）

12. 砂仁：煨。（《婴童百问》，明·鲁伯嗣撰，公元 1526 年？）

13. 砂仁：①炒，研。②微炒。（《万氏女科》，明·万全编著，公元 1549 年）

14. 缩砂蜜：和皮慢火炒令香熟，刮去皮，取仁捣碎用。（《医学入门》，明·李梴著，公元 1575 年）

15. 砂仁：去皮，熨斗内微火炒用行气，研碎，有生用者。（《仁术便览》，明·张浩著，公元 1585 年）

16. 砂仁：炒。（《增补万病回春》，明·龚廷贤编，公元 1587 年）

17. 砂仁：微炒。（《宋氏女科秘书》，明·宋林皋著，公元 1612 年）

18. 砂仁：宜为末调入汤煎剂，必待煎半熟方入可也，不尔香气皆泄散去所以不作效。（《医宗粹言》，明·罗周彦著，公元 1612 年）

19. 砂仁：①去壳，取仁。②去皮。③微炒。（《寿世保元》，明·龚廷贤撰，公元 1615 年）

20. 砂仁：①欲其温煖，须用炒，研。②炒。③去壳。④

带皮同炒，勿令焦黑，取仁为末。(《景岳全书》，明·张介宾撰，公元 1615 年)

21. 砂仁：①去壳。②炒。③于新瓦上炒香。④新瓦炒黑为末。(《济阴纲目》，明·武之望辑著，公元 1620 年)

22. 砂仁：略炒吹去衣研用。(《炮炙大法》，明·缪希雍撰，公元 1622 年)

23. 砂仁：①炒。②酒炒。(《先醒斋医学广笔记》，明·缪希雍撰，公元 1622 年)

24. 砂仁：欲其温煖，须用炒研，入肺肾膀胱，各随使引。(《本草正》，明·张介宾撰，公元 1624 年)

25. 缩砂仁：炒去衣。(《医宗必读》，明·李中梓著，公元 1637 年)

26. 砂仁：炒。(《医宗必读》，明·李中梓著，公元 1637 年)

27. 缩砂仁：炒香去衣。(《本草通玄》，明·李中梓撰，公元 1637 年？)

28. 砂仁：炒。(《审视瑶函》，明·傅仁宇撰，公元 1644 年)

29. 缩砂密：去壳，焙燥研细用。(《本草乘雅半偈》，明·卢之颐著，公元 1647 年)

30. 缩砂仁：炒香去衣。(《握灵本草》，清·王翃著，公元 1683 年)

31. 砂仁：先和皮慢火炒熟，去壳研用。(《本草汇》，清·郭佩兰著，公元 1655 年)

32. 砂仁：炒为末。(《医宗说约》，清·蒋仲芳撰，公元 1663 年)

33. 砂仁：炒。(《外科大成》，清·祁坤编著，公元

1665 年）

34. 砂仁：炒。（《本草述》，清·刘若金著，公元 1666 年）

35. 砂仁壳：煅灰。（《本草述》，清·刘若金著，公元 1666 年）

36. 缩砂密：略炒吹去衣研用。（《本草述》，清·刘若金著，公元 1666 年）

37. 缩砂密：略炒，吹去衣，研用，入汤丸，法与后白蔻同。（《本草述钩元》，清·杨时泰著，公元 1666 年？）

38. 缩砂仁：炒研。（《温热暑疫》，清·周扬俊辑，公元 1679 年）

39. 砂仁：研用。（《本草备要》，清·汪昂辑著，公元 1694 年）

40. 砂仁：取仁研用。（《药品辨义》，明·贾所学撰，公元 1644 年，清·尤乘增辑，公元 1691 年）

41. 砂仁：姜汁拌。（《嵩崖尊生全书》，清·景冬阳撰，公元 1696 年）

42. 砂仁：①炒。②捣烂姜汁拌炒。（《良朋汇集》，清·孙望林辑，公元 1711 年）

43. 砂仁：炒去衣研。（《本草必用》，清·顾靖远著，公元 1722 年）

44. 缩砂仁：姜汁炒。（《本草经解要》，清·叶天士著，公元 1724 年）

45. 砂仁：连壳炒黑末。（《本草经解要》，清·叶天士著，公元 1724 年）

46. 缩砂仁：炒研。（《外科证治全生集》，清·王维德著，公元 1740 年）

47. 砂仁：研。（《医宗金鉴》，清·吴谦等编，公元

1742 年)

48. 缩砂仁：①炒。②连壳炒。(《医宗金鉴》，清·吴谦等编，公元 1742 年)

49. 西砂仁：酒炒。(《幼幼集成》，清·陈复正辑订，公元 1750 年)

50. 缩砂仁：去壳炒研汤冲服则气足。(《玉楸药解》，清·黄元御解，公元 1754 年)

51. 砂仁：炒去衣研。(《本草从新》，清·吴仪洛撰，公元 1757 年)

52. 砂仁：姜汁炒。(《串雅内编》，清·赵学敏编，公元 1759 年)

53. 砂仁壳：煅。(《串雅内编》，清·赵学敏编，公元 1759 年)

54. 缩砂密（砂仁）：安胎带壳炒熟，研用。阴虚者宜盐水浸透，炒黑用。理肾气，熟地汁拌蒸用。痰膈胀满，萝卜汁浸透，焙燥用。(《得配本草》，清·严西亭、施澹宁、洪缉庵同纂，公元 1761 年)

55. 砂仁：炒。(《本草纲目拾遗》，清·赵学敏编，公元 1765 年)

56. 缩砂密：研碎用。(《本草求真》，清·黄宫绣纂，公元 1769 年)

57. 砂仁：略炒。(《妇科玉尺》，清·沈金鳌撰，公元 1773 年)

58. 砂仁：研用。(《本草辑要》，清·林玉友辑，公元 1790 年)

59. 砂仁：炒。(《温病条辨》，清·吴瑭撰，公元 1798 年)

60. 砂仁：①微炒。②研末。③炒。(《医学从众录》，

清·陈念祖撰，公元 1820 年）

61. 砂仁：炒研。（《傅青主女科》，清·傅山著，公元 1827 年）

62. 砂仁：炒。（《外科证治全书》，清·许克昌、毕法同辑，公元 1831 年）

63. 砂仁：①研去膜。②去壳，烧酒洗焙干。③微炒。（《增广验方新编》，清·鲍相璈编，公元 1846 年）

64. 砂仁：采炒去衣，研入药。砂仁壳力缓。（《本草害利》，清·凌晓五著，公元 1862 年）

65. 缩砂密：炒碎用。（《本草汇纂》，清·屠道和编辑，公元 1863 年）

66. 砂仁：炒去壳研。（《医家四要》，清·程曦、江诚、雷大震同纂，公元 1884 年）

67. 砂仁：密藏于根，能引诸气归束于下，故有缩砂密之名，今人用以制熟地，不特使之不腻，且有归束密藏之意，合于肾耳。（《本草便读》，清·张秉成辑，公元 1887 年）

### 现代炮制加工与应用

| 序号 | 炮制品 | 加工技术 | 应用 |
|---|---|---|---|
| 1 | 砂仁[1] | 取原药材，除去杂质，用时捣碎 | 生品辛香，长于化湿行气，醒脾和胃，用于脾胃湿阻气滞，脘痞不饥，脾胃虚寒，呕吐泄泻等 |

----

〔1〕 按语：宋代有炒法、焙法、"火煅存性"，明代增加了煨法、酒炒法等，清代除沿用炒法和制炭外，增加了姜汁拌、姜汁炒、盐水浸炒、熟地汁拌蒸、萝卜汁浸透后焙燥等炮制方法。现代常用盐砂仁以引药下行，温肾缩尿。

| 序号 | 炮制品 | 加工技术 | 应用 |
|---|---|---|---|
| 2 | 盐砂仁 | 取净砂仁，用盐水拌匀，闷润，待盐水被吸尽后，置炒制器具内，用文火炒干，取出，晾凉，筛去碎屑。每100kg净砂仁，用食盐2kg | 炙后辛燥之性略减，温而不燥，并能引药下行，温肾缩尿。用于胎动不安，妊娠恶阻，小便频数，遗尿等 |

# 山豆根

Shāndòugēn
Sophorae Tonkinensis Radix et Rhizoma

　　《中国药典》载有山豆根一种炮制品。山豆根为豆科植物越南槐 *Sophora tonkinensis* Gagnep. 的干燥根和根茎。秋季采挖，除去杂质，洗净，干燥。

## 🌀 历代炮制方法辑要

　　1. 山豆根：捣末。(《重修政和经史证类备用本草》，宋·唐慎微著，公元 1116 年)

　　2. 山豆根：取净皮。(《活幼心书》，元·曾世荣编，公元 1294 年)

　　3. 山豆根：刮去皮剉用。(《本草品汇精要》，明·刘文泰等纂，公元 1505 年)

　　4. 山豆根：或末，或研。(《炮炙大法》，明·缪希雍撰，公元 1622 年)

## 🌀 现代炮制加工与应用

| 序号 | 炮制品 | 加工技术 | 应用 |
|---|---|---|---|
| 1 | 山豆根 | 除去残茎及杂质，浸泡，洗净，润透，切厚片，干燥 | 清热解毒，消肿利咽。用于火毒蕴结，乳蛾喉痹，咽喉肿痛，齿龈肿痛，口舌生疮 |

# 山药

Shānyào
Dioscoreae Rhizoma

《中国药典》载有山药和麸炒山药两种炮制品。山药为薯蓣科植物薯蓣 *Dioscorea opposita* Thunb. 的干燥根茎。冬季茎叶枯萎后采挖，切去根头，洗净，除去外皮和须根，干燥，习称"毛山药"；或除去外皮，趁鲜切厚片，干燥，称为"山药片"；也有选择肥大顺直的干燥山药，置清水中，浸至无干心，闷透，切齐两端，用木板搓成圆柱状，晒干，打光，习称"光山药"。

### 🌀 历代炮制方法辑要

1. 山药：①姜汁炙。②凡使须剉焙干用。(《太平惠民和剂局方》，宋·太平惠民和剂局陈师文等编，公元 1151 年)

2. 山药：焙。(《小儿卫生总微论方》，宋·撰人未详，公元 1156 年)

3. 山药：炒切。(《三因极一病证方论》，宋·陈言著，公元 1174 年)

4. 山药：竹刀刮去皮，布巾揩净，切作片子。(《传信适用方》，宋·吴彦夔著，公元 1180 年)

5. 真山药：剉细微炒。(《校正集验背疽方》，宋·李迅撰，公元 1196 年)

6. 山药：①姜汁炒。②半生半炒黄。③制。(《校注妇人良方》，宋·陈自明原著，明·薛己校注，公元 1237 年)

7. 山药：酒浸一宿。(《类编朱氏集验医方》，宋·朱佐集，公元 1265 年)

8. 干山药：去皮，白矾水内湛过，慢火焙干用之。(《儒门事亲》，金·张从正撰，公元 1228 年？)

9. 山药：①去黑皮。②去黑皮，剉作小块，慢火炒令热透，候冷用。(《活幼心书》，元·曾世荣编，公元 1294 年)

10. 山药：①剉碎，炒黄。②炮。③酒浸，北五味子同炒干燥，不用五味子。(《瑞竹堂经验方》，元·沙图穆苏撰，公元 1326 年)

11. 山药：①炒。②姜汁炙。③取末。④姜汁炒。(《丹溪心法》，元·朱震亨著，公元 1347 年)

12. 白山药：微炒。(《疮疡经验全书》，宋·窦汉卿辑著，公元 1569 年？)

13. 山药：①炒。②竹刀剖去皮，布巾绞净，切作片子，将皂角刺上曝干。③姜汁浸炒。(《普济方》，明·朱橚等编，公元 1406 年)

14. 干山药：①去皮，为末。②晒干，取刀，去皮，剉研。(《普济方》，明·朱橚等编，公元 1406 年)

15. 真山药，微炒。(《普济方》，明·朱橚等编，公元 1406 年)

16. 湿山药：去皮。(《奇效良方》，明·方贤著，公元 1449 年？)

17. 山药：炒。(《奇效良方》，明·方贤著，公元 1449 年？)

18. 山药：乳汁浸。(《滇南本草》，明·兰茂著，公元 1476 年)

19. 山药：取粗大者用竹刀刮去黄皮以水浸末白矾少许掺水中经宿取净洗去涎风干用。(《本草品汇精要》，明·刘文泰

等纂，公元 1505 年）

20. 山药：姜汁炙。（《女科撮要》，明·薛己著，公元 1548 年）

21. 山药：炒。（《医学纲目》，明·楼英编纂，公元 1565 年）

22. 干山药：焙，夏日晒不生虫。（《仁术便览》，明·张浩著，公元 1585 年）

23. 山药：炒。（《增补万病回春》，明·龚廷贤编，公元 1587 年）

24. 山药：①去皮。②去黑皮，剉作小块，慢火炒令热透，候冷用。③姜汁炙。（《证治准绳》，明·王肯堂著，公元 1602 年）

25. 山药：①酒浸。②酒蒸。（《宋氏女科秘书》，明·宋林皋著，公元 1612 年）

26. 干山药：酒蒸。（《寿世保元》，明·龚廷贤撰，公元 1615 年）

27. 山药：①姜汁拌，蒸熟，去皮。②姜汁炒。（《寿世保元》，明·龚廷贤撰，公元 1615 年）

28. 怀山药：水润，切片，同葱、盐炒黄，去葱盐不用。（《寿世保元》，明·龚廷贤撰，公元 1615 年）

29. 山药：①炒。②酒炒。③姜汁炒。（《景岳全书》，明·张介宾撰，公元 1615 年）

30. 山药：切片，用乳拌湿，候润透晒微焙。（《外科正宗》，明·陈实功编撰，公元 1617 年）

31. 山药：炒。（《济阴纲目》，明·武之望辑著，公元 1620 年）

32. 怀山药：①炒黄。②醋煮。（《先醒斋医学广笔记》，

明·缪希雍撰，公元 1622 年）

33. 山药：切片炒。（《先醒斋医学广笔记》，明·缪希雍撰，公元 1622 年）

34. 山药：①姜汁炒。②炒黄。③姜汁浸炒。（《医宗必读》，明·李中梓著，公元 1637 年）

35. 山药：炒黄用。（《本草通玄》，明·李中梓撰，公元 1637 年？）

36. 山药：①烘干。②酒拌蒸干。（《审视瑶函》，明·傅仁宇撰，公元 1644 年）

37. 怀山药：①炒。②蒸，炒。（《一草亭目科全书、异授眼科》，明·邓苑撰，公元 1644 年？）

38. 干山药：炒。（《医门法律》，清·喻嘉言著，公元 1658 年）

39. 山药：①人乳拌蒸。②蒸，人乳拌蒸尤妙。（《医宗说约》，清·蒋仲芳撰，公元 1663 年）

40. 山药：①肥大上白者，切片，同男乳拌湿，候润透，晒微焙。②微炒。（《外科大成》，清·祁坤编著，公元 1665 年）

41. 山药：①炒。②酒煮。③乳浸晒三次。（《本草述》，清·刘若金著，公元 1666 年）

42. 薯蓣（山药）：修合时，但微火烘干。如以理脾，可用姜汁炒过。（《本草述钩元》，清·杨时泰著，公元 1666 年？）

43. 山药：①炒。②姜汁炒。③酒蒸。（《医方集解》，清·汪昂著，公元 1682 年）

44. 山药：生者性凉，熟则化凉为温，所以古方特加一干字。（《药品辨义》，清·尤乘增辑，公元 1691 年）

45. 山药：①姜炒。②炒。（《嵩崖尊生全书》，清·景冬阳撰，公元 1696 年）

46. 制山药：凡使山药，勿用平田生二三纪者，须要山中生经年千纪者，皮赤四面有须者为妙者，得以铜刀刮去赤皮，洗去涎，蒸过，暴干用。(《修事指南》，清·张仲岩撰，公元1704年)

47. 山药：①姜汁炒。②炒。(《良朋汇集》，清·孙望林辑，公元1711年)

48. 山药：或蒸、或炒。(《本草必用》，清·顾靖远著，公元1722年)

49. 山药：炒用。(《本草经解要》，清·叶天士著，公元1724年)

50. 怀山药：炒。(《医宗金鉴》，清·吴谦等编，公元1742年)

51. 山药：①姜汁炙。②肥大上白者切片，乳拌令透晒后微焙。(《医宗金鉴》，清·吴谦等编，公元1742年)

52. 怀山药：①乳汁蒸晒。②炒。(《幼幼集成》，清·陈复正辑订，公元1750年)

53. 山药：炒。(《串雅外编》，清·赵学敏编，公元1759年)

54. 山药：①酒炒。②姜汁炒。(《成方切用》，清·吴仪洛辑，公元1761年)

55. 怀山药：微炒。(《沈氏女科辑要笺正》，清·沈尧封辑著，公元1764年？)

56. 山药：入滋阴药中宜生用，入补脾内宜炒黄用。(《本草求真》，清·黄官绣纂，公元1769年)

57. 山药：姜炙。(《妇科玉尺》，清·沈金鳌撰，公元1773年)

58. 山药：炒焦。(《吴鞠通医案》，清·吴瑭著，公元1789年)

59. 怀山药：生姜汁拌炒。(《时方妙用》《时方歌括》，清·陈念祖著，公元 1803 年)

60. 山药：①湿者去皮。②炒。(《医学从众录》，清·陈念祖撰，公元 1820 年)

61. 山药：炒。(《傅青主女科》，清·傅山著，公元 1827 年)

62. 山药：炒。(《外科证治全书》，清·许克昌、毕法同辑，公元 1831 年)

63. 怀山药：切片，炒。(《霍乱论》，清·王士雄撰，公元 1838 年)

64. 山药：炒。(《增广验方新编》，清·鲍相璈编，公元 1846 年)

65. 山药：洗净切片晒干或炒黄用，入脾胃土炒，入肾盐水炒。(《本草害利》，清·凌晓五著，公元 1862 年)

66. 山药：①生用滋阴。②炒黄补脾。(《本草汇纂》，清·屠道和编辑，公元 1863 年)

### 🌸 现代炮制加工与应用

| 序号 | 炮制品 | 加工技术 | 应用 |
|---|---|---|---|
| 1 | 山药[1] | 取原药材，除去杂质，大小分档，泡润至透，切厚片，干燥，筛去碎屑 | 生品长于补脾养胃、生津益肺、补肾涩精。用于脾虚食少，久泻不止，肺虚喘咳，肾虚遗精，带下，尿频，虚热消渴 |

---

〔1〕 按语：山药古代的炮制方法很多，包括土炒制、麸炒制、蒸制、醋制、姜制、蜜制、酒制、乳制、药汁制等。现多用生品、土炒和麸炒品。药市中，有些为了保证山药片色泽与光洁美观应用硫黄熏制，如若硫磺过量反会背道而驰，购买时需注意。

| 序号 | 炮制品 | 加工技术 | 应用 |
|---|---|---|---|
| 2 | 土炒山药 | 先将土粉置炒制器具内，中火炒至土呈灵活状态，投入净山药片，翻炒至色泽加深，表面均匀挂上土粉，并逸出香气时取出，筛去土粉，晾凉。每100kg 山药片，用灶心土30kg | 土炒后以补脾止泻为主。用于脾虚久泻 |
| 3 | 麸炒山药 | 炒制器具预热，均匀撒入麸皮，中火加热，即刻烟起，随即投入净山药片，迅速拌炒至黄色时取出，筛去麸皮，晾凉。每100kg 山药片，用麸皮10~15kg | 麸炒后性微温，长于健脾和胃、益肾固精。用于脾虚食少，泄泻便溏，白带过多 |

# 山茱萸 | Shānzhūyú
## Corni Fructus

《中国药典》载有山萸肉、酒萸肉两种炮制品。山茱萸为山茱萸科植物山茱萸 *Cornus officinalis* Sieb. et Zucc. 的干燥成熟果肉。秋末冬初果皮变红时采收果实，用文火烘或置沸水中略烫后，及时除去果核，干燥。

### 🌀 历代炮制方法辑要

1. 山茱萸：打破。(《本草经集注》，南朝齐梁·陶弘景著，公元 502—536 年)

2. 山茱萸：打碎。(《备急千金要方》，唐·孙思邈著，公元 652 年)

3. 山茱萸：使山茱萸，须去内核。每修事，去核了，一斤取肉皮用，只称成四两已来，缓火熬之方用，能壮元气，秘精。核能滑精。(《雷公炮炙论》，南朝宋·雷敩撰，公元 10 世纪？)

4. 山茱萸：既干，皮甚薄，当以合核为用尔。(《重修政和经史证类备用本草》，宋·唐慎微著，公元 1116 年)

5. 山茱萸：①麸炒。②酒浸取肉。(《圣济总录》，宋·太医院编，公元 1111—1117 年)

6. 山茱萸：①捣去核取肉微炒。②凡使，先须捣碎焙干用。(《太平惠民和剂局方》，宋·太平惠民和剂局陈师文等编，公元 1151 年)

7. 山茱萸：温水浸良久，取肉去核。(《传信适用方》，宋·吴彦夔著，公元 1180 年)

8. 山茱萸：去核取肉焙干。(《校正集验背疽方》，宋·李迅撰，公元 1196 年)

9. 山茱萸：①取肉，去核。②去核。(《校注妇人良方》，宋·陈自明原著，明·薛已校注，公元 1237 年)

10. 山茱萸：①取肉。②去核。(《济生方》，宋·严用和撰，公元 1253 年)

11. 山茱萸：去核。(《类编朱氏集验医方》，宋·朱佐集，公元 1265 年)

12. 山茱萸：去核。(《产宝杂录》，宋·齐仲甫著，公元 1279 年？)

13. 山茱萸：炮。(《女科百问》，宋·齐仲甫著，公元 1279 年)

14. 山茱萸：酒浸润，蒸透，去核取皮为用。(《活幼心书》，元·曾世荣编，公元 1294 年)

15. 山茱萸：用之去核一斤，取肉四两，缓火熬用，能壮元气秘精，核能滑精故去之。(《汤液本草》，元·王好古著，公元 1298 年)

16. 山茱萸：①汤浸去核。②水洗去核。(《瑞竹堂经验方》，元·沙图穆苏撰，公元 1326 年)

17. 山茱萸：去核。(《卫生宝鉴》，元·罗天益著，公元 1343 年)

18. 山茱萸：①取肉。②去核。(《丹溪心法》，元·朱震亨著，公元 1347 年)

19. 山茱萸：去核。(《疮疡经验全书》，宋·窦汉卿辑著，公元 1569 年？)

20. 山茱萸：①凡细核物亦打碎，山茱萸、五味子、蕤仁核、决明子之类是也。②去肉。③洗，微炒。④去核，取肉，焙干称。⑤酒浸良久，取肉，去核，每十斤得肉二斤二两。⑥水浸去核。⑦微炒。(《普济方》，明·朱橚等编，公元 1406 年)

21. 山茱萸：去核。(《秘传证治要诀及类方》，明·戴元礼著，公元 1443 年)

22. 山茱萸：①去核。②酒浸，蒸透，去柞取皮。(《奇效良方》，明·方贤著，公元 1449 年？)

23. 山茱萸：去核，酒拌。(《外科理例》，明·汪机编著，公元 1519 年)

24. 山茱萸：去核。(《婴童百问》，明·鲁伯嗣撰，公元 1526 年？)

25. 山茱萸：去核。(《万氏女科》，明·万全编著，公元 1549 年)

26. 山茱萸肉：酒浸，蒸烂。(《万氏女科》，明·万全编著，公元 1549 年)

27. 山茱萸：①去核。②取皮。(《医学纲目》，明·楼英编纂，公元 1565 年)

28. 山茱萸：酒浸去核，每一斤取皮肉四两，慢火焙干，核能滑精，故去之。(《医学入门》，明·李梴著，公元 1575 年)

29. 山茱萸：①凡使，以酒润去核，取皮一斤，只取四两已来，缓火熬干方用。②酒浸，取肉。(《本草纲目》，明·李时珍撰，公元 1578 年)

30. 山茱萸：水泡去核用肉，焙。(《仁术便览》，明·张浩著，公元 1585 年)

31. 山茱萸：①去核。②酒浸去核。(《鲁府禁方》，明·龚廷贤编，公元 1594 年)

32. 山茱萸：①去核。②蒸，去核。③去核，取肉制末。（《证治准绳》，明·王肯堂，公元 1602 年）

33. 山茱萸：酒浸杵。（《外科启玄》，明·申斗垣著，公元 1604 年）

34. 山茱萸：酒蒸。（《宋氏女科秘书》，明·宋林皋著，公元 1612 年）

35. 山萸肉：去核净。（《宋氏女科秘书》，明·宋林皋著，公元 1612 年）

36. 山茱萸：热汤泡软，剥去核。（《医宗粹言》，明·罗周彦著，公元 1612 年）

37. 山茱萸：①去核，焙。②酒蒸，去核取肉。其核勿用为要，恐其滑精难治。③酒蒸，去核，取肉。④酒蒸剥去核，取肉，晒干。（《寿世保元》，明·龚廷贤撰，公元 1615 年）

38. 山茱萸：①微炒。②酒浸，杵膏。（《景岳全书》，明·张介宾撰，公元 1615 年）

39. 山茱萸：①去核。②去核，酒拌。（《外科正宗》，明·陈实功编撰，公元 1617 年）

40. 山茱萸：①去核。②酒浸去核。（《济阴纲目》，明·武之望辑著，公元 1620 年）

41. 山茱萸：酒拌，砂锅上蒸去核了，一斤取肉皮用，只秤成四两已来，凡蒸药用柳木甑，去水八九寸，水不泛上，余悉准此。（《炮炙大法》，明·缪希雍撰，公元 1622 年）

42. 山茱萸肉：①去核烘干。②酒蒸。（《先醒斋医学广笔记》，明·缪希雍撰，公元 1622 年）

43. 山茱萸：酒润去核，微火烘干。（《医宗必读》，明·李中梓著，公元 1637 年）

44. 山茱萸：汤润去核，核能滑精，切勿误用。（《本草通玄》，明·李中梓撰，公元 1637 年？）

45. 山茱萸：去核，酒制。（《审视瑶函》，明·傅仁宇撰，公元 1644 年）

46. 山萸肉：①酒洗，焙。②酒洗，焙干。（《审视瑶函》，明·傅仁宇撰，公元 1644 年）

47. 山萸肉：①去核，洗蒸，慢火炒。②去核净，酒洗蒸过，晒干炒。（《一草亭目科全书、异授眼科》，明·邓苑撰，公元 1644 年？）

48. 山茱萸：以酒润去核，缓火熬干，勿误食核，令人滑精。（《本草乘雅半偈》，明·卢之颐著，公元 1647 年）

49. 山茱萸：①酒润蒸去核用。②酒浸。（《握灵本草》，清·王翃著，公元 1683 年）

50. 山茱萸：酒润去核。（《本草汇》，清·郭佩兰著，公元 1655 年）

51. 山茱萸：去核，酒洗用。一云核味涩，遗精者连核用。（《医宗说约》，清·蒋仲芳撰，公元 1663 年）

52. 山茱萸：①去核。②酒浸。③去核酒浸。（《外科大成》，清·祁坤编著，公元 1665 年）

53. 山茱萸：①炒盐。②酒拌润去核取皮，酒蒸一炷香。（《本草述》，清·刘若金著，公元 1666 年）

54. 山茱萸肉：雄羊油炙。（《本草述》，清·刘若金著，公元 1666 年）

55. 山茱萸：酒拌润，去核取皮，酒蒸一炷香用。（《本草述钩元》，清·杨时泰著，公元 1666 年？）

56. 山萸肉：酒润。（《医方集解》，清·汪昂著，公元 1682 年）

57. 山茱萸：去核用，核能滑精。（《本草备要》，清·汪昂

辑著，公元 1694 年）

58. 山茱萸：酒润去核用。(《药品辨义》，清·尤乘增辑，公元 1691 年）

59. 山茱萸：酒浸。(《洞天奥旨》，清·陈士铎撰，公元 1694 年）

60. 山茱萸：去核微焙。(《本经逢原》，清·张璐著，公元 1695 年）

61. 山萸肉：酒洗。(《嵩崖尊生全书》，清·景冬阳撰，公元 1696 年）

62. 制山茱萸：凡使山茱萸以酒润去核，取皮，一觔只取四两，以来缓火熬干方用，能壮元气秘精，其核能滑精不可服。(《修事指南》，清·张仲岩撰，公元 1704 年）

63. 山萸肉：①酒洗。②酒浸一夜蒸焙干。(《良朋汇集》，清·孙望林辑，公元 1711 年）

64. 山茱萸：核能滑精，酒润去之，烘干。(《本草必用》，清·顾靖远著，公元 1722 年）

65. 山茱萸：去核。(《本草经解要》，清·叶天士著，公元 1724 年）

66. 山萸肉：①去核。②酒浸。③酒浸蒸捣。(《医宗金鉴》，清·吴谦等编，公元 1742 年）

67. 山茱萸：去核酒蒸。(《长沙药解》，清·黄元御撰，公元 1753 年）

68. 山茱萸：去核，核能滑精。(《本草从新》，清·吴仪洛撰，公元 1757 年）

69. 山茱萸：去核酒蒸。带核则滑精。(《得配本草》，清·严西亭、施澹宁、洪缉庵同纂，公元 1761 年）

70. 山萸肉：酒润。(《成方切用》，清·吴仪洛辑，公元

1761 年）

71. 山萸肉：酒润。(《沈氏女科辑要笺正》，清·沈尧封辑著，公元 1764 年？)

72. 山茱萸：去核。(《本草纲目拾遗》，清·赵学敏编，公元 1765 年）

73. 山茱萸：去核用。(《本草求真》，清·黄宫绣纂，公元 1769 年）

74. 山萸肉：①酒炒。②炭。(《吴鞠通医案》，清·吴瑭著，公元 1789 年）

75. 山茱萸：去核，用核能滑精。(《本草辑要》，清·林玉友辑，公元 1790 年）

76. 山萸：蒸去核。(《傅青主女科》，清·傅山著，公元 1827 年）

77. 萸肉：酒炒炭。(《类证治裁》，清·林佩琴编著，公元 1839 年）

78. 萸肉：去核用。(《本草分经》，清·姚澜编，公元 1840 年）

79. 山萸肉：①酒浸蒸晒干。②蒸。(《增广验方新编》，清·鲍相璈编，公元 1846 年）

80. 山茱萸：凡使红润肉厚以酒润去核，取皮缓火熬干方用。核能滑精不可服。(《本草害利》，清·凌晓五著，公元 1862 年）

81. 山茱萸：去核。(《本草汇纂》，清·屠道和编辑，公元 1863 年）

82. 山茱萸：去核用。(《医家四要》，清·程曦、江诚、雷大震同纂，公元 1884 年）

## 🦅 现代炮制加工与应用

| 序号 | 炮制品 | 加工技术 | 应用 |
|---|---|---|---|
| 1 | 山茱萸[1] | 取原药材，洗净，除去杂质及残留果核，干燥 | 生品长于敛汗固脱。多用于自汗，盗汗，遗精，遗尿 |
| 2 | 酒萸肉 | 取净山茱萸，用黄酒拌匀，置适宜的容器内，密闭，隔水蒸或炖至酒被吸尽、色变黑润时，取出干燥。每100kg净山萸肉，用黄酒20kg | 酒制后借酒力温通，助药势，降低其酸性，滋补作用较蒸山萸肉为好 |
| 3 | 蒸萸肉 | 取净山茱萸，置笼屉或适宜的蒸制容器内，先用武火加热，待"圆汽"改用文火，蒸至外皮呈紫黑色时，熄火后闷过夜，取出，干燥 | 蒸制后补肾涩精、固精缩尿力胜，常用于眩晕耳鸣，阳痿遗精，遗尿尿频，崩漏带下，腰膝酸痛 |

---

〔1〕 按语：山茱萸净制多要求去核，主要是因"核能滑精"，现代研究表明，果核中的熊果酸含量约为果肉的1/6，而果核较重，所占比重大，不去核必然会影响药的质量，故现行药典也要求去核。

# 蛇床子 | Shéchuángzǐ
Cnidii Fructus

　　《中国药典》载有蛇床子一种炮制品。蛇床子为伞形科植物蛇床 *Cnidium monnieri*（L.）Cuss. 的干燥成熟果实。夏、秋二季果实成熟时采收，除去杂质，晒干。

## 历代炮制方法辑要

　　1. 蛇床子：炒。(《仙授理伤续断秘方》，唐·蔺道人著，公元 946 年?)

　　2. 蛇床子：凡使，须用浓蓝汁并百部草根自然汁二味，同浸三伏时，漉出，日干，却用生地黄汁相拌蒸，从午至亥，日干用。(《雷公炮炙论》，南朝宋·雷敩撰，公元 10 世纪?)

　　3. 蛇床子：微炒。(《重刊本草衍义》，宋·寇宗奭撰，公元 1116 年)

　　4. 蛇床子：黄蜜炙剉。(《圣济总录》，宋·太医院编，公元 1111—1117 年)

　　5. 蛇床子：炒令香。(《普济本事方》，宋·许叔微述，公元 1132 年)

　　6. 蛇床子：凡使，先须慢火微炒过，方入药用。(《太平惠民和剂局方》，宋·太平惠民和剂局陈师文等编，公元 1151 年)

　　7. 蛇床子：炒。(《三因极一病证方论》，宋·陈言著，公元 1174 年)

8. 蛇床子：①去埃土。②火埃土。(《活幼心书》，元·曾世荣编，公元 1294 年)

9. 蛇床子：酒浸微炒。(《瑞竹堂经验方》，元·沙图穆苏撰，公元 1326 年)

10. 蛇床子：二两，用枣三两同煮熟，去枣，用一两。(《丹溪心法》，元·朱震亨著，公元 1347 年)

11. 蛇床子：①炒。②酒煮，炒香。③炒令焦黄。④二两，水淘净，枣三两同煎煮，令枣熟，去枣，焙干。⑤碾为细末。(《普济方》，明·朱橚等编，公元 1406 年)

12. 蛇床子：入药取仁炒用，浴汤带壳生煎。(《本草蒙筌》，明·陈嘉谟纂辑，公元 1525 年)

13. 蛇床子：①略炒。②酒浸。(《医学纲目》，明·楼英编纂，公元 1565 年)

14. 蛇床子：入洗汤生用。入丸散用布包，挼去皮壳，取净仁微炒。(《医学入门》，明·李梴著，公元 1575 年)

15. 蛇床子：①凡使，须用浓蓝汁并百部草根自然汁，同浸一伏时，漉出日干，却用生地黄汁相拌蒸之，从巳至亥，取出日干用。②凡服食，即挼去皮壳，取仁微炒，杀毒，即不辣也。作汤洗浴，则生用之。(《本草纲目》，明·李时珍撰，公元 1578 年)

16. 蛇床子：有生用，有生地汁拌蒸三时。(《仁术便览》，明·张浩著，公元 1585 年)

17. 蛇床子：盐酒炒。(《鲁府禁方》，明·龚廷贤编，公元 1594 年)

18. 蛇床子：酒浸蒸。(《证治准绳》，明·王肯堂著，公元 1602 年)

19. 蛇床子：①去皮壳，微炒用。②微炒。③去皮，炒。

（《景岳全书》，明·张介宾撰，公元 1615 年）

20. 蛇床子：微炒。（《外科正宗》，明·陈实功编撰，公元 1617 年）

21. 蛇床子：酒洗炒。（《济阴纲目》，明·武之望辑著，公元 1620 年）

22. 蛇床子：凡使须用浓盐汁、百部煎浓汁二味同浸三伏时，漉出，日干，却用生地黄汁相拌蒸，从午至亥，日干用。（《炮炙大法》，明·缪希雍撰，公元 1622 年）

23. 蛇床子：米泔淘，取沉水者，蒸，晒干，去皮炒为细末。（《先醒斋医学广笔记》，明·缪希雍撰，公元 1622 年）

24. 蛇床子：去皮壳为妙……俱宜生用。（《本草正》，明·张介宾撰，公元 1624 年）

25. 蛇床子：①生地汁拌蒸三遍后，色黑乃佳。②酒浸蒸。（《医宗必读》，明·李中梓著，公元 1637 年）

26. 蛇床子：去壳，取仁微炒。（《本草通玄》，明·李中梓撰，公元 1637 年？）

27. 蛇床子：用浓兰汁、百部草根汁同浸一伏时，漉出日干，却用生地黄汁相拌蒸之，从巳至亥，取出暴干。（《本草乘雅半偈》，明·卢之颐著，公元 1647 年）

28. 蛇床子：凡用微焙。（《握灵本草》，清·王翃著，公元 1683 年）

29. 蛇床子：去壳取仁，以生地黄汁拌蒸黑色，微炒。（《本草汇》，清·郭佩兰著，公元 1655 年）

30. 蛇床子：去土。（《外科大成》，清·祁坤编著，公元 1665 年）

31. 蛇床子：①入丸散用布包挼去皮壳取仁微炒。②酒浸一宿以生地汁拌久蒸焙干用。（《本草述》，清·刘若金著，公元

1666 年）

32. 蛇床子：作汤洗浴，则生用之，入丸散，用布包挼去皮壳取仁，微炒杀毒即不辣。酒浸一宿，以生地汁拌，久蒸焙干用。（雷公）按蛇床子之用，全在辣甚，炒殊不宜，不若雷公用生地拌蒸之为当。（《本草述钩元》，清·杨时泰著，公元1666 年？）

33. 蛇床子：微炒，杀毒则不辣。以地黄汁拌蒸三徧[1]佳。（《本草备要》，清·汪昂辑著，公元1694 年）

34. 蛇床子：地黄汁拌蒸三次黑色乃佳。（《本草必用》，清·顾靖远著，公元1722 年）

35. 蛇床子：去壳取仁微研用。（《长沙药解》，清·黄元御撰，公元1753 年）

36. 蛇床子：微炒杀毒则不辣，以地黄汁拌蒸三遍佳。（《本草从新》，清·吴仪洛撰，公元1757 年）

37. 蛇床子：炒。（《串雅外编》，清·赵学敏编，公元1759 年）

38. 蛇床子：去壳取仁，微炒，杀其毒则不辣，酒浸日干，以地黄汁拌蒸，焙干用，或用浓兰汁、百部汁同浸漉出，晒干，再以生地汁拌蒸，晒干用。若作汤洗疮，生用。（《得配本草》，清·严西亭、施澹宁、洪缉庵同纂，公元1761 年）

39. 蛇床子：酒洗。（《本草纲目拾遗》，清·赵学敏编，公元1765 年）

40. 蛇床子：去皮壳，取仁微炒。（《本草求真》，清·黄宫绣纂，公元1769 年）

41. 蛇床子：炒黑。（《幼科释谜》，清·沈金鳌著，公元

---

〔1〕 徧：同"遍"，下同。

1773 年）

42. 蛇床子：微炒杀毒则不辣，以地黄汁拌蒸三遍佳。（《本草辑要》，清·林玉友辑，公元 1790 年）

43. 蛇床子：去皮壳炒熟用之。（《本草正义》，清·张德裕辑，公元 1828 年）

44. 蛇床子：去皮炒。（《类证治裁》，清·林佩琴编著，公元 1839 年）

45. 蛇床子：去皮壳取仁，微炒。（《本草汇纂》，清·屠道和编辑，公元 1863 年）

46. 蛇床子：微炒。（《医家四要》，清·程曦、江诚、雷大震同纂，公元 1884 年）

### 现代炮制加工与应用

| 序号 | 炮制品 | 加工技术 | 应用 |
| --- | --- | --- | --- |
| 1 | 蛇床子[1] | 取原药材，除去杂质，筛去灰屑 | 燥湿祛风，杀虫止痒，温肾壮阳。用于阴痒带下，湿疹瘙痒，湿痹腰痛，肾虚阳痿，宫冷不孕 |

---

〔1〕 按语：蛇床子的炮制始见于《雷公炮炙论》，以炒制为主，或加辅料炮制，现代以生用为主。

# 射干 | Shègān
Belamcandae Rhizoma

《中国药典》载有射干一种炮制品。射干为鸢尾科植物射干 *Belamcanda chinensis*（L.）DC. 的干燥根茎。春初刚发芽或秋末茎叶枯萎时采挖，除去须根和泥沙，干燥。

### 🐚 历代炮制方法辑要

1. 射干：薄切。(《本草经集注》，南朝齐梁·陶弘景著，公元502—536年)

2. 射干：凡使，先以米泔水浸一宿，漉出，然后用堇竹叶煮，从午至亥，漉出，日干用之。(《雷公炮炙论》，南朝宋·雷敩撰，公元10世纪?)

3. 生射干：去须。(《伤寒总病论》，宋·庞安时撰，公元1100年)

4. 射干：米泔浸。(《三因极一病证方论》，宋·陈言著，公元1174年)

5. 射干：米泔浸。(《普济方》，明·朱橚等编，公元1406年)

6. 射干：凡药剂投煎，务米泔浸宿。(《本草蒙筌》，明·陈嘉谟纂辑，公元1525年)

7. 射干：洗浸。(《医学纲目》，明·楼英编纂，公元1565年)

8. 射干：米泔浸一宿，日干。(《医学入门》，明·李梴著，

公元 1575 年）

9. 射干：凡采根，先以米泔水浸一宿，漉出，然后以菫竹叶煮之，从午至亥，日干用。（《本草纲目》，明·李时珍撰，公元 1578 年）

10. 射干：凡使米泔浸一宿漉出日干用。（《本草原始》，明·李中立纂辑，公元 1593 年）

11. 射干：米泔水浸一宿，漉出，然后用菫竹叶煮从午至亥，漉出日干用之。（《炮炙大法》，明·缪希雍撰，公元 1622 年）

12. 射干：泔浸煮之。（《医宗必读》，明·李中梓著，公元 1637 年）

13. 射干：米泔浸一宿，取出，再同菫竹叶煮之，从午至亥，日干用。（《本草乘雅半偈》，明·卢之颐著，公元 1647 年）

14. 射干：凡使米泔浸一宿，以竹叶煮之，晒干用。（《握灵本草》，清·王翃著，公元 1683 年）

15. 射干：根以米泔水浸一宿，漉出，以菫竹叶煮之，日干用。（《本草汇》，清·郭佩兰著，公元 1655 年）

16. 射干：米泔水浸一宿晒干。（《本草述》，清·刘若金著，公元 1666 年）

17. 射干：米泔浸一宿，晒干。（《本草述钩元》，清·杨时泰著，公元 1666 年？）

18. 射干：泔水浸一日，菫竹叶煮半日用。（《本草备要》，清·汪昂辑著，公元 1694 年）

19. 射干：米泔浸煮熟炒。（《本经逢原》，清·张璐著，公元 1695 年）

20. 制射干：凡使射干，采根先以米泔水浸一宿，漉出，然后以菫竹叶煮之，从午至亥日干用。（《修事指南》，清·张

仲岩撰，公元 1704 年）

21. 射干：泔水浸一日，堇竹叶煮半日。（《本草从新》，
清·吴仪洛撰，公元 1757 年）

22. 射干：采根切片，米泔浸一日，堇竹叶同煮半日，晒
干用，取汁和醋荡喉引涎。（《得配本草》，清·严西亭、施澹
宁、洪缉庵同纂，公元 1761 年）

23. 射干：泔浸煮熟，炒用。（《本草求真》，清·黄宫绣
纂，公元 1769 年）

24. 射干：泔水浸一日，堇竹叶煮半日用。（《本草辑要》，
清·林玉友辑，公元 1790 年）

25. 射干：酒炒黑。（《类证治裁》，清·林佩琴编著，公元
1839 年）

26. 射干：泔水浸一日，堇竹叶煮半日。（《本草汇纂》，
清·屠道和编辑，公元 1863 年）

### 现代炮制加工与应用

| 序号 | 炮制品 | 加工技术 | 应用 |
|---|---|---|---|
| 1 | 射干[1] | 取原药材，除去杂质，洗净，润透，切薄片，干燥 | 清热解毒，消痰，利咽。用于热毒痰火郁结，咽喉肿痛，痰涎壅盛，咳嗽气喘 |

---

〔1〕 按语：历代炮制方法中，射干多米泔浸制一宿，主因其生品苦寒易伤
胃，故用米泔水制其性，也可用麸炒以缓其苦寒之性。

# 麝香 | Shèxiāng
Moschus

　　《中国药典》载有麝香仁一种炮制品。麝香为鹿科动物林麝 *Moschus berezovskii* Flerov、马麝 *Moschus sifanicus* Przewalski 或原麝 *Moschus moschiferus* Linnaeus 成熟雄体香囊中的干燥分泌物。野麝多在冬季至次春猎取，猎获后，割取香囊，阴干，习称"毛壳麝香"；剖开香囊，除去囊壳，习称"麝香仁"。家麝直接从其香囊中取出麝香仁，阴干或用干燥器密闭干燥。

## 历代炮制方法辑要

　　1. 麝香：凡汤中用，须末如粉，临服内汤中，搅令调和服之。(《备急千金要方》，唐·孙思邈著，公元652年)

　　2. 麝香：研。(《千金翼方》，唐·孙思邈著，公元682年)

　　3. 麝香：研。(《食疗本草》，唐·孟诜撰，张鼎增补，公元713—739年)

　　4. 麝香：研。(《外台秘要》，唐·王焘撰，公元752年)

　　5. 麝香：凡使麝香，并用子日开之，不用苦细研筛用之也。(《雷公炮炙论》，南朝宋·雷敩撰，公元10世纪？)

　　6. 麝香：研。(《太平圣惠方》，宋·王怀隐等编集，公元992年)

　　7. 麝香：研。(《苏沈良方》，宋·苏轼、沈括著，公元1075年)

　　8. 麝香：研。(《旅舍备要方》，宋·董汲编，公元1086年)

9. 麝香：研。(《伤寒总病论》，宋·庞安时撰，公元 1100 年)

10. 麝香：研。(《小儿药证直诀》，宋·钱乙著，公元 1107 年?)

11. 麝香：①凡汤中用麝香……须熟末如粉，临服内汤中，搅令调和服之。②细研。(《重修政和经史证类备用本草》，宋·唐慎微著，公元 1116 年)

12. 麝香：研，碎。(《全生指迷方》，宋·王贶撰，公元 1125 年?)

13. 麝香：研。(《产育宝庆集》，宋·李师圣、郭嵇中编纂，公元 1131 年)

14. 麝香：研。(《普济本事方》，宋·许叔微述，公元 1132 年)

15. 麝香：凡使，先用别研令细，然后入药用之。(《太平惠民和剂局方》，宋·太平惠民和剂局陈师文等编，公元 1151 年)

16. 麝香：研。(《小儿卫生总微论方》，宋·撰人未详，公元 1156 年)

17. 麝香：研。(《洪氏集验方》，宋·洪遵辑，公元 1170 年)

18. 麝香：研。(《三因极一病证方论》，宋·陈言著，公元 1174 年)

19. 麝香：研。(《传信适用方》，宋·吴彦夔著，公元 1180 年)

20. 麝香：研为细末。(《卫生家宝产科备要》，宋·朱端章编，公元 1184 年)

21. 麝香：研。(《校注妇人良方》，宋·陈自明原著，明·薛

已校注，公元 1237 年）

22. 麝香：细研。（《类编朱氏集验医方》，宋·朱佐集，公元 1265 年）

23. 麝香：研。（《女科百问》，宋·齐仲甫著，公元 1279 年）

24. 麝香：研。（《儒门事亲》，金·张从正撰，公元 1228 年？）

25. 麝香：研。（《瑞竹堂经验方》，元·沙图穆苏撰，公元 1326 年）

26. 麝香：研。（《丹溪心法》，元·朱震亨著，公元 1347 年）

27. 麝香：另研末。（《原机启微》，元·倪维德撰著，公元 1370 年）

28. 麝香：①研。②烧灰。③炒。④细罗过。⑤用法酒发一宿，碾细入药。⑥四下乳钵，候研至无声则可用。（《普济方》，明·朱橚等编，公元 1406 年）

29. 麝香：研。（《秘传证治要诀及类方》，明·戴元礼著，公元 1443 年）

30. 麝香：①另研。②另碾。（《奇效良方》，明·方贤著，公元 1449 年？）

31. 麝香：研。（《婴童百问》，明·鲁伯嗣撰，公元 1526 年？）

32. 麝香：另研。（《女科撮要》，明·薛己著，公元 1548 年）

33. 麝香：研。（《医学纲目》，明·楼英编纂，公元 1565 年）

34. 麝香：凡使麝香，用当门子尤妙，以子日开之，微研

用，不必苦细也。(《本草纲目》，明·李时珍撰，公元 1578 年)

35. 麝香：麫包煨，甘草火煨麫熟为度。(《增补万病回春》，明·龚廷贤编，公元 1587 年)

36. 麝香：研。(《证治准绳》，明·王肯堂著，公元 1602 年)

37. 麝香：①拣净，去皮，细研。②拣尽血毛皮壳，细研净。③用陈酒浸过一宿。(《寿世保元》，明·龚廷贤撰，公元 1615 年)

38. 麝香：研。(《景岳全书》，明·张介宾撰，公元 1615 年)

39. 麝香：拣净毛皮，干者，研，净。(《外科正宗》，明·陈实功编撰，公元 1617 年)

40. 麝香：细研筛用之。另研。(《炮炙大法》，明·缪希雍撰，公元 1622 年)

41. 麝香：①微研。②另研。(《医宗必读》，明·李中梓著，公元 1637 年)

42. 麝香：①研。②拣去皮毛，研细。(《审视瑶函》，明·傅仁宇撰，公元 1644 年)

43. 麝香：修治，向日开之，但微研不必苦细耳，如欲细甚，入醇酒少许，不损香气。(《本草乘雅半偈》，明·卢之颐著，公元 1647 年)

44. 麝香：去毛皮。(《外科大成》，清·祁坤编著，公元 1665 年)

45. 麝香：凡使勿还火日微研，不必苦细，如欲细，入醇酒少许，则不换香气。(《本草述钩元》，清·杨时泰著，公元 1666 年?)

46. 麝香：微研。(《食物本草会纂》，清·沈李龙纂辑，公

元 1691 年)

47. 制麝香：凡使麝香用当门子尤妙，以子日开之，微研用，不必苦细也。(《修事指南》，清·张仲岩撰，公元 1704 年)

48. 麝香：微研用。(《得配本草》，清·严西亭、施澹宁、洪缉庵同纂，公元 1761 年)

49. 麝香：水飞。(《本草纲目拾遗》，清·赵学敏编，公元 1765 年)

50. 麝香：研细。(《温病条辨》，清·吴瑭撰，公元 1798 年)

### 现代炮制加工与应用

| 序号 | 炮制品 | 加工技术 | 应用 |
| --- | --- | --- | --- |
| 1 | 麝香[1] | 取毛壳麝香，除去囊壳，取出麝香仁，除去杂质，用时研碎 | 开窍醒神，活血通经，消肿止痛。用于热病神昏，中风痰厥，气郁暴厥，中恶昏迷，经闭，癥瘕，难产死胎，胸痹心痛，心腹暴痛，跌仆伤痛，痹痛麻木，痈肿瘰疬，咽喉肿痛 |

---

〔1〕 按语：麝香属于名贵中药，药市多有假货或掺伪，鉴别非常重要，可取毛壳麝香用槽针从囊孔插入，转动槽针，提取麝香仁，立即检视，槽内的麝香仁应有逐渐膨胀高出槽面的现象，习称"冒槽"。

# 石膏 | Shígāo
## Gypsum Fibrosum

　　《中国药典》载有石膏、煅石膏两种炮制品。石膏为硫酸盐类矿物石膏族石膏，主含含水硫酸钙（$CaSO_4 \cdot 2H_2O$），采挖后，除去杂石及泥沙。

## 🌀 历代炮制方法辑要

　　1. 石膏：碎。(《金匮玉函经》，汉·张仲景著，公元219年)

　　2. 石膏：碎。(《金匮要略方论》，汉·张仲景著，公元219年)

　　3. 石膏：碎。(《新辑宋本伤寒论》，汉·张仲景述，晋·王叔和撰次，宋·林亿校正，公元219年)

　　4. 石膏：碎。(《注解伤寒论》，汉·张仲景撰，金·成无己注，公元219年)

　　5. 石膏：碎。(《备急千金要方》，唐·孙思邈著，公元652年)

　　6. 石膏：①研。②打碎。(《千金翼方》，唐·孙思邈著，公元682年)

　　7. 石膏：炒。(《银海精微》，托名唐·孙思邈辑，公元682年)

　　8. 石膏：碎。(《经效产宝》，唐·昝殷撰，公元847年)

　　9. 石膏：煅。(《食医心鉴》，唐·昝殷撰，公元847年)

10. 石膏：黄泥封固，煅过。（《仙授理伤续断秘方》，唐·蔺道人著，公元946年？）

11. 石膏：凡使之，先于石臼中捣成粉，以夹物罗过，生甘草水飞过了，水尽令干，重研用之。（《雷公炮炙论》，南朝宋·雷敩撰，公元10世纪？）

12. 石膏：①捣碎。杵碎。②细研，水飞过。③捣碎。（《太平圣惠方》，宋·王怀隐等编集，公元992年）

13. 石膏：泥裹烧通赤，研。（《苏沈良方》，宋·苏轼、沈括著，公元1075年）

14. 石膏：研。（《伤寒总病论》，宋·庞安时撰，公元1100年）

15. 石膏：①搥碎。②水飞过。③煅。（《类证活人书》，宋·朱肱撰，公元1108年）

16. 石膏：捣末，细研如粉。（《重修政和经史证类备用本草》，宋·唐慎微著，公元1116年）

17. 石膏：①碎。②煅令通赤研为细末。③泥裹火煅通赤。（《圣济总录》，宋·太医院编，公元1111—1117年）

18. 石膏：细研。火煅过研。炒研。（《全生指迷方》，宋·王贶撰，公元1125年？）

19. 石膏：杵碎。（《普济本事方》，宋·许叔微述，公元1132年）

20. 石膏：①煅。②凡使，并用火煅，醋淬七遍，捣研水飞令极细，方入药用。（《太平惠民和剂局方》，宋·太平惠民和剂局陈师文等编，公元1151年）

21. 石膏：①煅，研。②搥碎。（《小儿卫生总微论方》，宋·撰人未详，公元1156年）

22. 石膏：①煅。②椎碎。（《三因极一病证方论》，宋·陈

言著，公元 1174 年）

23. 石膏：①研如粉。②火煅。(《传信适用方》，宋·吴彦夔著，公元 1180 年）

24. 石膏：①细研如粉。②火煅。(《卫生家宝产科备要》，宋·朱端章编，公元 1184 年）

25. 石膏：煨。(《校注妇人良方》，宋·陈自明原著，明·薛己校注，公元 1237 年）

26. 石膏：煅。(《济生方》，宋·严用和撰，公元 1253 年）

27. 石膏：①煅。②细研水飞。③研细入甘锅子内火煅过，飞去石末。(《类编朱氏集验医方》，宋·朱佐集，公元 1265 年）

28. 软石膏：煅。(《类编朱氏集验医方》，宋·朱佐集，公元 1265 年）

29. 石膏：①炒。②黄泥封固煅过。(《急救仙方》，宋·著者不详，公元 1278 年？）

30. 石膏：①研。②煅通赤，研细。③煅。④煨。(《女科百问》，宋·齐仲甫著，公元 1279 年）

31. 石膏：煅，研极细。(《扁鹊心书》，宋·窦材重集，撰年不详）

32. 石膏：①水飞。②为末。(《儒门事亲》，金·张从正撰，公元 1228 年？）

33. 石膏：煅。(《瑞竹堂经验方》，元·沙图穆苏撰，公元 1326 年）

34. 石膏：水飞。(《外科精义》，元·齐德之著，公元 1335 年）

35. 石膏：捣细罗用。(《卫生宝鉴》，元·罗天益著，公元 1343 年）

36. 软石膏：火煅红，出火毒。(《丹溪心法》，元·朱震亨著，公元 1347 年)

37. 石膏：新瓦上煅。(《丹溪心法》，元·朱震亨著，公元 1347 年)

38. 石膏：①碎。②煅留性。③火煅通赤，放地上出火毒。④细研。⑤细研，水飞过。⑥煅通赤，净地出火毒，以器复之。⑦研极细，水飞，日干。⑧碎绵裹。⑨碾，用腊八水或雪浸三日。⑩炭火烧白色，研。⑪烧通红，放冷。⑫火煅；或用湿纸裹，炮令透，为末；或用泥团烧之，取出，去火毒，为细末。(《普济方》，明·朱橚等编，公元 1406 年)

39. 软石膏：①烧通红，盘复在泥地上一宿。②煅令通红，地上出火毒，研细。(《普济方》，明·朱橚等编，公元 1406 年)

40. 烂石膏：新瓦上煅，出火毒。(《普济方》，明·朱橚等编，公元 1406 年)

41. 石膏：煅。(《秘传证治要诀及类方》，明·戴元礼著，公元 1443 年)

42. 石膏：①研。②绵裹，搥碎。③冲。④碾，用腊八水或雪水浸三日。⑤火煅令赤，去火毒。⑥用纸裹，炮令透，为末。或用泥瓦烧之，取出去火毒。(《奇效良方》，明·方贤著，公元 1449 年？)

43. 石膏：煅。(《外科理例》，明·汪机编著，公元 1519 年)

44. 石膏：猛火煅软方灵，绝细研成，汤液任使。(《本草蒙筌》，明·陈嘉谟纂辑，公元 1525 年)

45. 石膏：①研。②煅。(《婴童百问》，明·鲁伯嗣撰，公元 1526 年？)

46. 石膏：火煅。(《明医杂著》，明·王节斋集，薛己注，公元 1549 年)

47. 石膏：搥碎。(《万氏女科》，明·万全编著，公元 1549 年)

48. 石膏：①捣为细末。研。②碎。③煅存性。④煅通赤研。⑤炙。(《医学纲目》，明·楼英编纂，公元 1565 年)

49. 石羔：捣粉，甘草水飞，晒干，或火煅红。(《医学入门》，明·李梴著，公元 1575 年)

50. 石膏：①凡使，石臼中捣成粉，罗过，生甘草水飞过，澄晒筛研用。②古法惟打碎如豆大，绢包入汤煮之。近人因其性寒，火煅过用，或糖拌炒过，则不妨脾胃。(《本草纲目》，明·李时珍撰，公元 1578 年)

51. 石膏：有同甘草水澄用，有生用者，有火煅用，俱研细。(《仁术便览》，明·张浩著，公元 1585 年)

52. 石膏：制火煅细研。(《本草原始》，明·李中立纂辑，公元 1593 年)

53. 石羔：火煅红为末。(《鲁府禁方》，明·龚廷贤编，公元 1594 年)

54. 石膏：煅，江水浸一宿。(《鲁府禁方》，明·龚廷贤编，公元 1594 年)

55. 石膏：煅。(《证治准绳》，明·王肯堂著，公元 1602 年)

56. 石膏：煅。(《外科启玄》，明·申斗垣著，公元 1604 年)

57. 石膏：研极细调入药尤效，作散者煅熟，入煎剂半生半熟。(《医宗粹言》，明·罗周彦著，公元 1612 年)

58. 石膏：①或生或煅。②煅。③煨。(《寿世保元》，

明·龚廷贤撰，公元 1615 年）

59. 软石膏：炒，去火毒。（《寿世保元》，明·龚廷贤撰，公元 1615 年）

60. 石膏：欲其缓者，锻用。（《景岳全书》，明·张介宾撰，公元 1615 年）

61. 软石膏：煅过。（《景岳全书》，明·张介宾撰，公元 1615 年）

62. 石膏：煅。（《外科正宗》，明·陈实功编撰，公元 1617 年）

63. 石膏：①碎。②研。③煅。（《济阴纲目》，明·武之望辑著，公元 1620 年）

64. 石膏：石臼中捣成粉，以蜜绢罗，生甘草水飞过了，水澄令干重研用之，作散者煅熟入煎剂半生半熟。（《炮炙大法》，明·缪希雍撰，公元 1622 年）

65. 石膏：火煨熟。（《先醒斋医学广笔记》，明·缪希雍撰，公元 1622 年）

66. 石膏：煅赤研。（《医宗必读》，明·李中梓著，公元 1637 年）

67. 石膏：壮盛人生用，虚人糖拌炒，恐妨脾胃。（《本草通玄》，明·李中梓撰，公元 1637 年？）

68. 石膏：①研极细。②煅。（《审视瑶函》，明·傅仁宇撰，公元 1644 年）

69. 软石膏：煅。（《审视瑶函》，明·傅仁宇撰，公元 1644 年）

70. 石膏：煅。（《一草亭目科全书、异授眼科》，明·邓苑撰，公元 1644 年？）

71. 石膏：石臼中捣研成粉，罗过，生甘草水飞两遍，澄

清去水，晒干再研。(《本草乘雅半偈》，明·卢之颐著，公元1647年)

72. 石膏：煅过用。(《握灵本草》，清·王翃著，公元1683年)

73. 石膏：①捣粉，生甘草水飞。②煅。③糖拌炒。(《本草汇》，清·郭佩兰著，公元1655年)

74. 石膏：①大热生用。②煅热研末，性缓兼敷热疮。(《医宗说约》，清·蒋仲芳撰，公元1663年)

75. 石羔：煨。(《医宗说约》，清·蒋仲芳撰，公元1663年)

76. 石膏：①生石膏为末用甘草汤飞五七次。②煅碾末。③炒。(《外科大成》，清·祁坤编著，公元1665年)

77. 石膏：石臼中捣成粉，蜜绢罗过，生甘草水飞过，水澄令干重研用之。近人因其性寒火煅过用，或糖拌炒过，则不妨脾胃。作散者煅熟，入煎剂半生半熟。凡入煎剂、碎之如粟米大。(《本草述钩元》，清·杨时泰著，公元1666年？)

78. 石膏：碎绵裹。(《温热暑疫》，清·周扬俊辑，公元1679年)

79. 石膏：生用为末，火煅不灵。(《本草新编》，清·陈士铎著，公元1687年)

80. 石膏：研细，甘草水飞过。近人因其寒，或用火煅，则不伤胃。(《本草备要》，清·汪昂辑著，公元1694年)

81. 石膏：糖拌略炒则不腻，多煅则而性敛。(《药品辨义》，清·尤乘增辑，公元1691年)

82. 石膏：煅。(《洞天奥旨》，清·陈士铎撰，公元1694年)

83. 石膏：醋煅水飞。(《本经逢原》，清·张璐著，公元

1695 年）

84. 制石羔：①凡使石羔，须石臼中捣成粉，罗过，生甘草水飞过，澄晒筛研用。②古法惟打碎如豆大，绢包入汤煮之。近人因其性寒火煅过，或糖拌炒过，则不妨胃。（《修事指南》，清·张仲岩撰，公元 1704 年）

85. 石膏：煅存性。（《良朋汇集》，清·孙望林辑，公元 1711 年）

86. 石膏：煅。（《本草经解要》，清·叶天士著，公元 1724 年）

87. 石膏：①碎绵裹。②煨。（《医宗金鉴》，清·吴谦等编，公元 1742 年）

88. 石羔：①炒。②煅。（《医宗金鉴》，清·吴谦等编，公元 1742 年）

89. 白石羔：研为末。（《医宗金鉴》，清·吴谦等编，公元 1742 年）

90. 软石膏：煅去火毒。（《医宗金鉴》，清·吴谦等编，公元 1742 年）

91. 生石膏：为末用甘草汤飞五七次。（《医宗金鉴》，清·吴谦等编，公元 1742 年）

92. 石膏：研细绵裹入药煎，虚热煅用。（《长沙药解》，清·黄元御撰，公元 1753 年）

93. 石膏：研细，甘草水飞。近人因其寒，或用火煅，则不甚伤胃；但用之甚少，则难见功。（《本草从新》，清·吴仪洛撰，公元 1757 年）

94. 石膏：煅红、出火毒研细。（《串雅内编》，清·赵学敏编，公元 1759 年）

95. 石膏：水飞。（《串雅外编》，清·赵学敏编，公元

1759 年)

96. 石膏：煅。(《成方切用》，清·吴仪洛辑，公元1761 年)

97. 石膏：研细，或甘草水飞，或火煅，各随本方用。(《本草求真》，清·黄宫绣纂，公元 1769 年)

98. 石膏：研。(《幼科释谜》，清·沈金鳌，公元 1773 年)

99. 石膏：煅。(《吴鞠通医案》，清·吴瑭著，公元1789 年)

100. 石膏：研细，甘草水飞用。近人因其寒，或用火煅，则不伤胃，味淡难出，若入煎剂，须先煮数十沸。(《本草辑要》，清·林玉友辑，公元 1790 年)

101. 石膏：煅。(《时方妙用》《时方歌括》，清·陈念祖著，公元 1803 年)

102. 石膏：煅。(《傅青主女科》，清·傅山著，公元1827 年)

103. 石膏：熟缓生速。(《本草正义》，清·张德裕辑，公元 1828 年)

104. 石膏：①煅。②研。(《外科证治全书》，清·许克昌、毕法同辑，公元 1831 年)

105. 石膏：煅。(《类证治裁》，清·林佩琴编著，公元1839 年)

106. 生石膏：以甘草汤飞五七次。(《类证治裁》，清·林佩琴编著，公元 1839 年)

107. 石膏：①煅。②煨。(《增广验方新编》，清·鲍相璈编，公元 1846 年)

108. 石膏：研细，甘草水飞，近因其寒胃，用火煅则不甚伤胃，但用之甚少则难见功，冰糖拌过则不妨脾胃。(《本草

害利》，清·凌晓五著，公元 1862 年）

109. 石膏：煨。（《时病论》，清·雷丰著，公元 1882 年）

110. 石膏：研细，甘草水飞。或煅用。（《医家四要》，清·程曦、江诚、雷大震同纂，公元 1884 年）

### 现代炮制加工与应用

| 序号 | 炮制品 | 加工技术 | 应用 |
|---|---|---|---|
| 1 | 生石膏[1] | 取原药材，打碎，除去杂石，粉碎成粗粉 | 具有清热泻火、除烦止渴的作用。用于外感热病，高热烦渴，肺热喘咳，胃火亢盛，头痛，牙痛等 |
| 2 | 煅石膏 | 取净石膏块，置无烟炉火上或耐火容器内，用武火加热，煅至红透，取出，凉后碾碎 | 具有收湿、生肌、敛疮、止血的作用。外用于溃疡不敛，湿疹瘙痒，水火烫伤，外伤出血等 |

〔1〕 按语：石膏以生用或煅用，现代炮制方法还有蜜制取石膏小块，用炼蜜（石膏每 100kg 用炼蜜 12kg）拌炒，炒至蜜汁分布均匀即可，可能是借鉴明代《本草纲目》中"糖拌炒过，则不妨脾胃"的方法和应用。

# 石斛 | Shíhú
Dendrobii Caulis

《中国药典》载有干石斛和鲜石斛两种炮制品。石斛为兰科植物金钗石斛 *Dendrobium nobile* Lindl.、霍山石斛 *Dendrobium huoshanense* C. Z. Tang et S. J. Cheng、鼓槌石斛 *Dendrobium chrysotoxum* Lindl. 或流苏石斛 *Dendrobium fimbriatum* Hook. 的栽培品及其同属植物近似种的新鲜或干燥茎。全年均可采收，鲜用者除去根和泥沙；干用者采收后，除去杂质，用开水略烫或烘软，再边搓边烘晒，至叶鞘搓净，干燥。

### 历代炮制方法辑要

1. 石斛：入汤酒，拍碎用之，入丸散者，先以碪[1]槌极打令碎，乃入，曰，不尔捣不熟，入酒亦然。(《备急千金要方》，唐·孙思邈著，公元652年)

2. 石斛：去根。(《银海精微》，托名唐·孙思邈辑，公元682年)

3. 生石斛：槌碎。(《外台秘要》，唐·王焘撰，公元752年)

4. 石斛：凡使，先去头土了，用酒浸一宿，漉出，于日中曝干，却用酥蒸，从巳至酉，却徐徐焙干用。石斛锁涎，涩丈夫元气，如斯修事，服满一镒，永无骨痛。(《雷公炮炙论》，

---

〔1〕碪：同"砧"，下同。

南朝宋·雷敩撰，公元 10 世纪？）

5. 石斛：①去根节，剉。②去根剉。（《太平圣惠方》，宋·王怀隐等编集，公元 992 年）

6. 石斛：去根。（《博济方》，宋·王衮撰，公元 1047 年）

7. 石斛：去根。（《史载之方》，宋·史堪撰，公元 1085 年？）

8. 石斛：去苗。（《小儿药证直诀》，宋·钱乙著，公元 1107 年？）

9. 石斛：去苗。（《类证活人书》，宋·朱肱撰，公元 1108 年）

10. 石斛：①桑灰汤沃之，色如金。②作干石斛，先以酒洗捋，蒸炙成，不用灰汤。③阴干用。或云以酒洗捋，蒸炙成不用灰汤。（《重修政和经史证类备用本草》，宋·唐慎微著，公元 1116 年）

11. 石斛：去根酒浸炒。（《圣济总录》，宋·太医院编，公元 1111—1117 年）

12. 石斛：去根。（《产育宝庆集》，宋·李师圣、郭稽中编纂，公元 1131 年）

13. 金钗石斛：捣为末。去根炒。（《产育宝庆集》，宋·李师圣郭稽中编纂，公元 1131 年）

14. 石斛：①洗去根。②去根净洗细剉酒炒。③去根净洗，细剉酒炒。（《普济本事方》，宋·许叔微述，公元 1132 年）

15. 石斛：凡使，先洗去根土，用酒浸一宿，漉出蒸过曝干。（《太平惠民和剂局方》，宋·太平惠民和剂局陈师文等编，公元 1151 年）

16. 石斛：去根。（《小儿卫生总微论方》，宋·撰人未详，公元 1156 年）

17. 石斛：去苗。(《洪氏集验方》，宋·洪遵辑，公元1170年)

18. 石斛：①酒浸。②钢剉用酒拌和微炒。(《三因极一病证方论》，宋·陈言著，公元1174年)

19. 石斛：去苗酒浸。(《传信适用方》，宋·吴彦夔著，公元1180年)

20. 石斛：去根，剉。(《卫生家宝产科备要》，宋·朱端章编，公元1184年)

21. 金钗石斛：捣为细末。(《卫生家宝产科备要》，宋·朱端章编，公元1184年)

22. 石斛：①酒炒。②酒蒸炒。③去根酒浸。(《校注妇人良方》，宋·陈自明原著，明·薛己校注，公元1237年)

23. 石斛：①去极。②去根酒浸。③去根，剉。(《济生方》，宋·严用和撰，公元1253年)

24. 石斛：焙。(《类编朱氏集验医方》，宋·朱佐集，公元1265年)

25. 石斛：①去根，酒炒。②去根，净洗，剉，酒炒。(《女科百问》，宋·齐仲甫著，公元1279年)

26. 金钗石斛：酒浸，焙干。(《瑞竹堂经验方》，元·沙图穆苏撰，公元1326年)

27. 石斛：去根。(《丹溪心法》，元·朱震亨著，公元1347年)

28. 石斛：去头土，酒浸一宿晒干。(《疮疡经验全书》，宋·窦汉卿辑著，公元1569年？)

29. 石斛：①细剉，用酒拌和，微炒。②凡牛膝、石斛等入汤，酒拍碎用之。③石斛入丸散，先以碪捶极打，令碎乃入臼，不尔捣不熟，入酒亦然。④去根，剉。⑤去根节。⑥剉，酒拌炒。⑦去根净炒。⑧去根节，剉。⑨剉炒。⑩去根剉，酒焙。⑪去根切，酒蒸，炒。⑫酒浸，剉炒。(《普济方》，明·朱橚等编，公元 1406 年)

30. 金钗石斛：①酒浸。②切，酒浸焙。③捣为末。(《普济方》，明·朱橚等编，公元 1406 年)

31. 石斛：去根炙。(《秘传证治要诀及类方》，明·戴元礼著，公元 1443 年)

32. 石斛：①去根，剉。②酒浸炒。③去根，酒炙。(《奇效良方》，明·方贤著，公元 1449 年？)

33. 金钗石斛：去根，酒浸。(《奇效良方》，明·方贤著，公元 1449 年？)

34. 石斛：以酒浸蒸，方宜入剂。(《本草蒙筌》，明·陈嘉谟纂辑，公元 1525 年)

35. 石斛：去芦。(《婴童百问》，明·鲁伯嗣撰，公元 1526 年？)

36. 石斛：①去根。②酒浸。(《医学纲目》，明·楼英编纂，公元 1565 年)

37. 石斛：酒洗蒸。(《医学入门》，明·李梴著，公元 1575 年)

38. 石斛：凡使，去根头，用酒浸一宿，暴干以酥拌蒸之，从巳至酉，徐徐焙干，用入补药乃效。(《本草纲目》，明·李时珍撰，公元 1578 年)

39. 石斛：去根毛，酒浸一宿，晒，有酥油拌蒸三时者。(《仁术便览》，明·张浩著，公元 1585 年)

40. 石斛：去根，酒洗。(《增补万病回春》，明·龚廷贤编，公元 1587 年)

41. 石斛：用去头土，酒浸，蒸。(《本草原始》，明·李中

立纂辑，公元 1593 年）

42. 石斛：酒洗。（《鲁府禁方》，明·龚廷贤编，公元 1594 年）

43. 石斛：①去根。②去根，炒。③去根，炙。④酒和炒。（《证治准绳》，明·王肯堂著，公元 1602 年）

44. 金钗石斛：去根，酒浸。（《证治准绳》，明·王肯堂著，公元 1602 年）

45. 石斛：①酒浸。②酒蒸。（《宋氏女科秘书》，明·宋林皋著，公元 1612 年）

46. 石斛：用酒洗炙干或蒸过焙干用俱可。（《医宗粹言》，明·罗周彦著，公元 1612 年）

47. 石斛：酒洗。（《寿世保元》，明·龚廷贤撰，公元 1615 年）

石斛：①酒炒。②48. 酒洗。（《景岳全书》，明·张介宾撰，公元 1615 年）

49. 石斛：酒浸炒。（《济阴纲目》，明·武之望辑著，公元 1620 年）

50. 石斛：去头土了，用酒浸一宿，漉出，于日中曝干，却用酥蒸从巳至酉，却徐徐焙干用。石斛锁阳澁丈夫元气，如斯修事服满一镒永不骨痛（也），使酒蒸用服饵当如法。（《炮炙大法》，明·缪希雍撰，公元 1622 年）

51. 石斛：酒蒸。（《先醒斋医学广笔记》，明·缪希雍撰，公元 1622 年）

52. 石斛：①酒浸，细剉熬膏。②去根。③去根尖。（《医宗必读》，明·李中梓著，公元 1637 年）

53. 石斛：去苗。（《审视瑶函》，明·傅仁宇撰，公元 1644 年）

54. 石斛：去根。(《一草亭目科全书、异授眼科》，明·邓苑撰，公元 1644 年？)

55. 石斛：修治去根头，酒浸一宿，暴干酥拌蒸之，从巳至酉，徐徐焙干，唯入汤膏，不入丸散，以质绵韧，不作末故也。(《本草乘雅半偈》，明·卢之颐著，公元 1647 年)

56. 石斛：酒浸酥蒸服。镇涎溢丈夫元气。又治胃中虚热。(《握灵本草》，清·王翃著，公元 1683 年)

57. 石斛：①去根头酒浸晒干。②以酥拌蒸徐焙。(《本草汇》，清·郭佩兰著，公元 1655 年)

58. 石斛：去根，酒洗。一法蜜炙。(《医宗说约》，清·蒋仲芳撰，公元 1663 年)

59. 石斛：去根头酒洗蒸用，唯入汤膏不入丸散。(《本草述》，清·刘若金著，公元 1666 年)

60. 石斛：去根头，酒洗，蒸用。(《本草述钩元》，清·杨时泰著，公元 1666 年？)

61. 石斛：去头根，酒浸用。细剉水浸，熬膏更良。(《本草备要》，清·汪昂辑著，公元 1694 年)

62. 石斛：酒浸。(《本经逢原》，清·张璐著，公元 1695 年)

63. 石斛：酒炒。(《嵩崖尊生全书》，清·景冬阳撰，公元 1696 年)

64. 制石斛：凡使石斛，须去根头，用酒浸一宿暴干，以酥拌蒸之，从巳至酉，徐徐焙干用，入补药乃效。(《修事指南》，清·张仲岩撰，公元 1704 年)

65. 石斛：酒拌蒸……不宜入丸。(《本草必用》，清·顾靖远著，公元 1722 年)

66. 石斛：酒浸晒。(《本草经解要》，清·叶天士著，公元

1724 年）

67. 石斛：去头根，酒浸。（《本草从新》，清·吴仪洛撰，公元 1757 年）

68. 石斛：盐水拌炒，补肾，兼清肾火。清胃火，酒浸亦可。（《得配本草》，清·严西亭、施澹宁、洪缉庵同纂，公元 1761 年）

69. 金钗石斛：炒。（《本草纲目拾遗》，清·赵学敏编，公元 1765 年）

70. 石斛：去头根酒浸用。火熬膏用之为良。（《本草求真》，清·黄官绣纂，公元 1769 年）

71. 石斛：去头根酒浸用。细剉水浸熬膏更良。（《本草辑要》，清·林玉友辑，公元 1790 年）

72. 石斛：酒蒸。（《傅青主女科》，清·傅山著，公元 1827 年）

73. 金石斛：酒炒。（《类证治裁》，清·林佩琴编著，公元 1839 年）

74. 石斛：酒浸。（《增广验方新编》，清·鲍相璈编，公元 1846 年）

75. 石斛：凡使去根头，用酒浸，浸一宿曝干，以酥拌蒸之五时，徐徐焙干，用入补药乃效，或熬膏用。（《本草害利》，清·凌晓五著，公元 1862 年）

76. 石斛：①去头根酒浸用。②细剉水浸熬膏。（《本草汇纂》，清·屠道和编辑，公元 1863 年）

## 现代炮制加工与应用

| 序号 | 炮制品 | 加工技术 | 应用 |
|---|---|---|---|
| 1 | 干石斛 | 取原药材，除去须根、杂质，洗净，润透，切段，干燥 | 益胃生津，滋阴清热。用于热病津伤，口干烦渴，胃阴不足，食少干呕，病后虚热不退，阴虚火旺，骨蒸劳热，目暗不明，筋骨痿软 |
| 2 | 鲜石斛 | 取鲜石斛，除去须根，洗净，拭去薄膜，切段 | 清热生津力胜，多用于热病肺胃火炽，津液已耗，口渴思饮，舌绛干燥或舌苔变黑 |

# 石决明 | Shíjuémíng
Haliotidis Concha

《中国药典》载有石决明和煅石决明两种炮制品。石决明为鲍科动物杂色鲍 *Haliotis diversicolor* Reeve、皱纹盘鲍 *Haliotis discus hannai* Ino、羊鲍 *Haliotis ovina* Gmelin、澳洲鲍 *Haliotis ruber*（Leach）、耳鲍 *Haliotis asinina* Linnaeus 或白鲍 *Haliotis laevigata*（Donovan）的贝壳。夏、秋二季捕捞，去肉，洗净，干燥。

## 历代炮制方法辑要

1. 石决明：①煅过。②盐水煮，研极细。③捣碎研细以飞过。④烧存性。⑤火煅极红。⑥制不碎。（《银海精微》，托名唐·孙思邈辑，公元 682 年）

2. 石决明：凡使，即是真珠母也。先去上粗皮，用盐并东流水于大瓷器中煮一伏时了，漉出，拭干，捣为末，研如粉，却入锅子中，再用五花皮、地榆、阿胶三件，更用东流水于瓷器中如此淘之三度，待干，再研一万匝，方入药中用。凡修事五两，以盐半分取则，第二度煮，用地榆、五花皮、阿胶各十两。服之十两，永不得食山桃，令人丧目也。（《雷公炮炙论》，雷敩撰，公元 10 世纪？）

3. 石决明：细研，水飞过。（《太平圣惠方》，宋·王怀隐等编集，公元 992 年）

4. 石决明：泥裹烧通赤，研。（《苏沈良方》，宋·苏轼、

沈括著，公元 1075 年）

5. 石决明：①凡用先以面裹熟煨，然后磨去其外黑处并粗皮了，烂捣之，细罗，于乳钵中再研如面，方堪用也。②去粗皮甲，捣研细。（《重修政和经史证类备用本草》，宋·唐慎微著，公元 1116 年）

6. 石决明：壳研水飞。（《重刊本草衍义》，宋·寇宗奭撰，公元 1116 年）

7. 石决明：①刮削净洗。②泥裹烧令通赤别研。③蜜炙。（《圣济总录》，宋·太医院编，公元 1111—1117 年）

8. 石决明：用盐同东流水煮一伏时漉出研粉。（《太平惠民和剂局方》，宋·太平惠民和剂局陈师文等编，公元 1151 年）

9. 石决明：煅。（《急救仙方》，宋·著者不详，公元 1278 年？）

10. 石决明：①另研。②东流水煮一伏时另研极细入药。（《原机启微》，元·倪维德撰著，公元 1370 年）

11. 石决明：①先捣碎，水飞细。②火煅存性。③一两，水一升煮干。④去瓤，细研。⑤捣，细研，水飞过。⑥刬洗。⑦捣罗，细研。⑧刮末。⑨刮洗，捣研。⑩火煅。⑪丝绵裹，斧打碎。（《普济方》，明·朱橚等编，公元 1406 年）

12. 石决明：①净水磨，沥干。②火煅过。（《奇效良方》，明·方贤著，公元 1449 年？）

13. 石决明：烧存性。（《医学纲目》，明·楼英编纂，公元 1565 年）

14. 石决明：凡用，先磨去粗皮，用盐水入瓦罐中煮一伏时，取出为末。（《医学入门》，明，李梴著，公元 1575 年）

15. 石决明：①每五两用盐半两，同东流水入瓷器内煮一伏时，捣末研粉，再用五花皮、地榆、阿胶各十两，以东流水淘三度，日干，再研一万下。②凡用，以麫裹煨熟，磨去粗皮，烂捣，再乳细如麫，方堪入药。(《本草纲目》，明·李时珍撰，公元 1578 年)

16. 石决明：制麫裹煨熟去皮研粉。(《本草原始》，明·李中立纂辑，公元 1593 年)

17. 石决明：火煅童便淬。(《医宗粹言》，明·罗周彦著，公元 1612 年)

18. 石决明：①生研。②煅。(《外科正宗》，明·陈实功编撰，公元 1617 年)

19. 石决明：先去上粗皮用盐并东流水于大瓷器中煮一伏时了，漉出拭干，捣为末研如粉。更用东流水于瓷器中如此淘之三度，待干再研一万匝方入药。(《炮炙大法》，明·缪希雍撰，公元 1622 年)

20. 石决明：盐水煮，水飞。(《医宗必读》，明·李中梓著，公元 1637 年)

21. 石决明：①醋煅。②东流水煮一伏时，研极细，入药。③烧存性。④用盐入东流水，煮一伏时，漉出捣如粉。(《审视瑶函》，明·傅仁宇撰，公元 1644 年)

22. 石决明：①煅。②煅，研。③用青块和泥包煨煅。④盐水浸炒。⑤盐水煅。(《一草亭目科全书、异授眼科》，明·邓苑撰，公元 1644 年?)

23. 石决明：火煅研极细(治童子痘后目翳)。(《握灵本草》，清·王翃著，公元 1683 年)

24. 石决明：①盐水煮。②面裹煨，磨去粗皮，研一万下，水飞。(《本草汇》，清·郭佩兰著，公元 1655 年)

25. 石决明：①以面裹煨，研细用。②煅红，童便内渍一次为末。(《医宗说约》，清·蒋仲芳撰，公元 1663 年)

26. 石决明：①煅。②生研。(《外科大成》，清·祁坤编著，公元 1665 年)

27. 石决明：盐水煮一伏时，或面裹煨熟，研粉极细，水飞用。(《本草备要》，清·汪昂辑著，公元 1694 年)

28. 石决明：①以面裹煨热，磨去粗皮烂捣，再乳细为面，以盐同东流水煮一伏时，研末，水飞。②壳：炭火煅赤，米醋淬三度，去火毒，研粉；烧过醋淬。(《食物本草会纂》，清·沈李龙纂辑，公元 1691 年)

29. 石决明：面裹煨熟水飞。(《本经逢原》，清·张璐著，公元 1695 年)

30. 石决明：煅。(《嵩崖尊生全书》，清·景冬阳撰，公元 1696 年)

31. 制石决明：①凡使石决明，须用面裹煨熟，磨去粗皮，澜捣研细如面。方堪入药。②每五两用盐半两，同东流水入磁器内煮一伏时，捣末研粉，再用五花皮、地榆、阿胶各十两以东流水淘三度，日干再研一万下，入药服之十两，永不得食山龟，令人丧目。③今方家只以盐同东流水煮一伏时，研末水飞用。(《修事指南》，清·张仲岩撰，公元 1704 年)

32. 石决明：焙存性。(《良朋汇集》，清·孙望林辑，公元 1711 年)

33. 石决明：盐水煮研。(《本草必用》，清·顾靖远著，公元 1722 年)

34. 石决明：①煅。②煅红童便淬一次。(《医宗金鉴》，清·吴谦等编，公元 1742 年)

35. 石决明：面煨去粗皮研细水飞。(《玉楸药解》，清·黄元御解，公元 1754 年)

36. 石决明：盐水煮一伏时，或面裹煨熟，研粉极细，水

飞。(《本草从新》，清·吴仪洛撰，公元 1757 年)

37. 石决明：地榆汁同煮研，水飞用。煅童便淬研，水飞用。面裹煨熟，水飞用。(《得配本草》，清·严西亭、施澹宁、洪缉庵同纂，公元 1761 年)

38. 石决明：煅。(《本草纲目拾遗》，清·赵学敏编，公元 1765 年)

39. 石决明：盐水煮，面裹煨熟为末，水飞。(《本草求真》，清·黄宫绣纂，公元 1769 年)

40. 石决明：盐水煮一伏时，或面裹煨熟研粉极细水飞用。(《本草辑要》，清·林玉友辑，公元 1790 年)

41. 石决明：①火煅。②用九孔者煅红，童便内浸一夜为末。(《外科证治全书》，清·许克昌、毕法同辑，公元 1831 年)

42. 石决明：①煅，童便煅淬。②醋煅。(《类证治裁》，清·林佩琴编著，公元 1839 年)

43. 石决明：煅。(《增广验方新编》，清·鲍相璈编，公元 1846 年)

44. 石决明：或碾研，或生捣，或盐水煮用。(《本草害利》，清·凌晓五著，公元 1862 年)

45. 生石决明：打碎。(《校注医醇剩义》，清·费伯雄编著，公元 1863 年)

46. 石决明：盐水煮一伏时，或面裹煨熟，研粉极细，水飞。(《本草汇纂》，清·屠道和编辑，公元 1863 年)

47. 石决明：面裹煨熟，研细，水飞。(《医家四要》，清·程曦、江诚、雷大震同纂，公元 1884 年)

## 现代炮制加工与应用

| 序号 | 炮制品 | 加工技术 | 应用 |
|---|---|---|---|
| 1 | 石决明[1] | 取原药材，除去杂质，洗净，干燥，碾碎 | 生品偏于平肝潜阳。用于头痛眩晕，惊痫抽搐 |
| 2 | 煅石决明 | 取净石决明，置无烟炉火上或置耐火容器内，用武火加热，煅至灰白色或青灰色、易碎时，取出晾凉，碾碎 | 煅后降低其咸寒之性，缓和平肝潜阳的功效，增强其固涩收敛、明目作用，且煅后质地疏松，便于粉碎和煎出有效成分。常用于目赤翳障，青盲雀目 |

[1] 按语：历代对石决明的炮制方法较多，如烧、煅、面裹煨、童便淬、醋淬、水飞、药汁煮等，内容很丰富，现以煅法为主。

# 使君子 | Shǐjūnzǐ
## Quisqualis Fructus

《中国药典》载有使君子、使君子仁、炒使君子仁三种炮制品。使君子为使君子科植物使君子 Quisqualis indica L. 的干燥成熟果实。秋季果皮变紫黑色时采收，除去杂质，干燥。

### 🌀 历代炮制方法辑要

1. 使君子：烧令焦。(《太平圣惠方》，宋·王怀隐等编集，公元 992 年)

2. 使君子：以面裹，于慢火中煨，候面熟为度去面。(《博济方》，宋·王衮撰，公元 1047 年)

3. 史君子：去壳麫裹煨熟。(《苏沈良方》，宋·苏轼、沈括著，公元 1075 年)

4. 使君子：蒸三度。蒸四，五回，焙。(《史载之方》，宋·史堪撰，公元 1085 年?)

5. 使君子：用水和生面裹，炮以面熟为度。(《圣济总录》，宋·太医院编，公元 1111—1117 年)

6. 史君子：烧存性。(《普济本事方》，宋·许叔微述，公元 1132 年)

7. 使君子：①麸炮为末。②凡使，先于热灰中和皮炮，却去皮取仁，焙干入药用。(《太平惠民和剂局方》，宋·太平惠民和剂局陈师文等编，公元 1151 年)

8. 使君子：①去壳，为末。②去壳，面裹煨熟用。③去

壳，炒。④去壳，面裹煨熟。(《小儿卫生总微论方》，宋·撰人未详，公元 1156 年)

9. 使君子：去壳。(《洪氏集验方》，宋·洪遵辑，公元 1170 年)

10. 史君子：煨去皮。(《传信适用方》，宋·吴彦夔著，公元 1180 年)

11. 史君子：去皮炒。(《类编朱氏集验医方》，宋·朱佐集，公元 1265 年)

12. 使君子肉：薄切，屋瓦焙干。(《活幼心书》，元·曾世荣编，公元 1294 年)

13. 使君子肉：切焙。(《瑞竹堂经验方》，元·沙图穆苏撰，公元 1326 年)

14. 史君子：去皮。(《卫生宝鉴》，元·罗天益著，公元 1343 年)

15. 史君子：煨。(《丹溪心法》，元·朱震亨著，公元 1347 年)

16. 使君子：①去皮。②取肉，切，焙干。③灯上烧成炭。④以面裹，于慢火中煨，候黄为度，去皮不用。(《普济方》，明·朱橚等编，公元 1406 年)

17. 使君子：用须慢火微煨去壳，便可嚼食，或和诸药凭作散丸。(《本草蒙筌》，明·陈嘉谟纂辑，公元 1525 年)

18. 使君子肉：汤浸，去黑皮。(《婴童百问》，明·鲁伯嗣撰，公元 1526 年？)

19. 史君子：①制。②面裹煨。(《保婴撮要》，明·薛铠集，薛己验，公元 1555 年)

20. 使君子：去壳，猄裹煨。(《医学纲目》，明·楼英编纂，公元 1565 年)

21. 使君子：去壳用仁或兼用壳。（《医学入门》，明·李梴著，公元 1575 年）

22. 使君子：煨，去壳，取肉。（《增补万病回春》，明·龚廷贤编，公元 1587 年）

23. 使君子：慢火煨香熟用。（《医宗粹言》，明·罗周彦著，公元 1612 年）

24. 使君子：微火煨，去壳取仁。（《寿世保元》，明·龚廷贤撰，公元 1615 年）

25. 使君子肉：剉炒。（《寿世保元》，明·龚廷贤撰，公元 1615 年）

26. 史君子：煨，取肉。（《景岳全书》，明·张介宾撰，公元 1615 年）

27. 使君子：慢煨香热用。或云七生七煨食亦良忌饮热茶，犯之即泻。（《炮炙大法》，明·缪希雍撰，公元 1622 年）

28. 使君子：用白煮，去油。（《审视瑶函》，明·傅仁宇撰，公元 1644 年）

29. 使君子：慢火微煨，去壳。（《本草汇》，清·郭佩兰著，公元 1655 年）

30. 使君子：去壳，取肉，杀虫。半生半熟蒸用。（《医宗说约》，清·蒋仲芳撰，公元 1663 年）

31. 使君子：去壳用仁。（《本草述》，清·刘若金著，公元 1666 年）

32. 使君子：去壳用仁，或兼用壳。（《本草述钩元》，清·杨时泰著，公元 1666 年？）

33. 使君子：去壳。（《医方集解》，清·汪昂著，公元 1682 年）

34. 使君子：入药之时，宜现煨熟去壳，口嚼咽下，下以

汤药送之，始能奏功也。(《本草新编》，清·陈士铎著，公元1687年)

35. 使君子：亦可煨食。(《本草备要》，清·汪昂辑著，公元1694年)

36. 使君子：微煨去壳。(《本经逢原》，清·张璐著，公元1695年)

37. 史君子：①瓦上炒为末。②取肉煨。(《医宗金鉴》，清·吴谦等编，公元1742年)

38. 使君肉：①炒。②炒齐。(《幼幼集成》，清·陈复正辑订，公元1750年)

39. 使君子：去壳，或生或熟，听用。(《得配本草》，清·严西亭、施澹宁、洪缉庵同纂，公元1761年)

40. 使君子：煨取肉。(《成方切用》，清·吴仪洛辑，公元1761年)

41. 使君子：内仁如榧，亦可煨食，久则油黑不可用。(《本草求真》，清·黄宫绣纂，公元1769年)

42. 使君子肉：去壳。(《幼科释谜》，清·沈金鳌著，公元1773年)

43. 使君子：亦可煨食，久则油黑不可用，忌饮热茶、犯之作泻。(《本草辑要》，清·林玉友辑，公元1790年)

44. 使君子：生用或蒸熟食，或以壳煎汤咽下，或云七生七煨合服。(《本草害利》，清·凌晓五著，公元1862年)

45. 使君子：亦可煨食。(《本草汇纂》，清·屠道和编辑，公元1863年)

### 现代炮制加工与应用

| 序号 | 炮制品 | 加工技术 | 应用 |
|---|---|---|---|
| 1 | 使君子[1] | 取原药材，除去残留果柄及杂质。用时捣碎。本品含胡芦巴碱不得少于0.20% | 具有杀虫消积的功能。生品杀虫力强。用于蛔虫病，蛲虫病 |
| 2 | 使君子仁 | 取净使君子，除去外壳，取仁。用时捣碎。本品含胡芦巴碱不得少于0.20% | 与带壳使君子功用相同，入煎剂可直接用使君子捣碎入药，使君子仁多入丸、散剂 |
| 3 | 炒使君子仁 | 取净使君子仁，置炒制容器内，用文火加热，炒至表面黄色微有焦斑，有香气逸出时，取出放凉。用时捣碎。本品含胡芦巴碱不得少于0.20% | 炒后药性缓和，长于健脾消积，亦能杀虫。用于虫积腹痛，小儿疳积 |

---

〔1〕 按语：使君子现多生用，但易引起呃逆、眩晕、恶心等，炒后可一定程度上缓和药性。

# 水红花子 | Shuǐhónghuāzǐ
## Polygoni Orientalis Fructus

《中国药典》载有水红花子一种炮制品。水红花子为蓼科植物红蓼 *Polygonum orientale* L. 的干燥成熟果实。秋季果实成熟时割取果穗，晒干，打下果实，除去杂质。

### 历代炮制方法辑要

1. 红花子：槌碎。(《伤寒总病论》，宋·庞安时撰，公元 1100 年)

2. 红花子：微热研碎。(《经效产宝》，唐·咎殷撰，公元 847 年)

3. 红花子：微熬，研碎。(《重修政和经史证类备用本草》，宋·唐慎微著，公元 1116 年)

4. 红花子：微炒研碎。(《济阴纲目》，明·武之望辑著，公元 1620 年)

5. 水红花子：研损用。(《外科证治全生集》，清·王维德著，公元 1740 年)

6. 红花子：痘子黑陷者，用子，酒浸晒干，微炒研用。(《得配本草》，清·严西亭、施澹宁、洪缉庵同纂，公元 1761 年)

## 现代炮制加工与应用

| 序号 | 炮制品 | 炮制方法 | 应用 |
|---|---|---|---|
| 1 | 水红花子 | 取原药材，除去杂质及灰屑，用时捣碎 | 生品力较猛，长于消瘀破癥，化痰散结。用于癥瘕痞块，瘿瘤肿痛 |
| 2 | 炒水红花子 | 取净水红花子，置炒制容器内，用中火加热，迅速拌炒至爆花，取出晾凉 | 药性缓和，消食止痛和健脾利湿作用较好。用于食积不消，胃脘胀痛，水肿腹水 |

# 水蛭 | Shuǐzhì
Hirudo

　　《中国药典》载有水蛭和烫水蛭两种炮制品。水蛭为水蛭科动物蚂蟥 *Whitmania pigra* Whitman、水蛭 *Hirudo nipponica* Whitman 或柳叶蚂蟥 *Whitmania acranulata* Whitman 的干燥全体。夏、秋二季捕捉，用沸水烫死，晒干或低温干燥。

## 历代炮制方法辑要

　　1. 水蛭：熬。(《金匮玉函经》，汉·张仲景著，公元219年)

　　2. 水蛭：熬。(《金匮要略方论》，汉·张仲景著，公元219年)

　　3. 水蛭：熬。煖水洗去腥。(《新辑宋本伤寒论》，汉·张仲景述，晋·王叔和撰次，宋·林亿校正，公元219年)

　　4. 水蛭：熬。(《注解伤寒论》，汉·张机撰，金·成无己注，公元219年)

　　5. 水蛭：熬。(《刘涓子鬼遗方》，南朝齐·龚庆宣选，公元495—499年)

　　6. 水蛭：熬。(《备急千金要方》，唐·孙思邈著，公元652年)

　　7. 水蛭：熬。(《千金翼方》，唐·孙思邈著，公元682年)

　　8. 水蛭：①微炒。炒令微黄。②微煨令黄。(《太平圣惠方》，宋·王怀隐等编集，公元992年)

9. 水蛭：水浸，去血子，米炒。(《脚气治法总要》，宋·董汲著，公元 1093 年)

10. 水蛭：熬去子杵碎，水蛭入腹再生化，为害尤甚，须剉断，用石灰炒过再熬。(《类证活人书》，宋·朱肱撰，公元 1108 年)

11. 水蛭：①采得之，当用堇竹筒盛，待干，又米泔浸一宿后暴干，以冬猪脂煎令焦黄，然后用之。②极难修制，须细剉后用微火炒令色黄乃熟，不尔入腹生子为害。③采得，当以堇竹筒盛之，待干，又用米泔浸，经宿然后出之，暴已又用冬月猪脂煎令黄，乃堪用。干蛭，当展令长，腹中有子者去之。④新瓦上焙干，为细末。(《重修政和经史证类备用本草》，宋·唐慎微著，公元 1116 年)

12. 水蛭：炒。(《重刊本草衍义》，宋·寇宗奭撰，公元 1116 年)

13. 水蛭：①粳米同炒微焦用。②米炒黄。(《圣济总录》，宋·太医院编，公元 1111—1117 年)

14. 水蛭：炒。(《全生指迷方》，宋·王贶撰，公元 1125 年?)

15. 水蛭：炒焦。(《普济本事方》，宋·许叔微述，公元 1132 年)

16. 水蛭：①糯米同炒，黄去糯米。②炒焦。③炒。(《校注妇人良方》，宋·陈自明原著，明·薛己校注，公元 1237 年)

17. 水蛭：用石灰慢火炒令焦黄色。(《济生方》，宋·严用和撰，公元 1253 年)

18. 水蛭：麝香炒。(《类编朱氏集验医方》，宋·朱佐集，公元 1265 年)

19. 水蛭：炒。(《女科百问》，宋·齐仲甫著，公元

1279 年）

20. 金丝水蛭：每个作三截，瓦上（爆）去气道为度。（《儒门事亲》，金·张从正撰，公元 1228 年？）

21. 水蛭：炒用。（《汤液本草》，元·王好古著，公元 1298 年）

22. 水蛭：盐炒烟尽。（《瑞竹堂经验方》，元·沙图穆苏撰，公元 1326 年）

23. 水蛭：炒烟尽。（《卫生宝鉴》，元·罗天益著，公元 1343 年）

24. 水蛭：①炒，研。②杵碎，炒令烟尽。③糯米炒。④糯米炒黄，去米。⑤石灰慢火炒令焦黄色。⑥炒令微黄。⑦剉碎，炒烟出。⑧糯米同煎，米熟，去米。（《普济方》，明·朱橚等编，公元 1406 年）

25. 水蛭：炒，去子杵碎，用石灰炒紫黄色，去灰不用，只宜多炒为妙。（《奇效良方》，明·方贤著，公元 1449 年？）

26. 水蛭：采得当以堇竹筒盛之待干，又用米泔浸经宿，然后出之暴已，又用冬月猪脂煎令黄乃堪用。干蛭当展令长腹中有子者去之。（《本草品汇精要》，明·刘文泰等纂，公元 1505 年）

27. 水蛭：炒。（《外科理例》，明·汪机编著，公元 1519 年）

28. 水蛭：烈日曝极干，剉细炒黄色，尚若制非精细，入腹生子为殃。（《本草蒙筌》，明·陈嘉谟纂辑，公元 1525 年）

29. 水蛭：①炒令烟尽。②杵碎，炒令烟尽。③炒。④炒令烟尽，另研。⑤熬去子杵。⑥油炒。⑦用石灰拌，慢火炒令干黄色。⑧炙。（《医学纲目》，明·楼英编纂，公元 1565 年）

30. 水蛭：①先以米泔浸一宿，日干细剉，微火炒或猪脂

煎令黄色乃熟，不然入腹生子为害。(《医学入门》，明·李梴著，公元 1575 年)

31. 水蛭：①采得，以董竹筒盛，待干，用米泔浸一夜，暴干，以冬猪脂煎令焦黄，然后用之。②收干蛭，当展其身令长，腹中有子者去之。性最难死，虽以火炙，亦如鱼子烟熏经年，得水尤活也。③新瓦焙为细末。(《本草纲目》，明·李时珍撰，公元 1578 年)

32. 水蛭：制以董竹筒盛待干，以米泔浸一夜暴干用冬猪脂煎令焦黄然后用之。(《本草原始》，明·李中立纂辑，公元 1593 年)

33. 水蛭：①采得以董竹筒盛，待干，用米泔浸一夜，最干展其身，看腹中有子皆去之，以冬猪脂煎令焦黄然后用。②用石灰拌慢火炒令干黄色。③糯米炒黄。(《证治准绳》，明·王肯堂著，公元 1602 年)

34. 水蛭：石灰炒。(《寿世保元》，明·龚廷贤撰，公元 1615 年)

35. 水蛭：①晒干细剉，以微火炒黄熟。②以冬收猪脂煎，令焦黄用之。③熬。④炒。(《景岳全书》，明·张介宾撰，公元 1615 年)

36. 水蛭：①炒。②炒焦。③糯米炒黄。(《济阴纲目》，明·武之望辑著，公元 1620 年)

37. 水蛭：①细剉后用微火炒，令色黄乃熟。②以董竹筒盛待干，用米泔浸一夜，曝干，展其身，看肤中有子，皆去之。以冬猪脂煎，令焦黄，然后用。(《炮炙大法》，明·缪希雍撰，公元 1622 年)

38. 水蛭：须晒干细剉，以微火炒黄熟方可用，或以冬收猪脂煎令焦黄用之亦可……(《本草正》，明·张介宾撰，公元

1624 年）

39. 水蛭：盐炒精黄。(《医宗必读》，明·李中梓著，公元 1637 年）

40. 水蛭：腹中有子者去之，性最难死，虽火炙为末，得水即活，若水蛭入腹生子为害肠痛黄瘦。(《本草通玄》，明·李中梓撰，公元 1637 年？）

41. 水蛭：用米泔浸一宿，暴干，以冬猪脂煎令焦黄用。(《本草乘雅半偈》，明·卢之颐著，公元 1647 年）

42. 水蛭：以猪脂煎黄入药。(《握灵本草》，清·王翃著，公元 1683 年）

43. 水蛭：晒干，剉细炒极熟。(《本草汇》，清·郭佩兰著，公元 1655 年）

44. 水蛭：炒烟尽。(《医门法律》，清·喻嘉言著，公元 1658 年）

45. 水蛭：米泔浸一宿日干，细剉微火炒令黄色烟出乃熟。(《本草述》，清·刘若金著，公元 1666 年）

46. 水蛭：腹中有子者去之，以米泔浸一宿，日干细剉，微火炒令黄色，烟出仍熟。(《本草述钩元》，清·杨时泰著，公元 1666 年？）

47. 水蛭：猪脂熬黑。(《医方集解》，清·汪昂著，公元 1682 年）

48. 水蛭：取干者，用铁刀细切如小米大，火炒至黄黑色，有烟起取出。不可放在地上，不得土气又安能重生而变化哉。(《本草新编》，清·陈士铎著，公元 1687 年）

49. 水蛭：切碎，如米大，烈火炒黑。水蛭必须炒黑，万不可半生，则反害人矣。(《洞天奥旨》，清·陈士铎撰，公元 1694 年）

50. 水蛭：曝干，猪油熬黑，令研极细。(《本经逢原》，清·张璐著，公元 1695 年)

51. 制水蛭：①凡使水蛭、须采得以堇竹筒盛，待干，用米泔浸一夜，暴干，以冬猪脂煎令焦黄然后用之。②收干蛭当展其身令长，腹中有子者去之，性最难死，虽以火炙亦为鱼子，烟熏经年得水尤活也且。③此物极难修治，须细剉以微火炒黄色乃熟，不然入腹竟生子为害。④昔有人途行饮水，及食水菜误吞水蛭入腹，生子为害，唉唼脏血肠痛黄瘦者，惟以川泥或擂黄土水饮数升，则必尽下出也，盖蛭在人腹忽得土气而下尔，或以牛羊热血一二升，同猪脂饮之亦下也。(《修事指南》，清·张仲岩撰，公元 1704 年)

52. 水蛭：①熬。②糯米炒熟。③炒去烟尽另研。④炙黄。(《医宗金鉴》，清·吴谦等编，公元 1742 年)

53. 水蛭：炒枯存性研细用。(《长沙药解》，清·黄元御撰，公元 1753 年)

54. 水蛭：炒枯黄。(《本草从新》，清·吴仪洛撰，公元 1757 年)

55. 水蛭：炒黑，大约一两炒黑取末用三钱。(《串雅内编》，清·赵学敏编，公元 1759 年)

56. 水蛭：猪脂熬黑。(《成方切用》，清·吴仪洛辑，公元 1761 年)

57. 水蛭：凡用须预先熬黑，七日置水中不活者方用。(《本草求真》，清·黄宫绣纂，公元 1769 年)

58. 水蛭：香油炒焦。(《吴鞠通医案》，清·吴瑭著，公元 1789 年)

59. 水蛭：性最难死，曝干，猪油熬黑，研细炙透用。(《本草辑要》，清·林玉友辑，公元 1790 年)

60. 水蛭：炙干，为末。(《温病条辨》，清·吴瑭撰，公元 1798 年)

61. 水蛭：晒干刌末，微火炒黄熟可用……(《本草正义》，清·张德裕辑，公元 1828 年)

62. 水蛭：熬。(《温热经纬》，清·王孟英编著，公元 1852 年)

63. 水蛭：暴干为佳，当展其身全长，腹中有子者去之，性最难死，虽以火炙经年，得水尤活，必炒枯黄入药。(《本草害利》，清·凌晓五著，公元 1862 年)

64. 水蛭：炒枯黄，先熬黑。(《本草汇纂》，清·屠道和编辑，公元 1863 年)

65. 水蛭：微炒黄。(《医方丛话》，清·徐士銮辑，公元 1886 年)

### 现代炮制加工与应用

| 序号 | 炮制品 | 炮制方法 | 应用 |
|---|---|---|---|
| 1 | 水蛭 | 取原药材，洗净，切段，干燥 | 生品有小毒，质地坚韧，多入煎剂，以破血逐瘀为主。用于癥瘕痞块，血瘀经闭，跌仆损伤 |
| 2 | 烫水蛭 | 取滑石粉适量，置炒制器具内，用中火加热，炒至划利灵活状态时，投入净水蛭，翻炒至微鼓起、呈棕黄色至黑褐色时，取出，筛去滑石粉，晾凉。每 100kg 水蛭，用滑石粉 40kg | 经滑石粉炒后能降低毒性，并矫正不良气味和杀死虫卵，便于服用和贮藏，质地酥脆，利于粉碎，多入丸散剂。用于内损瘀血，跌仆损伤，心腹疼痛 |

# 苏木 | Sūmù
## Sappan Lignum

《中国药典》载有苏木一种炮制品。苏木为豆科植物苏木 *Caesalpinia sappan* L. 的干燥心材。多于秋季采伐，除去白色边材，干燥。

## 🌀 历代炮制方法辑要

1. 苏木节：研。(《小儿卫生总微论方》，宋·撰人未详，公元 1156 年)

2. 苏木：剉，炒。(《小儿卫生总微论方》，宋·撰人未详，公元 1156 年)

3. 苏木：剉炒。(《传信适用方》，宋·吴彦夔著，公元 1180 年)

4. 苏木：剉炒。(《校正集验背疽方》，宋·李迅撰，公元 1196 年)

5. 苏木：剉。(《类编朱氏集验医方》，宋·朱佐集，公元 1265 年)

6. 苏枋木：搥碎。(《类编朱氏集验医方》，宋·朱佐集，公元 1265 年)

7. 苏木：(铡) 细之。(《卫生宝鉴》，元·罗天益著，公元 1343 年)

8. 苏枋木：搥碎，以酒一斗，煎至一碗，去滓。(《普济方》，明·朱橚等编，公元 1406 年)

9. 苏木：①盐水炒。②细剉。(《普济方》，明·朱橚等编，公元 1406 年)

10. 苏方木：入药唯取中心，煎酒专行积血。(《本草蒙筌》，明·陈嘉谟纂辑，公元 1525 年)

11. 苏木：细剉。(《医学纲目》，明·楼英编纂，公元 1565 年)

12. 苏木：去皮节细剉，和梅枝蒸半日，阴干用。(《医学入门》，明·李梴著，公元 1575 年)

13. 苏枋木：凡使，去上粗皮并节。若得中心文横如紫角者，号曰木中尊，其力倍常百等。须细剉重捣，拌细梅树枝蒸之，从巳至申，阴干用。(《本草纲目》，明·李时珍撰，公元 1578 年)

14. 苏木：搥碎。(《证治准绳》，明·王肯堂著，公元 1602 年)

15. 苏木：①细切。②槌碎。(《济阴纲目》，明·武之望辑著，公元 1620 年)

16. 苏方木：凡使去粗皮并节了，若有中心文横如紫角者，号曰木中尊，色甚致倍常百，等须细剉了，重捣，拌细条梅枝，蒸从巳至申出，阴干用。(《炮炙大法》，明·缪希雍撰，公元 1622 年)

17. 苏木：打碎。(《先醒斋医学广笔记》，明·缪希雍撰，公元 1622 年)

18. 苏方木：去粗皮，并节，剉极细，梅枝捣烂同拌蒸之，从巳至酉，阴干用。(《本草乘雅半偈》，明·卢之颐著，公元 1647 年)

19. 苏木：凡使去粗皮并节，取中心文横如紫角者用。(《握灵本草》，清·王翃著，公元 1683 年)

20. 苏木：细剉，拌梅枝蒸，阴干。(《本草汇》，清·郭佩兰著，公元 1655 年)

21. 苏木：去皮节。(《本草述》，清·刘若金著，公元 1666 年)

22. 苏方木：去皮节，细剉，和梅枝蒸半日阴干用。(《本草述钩元》，清·杨时泰著，公元 1666 年？)

23. 制苏木：①凡使苏木，须去上粗皮并节，若得中心文横如紫角者。②木中尊其力倍常百等，须细剉重捣，拌细梅树枝蒸之，从巳至申阴干用。(《修事指南》，清·张仲岩撰，公元 1704 年)

24. 苏木：三两打碎用河水五碗煎汁三碗听用。(《医宗金鉴》，清·吴谦等编，公元 1742 年)

25. 苏木：忌铁。(《本草从新》，清·吴仪洛撰，公元 1757 年)

26. 苏木：酒炒。(《串雅补》，清·鲁照辑，公元 1759 年？)

27. 苏木：忌铁。(《本草辑要》，清·林玉友辑，公元 1790 年)

28. 苏木：捣碎。(《傅青主女科》，清·傅山著，公元 1827 年)

## 🌺 现代炮制加工与应用

| 序号 | 炮制品 | 加工技术 | 应用 |
|------|--------|----------|------|
| 1 | 苏木[1] | 取原药材，锯成长约 3cm 的段，再劈成片或碾成粗粉 | 临床多生用，可行血祛瘀，消肿止痛。用于经闭痛经，产后瘀阻，胸腹刺痛，外伤肿痛等 |

---

〔1〕 按语：苏木属于木本植物的干燥心材，质地坚硬，气味芳香。传统采用锯劈为横断 3cm 长段，再竖开劈成 3mm 片，或刨成薄片，但是成本高、饮片规格不符合要求。现多采用机械切制，炮制后可洁净药材，使用药剂量更加准确。

# 酸枣仁 | Suānzǎorén
## Ziziphi Spinosae Semen

《中国药典》载有酸枣仁和炒酸枣仁两种炮制品。酸枣仁为鼠李科植物酸枣 *Ziziphus jujuba Mill. var. spinosa*（Bunge）Hu ex H. F. Chou 的干燥成熟种子。秋末冬初采收成熟果实，除去果肉及核壳，收集种子，晒干。

### 历代炮制方法辑要

1. 酸枣仁：微炒，炒令香熟。（《太平圣惠方》，宋·王怀隐等编集，公元 992 年）

2. 酸枣仁：微炒。（《博济方》，宋·王衮撰，公元 1047 年）

3. 酸枣仁：微炒。（《苏沈良方》，宋·苏轼、沈括著，公元 1075 年）

4. 酸枣仁：去皮，炒。（《小儿药证直诀》，宋·钱乙著，公元 1107 年？）

5. 酸枣仁：①睡多生使；不得睡，炒熟。②炒令香熟，捣细为散。③炒黄研末。（《重修政和经史证类备用本草》，宋·唐慎微著，公元 1116 年）

6. 酸枣仁：①炒。②微炒。（《圣济总录》，宋·太医院编，公元 1111—1117 年）

7. 酸枣仁：微炒去皮研。（《普济本事方》，宋·许叔微述，公元 1132 年）

8. 酸枣仁：凡使，先以慢火炒令十分香熟，方研破用。（《太平惠民和剂局方》，宋·太平惠民和剂局陈师文等编，公元1151年）

9. 酸枣仁：①汤浸，去皮。②去皮，炒。（《小儿卫生总微论方》，宋·撰人未详，公元1156年）

10. 酸枣仁：炒。（《三因极一病证方论》，宋·陈言著，公元1174年）

11. 酸枣仁：①去枝梗。②去皮炒。（《传信适用方》，宋·吴彦夔著，公元1180年）

12. 酸枣仁：①炒。②炒香。（《校注妇人良方》，宋·陈自明原著，明·薛己校注，公元1237年）

13. 酸枣仁：炒，去壳。（《济生方》，宋·严用和撰，公元1253年）

14. 酸枣仁：①炒熟。②炒。（《类编朱氏集验医方》，宋·朱佐集，公元1265年）

15. 酸枣仁：炒去壳。（《产宝杂录》，宋·齐仲甫著，公元1279年？）

16. 酸枣仁：①去壳，炒。②酒浸，去壳，研。③去皮，研。（《女科百问》，宋·齐仲甫著，公元1279年）

17. 酸枣：胆虚不眠寒也。酸枣仁炒香（竹叶汤调服）。胆实多睡热也。酸枣仁生用末（茶姜汁调服）。（《汤液本草》，元·王好古著，公元1298年）

18. 酸枣仁：去壳。（《瑞竹堂经验方》，元·沙图穆苏撰，公元1326年）

19. 酸枣仁：炒。（《卫生宝鉴》，元·罗天益著，公元1343年）

20. 酸枣仁：①炒。②温酒浸半日，去壳，隔纸炒。（《丹

溪心法》，元·朱震亨著，公元 1347 年）

21. 酸枣仁：①去壳取仁微炒。②微炒。（《疮疡经验全书》，宋·窦汉卿辑著，公元 1569 年？）

22. 酸枣仁：炒为末。（《本草发挥》，明·徐彦纯辑，公元 1368 年）

23. 酸枣仁：①用五两，汤浸去皮，可剥半两净，炒仁令香熟为度。②浸，去皮，隔纸炒香。③温酒浸半日，去壳，纸上炒令香熟，以一两半浸去壳，只得一分仁。④汤浸，去赤皮。⑤微炒。⑥去壳，研成膏。（《普济方》，明·朱橚等编，公元 1406 年）

24. 酸枣仁：炒。（《秘传证治要诀及类方》，明·戴元礼著，公元 1443 年）

25. 酸枣仁：①炒。②去皮，隔纸炒，炒香。③酒浸，去壳，微炒。（《奇效良方》，明·方贤著，公元 1449 年？）

26. 酸枣仁：①去壳研。②蒸。（《外科理例》，明·汪机编著，公元 1519 年）

27. 酸枣仁：能治多眠不眠，必分生用炒用，多眠胆实有热，生研末，取茶叶姜汁调吞，不眠胆虚有寒，炒作散，采竹叶煎汤送下。（《本草蒙筌》，明·陈嘉谟纂辑，公元 1525 年）

28. 酸枣仁：去壳。（《婴童百问》，明·鲁伯嗣撰，公元 1526 年？）

29. 酸枣仁：炒。（《女科撮要》，明·薛己著，公元 1548 年）

30. 酸枣仁：炒。（《明医杂著》，明·王节斋集，薛己注，公元 1549 年）

31. 酸枣仁：①炒。②温酒浸半日，去壳。（《保婴撮要》，明·薛铠集，薛己验，公元 1555 年）

32. 酸枣仁：①去皮。②微炒。(《医学纲目》，明·楼英编纂，公元 1565 年)

33. 酸枣仁：睡多生用，不得睡炒熟，再蒸半日，去皮尖研碎用。(《医学入门》，明·李梴著，公元 1575 年)

34. 酸枣仁：①用仁，以叶拌蒸半日，去皮尖。②按五代史后唐刊石药验云，酸枣仁睡多生使，不得睡炒熟。③熟用，疗胆虚不得眠、烦渴、虚汗之证；生用，疗胆热好眠。(《本草纲目》，明·李时珍撰，公元 1578 年)

35. 酸枣仁：好睡用生，夜不能眠炒熟用，俱研碎。(《仁术便览》，明·张浩著，公元 1585 年)

36. 酸枣仁：睡多生用、不得睡炒熟用。(《本草原始》，明·李中立纂辑，公元 1593 年)

37. 酸枣仁：炒香。(《鲁府禁方》，明·龚廷贤编，公元 1594 年)

38. 酸枣仁：①炒。②泡去皮，炒。③荡去皮，微炒。④温酒浸半日，去壳，纸上炒令香熟。(《证治准绳》，明·王肯堂著，公元 1602 年)

39. 酸枣仁：炒。(《寿世保元》，明·龚廷贤撰，公元 1615 年)

40. 酸枣仁：炒，研。(《外科正宗》，明·陈实功编撰，公元 1617 年)

41. 酸枣仁：①炒。②隔纸略炒。(《济阴纲目》，明·武之望辑著，公元 1620 年)

42. 酸枣仁：炒爆，研。(《先醒斋医学广笔记》，明·缪希雍撰，公元 1622 年)

43. 酸枣仁：炒熟。(《医宗必读》，明·李中梓著，公元 1637 年)

44. 酸枣仁：①去壳，炒。②炒。(《审视瑶函》，明·傅仁宇撰，公元 1644 年)

45. 酸枣仁：炒。(《一草亭目科全书、异授眼科》，明·邓苑撰，公元 1644 年？)

46. 酸枣仁：修治，酸枣用仁，以叶拌蒸半日，去皮尖。(《本草乘雅半偈》，明·卢之颐著，公元 1647 年)

47. 酸枣仁：炒香，研。(《本草汇》，清·郭佩兰著，公元 1655 年)

48. 酸枣仁：微炒。(《医门法律》，清·喻嘉言著，公元 1658 年)

49. 枣仁：多眠用生，不眠用炒。去壳研末。(《医宗说约》，清·蒋仲芳撰，公元 1663 年)

50. 酸枣仁：炒研。(《外科大成》，清·祁坤编著，公元 1665 年)

51. 枣仁：①去皮。②炒。(《本草述》，清·刘若金著，公元 1666 年)

52. 酸枣仁：炒爆研细入药，如砂仁法，勿隔宿。(《本草述钩元》，清·杨时泰著，公元 1666 年？)

53. 酸枣仁：炒。(《医方集解》，清·汪昂著，公元 1682 年)

54. 酸枣仁：……宁心志益肝胆，补中敛虚汗，祛烦止渴安五脏，止手足酸痛，且健筋骨……以上治疗俱宜炒用，惟夜不能眠者，必须生用，或神思昏倦，久苦梦遗者，亦宜生用。(《本草新编》，清·陈士铎著，公元 1687 年)

55. 酸枣仁：炒研用。(《本草备要》，清·汪昂辑著，公元 1694 年)

56. 枣仁：临用略炒研用，勿使膈宿，香气走散则效少。

（《药品辨义》，清·尤乘增辑，公元 1691 年）

57. 酸枣仁：熟。（《本经逢原》，清·张璐著，公元 1695 年）

58. 枣仁：临用炒研使香，隔宿香走不妙。（《嵩崖尊生全书》，清·景冬阳撰，公元 1696 年）

59. 制酸枣仁：凡使酸枣仁，以叶拌蒸半日，去皮尖，后人有炒用者。（《修事指南》，清·张仲岩撰，公元 1704 年）

60. 酸枣仁：①炒研用东酒三合浸。②炒。（《良朋汇集》，清·孙望林辑，公元 1711 年）

61. 酸枣仁：炒研。（《本草必用》，清·顾靖远著，公元 1722 年）

62. 酸枣仁：炒研。（《本草经解要》，清·叶天士著，公元 1724 年）

63. 枣仁：炒。（《医宗金鉴》，清·吴谦等编，公元 1742 年）

64. 枣仁：生用泄胆热多眠，熟用补胆虚不寐。（《长沙药解》，清·黄元御撰，公元 1753 年）

65. 酸枣仁：生用酸平，专补肝胆；炙熟酸温而香，亦能醒脾。炒香研。（《本草从新》，清·吴仪洛撰，公元 1757 年）

66. 酸枣仁：去壳治不眠。炒用治胆热不眠。生用止烦渴虚汗。醋炒醒脾。临时炒用，恐助火，配二冬用。（《得配本草》，清·严西亭、施澹宁、洪缉庵同纂，公元 1761 年）

67. 枣仁：炒研。（《成方切用》，清·吴仪洛辑，公元 1761 年）

68. 枣仁：炒。（《沈氏女科辑要笺正》，清·沈尧封辑著，公元 1764 年？）

69. 酸枣仁：仍有生熟之分，生则能导虚热，故疗肝热好眠、神昏燥倦之症。熟则收敛津液，故疗胆虚不眠，烦涡虚汗之症……皆炒熟用之。炒研用，炒久则油枯不香，碎则气味俱失，便难见功。(《本草求真》，清·黄宫绣纂，公元1769年)

70. 枣仁：蚌粉炒。(《幼科释谜》，清·沈金鳌著，公元1773年)

71. 枣仁：炒。(《吴鞠通医案》，清·吴瑭著，公元1789年)

72. 酸枣仁：炒研用。(《本草辑要》，清·林玉友辑，公元1790年)

73. 酸枣仁：生用不眠，炒用宁心。(《本草正义》，清·张德裕辑，公元1828年)

74. 酸枣仁：炒。(《外科证治全书》，清·许克昌、毕法同辑，公元1831年)

75. 枣仁：炒。(《类证治裁》，清·林佩琴编著，公元1839年)

76. 枣仁：生用酸平，专补肝胆，炒熟酸温而香，亦能醒脾敛汗……(《本草分经》，清·姚澜编，公元1840年)

77. 枣仁：姜汁炒。(《温热经纬》，清·王孟英编著，公元1852年)

78. 酸枣仁：八月采实(……炒曝研细入药，如砂仁，勿隔宿)，阴干四十日成。生用疗热好眠，炒香熟用疗胆虚不寐。(《本草害利》，清·凌晓五著，公元1862年)

79. 枣仁：炒研。(《校注医醇剩义》，清·费伯雄编著，公元1863年)

80. 酸枣仁：炒——收敛津液。(《本草汇纂》，清·屠道和编辑，公元1863年)

81. 枣仁：炒。(《笔花医镜》，清·江笔花编著，公元

1871 年)

82. 酸枣仁：生用入肝胆，炒熟入心脾。(《医家四要》，清·程曦、江诚、雷大震同纂，公元 1884 年)

83. 酸枣仁：至于炒熟，治胆虚不眠，生用治胆热好眠之说，亦习俗相沿，究竟不眠好眠，各有成病之由，非一物枣仁可以统治也。(《本草便读》，清·张秉成辑，公元 1887 年)

### 🦅 现代炮制加工与应用

| 序号 | 炮制品 | 加工技术 | 应用 |
|---|---|---|---|
| 1 | 酸枣仁[1] | 取原药材，除去残留核壳，洗净，干燥。用时捣碎 | 生品性平，常入清剂中，具有养心安神、益肝肾的作用，用于心阴不足、肝肾亏损或肝胆虚热所致的失眠、惊悸、健忘、眩晕、耳鸣、目暗不明等 |
| 2 | 炒酸枣仁 | 取净酸枣仁，置炒制容器内，用文火炒至表皮鼓起，有爆裂声，色微变深，透出香气时，取出，晾凉。用时捣碎 | 炒品种皮开裂，易于粉碎和煎出有效成分，同时炒制能起到杀酶保苷的作用，性偏温补，常入温剂中，长于养心敛汗，用于心血不足或心气不足所致的惊悸、健忘、盗汗、自汗及胆虚不眠等 |

---

〔1〕 按语：酸枣仁生熟效用不尽相同，生用以"清"为主，如主治肝胆虚热引起的惊悸不安、失眠等症；炒熟后以"温补"为主，如肝胆不足、心虚胆怯以及心脾两虚所致的惊悸、失眠，兼有脾胃虚弱所致的脘痞不适、出虚汗等症时，当选用炒枣仁。

# 锁阳 | Suǒyáng
Cynomorii Herba

《中国药典》载有锁阳一种炮制品。锁阳为锁阳科植物锁阳 *Cynomorium songaricum* Rupr. 的干燥肉质茎。春季采挖，除去花序，切段，晒干。

## 历代炮制方法辑要

1. 琐阳：酒浸。（《丹溪心法》，元·朱震亨著，公元 1347 年）

2. 锁阳：以酥涂炙。（《本草蒙筌》，明·陈嘉谟纂辑，公元 1525 年）

3. 琐阳：酥炙干。（《明医杂著》，明·王节斋集，薛己注，公元 1549 年）

4. 琐阳：①酒浸。②酒洗。（《医学纲目》，明·楼英编纂，公元 1565 年）

5. 琐阳：酥油炙，或羊油炙透用。（《仁术便览》，明·张浩著，公元 1585 年）

6. 琐阳：凡用以酥油涂炙。（《本草原始》，明·李中立纂辑，公元 1593 年）

7. 琐阳：酒浸，酥炙。（《证治准绳》，明·王肯堂著，公元 1602 年）

8. 锁阳：炙酥。（《寿世保元》，明·龚廷贤撰，公元 1615 年）

9. 琐阳：①酒拌蒸。②酥炙。③酒洗。（《景岳全书》，

明·张介宾撰，公元 1615 年)

10. 琐阳：**酒浸酥炙**。(《医宗必读》，明·李中梓著，公元 1637 年)

11. 锁阳：**酒润焙**。(《本草通玄》，明·李中梓撰，公元 1637 年? )

12. 锁阳：**酒润焙**。(《本草汇》，清·郭佩兰著，公元 1655 年)

13. 锁阳：**酥炙**。(《医宗说约》，清·蒋仲芳撰，公元 1663 年)

14. 琐阳：**烧酒浸七次焙七次为末**。(《本草述》，清·刘若金著，公元 1666 年)

15. 锁阳：**土入掘取、洗涤去皮、薄切晒干……烧酒浸七次，焙七次**。(《本草述钩元》，清·杨时泰著，公元 1666 年? )

16. 琐阳：**酒润**。(《医方集解》，清·汪昂著，公元 1682 年)

17. 锁阳：**酥炙**。(《本草备要》，清·汪昂辑著，公元 1694 年)

18. 琐阳：**酥炙用**。(《药品辨义》，清·尤乘增辑，公元 1691 年)

19. 琐阳：**①酒洗酥炙。②酥炙酒浸**。(《嵩崖尊生全书》，清·景冬阳撰，公元 1696 年)

20. 琐阳：**酒润**。(《医宗金鉴》，清·吴谦等编，公元 1742 年)

21. 琐阳：**酥炙**。(《本草从新》，清·吴仪洛撰，公元 1757 年)

22. 锁阳：**炙**。(《串雅外编》，清·赵学敏编，公元 1759 年)

23. 锁阳：**酥炙**。(《得配本草》，清·严西亭、施澹宁、洪

缉庵同纂，公元 1761 年)

24. 锁阳：酒润。(《成方切用》，清·吴仪洛辑，公元 1761 年)

25. 锁阳：用宜酥炙。(《本草求真》，清·黄宫绣纂，公元 1769 年)

26. 锁阳：酥炙。(《本草辑要》，清·林玉友辑，公元 1790 年)

27. 锁阳：酒炙。(《类证治裁》，清·林佩琴编著，公元 1839 年)

28. 琐阳：酒浸。(《增广验方新编》，清·鲍相璈编，公元 1846 年)

29. 锁阳：酥炙。(《本草汇纂》，清·屠道和编辑，公元 1863 年)

30. 锁阳：酥炙。(《医家四要》，清·程曦、江诚、雷大震同纂，公元 1884 年)

## 现代炮制加工与应用

| 序号 | 炮制品 | 加工技术 | 应用 |
|---|---|---|---|
| 1 | 锁阳[1] | 取原药材，洗净，润透，切薄片，干燥 | 补肾阳，益精血，润肠通便。用于肾阳不足，精血亏虚，腰膝痿软，阳痿滑精，肠燥便秘 |
| 2 | 酒锁阳 | 取净锁阳片，加入适量黄酒拌匀，闷润，文火炒干。每 100kg 锁阳，用黄酒 12kg | 制后增强补肾阳作用 |

---

〔1〕 按语：历代有酒浸、酒洗、酥涂炙、酥油炙、羊油炙、酒润法等。现常用酒制、盐制、蒸、煮等加工方法。

| 序号 | 炮制品 | 加工技术 | 应用 |
|------|--------|----------|------|
| 3 | 盐锁阳 | 取净锁阳片，用盐水拌匀，待盐水被吸尽后，稍闷，蒸至透心，取出，切片，干燥。每100kg锁阳，用食盐2kg | 制后增强补肾阳作用 |

# 天冬

Tiāndōng
Asparagi Radix

《中国药典》载有天冬一种炮制品。天冬为百合科植物天冬 *Asparagus cochinchinensis*（Lour.）Merr. 的干燥块根。秋、冬二季采挖，洗净，除去茎基和须根，置沸水中煮或蒸至透心，趁热除去外皮，洗净，干燥。

## 🐚 历代炮制方法辑要

1. 天门冬：去心。(《新辑宋本伤寒论》，汉·张仲景述，晋·王叔和撰次，宋·林亿校正，公元 219 年)

2. 天门冬：去心。(《注解伤寒论》，汉·张仲景撰，金·成无己注，公元 219 年)

3. 天门冬：切，捣压取汁。(《备急千金要方》，唐·孙思邈著，公元 652 年)

4. 取天门冬汁法：净洗天门冬，去心皮，干漉去水，切捣压取汁三四遍，令滓干如草乃止。(《备急千金要方》，唐·孙思邈著，公元 652 年)

5. 天门冬：去心。(《千金翼方》，唐·孙思邈著，公元 682 年)

6. 天门冬：去心。(《银海精微》，托名唐·孙思邈辑，公元 682 年)

7. 天门冬：去皮心，入蜜煮之。(《食疗本草》，唐·孟诜撰，张鼎增补，公元 713—739 年)

8. 生天门冬：捣取汁。(《外台秘要》，唐·王焘撰，公元752 年)

9. 天门冬：采得了，去上皮一重，便劈破去心，用柳木甑烧柳木柴蒸一伏时，洒酒令遍，更添火蒸，出曝，去地二尺已来作小架，上铺天门叶，将蒸了天门冬摊令干用。(《雷公炮炙论》，南朝宋·雷敩撰，公元 10 世纪？)

10. 天门冬：①去心。②去心，焙。(《太平圣惠方》，宋·王怀隐等编集，公元 992 年)

11. 天门冬：切三斤半杵压取汁尽，酥三升炼。(《脚气治法总要》，宋·董汲，公元 1039 年)

12. 天门冬：去心皮。(《伤寒总病论》，宋·庞安时撰，公元 1100 年)

13. 天门冬：①去心。②焙。(《小儿药证直诀》，宋·钱乙著，公元 1107 年？)

14. 天门冬：①细切，阴干，捣，下筛。②去皮、心，入蜜煮之。③去心、皮，为末。④细切，阴干，捣末。⑤薄切，暴于日中，或火烘之。⑥四破之，去心，先蒸半炊间，暴干。停留久，仍湿润，入药时重炕焙令燥。(《重修政和经史证类备用本草》，宋·唐慎微著，公元 1116 年)

15. 天门冬：①净洗浸两日去心细切。②去心焙。(《圣济总录》，宋·太医院编，公元 1111—1117 年)

16. 天门冬：去心。(《全生指迷方》，宋·王贶撰，公元 1125 年？)

17. 天门冬：略用水浥去心。(《普济本事方》，宋·许叔微述，公元 1132 年)

18. 天门冬：凡使，先以汤微润，抽去心，焙干。(《太平惠民和剂局方》，宋·太平惠民和剂局陈师文等编，公元

1151 年）

19. 天门冬：去心，焙。（《小儿卫生总微论方》，宋·撰人未详，公元 1156 年）

20. 天门冬：汤浸去心。（《济生方》，宋·严用和撰，公元 1253 年）

21. 天门冬：去心。（《陈氏小儿痘疹方论》，宋·陈文中撰，公元 1254 年）

22. 天门冬：去心。（《产宝杂录》，宋·齐仲甫著，公元 1279 年？）

23. 天门冬：去心。（《女科百问》，宋·齐仲甫著，公元 1279 年）

24. 天门冬：去心。（《素问病机气宜保命集》，金·刘完素著，公元 1186 年）

25. 天门冬：去心。（《儒门事亲》，金·张从正撰，公元 1228 年？）

26. 天门冬：去心用。（《汤液本草》，元·王好古著，公元 1298 年）

27. 天门冬：去心，焙。（《瑞竹堂经验方》，元·沙图穆苏撰，公元 1326 年）

28. 天门冬：①去心。②汤浸去心，晒干用。（《卫生宝鉴》，元·罗天益著，公元 1343 年）

29. 天门冬：①去心。②炒。（《丹溪心法》，元·朱震亨著，公元 1347 年）

30. 天门冬：焙。（《原机启微》，元·倪维德撰著，公元 1370 年）

31. 天门冬：水洗去心。（《疮疡经验全书》，宋·窦汉卿辑著，公元 1569 年？）

32. 生天门冬：去心，以水一升煮烂，候水尽，细研。（《普济方》，明·朱橚等编，公元 1406 年）

33. 天门冬：①去心，焙。②慢火炙。③去心，捣压，取令汁尽。（《普济方》，明·朱橚等编，公元 1406 年）

34. 天门冬：①去心，焙。②焙干，去心，切。③去心，用柳甑（算）以酒洒之，蒸九次，待干秤用。（《奇效良方》，明·方贤著，公元 1449 年？）

35. 天门冬：夏秋采根，蒸烂，去皮去心，曝干旋咀旋用（咀久易生霉垢，则黑而黯不明亮也）。（《本草蒙筌》，明·陈嘉谟纂辑，公元 1525 年）

36. 天门冬：①去心。②去心皮。（《明医杂著》，明·王节斋集，薛己注，公元 1549 年）

37. 天门冬：①去心，焙。②酒浸，去心，焙干。（《医学纲目》，明·楼英编纂，公元 1565 年）

38. 天门冬：汤浸去皮心，焙热，节当风凉之，如此二三次自干，不投药力。（《医学入门》，明·李梴著，公元 1575 年）

39. 天门冬：①二、三、七、八月采根，蒸剥去皮，四破去心，曝干用。②采得去皮心，用柳木甑及柳木柴蒸一伏时，洒酒令遍，更添火蒸，作小架去地二尺，摊于上，曝干用。③门冬采得，蒸剥去皮食之，甚甘美，止饥。虽曝干，犹脂润难捣，必须曝于日中或火烘之。今人呼苗为棘刺，煮作饮宜人，而终非真棘刺也。（《本草纲目》，明·李时珍撰，公元 1578 年）

40. 天门冬：水润略蒸去心，有酒浸，姜汁浸，免恋膈，伏日洗，抽心极妙。（《仁术便览》，明·张浩著，公元 1585 年）

41. 天门冬：肥大明亮者佳，去心但以水渍漉使周润，渗入肌候软缓缓擘取，不可浸出脂液，不知者乃以汤浸多时柔则柔矣，然气味都尽，用之不效。（《本草原始》，明·李中立纂

辑，公元 1593 年）

42. 天门冬：酒浸去心。（《鲁府禁方》，明·龚廷贤编，公元 1594 年）

43. 天门冬：①去心。②去心，铡细用。（《证治准绳》，明·王肯堂著，公元 1602 年）

44. 天门冬：制同麦冬，入丸药酒浸极烂，捣如泥，调和众药。（《医宗粹言》，明·罗周彦著，公元 1612 年）

45. 天门冬：①水浸，去心皮。②去心盐炒。（《寿世保元》，明·龚廷贤撰，公元 1615 年）

46. 天门冬：①去皮去心，方用。②酒浸，去心。（《景岳全书》，明·张介宾撰，公元 1615 年）

47. 天冬：炒。（《景岳全书》，明·张介宾撰，公元 1615 年）

48. 天门冬：①捣膏。②盐水拌炒。（《外科正宗》，明·陈实功编撰，公元 1617 年）

49. 天门冬：①去心。②酒浸去心。（《济阴纲目》，明·武之望辑著，公元 1620 年）

50. 天门冬：劈破去心，用柳木甑烧柳木柴，蒸一伏时，洒酒令逼更添火蒸出曝。（《炮炙大法》，明·缪希雍撰，公元 1622 年）

51. 天门冬：①去心酒蒸。②去心。③酒洗，去心。④去心，酒蒸。烘燥。⑤去心酒洗蒸。（《先醒斋医学广笔记》，明·缪希雍撰，公元 1622 年）

52. 天门冬：去皮去心方用。（《本草正》，明·张介宾撰，公元 1624 年）

53. 天门冬：去心用。（《医宗必读》，明·李中梓著，公元 1637 年）

54. 天门冬：去心用。(《本草通玄》，明·李中梓撰，公元 1637 年？)

55. 天门冬：去心，焙。(《审视瑶函》，明·傅仁宇撰，公元 1644 年)

56. 天冬：去心。(《一草亭目科全书、异授眼科》，明·邓苑撰，公元 1644 年？)

57. 天门冬：去心，焙。(《一草亭目科全书、异授眼科》，明·邓苑撰，公元 1644 年？)

58. 天门冬：去皮，用柳木甑，柳木柴蒸一伏时，洒酒令徧，更添火，蒸一伏时取出，作一小架，去地二尺，摊上暴干。(《本草乘雅半偈》，明·卢之颐著，公元 1647 年)

59. 天门冬：去心酒洗用。(《握灵本草》，清·王翃著，公元 1683 年)

60. 天门冬：去心酒拌蒸。(《本草汇》，清·郭佩兰著，公元 1655 年)

61. 天冬：去心。(《医宗说约》，清·蒋仲芳撰，公元 1663 年)

62. 天门冬：汤泡去心。(《外科大成》，清·祁坤编著，公元 1665 年)

63. 天门冬：①水浸洗去心取肉。②去心搥匾极薄晒干加隔纸焙焦用。(《本草述》，清·刘若金著，公元 1666 年)

64. 天门冬：汤浸去皮心，焙热即当风凉之，如此二三次自干，不损药力。或用柳甑算蒸一伏时，洒酒令徧，更添火蒸一伏时，取出，用一小架，去地二尺，摊上晒干。又法，去心，槌扁极薄，晒干，隔纸焙焦用。(《本草述钩元》，清·杨时泰著，公元 1666 年？)

65. 天冬：去心。(《痧胀玉衡》，清·郭志邃著述，公元

1675 年)

66. 天门冬：去心。(《温热暑疫》，清·周扬俊辑，公元 1679 年)

67. 天冬：①去心。②炒。(《医方集解》，清·汪昂著，公元 1682 年)

68. 天门冬：或疑天门冬性寒，以沙糖蜜水煮透，全无苦味，则寒性尽失，不识有益阴虚火动之病乎，夫天门冬之退阴火，正取其味苦涩也，若将苦涩之味尽（失），亦后何益，或虑其过寒，少（失）其苦涩，而加入细节甘草同糖蜜共制，庶以之治阴虚咳嗽两有所宜耳。(《本草新编》，清·陈士铎著，公元 1687 年)

69. 天门冬：去心皮，酒蒸。二冬熬膏并良。(《本草备要》，清·汪昂辑著，公元 1694 年)

70. 天冬：打扁，抽去心。(《药品辨义》，清·尤乘增辑，公元 1691 年)

71. 天门冬：焙热去心。(《本经逢原》，清·张璐著，公元 1695 年)

72. 天冬：去心酒浸。(《嵩崖尊生全书》，清·景冬阳撰，公元 1696 年)

73. 制天门冬：凡使天门冬，采得去皮心，用柳木甑及柳木柴蒸一伏时，洒酒令遍，更添火蒸，摊地暴干用。(《修事指南》，清·张仲岩撰，公元 1704 年)

74. 天冬：①去心。②酒浸。(《良朋汇集》，清·孙望林辑，公元 1711 年)

75. 天门冬：去心用。(《本草必用》，清·顾靖远著，公元 1722 年)

76. 天门冬：去心。(《本草经解要》，清·叶天士著，公元

1724 年）

77. 天门冬：去心酒润。（《外科证治全生集》，清·王维德著，公元 1740 年）

78. 天冬：去心。（《医宗金鉴》，清·吴谦等编，公元 1742 年）

79. 天门冬：去心。（《幼幼集成》，清·陈复正辑订，公元 1750 年）

80. 天门冬：去心皮，酒蒸。（《本草从新》，清·吴仪洛撰，公元 1757 年）

81. 天门冬：去心皮，酒拌蒸，晒用。（《得配本草》，清·严西亭、施澹宁、洪缉庵同纂，公元 1761 年）

82. 天冬：去心。（《成方切用》，清·吴仪洛辑，公元 1761 年）

83. 天门冬：酒浸去心。（《本草纲目拾遗》，清·赵学敏编，公元 1765 年）

84. 天冬：去心皮，酒蒸用。二冬熬膏良。（《本草求真》，清·黄宫绣纂，公元 1769 年）

85. 天门冬：去心皮，酒蒸。（《本草辑要》，清·林玉友辑，公元 1790 年）

86. 天冬：去心焙干。（《医学从众录》，清·陈念祖撰，公元 1820 年）

87. 天冬：去心。（《外科证治全书》，清·许克昌、毕法同辑，公元 1831 年）

88. 天冬：去心。（《重楼玉钥》，清·郑梅涧著，公元 1838 年）

89. 天门冬：采根蒸剥去皮，四破去心，必须曝于日中或火烘干用。（《本草害利》，清·凌晓五著，公元 1862 年）

90. 天冬：去心皮酒蒸用。(《本草汇纂》，清·屠道和编辑，公元 1863 年)

91. 天冬：去心皮，酒蒸。(《医家四要》，清·程曦、江诚、雷大震同纂，公元 1884 年)

**现代炮制加工与应用**

| 序号 | 炮制品 | 加工技术 | 应用 |
|------|--------|----------|------|
| 1 | 天冬 | 除去杂质，快速洗净，切薄片，干燥 | 养阴润燥，清肺生津。用于肺燥干咳，顿咳痰黏，腰膝酸痛，骨蒸潮热，内热消渴，热病津伤，咽干口渴，肠燥便秘 |

# 天花粉 | Tiānhuāfěn
Trichosanthis Radix

《中国药典》载有天花粉一种炮制品。天花粉为葫芦科植物栝楼 *Trichosanthes kirilowii* Maxim. 或双边栝楼 *Trichosanthes rosthornii* Harms 的干燥根。秋、冬二季采挖，洗净，除去外皮，切段或纵剖成瓣，干燥。

## 🌀 历代炮制方法辑要

1. 栝楼根：用慢火炒焦黄色，药性虽冷，炒焦用之，乃温也。(《小儿药证直诀》，宋·钱乙著，公元 1107 年?)

2. 栝楼根：烧灰。(《重修政和经史证类备用本草》，宋·唐慎微著，公元 1116 年)

3. 栝楼根：捣碎炒。(《圣济总录》，宋·太医院编，公元 1111—1117 年)

4. 栝楼根：蜜炙。(《小儿卫生总微论方》，宋·撰人未详，公元 1156 年)

5. 栝楼根：捣细，罗过用。(《卫生宝鉴》，元·罗天益著，公元 1343 年)

6. 天花粉：①去油色。②酒拌炒。(《疮疡经验全书》，宋·窦汉卿辑著，公元 1569 年?)

7. 天花粉：①茯苓皮煮。②酒浸一宿，焙。(《普济方》，明·朱橚等编，公元 1406 年)

8. 天花粉：酒浸。(《奇效良方》，明·方贤著，公元

1449 年？）

9. 栝楼根：刮去皮剉碎用。（《本草品汇精要》，明·刘文泰等纂，公元 1505 年）

10. 天花粉：①治偏疝酒浸微煎，如法服经痛如劫。②曝干，刮粗皮净，咀片。（《本草蒙荃》，明·陈嘉谟纂辑，公元 1525 年）

11. 栝楼根：用慢火炒焦黄色，研。（《婴童百问》，明·鲁伯嗣撰，公元 1526 年？）

12. 天门冬：去心，焙。（《婴童百问》，明·鲁伯嗣撰，公元 1526 年？）

13. 天花粉：秋冬采根去皮，寸切水浸，逐日换水，四五日取出，捣泥，以绢衣滤汁澄粉，晒干用。（《本草纲目》，明·李时珍撰，公元 1578 年）

14. 天花粉：有姜汁浸用，有为细末，水澄去黄浆，数次成粉晒收者。（《仁术便览》，明·张浩著，公元 1585 年）

15. 天花粉：深掘大根厚削皮至白处，寸切之，水浸，一日一易，经五日取出烂捣研，以绢袋盛之，澄滤令极细如粉，去水服方寸匕或作粉粥食之润燥补虚用之。（《本草原始》，明·李中立纂辑，公元 1593 年）

16. 栝楼根：捣细罗过用。（《证治准绳》，明·王肯堂著，公元 1602 年）

17. 天花粉：酒洗。（《景岳全书》，明·张介宾撰，公元 1615 年）

18. 天花粉：新鲜未晒者四两，石臼捣烂，投水一碗搅匀，绞去渣用。（《外科正宗》，明·陈实功编撰，公元 1617 年）

19. 天花粉：炒。（《先醒斋医学广笔记》，明·缪希雍撰，公元 1622 年）

20. 天花粉：去皮切片，水浸三日，逐日换水，捣如泥，绢滤澄粉，薄荷衬蒸，曝干。(《本草通玄》，明·李中梓撰，公元 1637 年？)

21. 栝楼根：去皮捣烂，以水澄粉。(《本草乘雅牛偈》，明·卢之颐著，公元 1647 年)

22. 天花粉：去皮切片，水浸三日，逐日换水，捣如泥，绢袋滤出粉用。肿毒初起，瓜蒌根醋熬燥捣为末，再以醋和涂纸上贴之。(《握灵本草》，清·王翃著，公元 1683 年)

23. 天花粉：澄粉。(《本草汇》，清·郭佩兰著，公元 1655 年)

24. 天花粉：捣烂水浸三日，取沉者晒干用。(《外科大成》，清·祁坤编著，公元 1665 年)

25. 天花粉：①去皮捣细罗粉用。②水泡切片用竹沥拌晒干，如是三次再同乳汁浸，饭上蒸晒干。(《本草述》，清·刘若金著，公元 1666 年)

26. 制天花粉：凡使天花粉须秋冬采根，去皮寸切，水温逐日换水，间四五日取出，捣如泥，以绢衣滤汁澄粉，晒干用。(《修事指南》，清·张仲岩撰，公元 1704 年)

27. 天花粉：①酒炒。②炒黄为细末。(《幼幼集成》，清·陈复正辑订，公元 1750 年)

28. 天花粉：澄粉食大宜虚热人。(《本草辑要》，清·林玉友辑，公元 1790 年)

29. 天花粉：去皮寸切，水浸逐日换水，四五日取出，捣泥，以绢袋滤汁，澄粉晒干用。今惟去皮切片曝干用。(《本草害利》，清·凌晓五著，公元 1862 年)

## 现代炮制加工与应用

| 序号 | 炮制品 | 加工技术 | 应用 |
|---|---|---|---|
| 1 | 天花粉[1] | 略泡，润透，切厚片，干燥 | 清热泻火，生津止渴，消肿排脓。用于热病烦渴，肺热燥咳，内热消渴，疮疡肿毒 |

---

〔1〕 按语：常见混伪品，为葫芦科植物王瓜 *Trichosanthes Cucumeroides* (Ser.) Maxim. 的块根，断面洁白或黄白色。

# 天南星 | Tiānnánxīng
Arisaematis Rhizoma

《中国药典》载有天南星、制天南星两种炮制品。天南星为天南星科植物天南星 *Arisaema erubescens*（Wall.）Schott、异叶天南星 *Arisaema heterophyllum* Bl. 或东北天南星 *Arisaema amurense* Maxim. 的干燥块茎。秋、冬二季茎叶枯萎时采挖，除去须根及外皮，干燥。

# 附：胆南星 | Dǎnnánxīng
Arisaema Cum Bile

《中国药典》载有胆南星。胆南星为为制天南星的细粉与牛、羊或猪胆汁经加工而成，或为生天南星细粉与牛、羊或猪胆汁经发酵加工而成。

## 历代炮制方法辑要

1. 南星：浆水煮软，切焙。（《华氏中藏经》，旧题汉·华佗撰，清·孙星衍校，公元234年？）

2. 南星：姜汁煮过。（《银海精微》，托名唐·孙思邈辑，公元682年）

3. 南星：①面裹煨。②醋煮三次。（《仙授理伤续断秘方》，唐·蔺道人著，公元946年？）

4. 天南星：①姜汁浸一宿焙。②炮七次。(《仙授理伤续断秘方》，唐·蔺道人著，公元946年？)

5. 天南星：①炮裂。②微炒煨。③水浸一宿切作片子，焙干。④剉，醋拌，炒令黄。⑤醋煮十沸炙干。⑥用牛乳拌湿，炒令干，如此三度后细研。⑦酒炒令黄。⑧生姜汁拌炒令黄。⑨一两用酒一升微火煮令酒尽，取出切，曝干。(《太平圣惠方》，宋·王怀隐等编集，公元992年)

6. 天南星：先去皮脐，湿纸裹熟灰内煨，炮取为末。(《博济方》，宋·王衮撰，公元1047年)

7. 天南星：①捣。②烧通赤入小瓶内湿纸密口令火灭，取刮之中心存白处，如皂角子大为度，须烧数枚，择其中度可用者。(《苏沈良方》，宋·苏轼、沈括著，公元1075年)

8. 天南星：炮。(《旅舍备要方》，宋·董汲编，公元1086年)

9. 天南星：炮。(《史载之方》，宋·史堪撰，公元1085年？)

10. 天南星：炮（惟荆芥散生用）。(《伤寒总病论》，宋·庞安时撰，公元1100年)

11. 天南星（胆南星）：①腊月酿牛胆中，阴干百日……无酿者只剉炒熟用。②腊月酿牛胆中，阴干百日。用浆水或新水浸天南星三日，候透软，煮三五佛，取出乘软切去皮，只取白软者，薄切、焙干、炒黄色，取末八两，以甘草二两半，拍破，用水二碗浸一宿，慢火煮至半碗，去滓，旋旋酒入天南星末，慢研之，令甘草水尽。③用地坑子一个，深三寸许，用炭火五勤，烧通赤，入好酒半盏在内，然后入天南星，却用炭火三两条，盖却坑子，候南星微裂，取出刺碎，再炒匀熟，不可稍生，候冷为细末。(《小儿药证直诀》，宋·钱乙著，公元1107年？)

12. 天南星：①炮制，去皮、脐。②剉，炒。③汤浸七次焙，切。④微炮去皮。⑤剉开，里白者生为末，腊月内取黄牛胆汁和为剂，却入胆内阴干，再为末。（《小儿药证直诀》，宋·钱乙著，公元1107年？）

13. 天南星：①一个，去浮皮，于脐子上陷一个坑子，内入陈醋二橡斗子，四面用火逼令黄色。②入药炮用。③一个重一两换，酒浸七伏时，取出于新瓦上周回炭火炙令干裂，置于湿地，去火毒，用瓷器合盛之，冷，捣末用。④捣为末。⑤一个，掘地坑子，火烧令赤，安于坑中，以醋一盏，以盏盖之，不令透气，候冷取出，为末。⑥炮令裂，为末。⑦剉如豆大，以炉灰汁浸一宿，取出，洗净，焙干，捣末用。（《重修政和经史证类备用本草》，宋·唐慎微著，公元1116年）

14. 天南星：①水浸七日逐日换水薄切暴干为末。②汤浸洗切焙。③炮。④水浸七日切作片子焙干。⑤逐日换水浸五日慢火煮五七沸切作片子暴干麸炒令黄香。⑥牛胆煮一复时暴干。⑦捣罗为末内牛胆中阴干。⑧去浮皮，剜中作坑，入醋令八分满四面用火逼醋干黄色剉。⑨酒浸一宿，切作片子焙。⑩生姜汁浸炒干。⑪为末牛乳拌炒干细研。⑫用酒同生姜自然汁浸四十九日切破焙干。⑬韭汁煮透切片焙干。⑭薄荷汁浸一宿切炒。⑮酒煮切炒。⑯酒煮切炒。⑰一个及一两者先用白矾汤洗七遍，然后水煮软切作片焙干。⑱白矾水煮软切焙。⑲黄牛胆内浸三宿焙。⑳剉如骰子大，以炭汁浸一宿，漉出汤洗焙干。㉑炮酒浸焙。㉒先炮裂于五月一日用好酒浸每日换酒浸至端午日用大蝎七七枚同蒸阴干去蝎用。㉓酒浸麸炒。㉔一两切生姜十片同水煮过。（《圣济总录》，宋·太医院编，公元1111—1117年）

15. 天南星（胆南星）：①腊月牛胆匮者。②以牛胆制

者……如无即用姜水煮透软切作片焙干。(《圣济总录》,宋·太医院编,公元 1111—1117 年)

16. 南星:①麸炒黄。②羊胆制。(《普济本事方》,宋·许叔微述,公元 1132 年)

17. 天南星:①切片用浆水姜汁煮略存性。②须大者,忌用虎掌。(《普济本事方》,宋·许叔微述,公元 1132 年)

18. 天南星:①浸洗,生姜自然汁煮软,切,焙干炒黄。②齑汁浸切焙干。③每个重一两上下者,用温水汤浸洗刮去里外浮皮并虚软处令净,用法酒浸一宿,用桑柴蒸,不住添热汤,令釜满甑内气猛更不住洒酒,常令药润,七伏时满取出,用铜刀开一个大者,嚼少许不麻舌为熟。未即再炊,候熟用铜刀切细焙干。④凡使,干热灰中炮裂,方入药用,或别有制度。(《太平惠民和剂局方》,宋·太平惠民和剂局陈师文等编,公元 1151 年)

19. 南星:①米以中胆汁和作饼阴干。②米泔浸一伏时焙干。③牛胆制。(《太平惠民和剂局方》,宋·太平惠民和剂局陈师文等编,公元 1151 年)

20. 天南星:①煨熟。②薄切片子,油焙黄。③炮裂为末,炒。④研为粉,以薄荷汁和为饼,炙干。⑤切碎,生姜、自然汁浸一宿,焙干。⑥炮过为末,生姜汁和作饼,焙干。⑦二个,每个中心剜作窝子,入硃砂装满,用木盖盖之,水调,取下中心末涂缝,掘一地坑,顿在内,以炭盖之,用火煅赤,放冷,取出研末。⑧炮过为末。(《小儿卫生总微论方》,宋·撰人未详,公元 1156 年)

21. 南星:炮。(《小儿卫生总微论方》,宋·撰人未详,公元 1156 年)

22. 天南星(胆南星):腊月牛胆制。(《小儿卫生总微论

方》，宋·撰人未详，公元 1156 年）

23. 天南星：①炮去皮脐。②黄牛胆汁制。③慢火炮裂，去皮脐。④去皮脐，切作片子，再用雪水煮，焙干。（《洪氏集验方》，宋·洪遵辑，公元 1170 年）

24. 天南星：①炮。②薄切油浸黄。（《三因极一病证方论》，宋·陈言著，公元 1174 年）

25. 腊月黄牛胆（胆南星）：以天南星为末入胆内缚令紧当风避日悬之候干取用。（《三因极一病证方论》，宋·陈言著，公元 1174 年）

26. 南星：一两半黑豆二合青盐半两水煮透取出焙秤不用盐豆。（《三因极一病证方论》，宋·陈言著，公元 1174 年）

27. 天南星：①洗。②细切姜汁浸。（《传信适用方》，宋·吴彦夔著，公元 1180 年）

28. 天南星：炮。（《卫生家宝产科备要》，宋·朱端章编，公元 1184 年）

29. 天南星：①姜汁炒黄。②炮。（《校注妇人良方》，宋·陈自明原著，明·薛己校注，公元 1237 年）

30. 南星（胆南星）：牛胆酿。（《校注妇人良方》，宋·陈自明原著，明·薛己校注，公元 1237 年）

31. 南星：去皮尖。（《校注妇人良方》，宋·陈自明原著，明·薛己校注，公元 1237 年）

32. 天南星：①醋浸一宿，汤洗七次，焙。②酒浸湿，纸裹炮熟，焙干。（《陈氏小儿病源方论》，宋·陈文中撰，公元 1254 年）

33. 南星：①炮去皮切如豆大。②一两去皮脐，切片片，再用雪水煮焙干。（《类编朱氏集验医方》，宋·朱佐集，公元 1265 年）

34. 天南星：①炮裂熟片切，以姜汁小半盏同泡了，甘草叁钱剉浸贰宿，焙，再焙，姜汁尽为度。②用生姜滓和作并，真黄土成泥包裹，放慢火内煨令香熟，去土焙为末。③削去皮。(《类编朱氏集验医方》，宋·朱佐集，公元 1265 年)

35. 粉白天南星：姜汁浸一宿，次日用生姜汁和纸筋黄泥裹，南星眼干用慢火煨半日，泥焦干为度，候冷取出南星入药。(《类编朱氏集验医方》，宋·朱佐集，公元 1265 年)

36. 天南（星）：炮。(《急救仙方》，宋·著者不详，公元 1278 年？)

37. 天南星：水洗三次。(《女科百问》，宋·齐仲甫著，公元 1279 年)

38. 天南星：四两以生姜四两同捣成饼。(《扁鹊心书》，宋·窦材重集，撰年不详)

39. 天南星：治小儿牙关不开，用天南星一个，煨热纸裹，不要透气，煎（剪）鸡头大窍子，透气于鼻孔中，其牙关立开。(《履巉岩本草》，宋·王介撰绘，公元 1220 年)

40. 南星：汤洗。(《素问病机气宜保命集》，金·刘完素著，公元 1186 年)

41. 南星（胆南星）：剉碎，用腊月黄牛胆酿经一夏用。(《活幼心书》，元·曾世荣编，公元 1294 年)

42. 南星：剉作小块，汤煮少时。(《活幼心书》，元·曾世荣编，公元 1294 年)

43. 大天南星：四两，用真黄土半斤，将生姜拌和黄土成剂，包制南星，慢火煨，香透去土，将南星切碎，焙干。(《瑞竹堂经验方》，元·沙图穆苏撰，公元 1326 年)

44. 南星：①姜汁浸。②略炮。(《瑞竹堂经验方》，元·沙图穆苏撰，公元 1326 年)

45. 天南星：①去皮。②去脐。(《外科精义》，元·齐德之著，公元 1335 年)

46. 天南星：①水煮软，切片。②姜制。③泡。④九蒸九晒。⑤腊月酿牛胆中，阴干百日。(《卫生宝鉴》，元·罗天益著，公元 1343 年)

47. 南星：①炮。②二两，切作片，用白矾末五钱，水浸一、二日，晒干。又云一两。③姜制。④皂角水浸。⑤一两，切，用白矾末半两，水炮一指厚浸，晒干，研细入。(《丹溪心法》，元·朱震亨著，公元 1347 年)

48. 圆白大南星：切片，以生姜汁并浆水各半荫满煮，带性晒。(《丹溪心法》，元·朱震亨著，公元 1347 年)

49. 牛胆星：须用黄牯牛胆，腊月粉南星，亲手修合，风干，隔一年用。牛胆须入三四次者佳。(《丹溪心法》，元·朱震亨著，公元 1347 年)

50. 粉白南星：切作片，用腊雪水浸七日，去水晒干。(《丹溪心法》，元·朱震亨著，公元 1347 年)

51. 南星：白矾、皂荚同煮。(《疮疡经验全书》，宋·窦汉卿辑著，公元 1569 年?)

52. 天南星（胆南星）：为末，入黄牛胆内令满，挂当风处吹干，腊月造，要用旋取。(《普济方》，明·朱橚等编，公元 1406 年)

53. 天南星：①四两，用真黄土半斤，将生姜捣烂，和土包裹南星，慢火煨香，取，去土，用南星切片，炒干，碾末。②用生姜滓作饼，真黄土泥包裹，入慢火内，煅令香熟，去土，焙为末。③炮。④炮裂。⑤酸浆水煮透，心软切，暴干。⑥牛胆内煮。⑦浆水煮，切，焙。⑧以白矾汤泡去毒水五七次，焙干为末。⑨一枚，重一两者，先用白矾汤洗七次，然后用水煮令软，切作片子，焙干。⑩一两半，黑豆二合，青盐半两，水煮透，取出焙称，不用盐豆。⑪乳拌匀，湿炒。⑫炮，取末。⑬姜汁浸。⑭用姜汁压一宿，晒干，碾罗为末。⑮用酒同生姜自然汁浸四十九日，切破焙干。⑯生捣为细末。⑰慢灰火中炮去皮用。⑱剉。⑲姜炙。⑳汤洗，焙为末，用牛胆和作饼，焙干，为无牛胆，用法酒蒸七昼夜。㉑醋煮十沸，炙干。㉒汤浸，薄切片子，生姜汁浸一宿。㉓齑汁煮软，切作片子，焙。㉔泔浸一伏时，焙干。㉕去外皮，湿纸包，灰火煨香熟，出。㉖河水浸三日，炮。㉗酒拌，炒令黄。㉘剉，炒赤，勿令焦。㉙捣碎，生姜汁和作饼子，炙微黄色，令干。㉚齑汁煮软，切焙。㉛一两切成片，用生姜半斤取汁，文火制干，却入蜜半匙，直炒黄色，取出为末。㉜白矾水煮软，切，焙。㉝洗过。㉞炒至烟起。㉟四两，用真黄土半斤，将生姜汁和黄土成剂，包裹南星，慢火煨香透，去土不用，将天南星切碎焙干。㊱切作片子，用皂角水浸一宿，来日就铫子熬，看以水尽为度。㊲搥碎。㊳切作十片，汤浸七次。㊴牛胆内制，阴干。㊵黄牛胆内浸三宿，焙。㊶去皮，黄泥煨热。㊷用细研，慢火酒熬成膏。㊸一个，剉如碁子块，生姜一两切，川厚朴一两剉碎，水三升同煮，令南星透，姜朴去，只用南星，切焙。㊹一斤，每重一两上下者，用温汤浸洗，刮去裹外浮皮并虚软处，令净，用法酒浸一宿，用桑柴蒸，不住添热汤（令）釜满，甑内气猛，便不住洒酒，常令药润，七伏时满，取出，用铜刀子切开一个大者，嚼少许，不麻舌为熟，未即再炊，候熟用铜刀切细，焙干。㊺切片，用浆水姜汁煮，存性。㊻姜汁捏饼子，晒干。㊼去皮心，剉如骰子大，入良煞黄牛胆内，悬东北方上百日令干。㊽炮裂去粗皮脐，切成片子。㊾重八九钱以上者用一个，就地上作小坑，深七八寸，用火炭五斤，烧通红，以好米醋半盏洒入坑中，即纳南星于内，以火炭条密盖之，又用盆盖其上一伏时，取出洗净，切焙。(《普济方》，明·朱橚等编，公元1406年)

54. 南星：①一个，重半两以上者，研为末，生姜自然汁和成一块，入硃砂一粒豆大、乳香一粒豆大，和南星用文武火煨令香熟，切作薄片，焙干。②洗。③姜汁浸泡。④汤浸净，捣细，姜汁制，焙干。⑤三个，每个切作四段，逐个如蜈蚣法制（即一蜜炙，一酒浸，一纸裹煨）。⑥切作片。⑦牛胆制。⑧醋煮。⑨每个切作十余块，用半夏煮水浸三日，须是每日换水，次用白矾二两研碎，调入水内，再浸三日，洗净焙干。⑩去皮膜。⑪水煮一滚，每个切作四块。⑫牛胆酿，如无，只炮。⑬一两，姜汁浸一夕煮干，皂角水一盏浸一夕煮干，荆芥水一盏浸一夕煮干，再焙。⑭灰炒通黄赤色。⑮大者，烧通赤，入小瓶内，湿纸密口，令火灭，取刮之，中心存白处如皂荚子大为度，须烧数枚，择中度者可用。⑯一两，重一两者，用新薄荷一束捣碎，同水浸七日夜，取出，切作片子，曝干。⑰为末，牛胆汁和，却入在胆内，线系于通风处，风干用。⑱一枚，重二钱者，烧地坑子令赤，用醋泼，下天南星，以挖子合定，勿透气，去皮脐。⑲二个，各重一两，去皮脐剉棋子片，酸浆一碗，姜一分，切片子，煮酸浆水浸，去姜，焙干。(《普济方》，明·朱橚等编，公元1406年)

55. 圆白天南星：湿纸裹炮。(《普济方》，明·朱橚等编，公元1406年)

56. 牛胆南星：炒黄。(《普济方》，明·朱橚等编，公元1406年)

57. 天南星：炮去皮。(《秘传证治要诀及类方》，明·戴元礼著，公元1443年)

58. 南星：①炮。②炮，姜制。③三两水浸三日，每日易水，次入白矾末二两，再浸三日，洗净焙干。④一斤，用炭火三十斤，烧一地坑通红去炭火，以酒五斤倾坑内，候酒渗，置南星在坑内，以盆覆周围用灰拥定，勿令泄气，次日取出，为末。(《秘传证治要诀及类方》，明·戴元礼著，公元1443年)

59. 天南星：①醋炒。②以牛胆制者，用二两，如无，即用浆水煮透，软切作片子，焙干。③酒浸三日，曝干。④一斤，先用炭三十斤，烧一地坑通红，去炭火，以酒五升，倾于地坑内，候渗泄尽，下南星在坑内，以盆覆坑，周围用炭拥定，勿令走气，次日取出为末。⑤以牛胆制者，用二两，如无，即用浆水煮透，软切作片子，焙干。⑥羊胆制。(《奇效良方》，明·方贤著，公元1449年？)

60. 南星：①每箇切作四块，纸裹煨熟。②炮。③灰火炮，去皮。④姜制。⑤每箇切作四块，一个蜜炙。每箇切作四块，一个酒浸。⑥醋煮十沸，炙干。⑦先用白矾汤浸洗七次，然后用水煮令软，切片，焙干。⑧一斤，端正者净洗，先于净地上掘窟，阔五寸，深一尺五寸，取土用刚炭子窟中簇烧，过半除火灰令净，以煮酒一斗浇之，将南星置其中，覆以瓦盆，用所掘土泥盆封缝，勿令透气，一宿，来早取出，用酒并水各二升和，洗净，切作片子，焙干，研为细末。⑨腊月黄牛胆制者。⑩剖开，里白者为末，用腊月黄牛胆汁和为剂，欲入胆中阴干，再为末，半斤。⑪腊日酿牛酪中百日内阴干，取末。(《奇效良方》，明·方贤著，公元1449年？)

61. 天南星：①姜汁浸透炮过或白矾、皂荚煮去其毒并晒干用。②（胆南星）又以南星为末装入腊月牛胆内当风处阴干入药用。(《本草品汇精要》，明·刘文泰等纂，公元1505年)

62. 天南星：制须多泡生姜汤（七八次佳）。或研填入牯牛胆（腊月黑牯牛胆一箇，用南星研末取汁拌匀，填入内），风干过年成块剉碎，复炒极疴，方书谓之牛胆南星，即是此也。(《本草蒙筌》，明·陈嘉谟纂辑，公元1525年)

63. 南星：①水浸，春秋五日，冬七日，夏三日。②炮。③汤炮，焙。④炮熟。⑤湿纸包，炮香熟。⑥一个，重九钱以上者，就地上作小坑深八寸许，炭火烧通红，以好米醋半盏洒入坑中，即纳南星于内，次以火炭密盖之，又用盆盖其上，一伏时取出，洗净切，焙。(《婴童百问》，明·鲁伯嗣撰，公元1526年？)

64. 大南星：湿纸包，火内煨。(《婴童百问》，明·鲁伯嗣撰，公元1526年？)

65. 天南星：用温汤浸洗，刮去里外浮皮，酒浸一宿，用桑柴蒸，不住添汤，令釜满，甑内气溢，更住洒酒，常令药润。七伏时满取出，用铜刀切开一个大者。嚼少许不麻舌为熟，未即再炊，以熟为度。然后用铜刀切细，焙干。(《婴童百问》，明·鲁伯嗣撰，公元1526年？)

66. 南星：姜汁炒。(《明医杂著》，明·王节斋集，薛己注，公元1549年)

67. 天南星：①一觔，掘地作坑，深二尺。②用炭火二十斤于坑内烧红，去炭扫净，用好酒五升浇之，将南星趁热放坑内用瓦盆急盖定，以黄泥封固，经一宿取出焙干为末。(《万氏女科》，明·万全编著，公元1549年)

68. 天南星：①炮。②略炮，剉。(《保婴撮要》，明·薛铠集，薛己验，公元1555年)

69. 南星：①重八、九钱者一箇，掘地（坑）深尺许，先用炭五斤烧通红，以好米醋一碗洒坑中，即投南星，以火炭密盖，又用盘覆时许取出。②去脐。③姜制。(《保婴撮要》，

明·薛铠集，薛己验，公元 1555 年）

70. 南星：①去皮膜。②如无牛胆者，只将生者剉，炒熟用。③姜制。④牛胆制。⑤酒浸。⑥皂角水浸。⑦醋浸一宿，汤洗七次，焙干。⑧为末，入腊月牛胆中，阴干百日，为末。⑨切薄片，油浸黄。⑩切片，用浆木姜汁煮，存性。（《医学纲目》，明·楼英编纂，公元 1565 年）

71. 天南星：①取心，为末。②炮。③剉，汤洗，焙干。④一斤，撅坑二尺深，用木炭五斤煅热，取出炭，用好酒一升发之，将南星趁热下坑，用盆盖讫，合过一宿，取出，再焙干为末。⑤洗，切，姜汁浸一夕。⑥姜汁煮软，炒黄。（《医学纲目》，明·楼英编纂，公元 1565 年）

72. 大南星：汤泡七次，去皮脐，切，焙干。（《医学纲目》，明·楼英编纂，公元 1565 年）

73. 南星：腊月置水中，冻去燥性，入灰火中炮制去皮。治惊痫取为末，用牛胆汁拌匀，再入胆中，阴干为末用，或用姜汁白矾煮至中心无白点亦好。（《本草纲目》，明·李时珍撰，公元 1578 年）

74. 胆星：造胆星法：以南星生研末，腊月取黄牯牛胆汁，和剂纳入胆中，系悬风处干之，年久者弥佳。（《本草纲目》，明·李时珍撰，公元 1578 年）

75. 天南星：①用正端天南星一斤，土坑烧赤，沃酒一斗入坑，放南星盆复泥固济，一夜取出，酒和水洗净，切片，焙干为末。②天南星一个重八九钱者，去脐，黄土坑深三寸，炭火五斤，煅赤，入好酒半盏，安南星在内，仍架炭三条在上，候发裂取剉，再炒熟为末。（《本草纲目》，明·李时珍撰，公元 1578 年）

76. 南星：湿纸包，火煨裂用。有姜汁浸者。有同生姜、白矾、皂角者透焙用者。有为末，冬至日装入牛胆中，悬通风无日出，立春日取出，阴干，即胆星也。(《仁术便览》，明·张浩著，公元 1585 年)

77. 南星：①生姜汤浸泡透切片，姜汁浸炒，用一两研末腊月黑牯牛胆，将末入搅匀，悬风处吹干，名牛胆南星。②湿纸裹煨。③用生姜、牙皂、白矾煎水浸二三日。(《增补万病回春》，明·龚廷贤编，公元 1587 年)

78. 天南星：①凡用生姜汤泡七八次佳。②火炮试裂。(《本草原始》，明·李中立纂辑，公元 1593 年)

79. 胆南星：酿南星末阴干。治惊风。(《本草原始》，明·李中立纂辑，公元 1593 年)

80. 天南星：汤泡透，切片，姜汁炒。(《鲁府禁方》，明·龚廷贤编，公元 1594 年)

81. 腊月牛胆南星：治痰厥不省人事。(《鲁府禁方》，明·龚廷贤编，公元 1594 年)

82. 南星：汤炮（泡）透切片姜汁浸炒。(《鲁府禁方》，明·龚廷贤编，公元 1594 年)

83. 天南星：①水煮软切片。②汤洗焙，贰拾伍两研末，用牛胆汁和作饼，阴干。无牛胆用法酒蒸七昼夜，研。③剉作小块，纸裹水透，湿炮过用。(《证治准绳》，明·王肯堂著，公元 1602 年)

84. 南星：①姜制。②洗，姜制炒。③煨裂。④先用白矾汤浸洗七次，后用水煮令软，切片焙干。⑤重八、九钱者一个，掘地坑深尺许，先用炭伍斤烧通红，以好米醋一碗洒坑中，即投南星，以火炭密盖，又用盆覆时许，取出。⑥切薄片，油浸黄。⑦剉碎，瓦器盛，东壁土同醋煮少时，滤干切片焙。⑧炮裂。(《证治准绳》，明·王肯堂著，公元 1602 年)

85. 大南星：①四两用黄土半斤将生姜汁拌黄土成曲剂，包裹慢火煨香透，去土不用，将南星切细焙干。②剉作小块，纸裹水透，湿炮过用。(《证治准绳》，明·王肯堂著，公元 1602 年)

86. 北南星：剉碎，瓦器盛，东壁土同醋煮少时，滤干，切片，焙。(《证治准绳》，明·王肯堂著，公元 1602 年)

87. 南星(胆南星)：为末，入腊月中胆中阴干，百日为末。剉碎，用腊月雄黄牛胆，酿经一夏。(《证治准绳》，明·王肯堂著，公元 1602 年)

88. 南星：炒。(《外科启玄》，明·申斗垣著，公元 1604 年)

89. 天南星：用陈久者滚汤明矾同泡，如半夏例亦以姜汁拌和，其惊风风痰小儿方中用者，以泡过者为末，装入腊月黄牛胆汁中，透风处阴干，待用之。(《医宗粹言》，明·罗周彦著，公元 1612 年)

90. 南星：姜汤泡透，切片用。或为末包入牛胆内，名曰牛胆南星。(《外科启玄》，明·申斗垣著，公元 1604 年)

91. 南星：①湿纸包。②水泡。③矾炮。④姜汤泡透，切片用。或为末包入牛胆内，名曰牛胆南星。⑤姜汁炒。⑥姜制。⑦姜炒。⑧沸汤浸三次，剉，姜制。⑨炮去皮，用白矾水浸一宿，再出晒干，再用生姜水浸一宿，晒干再炒。⑩为末，入(腊)月黄牛胆中阴干百日，取出。⑪汤泡透，姜汁炒。(《寿世保元》，明·龚廷贤撰，公元 1615 年)

92. 天南星、半夏：二味先用米泔水各浸三五日，以透为度，洗净切片，以盆一个，盛贮晒干，先姜汁，次皂汁，又次矾汁，又次硝水，晒干。一用生姜汁浸一旦夕，晒干；一用皂角煎水去渣，浸一旦夕，晒干；一用白矾一两煎水，浸一旦

夕，晒干；一用朴硝一两煎水，浸一旦夕晒干。(《寿世保元》，明·龚廷贤撰，公元 1615 年)

93. 南星、半夏：各四两，用生姜、牙皂各三两煎汤浸星半一宿，切片，再加白蜜二两入汤内，同星半煮至汤干，去姜、皂，只用星半。(《寿世保元》，明·龚廷贤撰，公元 1615 年)

94. 南星：①姜汁制用。②矾水泡一宿。③炒黄色。④皂角水浸。⑤二两切片，用白矾末五钱水浸一二日，晒干。(《景岳全书》，明·张介宾撰，公元 1615 年)

95. 天南星：①先掘地坑深二尺，用炭火五斤于坑内烧热红，取出炭，扫净，以好酒一升浇之，将南星乘热下坑内，用盆急盖，以泥壅护，经一宿取出，焙干为末。②煨裂。③汤泡七次。如急用，以湿纸裹煨。(《景岳全书》，明·张介宾撰，公元 1615 年)

96. 南星：①煨。②姜汁拌炒。③煨有为末入牛胆内者。(《外科正宗》，明·陈实功编撰，公元 1617 年)

97. 南星：火炮。(《济阴纲目》，明·武之望辑著，公元 1620 年)

98. 天南星：①滚汤明矾或姜汁拌和泡用。②（胆南星）：滚汤明矾或姜汁拌和泡……用泡过者为末，入腊月黑牛胆中，阴干用。(《炮炙大法》，明·缪希雍撰，公元 1622 年)

99. 天南星：切碎，醋浸二日，炒。(《先醒斋医学广笔记》，明·缪希雍撰，公元 1622 年)

100. 南星：性烈有毒，姜汁制用，善行脾肺。(《本草正》，明·张介宾撰，公元 1624 年)

101. 南星（胆南星）冬月研末，入牛胆中，悬风处。(《医宗必读》，明·李中梓著，公元 1637 年)

102. 南星：①姜制。②汤洗。③炒黄。④一斤挖坑深二尺，炭五斤坑内烧红，扫净酒浇，南星下坑急盖密一宿焙。（《医宗必读》，明·李中梓著，公元 1637 年）

103. 天南星：泡去皮。（《医宗必读》，明·李中梓著，公元 1637 年）

104. 天南星：生用者温汤洗过，矾汤浸三日夜，日日换水，曝干。熟用者，酒浸一宿，入甑蒸一日，以不麻苦为度。（《本草通玄》，明·李中梓撰，公元 1637 年？）

105. 造胆星法：南星生研细末，（腊）月取黄牛胆汁和剂，纳胆中，悬风处年久弥佳。（《本草通玄》，明·李中梓撰，公元 1637 年？）

106. 南星：姜制。（《审视瑶函》，明·傅仁宇撰，公元 1644 年）

107. 天南星：入牛胆内，悬有风处，陈者尤良。生姜汤多泡，亦可用火炮，尤能去毒。天南星得防风则不麻，得牛胆则不燥，得黄柏则下行，则火炮则不毒。（《握灵本草》，清·王翃著，公元 1683 年）

108. 天南星：①温汤洗，白矾汤、皂角汁浸三日夜，每日换水。②酒浸一宿，入甑蒸之，常常洒酒，一伏取出，竹刀切开，不麻舌。（《本草汇》，清·郭佩兰著，公元 1655 年）

109. 天南星：湿低裹煨。（《医门法律》，清·喻嘉言著，公元 1658 年）

110. 南星：姜煮。（《医门法律》，清·喻嘉言著，公元 1658 年）

111. 南星：姜汤泡透切片，姜汁浸炒用。为末，入腊月黑牯牛胆中阴干，名胆南星。（《医宗说约》，清·蒋仲芳撰，公元 1663 年）

112. 南星：①生南星以醋磨浓，频涂患处。②姜制。③煨。④有为末入牛胆内者。(《外科大成》，清·祁坤编著，公元1665年)

113. 胆南星：酒蒸蒸七日夜。(《外科大成》，清·祁坤编著，公元1665年)

114. 南星：炮。(《本草述》，清·刘若金著，公元1666年)

115. 天南星：①温汤洗净，仍以白矾汤或皂角蒸汁浸三日夜，日日换水曝干用湿纸包裹，埋糠灰火中炮至绽裂。②以酒浸一宿桑柴火蒸之常洒酒入甑内，令气猛一伏时，取出竹刀切开，味不麻舌为熟未熟再蒸至不麻。③浆水煮软切炒。(《本草述》，清·刘若金著，公元1666年)

116. 天南星：得防风则不麻。得牛胆则不燥，得火炮则不毒。治风痰有生用者，须温汤洗净，仍以白矾汤或皂角煎汁，浸三日夜，日日换水，晒干用。(《本草述钩元》，清·杨时泰著，公元1666年?)

117. 南星：姜制。(《医方集解》，清·汪昂著，公元1682年)

118. 天南星：以矾汤或皂角汁浸三昼夜，曝用。或酒浸一宿蒸，竹刀切开，至不麻乃止。或姜渣、黄泥和包煨熟用。火炮则毒性缓。(《本草备要》，清·汪昂辑著，公元1694年)

119. 胆星：造胆星法：腊月取黄牛胆汁，和南星末纳入胆中，风干，年久者弥佳。(《本草备要》，清·汪昂辑著，公元1694年)

120. 南星：入白矾生姜皂荚煮透晒干。(《药品辨义》，清·尤乘增辑，公元1691年)

121. 胆星：用腊月黄牛胆，以南星末收入胆，俟干，取出再末，重收，如此九次，约二三年，挂风檐，阴干者良。

（《药品辨义》，清·尤乘增辑，公元1691年）

122. 南星：炒。（《洞天奥旨》，清·陈士铎撰，公元1694年）

123. 天南星：①生用以矾汤浸。②熟用以湿纸包于煻灰中炮。③造胆南星，以南星磨末筛去皮，腊月入黄牛胆中，悬当风处干之，年久多拌者良。（《本经逢原》，清·张璐著，公元1695年）

124. 南星：①黄柏引则行下，防风使则不麻，胆制非徒监制，盖借胆汁镇邪。②矾水浸。（《嵩崖尊生全书》，清·景冬阳撰，公元1696年）

125. 制天南星（附胆星）：凡天南星须用一两以上者佳，治风痰，有生用者，须以温汤洗净，仍以白矾汤或入皂角汁浸三日夜，日日换水暴干用。若熟用者，须于黄土地掘一小坑深五六寸，以炭火烧赤，以好酒添之，安南星于内，瓦盆覆定，灰泥固济，一夜取出用。急用，即以湿纸包于煻灰火中炮裂也。一法治风热痰，以酒浸一宿，桑柴火蒸之，常洒酒入甑内，令气猛，一伏时取出，竹刀切开，味不麻舌为熟，未熟再蒸至不麻乃止。脾虚多痰则以生姜渣和，黄泥包南星煨熟，去泥焙用。造星曲法，以姜汁矾汤和南星末，作小饼子，安兰内楮叶包盖，待上黄衣，乃取晒收之。造胆星法：以南星生研末，腊月取黄牯牛胆汁和剂纳入胆中，系悬风处干之，年从者弥佳。（《修事指南》，清·张仲岩撰，公元1704年）

126. 南星：①姜制。②用羌活生姜同煮，无白心为度。③煨以皂角汁淬十数次。（《良朋汇集》，清·孙望林辑，公元1711年）

127. 天南星：姜汁制。（《良朋汇集》，清·孙望林辑，公元1711年）

128. 南星：火炮则毒性缓。九制则燥性减（性烈而燥，须用牛胆九制）。(《本草必用》，清·顾靖远著，公元 1722 年)

129. 生南星：去皮脐。(《医宗金鉴》，清·吴谦等编，公元 1742 年)

130. 南星：煨。(《医宗金鉴》，清·吴谦等编，公元 1742 年)

131. 黑胆星：九转者佳。(《医宗金鉴》，清·吴谦等编，公元 1742 年)

132. 胆南星：九转。(《医宗金鉴》，清·吴谦等编，公元 1742 年)

133. 九制牛胆南星：用生南星半斤，研极细末，盛于碗内，取牛胆一枚，倾出胆汁于碗内，将南星末和匀，仍复装入胆皮之内，悬有风无日之处，俟其阴干，有胆之时，将前胆剖破，取出南星研末，仍以胆汁和匀，装入悬之能装过九胆，诚为至宝，任彼真正牛黄，莫能及此……(《幼幼集成》，清·陈复正辑订，公元 1750 年)

134. 制南星：炒。(《幼幼集成》，清·陈复正辑订，公元 1750 年)

135. 生南星：去皮脐。(《幼幼集成》，清·陈复正辑订，公元 1750 年)

136. 南星：水浸二三日，去其白涎，用牛胆汁套者，治痰郁肺热甚佳。(《玉楸药解》，清·黄元御解，公元 1754 年)

137. 天南星：以矾汤或皂角汁，浸三昼夜，曝用，或酒浸一宿，蒸熟，竹刀切开，以不麻为度。或姜渣黄泥和包，煨熟用。造麹法：以姜汁、矾汤，和南星末作饼，楮叶包，待生黄衣，日干。造胆星法：腊月取黄牛胆汁，和南星末，纳入胆中，风干，年久者弥佳。得牛胆则燥性减，且胆有益肝胆之

功。(《本草从新》，清·吴仪洛撰，公元 1757 年)

138. 天南星：天南星一斤，土坑烧赤，沃酒一斗，入坑放南星，盆覆，泥固济一夜，取出酒和水洗净切片，焙干为末。(《串雅内编》，清·赵学敏编，公元 1759 年)

139. 胆星：将南星为细末同桃仁研烂晒干再为细末，调黄牛胆汁仍入胆壳内悬挂阴干用之。(《串雅补》，清·鲁照辑，公元 1759 年?)

140. 南星：白矾汤或皂角汁浸三日夜，晒干，再酒浸一宿，蒸至不麻而止，或生姜渣、黄泥包煨熟，去泥焙用。得火炮则不毒。(《得配本草》，清·严西亭、施澹宁、洪缉庵同纂，公元 1761 年)

141. 造胆南星法：以南星生研末，腊月取黄牯牛胆汁和匀，纳入胆中，悬风处干之，年久者弥佳。(《得配本草》，清·严西亭、施澹宁、洪缉庵同纂，公元 1761 年)

142. 南星：湿纸裹煨。(《成方切用》，清·吴仪洛辑，公元 1761 年)

143. 胆星：南星燥痰之品，制以牛胆以杀其毒，且胆有益肝胆之功。(《成方切用》，清·吴仪洛辑，公元 1761 年)

144. 南星：炒。(《本草纲目拾遗》，清·赵学敏编，公元 1765 年)

145. 南星：①炒。②南星，八九钱重者一个，掘地坑深尺许，用炭五斤，烧通红，醋一碗，洒坑中，即投南星，以火炭密盖，又用盆复时许取出，研为末。③炮。(《幼科释谜》，清·沈金鳌著，公元 1773 年)

146. 天南星：以矾汤或皂角汁浸三昼夜暴用。或酒浸一宿蒸。竹刀切开，至不麻乃止。或姜渣黄泥和包煨熟。用造曲法：以姜汁矾汤和南星末，作小饼子，安篮内楮叶包盖，待上黄衣乃晒收之。火炮则毒性缓。胆制，味苦性凉，得牛胆则不燥，其法腊月取黄牛胆汁，和南星末，纳入胆中，风干，年久者尤佳。(《本草求真》，清·黄宫绣纂，公元 1769 年)

147. 天南星：以矾汤或皂角汁浸三昼夜，暴用。或酒浸一宿蒸，竹刀切开，味不麻舌为熟，未熟再蒸，或姜渣黄泥和包煨熟用（火炮则毒性缓）。(《本草辑要》，清·林玉友辑，公元 1790 年)

148. 胆星：造胆星法，腊月黄牛胆汁和南星末，纳入胆中风干，年久者弥佳（得牛胆则不燥，且胆有益肝胆之功）。(《本草辑要》，清·林玉友辑，公元 1790 年)

149. 天南星：汤泡七次，如急，用湿纸裹煨。(《外科证治全书》，清·许克昌·毕法同辑，公元 1831 年)

150. 南星：胆套九次。(《类证治裁》，清·林佩琴编著，公元 1839 年)

151. 南星：得防风则不麻，制用。(《本草分经》，清·姚澜编，公元 1840 年)

152. 胆星：用黄牛胆汁和南星末，入胆中风干。(《本草分经》，清·姚澜编，公元 1840 年)

153. 南星：①烧存性。②去皮脐。(《增广验方新编》，清·鲍相璈编，公元 1846 年)

154. 南星：必以温汤洗净，仍以白矾汤或入皂角汁浸三日夜，日日换水暴干用，若熟用者须于黄土地掘一小坑，深五六寸，以炭火烧赤，以好酒沃之，安南星于内，瓦盆覆定，灰泥固济一夜，取出用。急用即以湿纸包于煻灰火中炮裂也。一法治风热痰，以酒浸一宿，桑柴火蒸之，常洒酒入甑内，令气猛一伏时，取出竹刀切开，味不麻舌为熟，未熟再蒸至不麻乃止。脾虚多痰则以生姜渣和黄泥包煨熟，去泥焙用。造胆星

法：以南星生研末，腊月取黄牛胆汁和剂纳入胆中，系悬风处干之，年久者弥佳。(《本草害利》，清·凌晓五著，公元1862年)

155. 天南星：①以矾汤或皂角汁浸三昼夜暴用，或酒浸一宿蒸，竹刀切开，至不麻为止。②胆制——治小儿急惊。(《本草汇纂》，清·屠道和编辑，公元1863年)

156. 南星：以矾汤或皂角汁浸三昼夜，曝用；或酒浸一宿，蒸熟用。(《医家四要》，清·程曦、江诚、雷大震同纂，公元1884年)

157. 天南星：炮令烈。(《医方丛话》，清·徐士銮辑，公元1886年)

158. 南星：制法须藏乎牛胆，惊痫宜求。用牛胆套之，制其燥烈之性。(《本草便读》，清·张秉成辑，公元1887年)

159. 半夏、南星：非制不用，去其毒也。(《本草问答》，清·唐宗海撰，公元1893年)

### 🐢 现代炮制加工与应用

| 序号 | 炮制品 | 加工技术 | 应用 |
|---|---|---|---|
| 1 | 生天南星[1] | 取原药材，除去杂质，洗净，干燥 | 生品辛温燥烈，多外治痈肿，蛇虫咬伤。用于破伤风，中风抽搐，癫痫等。也有内服者（入煎剂），以祛风止痉为主 |

---

〔1〕按语：天南星古代炮制方法繁多，包括炒制、焙制、煨制、火炮、烧制、麸炒制、制炭、酒制、姜制、石灰制、乳制、胆汁制、药汁制、煮制、蒸制等方法，常用辅料为姜、胆汁和白矾、皂角、甘草等，其中白矾去麻作用明显。现代沿用的炮制加工品主要是制天南星、胆南星。

| 序号 | 炮制品 | 加工技术 | 应用 |
|---|---|---|---|
| 2 | 制天南星 | 取净天南星，按大小分别用水浸泡，每日换水 2~3 次，待起白沫时，换水后加白矾（每 100kg 天南星，加白矾 2kg），泡一日后，再进行换水，至切开口尝微有麻舌感时取出。将白矾、生姜片置锅内加适量水煮沸后，倒入天南星共煮至无干心时取出。除去姜片，晾至四至六成干，切薄片，干燥。筛去碎屑。每 100kg 净天南星，用生姜、白矾各 12.5kg | 经生姜、白矾制后毒性降低，燥湿化痰作用增强。多用于顽痰咳嗽，胸膈胀闷，痰阻眩晕 |
| 3 | 胆南星 | 取制天南星细粉，加入净胆汁（或胆膏粉及适量饮用水）拌匀，蒸 60 分钟至透，取出，晾凉，制成小块或搓成小丸，干燥。或取生南星细粉，加入净胆汁（或胆膏粉及适量饮用水）拌匀，放温暖处，发酵 5~7 天后，再连续蒸或隔水炖 9 昼夜，每隔 2 小时搅拌一次，除去腥臭气，至呈黑色浸膏状，口尝无麻味为度，取出，晾干。再蒸软，趁热制成小块或搓成小丸，干燥。每 100kg 制南星细粉，用牛（或猪、羊）胆汁 400kg（或胆膏粉 40kg） | 经胆汁制后毒性降低，其燥烈之性缓和，药性由温转凉，具有清热化痰、熄风定惊的作用。用于痰热咳喘，咯痰黄稠，中风痰迷，癫狂惊痫 |

# 王不留行 | Wángbùliúxíng
Vaccariae Semen

《中国药典》载有王不留行和炒王不留行两种炮制品。王不留行为石竹科植物麦蓝菜 *Vaccaria segetalis*（Neck.）Garcke 的干燥成熟种子。夏季果实成熟、果皮尚未开裂时采割植株，晒干，打下种子，除去杂质，再晒干。

## 历代炮制方法辑要

1. 王不留行：烧灰存性，勿令灰过。（《金匮要略方论》，汉·张仲景著，公元 219 年）

2. 王不留行：凡采得，拌浑蒸，从巳至未出，却下浆水浸一宿，至明出，焙干用之。（《雷公炮炙论》，南朝宋·雷敩撰，公元 10 世纪？）

3. 王不留行：为末。（《重修政和经史证类备用本草》，宋·唐慎微著，公元 1116 年）

4. 王不留行：凡使，须先浑蒸一伏时，却下浆水浸一宿，至明漉出焙干，方入药用。（《太平惠民和剂局方》，宋·太平惠民和剂局陈师文等编，公元 1151 年）

5. 王不留行：捣罗为散。（《普济方》，明·朱橚等编，公元 1406 年）

6. 王不留行：先洒酒蒸一伏、复浸浆水一宵，微火焙干，收留待用。（《本草蒙筌》，明·陈嘉谟纂辑，公元 1525 年）

7. 王不留行：蒸两时，入浆水浸一宿，取出焙干用。

（《医学入门》，明·李梴著，公元 1575 年）

8. 王不留行：凡采得，拌湿蒸之，从巳至未，以浆水浸一宿，焙干用。（《本草纲目》，明·李时珍撰，公元 1578 年）

9. 王不留行：取酒蒸火焙。（《寿世保元》，明·龚廷贤撰，公元 1615 年）

10. 王不留行：炒，碾。（《外科正宗》，明·陈实功编撰，公元 1617 年）

11. 王不留行：拌湿蒸之，从巳至未，以浆水浸一宿焙干用。（《炮炙大法》，明·缪希雍撰，公元 1622 年）

12. 王不留行：水浸焙。（《医宗必读》，明·李中梓著，公元 1637 年）

13. 王不留行：拌温蒸之，从巳至未，浆水浸一宿，焙干用。（《本草乘雅半偈》，明·卢之颐著，公元 1647 年）

14. 王不留行：浆水浸焙干用。（《本草汇》，清·郭佩兰著，公元 1655 年）

15. 王不留行：炒碾。（《外科大成》，清·祁坤编著，公元 1665 年）

16. 王不留行：取苗子蒸，浆水浸用。（《本草备要》，清·汪昂辑著，公元 1694 年）

17. 王不留行：焙干。（《洞天奥旨》，清·陈士铎撰，公元 1694 年）

18. 王不流行：炒。（《良朋汇集》，清·孙望林辑，公元 1711 年）

19. 王不留行：烧灰存性，勿令灰过。（《医宗金鉴》，清·吴谦等编，公元 1742 年）

20. 王不留行：取苗子蒸，浆水浸。（《本草从新》，清·吴仪洛撰，公元 1757 年）

21. 王不留行：内服酒蒸，焙用。(《得配本草》，清·严西亭、施澹宁、洪缉庵同纂，公元 1761 年)

22. 王不留行：取苗子蒸浆水浸用。(《本草求真》，清·黄宫绣纂，公元 1769 年)

23. 王不留行：取苗子蒸，浆水浸用。(《本草辑要》，清·林玉友辑，公元 1790 年)

24. 王不留行：取苗子蒸，浆水浸焙用。(《本草害利》，清·凌晓五著，公元 1862 年)

### 现代炮制加工与应用

| 序号 | 炮制品 | 炮制方法 | 应用 |
|---|---|---|---|
| 1 | 王不留行 | 取原药材，除去杂质，洗净，干燥 | 生品长于消痈肿，用于乳痈或其他疮痈肿痛。因生品质地坚硬，辛散力强，有效成分难以煎出，临床上多捣烂外敷，有消肿止痛之效 |
| 2 | 炒王不留行 | 取净王不留行，置已预热好的炒制器具中，用中火加热，迅速翻炒至大多数爆成白花时，取出晾凉，筛去碎屑 | 长于活血通经，下乳，通淋。多用于产后乳汁不下，经闭，痛经，石淋，小便不利等 |

# 威灵仙 | Wēilíngxiān
Clematidis Radix et Rhizoma

《中国药典》载有威灵仙一种炮制品。威灵仙为毛茛科植物威灵仙 *Clematis chinensis* Osbeck、棉团铁线莲 *Clematis hexapetala* Pall. 或东北铁线莲 *Clematis manshurica* Rupr. 的干燥根及根茎。秋季采挖，除去泥沙，晒干。

## 历代炮制方法辑要

1. 威灵仙：去土。(《仙授理伤续断秘方》，唐·蔺道人著，公元946年？)

2. 威灵仙：煖水浸过，削取其背不用，其根冷水淘三五度令净，暴干捣细罗末。(《太平圣惠方》，宋·王怀隐等编集，公元992年)

3. 葳灵仙：以酒浸焙干。(《苏沈良方》，宋·苏轼、沈括著，公元1075年)

4. 威灵仙：洗，焙，为末，以好酒和令微湿，入在竹筒内，牢塞口，九蒸九暴。如干，添酒重洒之。(《重修政和经史证类备用本草》，宋·唐慎微著，公元1116年)

5. 威灵仙：①去苗土。②净洗麸炒。③酒浸焙干。④去土酒浸一昼夜焙。⑤米泔浸洗焙干木石臼中捣。(《圣济总录》，宋·太医院编，公元1111—1117年)

6. 葳灵仙：去苗洗。(《普济本事方》，宋·许叔微述，公元1132年)

7. 威灵仙：去芦头洗焙干。(《太平惠民和剂局方》，宋·太平惠民和剂局陈师文等编，公元1151年)

8. 威灵仙：洗，焙。(《小儿卫生总微论方》，宋·撰人未详，公元1156年)

9. 葳灵仙：去芦洗。(《三因极一病证方论》，宋·陈言著，公元1174年)

10. 葳灵仙：酒浸。(《传信适用方》，宋·吴彦夔著，公元1180年)

11. 威灵仙：去根，剉。(《卫生家宝产科备要》，宋·朱端章编，公元1184年)

12. 威灵仙：去苗。(《类编朱氏集验医方》，宋·朱佐集，公元1265年)

13. 灵仙[1]：酒浸。(《急救仙方》，宋·著者不详，公元1278年？)

14. 威灵仙：洗去土。(《儒门事亲》，金·张从正撰，公元1228年？)

15. 铁脚威灵仙：炒，末。(《儒门事亲》，金·张从正撰，公元1228年？)

16. 葳灵仙：去芦，细剉焙研为末。(《活幼心书》，元·曾世荣编，公元1294年)

17. 葳灵仙：去芦（铡）剉用。(《卫生宝鉴》，元·罗天益著，公元1343年)

18. 威灵仙：①酒浸。②酒炒。③酒拌。(《丹溪心法》，元·朱震亨著，公元1347年)

19. 威灵仙：酒洗忌茶。(《疮疡经验全书》，宋·窦汉卿辑

---

〔1〕 灵仙："威灵仙"之别名。

著，公元 1569 年？）

20. 威灵仙：①去茎。②去土。③去苗。④洗去土用。⑤酒浸，切，焙。⑥去土净。⑦洗，去芦。⑧净洗，去根土，焙干。⑨拣净，剉碎，水淘洗过，焙干。（《普济方》，明·朱橚等编，公元 1406 年）

21. 葳灵仙：洗去土。（《普济方》，明·朱橚等编，公元 1406 年）

22. 铁脚威灵仙：用醋煮数沸，焙。（《普济方》，明·朱橚等编，公元 1406 年）

23. 葳灵仙：①去土。②酒浸。（《奇效良方》，明·方贤著，公元 1449 年？）

24. 威灵仙：去芦水润细剉，酒炒用。（《本草品汇精要》，明·刘文泰等纂，公元 1505 年）

25. 威灵仙：酒浸。（《外科理例》，明·汪机编著，公元 1519 年）

26. 葳灵（仙）：去芦，酒洗。（《本草蒙筌》，明·陈嘉谟纂辑，公元 1525 年）

27. 威灵仙：酒浸。（《医学纲目》，明·楼英编纂，公元 1565 年）

28. 葳灵仙：酒洗。（《医学入门》，明·李梴著，公元 1575 年）

29. 威灵仙：去芦土，酒浸用。（《仁术便览》，明·张浩著，公元 1585 年）

30. 葳灵仙：酒洗。（《增补万病回春》，明·龚廷贤编，公元 1587 年）

31. 威灵仙：去芦，酒洗。（《寿世保元》，明·龚廷贤撰，公元 1615 年）

32. 威灵仙：酒炒。(《景岳全书》，明·张介宾撰，公元1615年)

33. 威灵仙：去根。(《外科正宗》，明·陈实功编撰，公元1617年)

34. 威灵仙：去芦，酒洗。(《炮炙大法》，明·缪希雍撰，公元1622年)

35. 威灵仙：炒用。(《握灵本草》，清·王翃著，公元1683年)

36. 威灵仙：洗焙，以好酒微和湿，紧塞竹筒内，九蒸九晒用。(《本草汇》，清·郭佩兰著，公元1655年)

37. 威灵仙：酒洗。(《医宗说约》，清·蒋仲芳撰，公元1663年)

38. 威灵仙：去根。(《外科大成》，清·祁坤编著，公元1665年)

39. 威灵仙：①焙。②去芦酒洗。(《本草述》，清·刘若金著，公元1666年)

40. 威灵仙：去芦，酒洗。(《本草述钩元》，清·杨时泰著，公元1666年？)

41. 威灵仙：酒拌。(《医方集解》，清·汪昂著，公元1682年)

42. 威灵仙：酒拌治两臂痛。(《药品辨义》，清·尤乘增辑，公元1691年)

43. 威灵仙：酒浸。(《医宗金鉴》，清·吴谦等编，公元1742年)

44. 威灵仙：炒。(《幼幼集成》，清·陈复正辑订，公元1750年)

45. 威灵仙：醋酒童便俱可炒用。(《得配本草》，清·严西

亭、施澹宁、洪缉庵同纂，公元 1761 年)

46. 威灵仙：酒拌，上下行。(《成方切用》，清·吴仪洛辑，公元 1761 年)

### 🌀 现代炮制加工与应用

| 序号 | 炮制品 | 加工技术 | 应用 |
|---|---|---|---|
| 1 | 威灵仙[1] | 取原药材，拣净杂质，洗净，润透，切段或厚片，干燥 | 具有利湿祛痰的功能，以消诸骨鲠咽为主。用于痰饮积聚，疟疾，骨鲠咽喉 |
| 2 | 酒威灵仙 | 取净威灵仙段或片，加入定量黄酒拌匀，稍闷润，待酒被吸尽后，置炒制容器内，用文火加热，炒干，取出晾凉。每100kg威灵仙段或片，用黄酒 10kg | 酒炙后祛风除痹、通络止痛的功能增强。用于风湿痹痛，肢体麻木，筋脉拘挛，屈伸不利 |

---

〔1〕 按语：威灵仙酒炙后祛风除痹、通络止痛的功能增强。原因有二：一是黄酒的协同增效；二是酒可提高威灵仙中皂苷、内酯等成分的煎出而提高临床疗效。

# 乌梅

Wūméi
Mume Fructus

《中国药典》载有乌梅、乌梅肉和乌梅炭三种炮制品。乌梅为蔷薇科植物梅 *Prunus mume*（Sieb.）Sieb. et Zucc. 的干燥近成熟果实。夏季果实近成熟时采收，低温烘干后闷至色变黑。

## 历代炮制方法辑要

1. 乌梅：以苦酒渍乌梅一宿，去核，蒸之五升米下，饭熟取捣成泥。（《金匮玉函经》，汉·张仲景著，公元 219 年）

2. 乌梅：以苦酒渍一宿，去核，蒸之五升米下，饭熟，捣成泥。（《金匮要略方论》，汉·张仲景著，公元 219 年）

3. 乌梅：以苦酒渍一宿，去核，蒸之五斗下，饭熟，捣成泥。（《新辑宋本伤寒论》，汉·张仲景述，晋·王叔和撰次，宋·林亿校正，公元 219 年）

4. 乌梅：苦酒浸壹宿，去核，蒸之伍升米下，饭熟捣成泥。（《注解伤寒论》，汉·张仲景撰、金·成无己注，公元 219 年）

5. 乌梅：①去核。②炙、燥。（《肘后备急方》，晋·葛洪著，公元 281—341 年）

6. 乌梅肉：熬。（《肘后备急方》，晋·葛洪著，公元 281—341 年）

7. 乌梅：①去核。②入丸散者，熬之。③蜜酢中半渍梅一宿，蒸三斗米下，去核，捣如泥。④以苦酒渍一宿，去核，蒸五升米下，别捣如泥。⑤著一斗米下蒸，令饭熟，去核。（《备急千金要方》，唐·孙思邈著，公元652年）

8. 乌梅：用之去核微熬之。（《新修本草》，唐·苏敬等撰，公元695年）

9. 乌梅：去核。（《千金翼方》，唐·孙思邈著，公元682年）

10. 梅实：以乌梅……置汤中，须臾挼去核……（《食疗本草》，唐·孟诜撰，张鼎增补，公元713—739年）

11. 乌梅：①炙燥。②去核。③醋浸剥取肉。（《外台秘要》，唐·王焘撰，公元752年）

12. 乌梅肉：熬。（《外台秘要》，唐·王焘撰，公元752年）

13. 乌梅：搯碎。（《太平圣惠方》，宋·王怀隐等编集，公元992年）

14. 乌梅肉：炒。微炒。炒令燥。（《太平圣惠方》，宋·王怀隐等编集，公元992年）

15. 乌梅：去核，取肉。（《伤寒总病论》，宋·庞安时撰，公元1100年）

16. 乌梅肉：焙。（《小儿药证直诀》，宋·钱乙著，公元1107年？）

17. 乌梅：去核。（《类证活人书》，宋·朱肱撰，公元1108年）

18. 乌梅肉：微炒。（《类证活人书》，宋·朱肱撰，公元1108年）

19. 乌梅：①凡乌梅，皆去核，入丸散熬之。②用之当去核，微熬之。③今人多用烟熏为乌梅。④置汤中须臾，挼去核，杵为丸如枣大。⑤擘破，水渍，以少蜜相和。⑥五月采其黄实，火熏干作乌梅。⑦炒令燥，杵为末。⑧和核烂杵为末。⑨微炒为末。⑩烧为末，杵末。(《重修政和经史证类备用本草》，宋·唐慎微著，公元 1116 年)

20. 乌梅：①去核。②苦酒渍一宿，去核蒸令烂。(《圣济总录》，宋·太医院编，公元 1111—1117 年)

21. 乌梅肉：炒。(《圣济总录》，宋·太医院编，公元 1111—1117 年)

22. 乌梅肉：焙干。(《普济本事方》，宋·许叔微述，公元 1132 年)

23. 乌梅：①去核炒。②凡使，先洗槌去核，取肉微炒过用之。(《太平惠民和剂局方》，宋·太平惠民和剂局陈师文等编，公元 1151 年)

24. 乌梅肉：炒干。(《小儿卫生总微论方》，宋·撰人未详，公元 1156 年)

25. 乌梅：去仁，连核用。(《小儿卫生总微论方》，宋·撰人未详，公元 1156 年)

26. 乌梅：去仁，瓦上焙干。(《洪氏集验方》，宋·洪遵辑，公元 1170 年)

27. 乌梅肉：焙干。(《洪氏集验方》，宋·洪遵辑，公元 1170 年)

28. 乌梅肉：切炒。(《传信适用方》，宋·吴彦夔著，公元 1180 年)

29. 乌梅：①搥碎。②汤内洗净。(《卫生家宝产科备要》，宋·朱端章编，公元 1184 年)

30. 乌梅：去核。(《校注妇人良方》，宋·陈自明原著，明·薛己校注，公元 1237 年)

31. 乌梅：①去核焙干。②切片，用土瓦焙干。(《类编朱氏集验医方》，宋·朱佐集，公元 1265 年)

32. 乌梅肉：炒干。(《类编朱氏集验医方》，宋·朱佐集，公元 1265 年)

33. 大乌梅：火炒令焦。(《类编朱氏集验医方》，宋·朱佐集，公元 1265 年)

34. 乌梅：去核仁。(《女科百问》，宋·齐仲甫著，公元 1279 年)

35. 乌梅肉：炒。(《扁鹊心书》，宋·窦材重集，撰年不详)

36. 乌梅：去核，细切，焙干为末。(《儒门事亲》，金·张从正撰，公元 1228 年?)

37. 乌梅：①去核。②取肉炒干。(《脾胃论》，元·李杲著，公元 1249 年)

38. 乌梅：打破去仁。(《活幼心书》，元·曾世荣编，公元 1294 年)

39. 乌梅肉：薄切，用屋瓦慢火焙干。(《活幼心书》，元·曾世荣编，公元 1294 年)

40. 乌梅：①去核用。②治一切恶疮肉出以乌梅烧为灰，杵末傅。(《汤液本草》，元·王好古著，公元 1298 年)

41. 乌梅肉：炒。(《卫生宝鉴》，元·罗天益著，公元 1343 年)

42. 乌梅：①去梅，（铡）细用。②苦酒浸一宿。(《卫生宝鉴》，元·罗天益著，公元 1343 年)

43. 乌梅：①烧灰存性。②焙。(《丹溪心法》，元·朱震亨著，公元 1347 年)

44. 乌梅：烧灰杵末。(《本草发挥》，明·徐彦纯辑，公元 1368 年)

45. 梅实：去核用。(《本草品汇精要》，明·刘文泰等纂，公元 1505 年)

46. 乌梅：①连核用。②捣碎。③醋煮，去瓤。④去核。⑤入丸散者熬之，用熟。⑥并子槌碎用。⑦去核，焙。⑧去核，捣烂。⑨拍碎。⑩去核，炒。⑪搥碎，炒令焦黄色。⑫并核搥碎，焙干。⑬去核，醋浸，布裹蒸。(《普济方》，明·朱橚等编，公元 1406 年)

47. 川乌梅：略炮，去皮核。(《普济方》，明·朱橚等编，公元 1406 年)

48. 乌梅肉：①焙微黄。②熬。③焙干。④去核。(《普济方》，明·朱橚等编，公元 1406 年)

49. 乌梅：①去核。②去核，捣。(《秘传证治要诀及类方》，明·戴元礼著，公元 1443 年)

50. 乌梅：①去核。②三斤，温水浸取肉一斤。③去仁留核。④炙。⑤以酸醋浸经一宿，取出去核。(《奇效良方》，明·方贤著，公元 1449 年？)

51. 乌梅肉：切炒。(《奇效良方》，明·方贤著，公元 1449 年？)

52. 乌梅：去核。(《婴童百问》，明·鲁伯嗣撰，公元 1526 年？)

53. 乌梅：去核。(《万氏女科》，明·万全编著，公元 1549 年)

54. 乌梅：酒浸，肉研烂。(《保婴撮要》，明·薛铠集，薛己验，公元 1555 年)

55. 乌梅：①去核。②和核杵碎（罗，款花清肺散，治一切咳嗽）。(《医学纲目》，明·楼英编纂，公元 1565 年)

56. 乌梅肉：焙干。(《医学纲目》，明·楼英编纂，公元

1565 年）

57. 乌梅：①用须去核，微炒之。②取青梅篮盛，于灶上熏黑。若以稻灰淋汁润湿蒸过，则肥泽不蠹。（《本草纲目》，明·李时珍撰，公元 1578 年）

58. 乌梅：去核用肉。（《仁术便览》，明·张浩著，公元 1585 年）

59. 乌梅：去核。（《增补万病回春》，明·龚廷贤编，公元 1587 年）

60. 乌梅：①取青梅置突上熏黑入药用，去核微炒。②痢血乌梅肉一两烧为末。（《本草原始》，明·李中立纂辑，公元 1593 年）

61. 乌梅：①温水洗净取肉。②烧存性为末。治赤白痢。③连核烧存性。（《鲁府禁方》，明·龚廷贤编，公元 1594 年）

62. 乌梅：①去核。②去核，炒干。③去核，微炒用。（《证治准绳》，明·王肯堂著，公元 1602 年）

63. 造乌梅法：四月间取青梅或一石或五斗，微拌烟煤（盦[1]）一二日，稍软砖炕上用柴或草烧熏二昼夜，干湿得所，收起辅（折）上冷向日中曝干即成乌梅。（《医宗粹言》，明·罗周彦著，公元 1612 年）

64. 乌梅：①去核用。②清水洗净，取肉。（《寿世保元》，明·龚廷贤撰，公元 1615 年）

65. 乌梅肉：①焙。②烧存性，为末。（《景岳全书》，明·张介宾撰，公元 1615 年）

66. 乌梅：蜜拌蒸取肉，捣膏。（《外科正宗》，明·陈实功编撰，公元 1617 年）

---

〔1〕 盦（ān）：古时盛食物的器具。

67. 乌梅：烧灰存性为末。(《济阴纲目》，明·武之望辑著，公元 1620 年)

68. 乌梅：①去核，微炒用。②取青梅篮盛于灶上熏黑，若以稻灰淋汁，润湿蒸过则肥泽不蠹。(《炮炙大法》，明·缪希雍撰，公元 1622 年)

69. 乌梅：去核。(《一草亭目科全书、异授眼科》，明·邓苑撰，公元 1644 年？)

70. 梅实：乌梅，取青梅篮盛，置于灶上熏黑，若以稻灰淋汁润蒸，则肥泽不蠹。白梅，取青梅盐汁渍之，日晒夜浸，十日成矣，久乃生霜。(《本草乘雅半偈》，明·卢之颐著，公元 1647 年)

71. 乌梅：恶疮弩肉，用乌梅肉烧存性，研傅恶肉上，一夜立尽……(《握灵本草》，清·王翃，公元 1683 年)

72. 乌梅：去核微炒。(《本草汇》，清·郭佩兰著，公元 1655 年)

73. 乌梅：煅存性。(《外科大成》，清·祁坤编著，公元 1665 年)

74. 乌梅肉：炒。(《外科大成》，清·祁坤编著，公元 1665 年)

75. 乌梅：①烧存性。②不犯铁器，布揩去土瓷瓦刮屑好酒浸一宿。(《本草述》，清·刘若金著，公元 1666 年)

76. 乌梅：烧存性。(《本草述钩元》，清·杨时泰著，公元 1666 年？)

77. 乌梅：苦酒浸乌梅一宿，去核蒸熟。(《医方集解》，清·汪昂著，公元 1682 年)

78. 乌梅：青梅蒸黑为乌梅，稻灰汁淋蒸则不蠹。盐渍为白梅。(《本草备要》，清·汪昂辑著，公元 1694 年)

79. 乌梅：青梅蒸黑，稻灰汁淋之，则肥泽不蛀。(《药品辨义》，明·贾所学撰，清·尤乘增辑，公元 1691 年)

80. 梅：半黄者以烟薰之为"乌梅"……(《食物本草会纂》，清·沈李龙纂辑，公元 1691 年)

81. 乌梅：①肉，烧存性。②核仁，生用连皮尖，去皮尖炒黄，麦麸同炒，烧存性。(《食物本草会纂》，清·沈李龙纂辑，公元 1691 年)

82. 乌梅：醋煮。(《嵩崖尊生全书》，清·景冬阳撰，公元 1696 年)

83. 制乌梅：①凡使乌梅，须去核微炒之。②造法取青梅篮盛，于突上薰黑，若以稻灰淋汁润湿蒸过，则肥泽不蠹。(《修事指南》，清·张仲岩撰，公元 1704 年)

84. 乌梅：去核。(《良朋汇集》，清·孙望林辑，公元 1711 年)

85. 乌梅肉 (《外科证治全生集》，清·王维德著，公元 1740 年)

86. 乌梅：以苦酒渍乌梅一宿，去核蒸之。(《医宗金鉴》，清·吴谦等编，公元 1742 年)

87. 乌梅肉：蒸去核取净肉。(《幼幼集成》，清·陈复正辑订，公元 1750 年)

88. 乌梅：烧灰存性，研为细末。(《幼幼集成》，清·陈复正辑订，公元 1750 年)

89. 肥乌梅：连核烧存性。(《幼幼集成》，清·陈复正辑订，公元 1750 年)

90. 乌梅：醋浸一宿，去核米蒸。(《长沙药解》，清·黄元御撰，公元 1753 年)

91. 乌梅：青海熏黑为乌梅，稻灰汁淋蒸，则肥泽不蠹。

（《本草从新》，清·吴仪洛撰，公元 1757 年）

92. 乌梅：去核。（《串雅外编》，清·赵学敏编，公元 1759 年）

93. 乌梅：去核煅炭，敷疮蚀恶肉主效。（《得配本草》，清·严西亭、施澹宁、洪缉庵同纂，公元 1761 年）

94. 乌梅：苦酒浸乌梅一宿，去核蒸熟。（《成方切用》，清·吴仪洛辑，公元 1761 年）

95. 乌梅：苦酒浸乌梅一宿，去核。蒸熟。（《沈氏女科辑要笺正》，清·沈尧封辑著，公元 1764 年）

96. 乌梅：①烧灰。②乌梅肉炙干。（《本草纲目拾遗》，清·赵学敏编，公元 1765 年）

97. 乌梅肉：酒浸一宿。（《幼科释谜》，清·沈金鳌，公元 1773 年）

98. 乌梅：①去核炒。②去核焙。③去核。（《叶天士秘方大全》，清·叶天士撰，成书年代不详）

99. 乌梅：去核。（《温病条辨》，清·吴瑭撰，公元 1798 年）

100. 乌梅肉：炒。（《时方妙用》，《时方歌括》，清·陈念祖著，公元 1803 年）

101. 乌梅：以苦酒浸乌梅一宿，去核，饭上蒸之。（《时方妙用》《时方歌括》，清·陈念祖著，公元 1803 年）

102. 乌梅肉：炒。（《医学从众录》，清·陈念祖撰，公元 1820 年）

103. 乌梅：去核。（《医学从众录》，清·陈念祖撰，公元 1820 年）

104. 乌梅：煅灰。（《傅青主女科》，清·傅山著，公元 1827 年）

105. 乌梅：酒浸。(《外科证治全书》，清·许克昌、毕法同辑，公元 1831 年)

106. 乌梅肉：①烧存性。②炒成炭。(《增广验方新编》，清·鲍相璈编，公元 1846 年)

107. 乌梅：生青梅蒸熟，用稻草灰拌入晒干即是。(《增广验方新编》，清·鲍相璈编，公元 1846 年)

108. 乌梅：去核。(《温热经纬》，清·王孟英编著，公元 1852 年)

109. 乌梅：烧存性。(《本草汇纂》，清·屠道和编辑，公元 1863 年)

110. 乌梅：白霜梅即青梅，用盐水浸之，日晒夜浸，十日后，即有霜起乃成……以酸碱之性，碱能润下，酸能涌泄也。(《本草便读》，清·张秉成辑，公元 1887 年)

### 🌰 现代炮制加工与应用

| 序号 | 炮制品 | 加工技术 | 应用 |
|---|---|---|---|
| 1 | 乌梅[1] | 取原药材，除去杂质，洗净，干燥 | 生品长于生津止渴，敛肺止咳，安蛔。多用于虚热消渴，肺虚久咳，蛔厥腹痛等 |
| 2 | 乌梅肉 | 取净乌梅，用水润软或蒸软，去核，取肉，干燥 | 作用与乌梅相同，因去核用肉，作用较乌梅为强 |

---

〔1〕 按语：历代炮制方法众多，沿用至今的主要有醋蒸和炒炭，其中乌梅炭现多用作止血和止泻。

| 序号 | 炮制品 | 加工技术 | 应用 |
|---|---|---|---|
| 3 | 乌梅炭 | 取净乌梅，置已预热好的炒制器具中，武火加热，炒至皮肉鼓起、表面呈焦黑色。有火星时及时喷淋适量饮用水，熄灭火星，略炒，取出晾凉，筛去碎屑 | 长于涩肠止泻、止血。用于久泻久痢，便血，崩漏下血等 |
| 4 | 醋乌梅 | 取净乌梅或乌梅肉，加入定量米醋拌匀，闷润至醋被吸尽，置适宜容器内，密闭，隔水加热2~4小时，取出干燥。每100kg净乌梅或乌梅肉，用醋10kg | 作用与乌梅肉相似，其收敛固涩作用较乌梅肉强，尤其适用于肺气耗散之久咳不止和蛔厥腹痛 |

# 吴茱萸 | Wúzhūyú
Euodiae Fructus

《中国药典》载有吴茱萸和制吴茱萸两种炮制品。吴茱萸为芸香科植物吴茱萸 *Euodia rutaecarpa*（Juss.）Benth.、石虎 *Euodia rutaecarpa*（Juss.）Benth. var. *offcinalis*（Dode）Huang 或疏毛吴茱萸 *Euodia rutaecarpa*（Juss.）Benth. var. *bodinieri*（Dode）Huang 的干燥近成熟果实。8～11月果实尚未开裂时，剪下果枝，晒干或低温干燥，除去枝、叶、果梗等杂质。

## 历代炮制方法辑要

1. 茱萸：不吷咀。(《金匮玉函经》，汉·张仲景著，公元219年)

2. 吴茱萸：洗。(《金匮玉函经》，汉·张仲景著，公元219年)

3. 吴茱萸：炒。(《金匮要略方论》，汉·张仲景著，公元219年)

4. 吴茱萸：洗，汤洗七遍。(《新辑宋本伤寒论》，汉·张仲景述，晋·王叔和撰次，宋·林亿校正，公元219年)

5. 吴茱萸：洗。(《注解伤寒论》，汉·张仲景撰，金·成无己注，公元219年)

6. 吴茱萸：①酒煮服……②脚气冲心，可和生姜汁饮之甚良。(《食疗本草》，唐·孟诜撰，张鼎增补，公元713—739年)

7. 茱萸：熬。(《外台秘要》，唐·王焘撰，公元752年)

8. 吴茱萸：凡使，先去叶核并杂物了，用大盆一口，使盐水洗一百转，自然无涎，日干，任入丸散中用。修事十两，用盐二两，研作末，投东流水四斗中，分作一百度洗，别有大效。若用醋煮，即先沸醋三十余沸，后入茱萸，待醋尽（晒）干，每用十两，使醋一溢为度。(《雷公炮炙论》，南朝宋·雷敩撰，公元10世纪？)

9. 吴茱萸：①汤浸七遍，焙干，微焙。②汤浸七遍，曝干，炒令熟。③炒令焦。④一两用米醋一中盏浸一宿，掘一地坑可深五、六寸，用炭火烧令赤，去灰入茱萸及醋用盆合勿令泄气，候冷取出。(《太平圣惠方》，宋·王怀隐等编集，公元992年)

10. 吴茱萸：①醋炒。②洗炒。③汤浸一宿，去浮者，煨火焙。(《博济方》，宋·王衮撰，公元1047年)

11. 吴茱萸：汤洗去黑水。(《苏沈良方》，宋·苏轼、沈括著，公元1075年)

12. 茱萸：①炒。②瓦上出油。(《苏沈良方》，宋·苏轼、沈括著，公元1075年)

13. 吴茱萸：汤洗。(《伤寒总病论》，宋·庞安时撰，公元1100年)

14. 茱萸：汤洗三遍。(《伤寒总病论》，宋·庞安时撰，公元1100年)

15. 吴茱萸：①汤洗。②浸七遍，焙干微炒。(《类证活人书》，宋·朱肱撰，公元1108年)

16. 吴茱萸：须探汤中浸去苦烈汁，凡六七遍过，始可用。(《重刊本草衍义》，宋·寇宗奭撰，公元1116年)

17. 吴茱萸：①汤浸焙炒。②水浸去涎炒。③净拣用水淘七遍微炒。④醋炒焙。⑤汤浸去涎大豆同炒去大豆。⑥醋浸一宿炒。⑦黑豆汤浸洗炒干。⑧酒浸一宿炒。(《圣济总录》，宋·太医院编，公元1111—1117年)

18. 吴茱萸：炒。(《全生指迷方》，宋·王贶撰，公元1125年？)

19. 吴茱萸：汤洗七次炒。汤洗去滑炒黄色。(《产育宝庆集》，宋·李师圣、郭稽中编纂，公元1131年)

20. 吴茱萸：汤浸七次，焙。(《普济本事方》，宋·许叔微述，公元1132年)

21. 吴茱萸：①汤洗炒。②去枝梗，一斤，四两用酒浸，四两用醋浸，四两用汤浸，四两用童子小便浸各浸一宿，同焙干。③凡使，先沸汤浸洗七次，焙干微炒过，方入药用。(《太平惠民和剂局方》，宋·太平惠民和剂局陈师文等编，公元1151年)

22. 吴茱萸：①拣净。半两，用盐二钱、水一盏煮之。如此换水煮十四次，各至水尽、遍数足晒干。炒令紫黑色。②拣去枝梗。③拣净，炒黑色。④去枝梗，微炒。(《小儿卫生总微论方》，宋·撰人未详，公元1156年)

23. 吴茱萸：炒。(《洪氏集验方》，宋·洪遵辑，公元1170年)

24. 吴茱萸：①米醋熬。②醋煮。(《三因极一病证方论》，宋·陈言著，公元1174年)

25. 吴茱萸：洗炒。(《传信适用方》，宋·吴彦夔著，公元1180年)

26. 吴茱萸：①汤浸七遍，控干，微炒。②拣去枝梗。③拣净。④拣去梗，汤泡洗三、两次，焙。⑤汤洗七次，炒。(《卫生家宝产科备要》，宋·朱端章编，公元1184年)

27. 吴茱萸：微炒。(《校正集验背疽方》，宋·李迅撰，公元 1196 年)

28. 吴茱萸：①炒。②汤煮。(《校注妇人良方》，宋·陈自明原著，明·薛己校注，公元 1237 年)

29. 吴茱萸：汤洗。(《济生方》，宋·严用和撰，公元 1253 年)

30. 吴茱萸：浸炒。(《陈氏小儿痘疹方论》，宋·陈文中撰。公元 1254 年)

31. 吴茱萸：①九蒸九曝。②酒浸。③童子小便浸。④醋浸。⑤水浸合蒸焙干。⑥洗。(《类编朱氏集验医方》，宋·朱佐集，公元 1265 年)

32. 真吴茱萸：汤洗三两次。(《类编朱氏集验医方》，宋·朱佐集，公元 1265 年)

33. 吴茱萸：汤泡七次，炒干。(《产宝杂录》，宋·齐仲甫著，公元 1279 年？)

34. 吴茱萸：①汤洗七次。②汤洗七次，醋浸炒。③焙干，微炒。④洗。(《女科百问》，宋·齐仲甫著，公元 1279 年)

35. 吴茱萸：①炒。②泡。③去梗。(《扁鹊心书》，宋·窦材重集，撰年不详)

36. 吴茱萸：汤洗。(《素问病机气宜保命集》，金·刘完素著，公元 1186 年)

37. 吴茱萸：洗七遍，焙干，微炒。(《儒门事亲》，金·张从正撰，公元 1228 年？)

38. 吴茱萸：①汤洗去苦烈味焙干。②汤洗七次。(《脾胃论》，元·李杲著，公元 1249 年)

39. 吴茱萸：洗去苦味，日干，杵碎用。(《汤液本草》，元·王好古著，公元 1298 年)

40. 吴茱萸：①拣净，好酒少许洗焙。②炒。③洗去苦。④汤浸去苦。⑤洗出苦味，晒干捣用。(《卫生宝鉴》，元·罗天益著，公元 1343 年)

41. 吴茱萸：①汤洗七次。②去梗炒。③汤浸，煮少时。④汤洗。⑤盐炒。(《丹溪心法》，元·朱震亨著，公元 1347 年)

42. 茱萸：去枝梗，煮少时，浸半日，晒干。(《丹溪心法》，元·朱震亨著，公元 1347 年)

43. 吴茱萸：盐水煮三四滚，取出晒干再炒去梗。(《疮疡经验全书》，宋·窦汉卿辑著，公元 1569 年？)

44. 吴茱萸：①汤浸七遍，去涎，焙干，炒。②去枝梗，洗净，以破故纸一两，慢火炒，候香熟，去破故纸。③汤洗，去芦，焙干。④汤洗五遍，炒黄。⑤去核。⑥汤浸，焙炒。⑦汤洗，焙干，炒。⑧汤洗七次炒。⑨汤洗焙干，炒用。⑩汤浸七遍，焙干，微炒。⑪水浸一宿，炒干。⑫汤浸五次，焙干。⑬炮。⑭醋浸一宿，炒令黄色。⑮汤洗七次，炒令香熟。⑯净择，盐水洗过。⑰醋炒。⑱炒黄。⑲水浸一宿，炒干。⑳醋炒，剉。㉑醋炒。㉒拌酒醋浸一宿，焙干。㉓一两分作四分，一分装猪胞尿带尿者，酒浸，煮；一分醋浸；一分童子小便浸；一分盐炒。㉔一斤，去枝梗净，四两酒浸，四两醋浸，四两盐汤浸，四两童子小便浸，各一宿，焙干。㉕二两酒浸，二两醋浸，二两童子小便浸，二两米泔浸或盐炒。㉖半斤，分作四分，酒醋小便米泔四处浸三宿，取出晒干。㉗汤浸去性，炒黄。㉘去目闭口，沸汤洗通三次。(《普济方》，明·朱橚等编，公元 1406 年)

45. 吴茱萸：汤洗三次。(《秘传证治要诀及类方》，明·戴元礼著，公元 1443 年)

46. 吴茱萸：①热水洗。②拣去枝梗，不以多少，水浸透。③炒。④汤洗，炒。⑤去梗，炒。⑥水洗去毒，焙干，炒。⑦汤浸洗七次，醋浸一宿，炒。⑧用酒醋浸一宿，焙干。⑨一斤，去枝梗净，四两酒浸，四两盐汤浸，四两醋浸，四两童子小便浸，各浸一宿，焙干研。⑩同黄连一处炒，各半两。⑪醋炒。（《奇效良方》，明·方贤著，公元 1449 年？）

47. 吴茱萸根皮：净刷去土。（《奇效良方》，明·方贤著，公元 1449 年？）

48. 茱萸：牵牛炒，去牵牛。（《奇效良方》，明·方贤著，公元 1449 年？）

49. 吴茱萸：汤洗七次，炒。（《外科理例》，明·汪机编著，公元 1519 年）

50. 吴茱萸：汤泡苦汁七次，烘干，杵碎才煎。（《本草蒙筌》，明·陈嘉谟纂辑，公元 1525 年）

51. 吴茱萸：汤煮汁用。（《女科撮要》，明·薛己著，公元 1548 年）

52. 吴茱萸：①炒。②去枝梗。③汤煮片时用。（《明医杂著》，明·王节斋集，薛己注，公元 1549 年）

53. 吴茱萸：炒。（《万氏女科》，明·万全编著，公元 1549 年）

54. 茱萸：汤洗。（《医学纲目》，明·楼英编纂，公元 1565 年）

55. 吴茱萸：①汤洗。②煮去沫。③汤泡炒。④汤洗炒。⑤洗焙。⑥炒。⑦汤洗七次，焙干。⑧盐炒。（《医学纲目》，明·楼英编纂，公元 1565 年）

56. 吴茱萸：凡使汤浸去苦汁六七遍（《医学入门》，明·李梴著，公元 1575 年）

57. 吴茱萸：①凡使，去叶梗，每十两以盐二两投东流水

四斗中，分作一百度洗之，自然无涎，日干入丸散用之。若用
醋煮者，每十两用醋一镒，煮三十沸后，入茱萸熬干用。②凡
用吴茱萸，须深汤中浸去苦烈汁七次，始可焙用。(《本草纲
目》，明·李时珍撰，公元 1578 年)

58. 吴茱萸：去枝，滚水加盐泡五次，去毒炒用。(《仁术
便览》，明·张浩著，公元 1585 年)

59. 吴茱萸：①去梗炒。②炮。(《增补万病回春》，明·龚
廷贤编，公元 1587 年)

60. 吴茱萸：汤中浸去苦烈汁焙用。(《本草原始》，明·李
中立纂辑，公元 1593 年)

61. 吴茱萸：①盐炒。②炒。(《鲁府禁方》，明·龚廷贤
编，公元 1594 年)

62. 吴茱萸：①汤浸焙炒。②壹两，去枝梗，洗净，以破
故纸壹两同炒，除去同炒之药。③壹斤去枝梗净，肆两酒浸，
肆两盐汤浸，肆两醋浸，肆两童便浸，各浸一宿，焙干。④
半酒半醋浸一宿焙干。⑤汤洗去苦味，晒干捣用。⑥炮黄。
⑦去梗，汤泡三次，炒黑。(《证治准绳》，明·王肯堂著，公
元 1602 年)

63. 茱萸：牵牛炒，去牵牛。(《证治准绳》，明·王肯堂
著，公元 1602 年)

64. 吴茱萸：热汤泡去头水晒干用。(《医宗粹言》，明·罗
周彦著，公元 1612 年)

65. 吴茱萸：①水浸，去闭口者。②汤泡炒。(《寿世保
元》，明·龚廷贤撰，公元 1615 年)

66. 吴黄：①去梗，汤泡，微炒。②盐水洗。(《寿世保
元》，明·龚廷贤撰，公元 1615 年)

67. 吴茱萸：①元气虚者，当以甘补药制而用之。②汤泡

一宿，炒。③泡，炒。④煮少时，浸半日，晒干。⑤汤泡片时，焙干。⑥醋浸。⑦童便浸一宿，焙干。(《景岳全书》，明·张介宾撰，公元 1615 年)

68. 吴茱萸：①去梗。②汤泡七次。③汤泡去涎。④炮。⑤去梗，汤泡三次炒黑。(《济阴纲目》，明·武之望辑著，公元 1620 年)

69. 吴茱萸：凡使先去叶核并杂物了，用大盆一口，使盐水洗一百转，目然无涎，日干。任入丸散中用。修事十两，用盐二两，研作末，投东流水四斗中，分作一百度洗，别有大效，若用醋煮即先沸醋，三十余沸后入茱萸，待醋尽，熬干，每用十两使醋一镒为度。(《炮炙大法》，明·缪希雍撰，公元 1622 年)

70. 吴茱萸：①滚汤七次。②汤泡去梗。(《先醒斋医学广笔记》，明·缪希雍撰，公元 1622 年)

71. 吴茱萸：①盐汤炮过，焙干。②炒。③泡，炒。(《医宗必读》，明·李中梓著，公元 1637 年)

72. 吴茱萸：盐汤浸去烈汁焙干用。陈久者良，闭口者多毒。(《本草通玄》，明·李中梓撰，公元 1637 年?)

73. 吴茱萸：去叶梗，每十两用盐二两，投四斗东流水中，分作百度洗之，自然无涎，日干之。入丸散者，每十两用醋一镒，煮三十沸，后入茱萸，熬干用。(《本草乘雅半偈》，明·卢之颐著，公元 1647 年)

74. 吴茱萸：滚汤泡七次，烘干用，或用醋煮服。治远年近日小肠疝气，用吴茱萸一斤分作四分，四两酒浸，四两醋浸，四两童便浸，四两汤浸，焙干……酒糊丸……治赤白痢，日夜无度，肠风下血，用川黄连二两，吴茱萸二两，汤泡七次同炒香，拣出，各自为末……赤痢甘草汤下黄连丸，白痢干姜

汤下茱萸丸，赤白痢各用十五丸米饮下。(《握灵本草》，清·王翃著，公元 1683 年)

75. 吴茱萸：盐汤洗，焙干。(《本草汇》，清·郭佩兰著，公元 1655 年)

76. 吴茱萸：①汤泡焙干。②炒。(《医门法律》，清·喻嘉言著，公元 1658 年)

77. 茱萸：牵牛炒，去牵牛。(《医门法律》，清·喻嘉言著，公元 1658 年)

78. 吴茱萸：沸水泡。(《本草崇原》，清·张志聪著，公元 1663 年)

79. 吴茱萸：①去梗，炒。②盐炒附童便煮。(《医宗说约》，清·蒋仲芳撰，公元 1663 年)

80. 吴萸：炮炒。(《医宗说约》，清·蒋仲芳撰，公元 1663 年)

81. 吴茱萸：炒。(《外科大成》，清·祁坤编著，公元 1665 年)

82. 茱萸：①炒。②以糯米一碗同萝卜煮饭烂为度，出茱萸晒干。(《本草述》，清·刘若金著，公元 1666 年)

83. 吴萸：汤泡七次焙干。(《本草述》，清·刘若金著，公元 1666 年)

84. 吴茱萸：①一两汤泡七次同破故纸一两炒香，去故纸不用。②酒浸炒。(《本草述》，清·刘若金著，公元 1666 年)

85. 吴茱萸：滚汤浸去苦烈汁七次焙用。(《本草述钩元》，清·杨时泰著，公元 1666 年?)

86. 吴茱萸：①泡。②汤泡。③盐汤泡。(《医方集解》，清·汪昂著，公元 1682 年)

87. 吴茱萸：泡去苦烈汁用，须泡数次。止呕黄连水炒，

治疝盐水炒，治血醋炒。(《本草备要》，清·汪昂辑著，公元1694年)

88. 吴茱萸：陈久者良，去梗泡去烈汁用。治血醋炒。治疝咸（盐）水炒。止呕逆黄连水炒。(《药品辨义》，清·尤乘增辑，公元1691年)

89. 吴茱萸：拣去闭口者，以滚汤泡七次。(《本经逢原》，清·张璐著，公元1695年)

90. 吴萸：汤泡三次，炒。(《嵩崖尊生全书》，清·景冬阳撰，公元1696年)

91. 制吴茱萸：①凡使吴茱萸，须去叶梗，每十两以盐二两，投东流水四斗中，分做一百度洗之，自然无涎，日干入丸散用之，若用醋煮者，每十两用醋一镒，煮三十沸后，入茱萸熬干用。②凡用茱萸，须深汤中浸去苦烈汁，七次始可焙用。(《修事指南》，清·张仲岩撰，公元1704年)

92. 吴茱萸：开口者勿用，盐汤泡透焙干。(《本草必用》，清·顾靖远著，公元1722年)

93. 吴茱萸：泡焙用。(《本草经解要》，清·叶天士著，公元1724年)

94. 吴茱萸：①浸热汤七次，去净苦烈，治疮。②生炒研用。③焙。(《外科证治全生集》，清·王维德著，公元1740年)

95. 吴茱萸：①汤泡。②去枝梗。③炒。④炮。⑤水浸炒。⑥酒醋浸炒。⑦半酒半醋浸一宿焙。(《医宗金鉴》，清·吴谦等编，公元1742年)

96. 吴萸：酒洗。(《医宗金鉴》，清·吴谦等编，公元1742年)

97. 吴茱萸：①焙。②醋浸一宿焙干炒过。(《幼幼集成》，清·陈复正辑订，公元1750年)

98. 吴茱萸：热水洗数次用。(《长沙药解》，清·黄元御撰，公元 1753 年)

99. 吴茱萸：滚汤泡去苦烈汁。止呕黄连水炒，治疝盐水炒，治血醋炒。(《本草从新》，清·吴仪洛撰，公元 1757 年)

100. 吴茱萸：闭口者有毒，拣净，并去梗，泡去苦汁，晒干炒用。止呕，以黄连水炒。治疝，盐水炒。治血，醋炒。散寒，酒炒。生嚼数粒，擦痘疮口噤。(《得配本草》，清·严西亭、施澹宁、洪缉庵同纂，公元 1761 年)

101. 吴茱萸：①汤泡半日，炒用。②盐水泡。③盐汤泡。(《成方切用》，清·吴仪洛辑，公元 1761 年)

102. 吴茱萸：陈者良，泡去苦烈汁用。止呕黄连水炒，治疝盐水炒，治血醋炒。(《本草求真》，清·黄宫绣纂，公元 1769 年)

103. 淡吴萸：①炒。②炒黑。(《吴鞠通医案》，清·吴瑭著，公元 1789 年)

104. 吴萸：①拌川连炒。②泡淡。(《吴鞠通医案》，清·吴瑭著，公元 1789 年)

105. 吴茱萸：陈者良，泡去苦烈汁用，须泡数穴，止呕黄连水炒，治疝盐水炒，治血醋炒。得干姜治吞酸。(《本草辑要》，清·林玉友辑，公元 1790 年)

106. 吴茱萸：泡淡。(《温病条辨》，清·吴瑭撰，公元 1798 年)

107. 吴茱萸：①盐水炒。②汤泡。③盐汤泡。(《时方妙用》《时方歌括》，清·陈念祖著，公元 1803 年)

108. 吴茱萸：泡去第一次汁，盐水微炒。(《霍乱论》，清·王士雄撰，公元 1838 年)

109. 陈吴萸：泡淡。(《霍乱论》，清·王士雄撰，公元

1838 年）

110. 吴萸：①黄连汁炒。②盐水炒。③盐水泡。（《类证治裁》，清·林佩琴编著，公元 1839 年）

111. 吴茱萸：汤泡去苦汁用。（《本草分经》，清·姚澜编，公元 1840 年）

112. 吴茱萸：醋泡过一夜炒。（《增广验方新编》，清·鲍相璈编，公元 1846 年）

113. 开口吴萸：炒。（《增广验方新编》，清·鲍相璈编，公元 1846 年）

114. 吴茱萸：阴干，须深滚汤泡去苦烈汁七次始可焙用，治疝盐水炒，治血醋炒，止呕姜汁炒，疏肝胃黄连木香汁炒。（《本草害利》，清·凌晓五著，公元 1862 年）

115. 吴茱萸：①黄连水炒——止呕。②盐水炒——治疝。③醋炒——治血。（《本草汇纂》，清·屠道和编辑，公元 1863 年）

116. 吴萸：①泡。②泡淡。（《时病论》，清·雷丰著，公元 1882 年）

117. 吴茱萸：滚汤泡去苦烈汁。用黄连水炒止呕，盐水炒治疝，醋炒治血。（《医家四要》，清·程曦、江诚、雷大震同纂，公元 1884 年）

118. 吴茱萸：滚汤泡七八次，闻桂花香止晒干。（《医方丛话》，清·徐士銮辑，公元 1886 年）

### 现代炮制加工与应用

| 序号 | 炮制品 | 加工技术 | 应用 |
|---|---|---|---|
| 1 | 吴茱萸[1] | 取原药材，除去杂质，洗净，干燥 | 生品多外用，长于祛寒止痛。用于口疮，湿疹，牙痛等 |
| 2 | 制吴茱萸 | 取甘草片（或碎块），加适量水，煎汤去渣，加入净吴茱萸，闷润至汁吸尽后，文火炒干，取出，干燥。每100kg净吴茱萸，用甘草6kg | 制后降低毒性，缓和燥性。用于厥阴头痛，经行腹痛，脘腹胀痛，呕吐吞酸，五更泄泻，寒湿脚气，寒疝腹痛 |
| 3 | 盐吴茱萸 | 取净吴茱萸，置适宜容器内，加入盐水拌匀，润透，文火炒至果实裂开、稍鼓起时取出晾凉。每100kg净吴茱萸，用食盐3kg | 制后常用于疝气疼痛 |

---

〔1〕 按语：现各地方炮制规范收载吴茱萸的炮制方法，主要有炒法、姜制、醋制、盐制、黄连制、酒制等。其中，甘草制吴茱萸药性较缓和，无明显耗气伤阴之弊，适于虚寒证；盐制品引药下行，适于疝气疼痛；姜制品长于温胃止呕；酒制品长于散寒止痛，流通气血，适于寒性头痛、痛经；醋制品长于疏肝镇痛；黄连制品适于肝气犯胃的吞酸呕吐；炒制品可缓和辛散之性，应用范围广泛。

# 蜈蚣

Wúgōng
Scolopendra

《中国药典》载有焙蜈蚣一种炮制品。蜈蚣为蜈蚣科动物少棘巨蜈蚣 *Scolopendra subspinipes mutilans* L. Koch 的干燥体。春、夏二季捕捉，用竹片插入头尾，绷直，干燥。

## 历代炮制方法辑要

1. 蜈蚣：烧。(《肘后备急方》，晋·葛洪著，公元 281—341 年)

2. 蜈蚣：去头足赤者。(《刘涓子鬼遗方》，南朝齐·龚庆宣选，公元 495—499 年)

3. 蜈蚣：赤头者炙。(《千金翼方》，唐·孙思邈著，公元 682 年)

4. 蜈蚣：去头足炙。(《外台秘要》，唐·王焘，公元 752 年)

5. 蜈蚣：夫使蜈蚣，先以蜈蚣木末，不然用柳（蛀）末，于土器中炒，令木末焦黑后，去木末了，用竹刀刮去足甲了用。(《雷公炮炙论》，南朝宋·雷敩撰，公元 10 世纪？)

6. 赤足蜈蚣：烧灰。(《太平圣惠方》，宋·王怀隐等编集，公元 992 年)

7. 蜈蚣：炙微黄去足。(《太平圣惠方》，宋·王怀隐等编集，公元 992 年)

8. 蜈蚣：①入药炙用。②去足，炙末。(《重修政和经史证类备用本草》，宋·唐慎微著，公元 1116 年)

9. 蜈蚣：①赤足者姜汁浸一宿。②酒浸三日暴干。③去头足炙。(《圣济总录》，宋·太医院编，公元 1111—1117 年)

10. 赤足蜈蚣：酒浸炙焦。(《圣济总录》，宋·太医院编，公元 1111—1117 年)

11. 蜈蚣：①去头足酒炙。②去头足。(《普济本事方》，宋·许叔微述，公元 1132 年)

12. 蜈蚣：①去尾针以薄荷叶裹煨熟。②凡使，先要炙过，方可入药用。(《太平惠民和剂局方》，宋·太平惠民和剂局陈师文等编，公元 1151 年)

13. 赤足蜈蚣：①酒炙，令干。②去足，炙黄，为末。③去头足。④酒炙黄。⑤日晒干，卻[1]用好酒半盏滴润，炙令脆。⑥酥炙。(《小儿卫生总微论方》，宋·撰人未详，公元 1156 年)

14. 蜈蚣：微炙。(《小儿卫生总微论方》，宋·撰人未详，公元 1156 年)

15. 赤脚蜈蚣：酒浸一宿，焙干。(《洪氏集验方》，宋·洪遵辑，公元 1170 年)

16. 赤足蜈蚣：去头足。(《校正集验背疽方》，宋·李迅撰，公元 1196 年)

17. 蜈蚣：①去头足炙。②炙黄。(《校注妇人良方》，宋·陈自明原著，明·薛己校注，公元 1237 年)

18. 金头蜈蚣：头尾脚足炙黄色，研如泥。(《济生方》，宋·严用和撰，公元 1253 年)

19. 蜈蚣：酒炙。(《陈氏小儿病源方论》，宋·陈文中撰，公元 1254 年)

---

〔1〕 卻：同"却"。

20. 蜈蚣：去头足。(《类编朱氏集验医方》，宋·朱佐集，公元 1265 年)

21. 蜈蚣：焙干。(《急救仙方》，宋·著者不详，公元 1278 年？)

22. 天龙（蜈蚣）：酒浸炙黄去头足。(《急救仙方》，宋·著者不详，公元 1278 年？)

23. 蜈蚣：炙黄。(《女科百问》，宋·齐仲甫著，公元 1279 年)

24. 蜈蚣：去头足炙。(《扁鹊心书》，宋·窦材重集撰年不详)

25. 金头蜈蚣：全者酥炙黄色。(《外科精义》，元·齐德之著，公元 1335 年)

26. 蜈蚣：烧存性。(《丹溪心法》，元·朱震亨著，公元 1347 年)

27. 蜈蚣：火上炙干。(《疮疡经验全书》，宋·窦汉卿辑著，公元 1569 年？)

28. 赤足蜈蚣：①醋炙。②酒浸三日，炙。③炙令黄色。④酒炙。⑤一条中分为两片，各用葱汁浸一宿，焙干。(《普济方》，明·朱橚等编，公元 1406 年)

29. 蜈蚣：①一蜜炙，一酒浸，一纸裹煨熟，共三条，各去屎。②酥炙，去头足。③去头足，炒黄。④去足，微炒。⑤炙令黄色，研。⑥炙令黄色。⑦酒炙。⑧去头足，刮去腹中物，酒浸，炙香。⑨炙黄。(《普济方》，明·朱橚等编，公元 1406 年)

30. 金头蜈蚣：用羊酥炙黄色。(《普济方》，明·朱橚等编，公元 1406 年)

31. 赤足蜈蚣：①炙令黄色。②炙。③酒炙。④一条中分

为两片，各用葱汁浸一宿，焙干。(《普济方》，明·朱橚等编，公元1406年)

32. 赤头蜈蚣：酥炙。(《普济方》，明·朱橚等编，公元1406年)

33. 大蜈蚣：细剉。(《奇效良方》，明·方贤著，公元1449年？)

34. 蜈蚣：①一条纸裹煨熟。②一条蜜炙。一条酒浸。(《奇效良方》，明·方贤著，公元1449年？)

35. 赤足蜈蚣：①酒浸，炙。②微炙，去足。(《奇效良方》，明·方贤著，公元1449年？)

36. 蜈蚣：入药慢火炙黄，去净头足研末。(《本草蒙筌》，明·陈嘉谟纂辑，公元1525年)

37. 赤脚蜈蚣：炙。(《婴童百问》，明·鲁伯嗣撰，公元1526年？)

38. 赤吴蚣：①炙。②中分为两片，各用葱汁一宿，焙干。(《婴童百问》，明·鲁伯嗣撰，公元1526年？)

39. 蜈蚣：去头足，酒浸炙。(《婴童百问》，明·鲁伯嗣撰，公元1526年？)

40. 蜈蚣：炙。(《保婴撮要》，明·薛铠集，薛己验，公元1555年)

41. 蜈蚣：①去头尾。②去头足，炙。③酒炙。④去头足炙。⑤炙。(《医学纲目》，明·楼英编纂，公元1565年)

42. 赤脚蜈蚣：酒涂炙。(《医学纲目》，明·楼英编纂，公元1565年)

43. 蜈蚣：姜汁炙去头足为末，再用绵纸盛，就无烟火上炒热用之。(《医学入门》，明·李梴著，公元1575年)

44. 蜈蚣：①凡治蜈蚣，先以蜈蚣、木末或柳蛀末于土器中炒，令木末焦黑，去木末，以竹刀刮去足甲用。②今人惟以火炙，去头足用。或去尾足，以薄荷叶火煨用之。③去头足，酥炙。④蜈蚣三条，一蜜炙，一酒浸，一纸裹煨。⑤瓦焙存性，为末。(《本草纲目》，明·李时珍撰，公元 1578 年)

45. 蜈蚣：去头足炙透。(《仁术便览》，明·张浩著，公元 1585 年)

46. 蜈蚣：焙存性。(《增补万病回春》，明·龚廷贤编，公元 1587 年)

47. 大赤头蜈蚣：薄荷汁浸炮。(《增补万病回春》，明·龚廷贤编，公元 1587 年)

48. 蜈蚣：以火炙去头足。(《本草原始》，明·李中立纂辑，公元 1593 年)

49. 蜈蚣：酒炙。(《证治准绳》，明·王肯堂著，公元 1602 年)

50. 金头蜈蚣：酥炙黄色。(《证治准绳》，明·王肯堂著，公元 1602 年)

51. 天龙（蜈蚣）：酒炙，去头足。(《证治准绳》，明·王肯堂著，公元 1602 年)

52. 蜈蚣：炙。(《外科启玄》，明·申斗垣著，公元 1604 年)

53. 蜈蚣：慢火炙去头足，研末入汤。(《医宗粹言》，明·罗周彦著，公元 1612 年)

54. 蜈蚣：①炮存性。②砂锅内，炒去头足。③炙黄，去头足。④酒浸，炙黄，去头足。(《寿世保元》，明·龚廷贤撰，公元 1615 年)

55. 蜈蚣：①去头足，以火炙熟用之。②去头，酒浸，焙干。③炙干。(《景岳全书》，明·张介宾撰，公元 1615 年)

56. 金头蜈蚣：酥炙黄色。(《外科正宗》，明·陈实功编

撰，公元 1617 年）

57. 蜈蚣：炙黄。（《济阴纲目》，明·武之望辑著，公元 1620 年）

58. 蜈蚣：①于土器中炒，令木末焦黑后去木末了用竹刀刮去足甲了用。②以火炙去头足用，或去尾足，以薄散叶火煨用之。（《炮炙大法》，明·缪希雍撰，公元 1622 年）

59. 蜈蚣：若入药饵，须去头足，以火炙熟用之。（《本草正》，明·张介宾撰，公元 1624 年）

60. 赤脚蜈蚣：去头、足、尾，酒涂炙。（《审视瑶函》，明·傅仁宇撰，公元 1644 年）

61. 蜈蚣：①火炙去火足尾用。②火煨（薄荷叶）。③酒炙。（《本草汇》，清·郭佩兰著，公元 1655 年）

62. 蜈蚣：①去头足，炙黄用。②酒浸炙黄，去头足。（《医宗说约》，清·蒋仲芳撰，公元 1663 年）

63. 蜈蚣：①炙去头足。②全者酥炙黄色。③炙黄去头足末、研匀。④煅存性为末。⑤大者……酒浸瓦焙二次。（《外科大成》，清·祁坤编著，公元 1665 年）

64. 蜈蚣：火炙，去头足用，或去尾足，以薄荷叶裹火煨用之。（《本草述钩元》，清·杨时泰著，公元 1666 年？）

65. 蜈蚣：火炙，去头足尾甲，将荷叶火煨用，或酒炙。（《本草备要》，清·汪昂辑著，公元 1694 年）

66. 蜈蚣：①炙。②炙去头足。（《洞天奥旨》，清·陈士铎撰，公元 1694 年）

67. 蜈蚣：①火炙去足。②炙黄。③去头足焙研。（《本经逢原》，清·张璐著，公元 1695 年）

68. 蜈蚣：焙。（《嵩崖尊生全书》，清·景冬阳撰，公元 1696 年）

69. 制蜈蚣：①凡使蜈蚣，勿用千足虫真相似，只是头上有白肉面并嘴尖，若误用并把著腥臭气入顶能致死也。凡治蜈蚣，先以蜈蚣木末，或柳蛀末，于土器中炒令木末焦黑，去木末，以竹刀刮去足甲用。②蜈蚣本不知是何物也，今人惟以火炙去头足用，或去尾足以薄荷叶火煨用之。(《修事指南》，清·张仲岩撰，公元 1704 年)

70. 蜈蚣：去头足。(《良朋汇集》，清·孙望林辑，公元 1711 年)

71. 大赤头蜈蚣：用薄荷汤浸焙干。(《良朋汇集》，清·孙望林辑，公元 1711 年)

72. 赤脚蜈蚣：酒涂炙干。(《医宗金鉴》，清·吴谦等编，公元 1742 年)

73. 蜈蚣：炙黄。(《医宗金鉴》，清·吴谦等编，公元 1742 年)

74. 蜈蚣：炙焦，研末。(《幼幼集成》，清·陈复正辑订，公元 1750 年)

75. 蜈蚣：火炙，去头足尾甲，将薄荷叶火煨用。(《本草从新》，清·吴仪洛撰，公元 1757 年)

76. 蜈蚣：①二条一生一炙。②四条，去头足，分作四样制法，一条用姜汁搽焙干，一条用香油擦焙干，一条用醋搽焙干，一条用酥搽炙。(《串雅内编》，清·赵学敏编，公元 1759 年)

77. 蜈蚣：去头足，用荷叶包煨，或柳蛀末于新瓦上同炒，俟（蛀）黑为度，或酒炙。(《得配本草》，清·严西亭、施澹宁、洪缉庵同纂，公元 1761 年)

78. 蜈蚣：①去足尾……酒炙为末。②醋炒。(《本草纲目拾遗》，清·赵学敏编，公元 1765 年)

79. 蜈蚣：火煅用。(《本草求真》，清·黄宫绣纂，公元

1769 年）

80. 蜈蚣：①去头尾。②酒浸炙。（《幼科释谜》，清·沈金鳌著，公元 1773 年）

81. 蜈蚣：取赤足黑头者，炙去头足尾甲，将荷叶火煨用，或酒炙。（《本草辑要》，清·林玉友辑，公元 1790 年）

82. 蜈蚣：若入药须去头足，火炙熟用。（《本草正义》，清·张德裕辑，公元 1828 年）

83. 蜈蚣：①去足。②炙。（《外科证治全书》，清·许克昌、毕法同辑，公元 1831 年）

84. 蜈蚣：鱼鳔炒。（《类证治裁》，清·林佩琴编著，公元 1839 年）

85. 金头蜈蚣：炙去头足。（《增广验方新编》，清·鲍相璈编，公元 1846 年）

86. 蜈蚣：火炙去头足尾甲，将薄荷叶火煨用。（《本草害利》，清·凌晓五著，公元 1862 年）

87. 蜈蚣：炙研服之。（《本草便读》，清·张秉成辑，公元 1887 年）

## 🌸 现代炮制加工与应用

| 序号 | 炮制品 | 加工技术 | 应用 |
|------|--------|----------|------|
| 1 | 蜈蚣[1] | 取原药材，除去竹片，剪段 | 生品气味腥臭，多外用于疮疡肿毒，瘰疬溃烂，毒蛇咬伤等；生用入煎剂，用于小儿惊风，抽搐痉挛，中风口㖞，半身不遂，破伤风等 |

〔1〕 按语：蜈蚣炮制多以烘焙法为主，主要目的是矫正不良气味，使其质地酥脆，便于调剂。另尚有蜜制、酒制等以求降低毒性。

| 序号 | 炮制品 | 加工技术 | 应用 |
|---|---|---|---|
| 2 | 焙蜈蚣 | 取净蜈蚣，文火焙至黑褐色，质酥脆时，取出晾凉，剪断或研成细粉 | 焙后降低毒性，矫臭矫味，并使其干燥酥脆，便于粉碎。多入丸散内服或外敷，功用同生品 |

# 五倍子 | Wǔbèizǐ
Galla Chinensis

《中国药典》载有五倍子一种炮制品。五倍子为漆树科植物盐肤木 *Rhus chinenss* Mill. 、青麸杨 *Rhus potaninii* Maxim 或红麸杨 *Rhus punjabensis* Stew. var. *Sinica* （Diels） Rehd. et Wils. 叶上的虫瘿，主要由五倍子蚜 *Melaphis chinensis* （Bell） Baker 寄生而形成。秋季采摘，置沸水中略煮或蒸至表面呈灰色，杀死蚜虫，取出，干燥。按外形不同，分为"肚倍"和"角倍"。

## 🐚 历代炮制方法辑要

1. 五倍子：①烧熟。②劈破，烧令熟。③烧令烟尽。（《太平圣惠方》，宋·王怀隐等编集，公元 992 年）

2. 五倍子：去内中虫，炒。（《伤寒总病论》，宋·庞安时撰，公元 1100 年）

3. 五倍子：炒。（《小儿药证直诀》，宋·钱乙著，公元 1107 年？）

4. 五倍子：去其中虫。（《小儿卫生总微论方》，宋·撰人未详，公元 1156 年）

5. 五倍子：①搥破，去尘土。②拣。（《洪氏集验方》，宋·洪遵辑，公元 1170 年）

6. 五倍子：炒焦油调。（《传信适用方》，宋·吴彦夔著，公元 1180 年）

7. 五倍子：去土垢。（《济生方》，宋·严用和撰，公元

1253 年）

8. 五倍子：烧存性。（《类编朱氏集验医方》，宋·朱佐集，公元 1265 年）

9. 五倍子：汤泡去瓤。（《急救仙方》，宋·著者不详，公元 1278 年？）

10. 五倍子：去内虫屑。（《活幼心书》，元·曾世荣编，公元 1294 年）

11. 五倍子：炮过。（《外科精义》，元·齐德之著，公元 1335 年）

12. 五倍（子）：去内虫窠。（《疮疡经验全书》，宋·窦汉卿辑著，公元 1569 年？）

13. 五倍子：①槌碎，洗净。②捣碎，先焙，净。③炒焦，为末。④烧灰存性。（《普济方》，明·朱橚等编，公元 1406 年）

14. 五倍子：①灰火煨。②剪碎去垢，铫内火炒，待赤色铺纸地上，用盖片时，出火气。（《奇效良方》，明·方贤著，公元 1449 年？）

15. 五倍子：去枝梗捣末用。（《本草品汇精要》，明·刘文泰等纂，公元 1505 年）

16. 五倍子：百药煎者，亦此造成（新鲜五倍子十斤，春捣烂，细磁牡（缸）盛，稻草蓋[1]（腌）七昼夜，取出，复加结梗甘草末各二两，又（腌）一七，仍捣仍腌，务周七次，捏成饼锭，晒干任用，如无新鲜，用干倍子水渍为之。（《本草蒙筌》，明·陈嘉谟纂辑，公元 1525 年）

17. 五倍子：一半生，一半烧成性。（《婴童百问》，明·鲁

---

〔1〕 蓋：同"盖"，下同。

伯嗣撰，公元 1526 年？）

18. **五倍子**：①洗。②搥破，洗，焙。（《医学纲目》，明·楼英编纂，公元 1565 年）

19. **百药煎**：造法用五倍子十斤，乌梅、白矾各一斤，酒曲四两，右将水红蓼三斤，煎水去渣，入乌梅煎，不可多水，要得其所却，入五倍粗末并矾，面和匀，如作酒曲样，入磁器内，遮不见风，候生白取出晒干听用。（《医学入门》，明·李梴著，公元 1575 年）

20. **五倍子**：去虫，汤药生用，丸药略炒，染发炒至烟起，以浓茶泼之，再炒至烟净用青布包，以脚踏石压干为末。（《医学入门》，明·李梴著，公元 1575 年）

21. **五倍子**：①瓦焙，研末。②炒黄，研末。（《本草纲目》，明·李时珍撰，公元 1578 年）

22. **五倍子**：①剪碎去垢，铫内火炒待赤色，铺纸地上用盖片时，出火气。②火烧烟尽。③去（虫）屑。（《证治准绳》，明·王肯堂著，公元 1602 年）

23. **文蛤**（即五倍子）：搥碎，洗净。（《证治准绳》，明·王肯堂著，公元 1602 年）

24. **五倍子**：①搥破，去虫土。②炒黑。③烧灰存性。④三两，同绿豆五两，共炒焦。（《寿世保元》，明·龚廷贤撰，公元 1615 年）

25. **川文蛤**（五倍子）：锤破，刮洗令净，焙干。（《寿世保元》，明·龚廷贤撰，公元 1615 年）

26. **五倍子**：炒过。（《景岳全书》，明·张介宾撰，公元 1615 年）

27. **五倍子**：①微炒。②去蛀末，炒。（《外科正宗》，明·陈实功编撰，公元 1617 年）

28. 五倍子：或生、或炒俱为末。(《炮炙大法》，明·缪希雍撰，公元 1622 年)

29. 五倍子：工造为百药煎，以染皂色，大为时用，功与五倍子不异，但经酿成其性轻浮，治上焦病尤宜也。五倍子炒黄……（外用）治鱼口便毒初起。(《握灵本草》，清·王翃著，公元 1683 年)

30. 五倍子：①制"百药煎"用五倍子为粗末，每一觔用真茶一两，煎浓汁，入酵糟四两，擂烂拌和，器盛，置糠缸中罨之，待发起如发面状，即成，捏作并丸，晒干。②又法，以五倍子一斤研末，酒曲半斤，细茶一把研末，用小蓼汁调匀，入瓷器中，盖紧，以稻草封固，过一七后，长出霜，作并晒干。(《本草汇》，清·郭佩兰著，公元 1655 年)

31. 五倍子：去蛀末炒。(《外科大成》，清·祁坤编著，公元 1665 年)

32. 五倍子：炒。(《本草述》，清·刘若金著，公元 1666 年)

33. 五倍子：去虫，汤药生用，丸药略炒，染须用者，炒至烟起，以浓茶泼之，再炒至烟净，用青布包，以脚踏石，压干为末。(《本草述钩元》，清·杨时泰著，公元 1666 年？)

34. 五倍子：或生或炒用。(《本草备要》，清·汪昂辑著，公元 1694 年)

35. 五倍子：①炒。②炒黑。(《洞天奥旨》，清·陈士铎撰，公元 1694 年)

36. 五倍子：①法酿过名"百药煎"，每五倍末一斤，入桔梗甘草真茶各一两为末入酵糟二两拌和，置糠中窨，待起如发面状即成，作饼晒干。②煅过。(《本经逢原》，清·张璐著，公元 1695 年)

37. 五倍子（酿过为百药煎）：①凡使五倍子，须取为粗末，每一勃以真茶一两煎浓汁，入醇糟四两，擂烂拌和器盛，置糖缸中（罨）之，待发起如发面状，即成矣，捏作饼丸晒干用。②入药用五倍子鲜者十斤，舂细用瓷缸盛稻草荟（盒），七日七夜取出，再捣入桔梗甘草末各二两，又（盒）一七，仍捣仍（盒），满七次取出，捏饼晒干用，如无鲜者即用干者水浸为之。（《修事指南》，清·张仲岩撰，公元1704年）

38. 五倍子（川蚊蛤）：搥破洗刮极净焙干。（《良朋汇集》，清·孙望林辑，公元1711年）

39. 五倍子：或生，或炒研末。（《本草必用》，清·顾靖远著，公元1722年）

40. 五倍子（文蛤）：搥破研末。（《医宗金鉴》，清·吴谦等编，公元1742年）

41. 五倍子：①炒黑。②炒褐色存性。（《医宗金鉴》，清·吴谦等编，公元1742年）

42. 五倍子：烧灰存性研末。（《幼幼集成》，清·陈复正辑订，公元1750年）

43. 五倍子：五倍酿法名百药煎，与五倍同功。（《玉楸药解》，清·黄元御解，公元1754年）

44. 百药煎：用五倍子为粗末，每一斤以真茶一两，煎浓汁，入醇糟四两，擂烂拌和，器盛，置糠缸中罨之，待发起如发面状，即成矣，捏作饼丸，晒干。（《本草从新》，清·吴仪洛撰，公元1757年）

45. 五倍子：①去蛀末炙干研末。②入砂锅内炒黄为末。（《串雅内编》，清·赵学敏编，公元1759年）

46. 五倍子：炒或生用。（《得配本草》，清·严西亭、施澹宁、洪缉庵同纂等，公元1761年）

47. 五倍子：①去虫。②炒。③炒焦。④去虫炒研。(《本草纲目拾遗》，清·赵学敏编，公元 1765 年)

48. 五（倍）子：①入药或生或炒用。②五（倍）子性主收敛，加以甘桔同制，则收中有发，缓中有散，凡上焦痰嗽热渴诸病用此含化最宜。加以火煅，则治下焦血脱、肿毒金疮、喉痹口疮等症用之即效，以黑能入下焦故也。(《本草求真》，清·黄宫绣纂，公元 1769 年)

49. 百草煎：系五倍子末同药作饼而成者。五倍一勋，同桔梗、甘草、夏茶各一两，入酵糟二两，拌和，糖罨起发如面。(《本草求真》，清·黄宫绣纂，公元 1769 年)

50. 五倍子：或生或炒用。(《本草辑要》，清·林玉友辑，公元 1790 年)

51. 五倍子：①青盐煮，晒，焙。②去窠虫，炒黄。(《医学从众录》，清·陈念祖撰，公元 1820 年)

52. 川文蛤：即五倍子，搥破洗，刮内桴。(《霍乱论》，清·王士雄撰，公元 1838 年)

53. 五倍子：炒黑。(《类证治裁》，清·林佩琴编著，公元 1839 年)

54. 五倍子：造酿作饼，名百药煎。(《本草分经》，清·姚澜编，公元 1840 年)

55. 五倍子：烧存性。(《增广验方新编》，清·鲍相璈编，公元 1846 年)

56. 五（倍）子：炒。(《本草汇纂》，清·屠道和编辑，公元 1863 年)

57. 百药煎：用五倍子粗末一斤，好茶叶一两，煎浓汁入酵槽四两拌和，置糠缸中窨之，待发起如发面状即成矣。(《本草便读》，清·张秉成辑，公元 1887 年)

## 现代炮制加工与应用

| 序号 | 炮制品 | 加工技术 | 应用 |
|------|--------|----------|------|
| 1 | 五倍子 | 敲开，除去杂质 | 敛肺降火，涩肠止泻，敛汗，止血，收湿敛疮。用于肺虚久咳，肺热痰嗽，久泻久痢，自汗盗汗，消渴，便血痔血，外伤出血，痈肿疮毒，皮肤湿烂 |

# 五味子

Wǔwèizǐ
Schisandrae Chinensis Fructus

《中国药典》载有有五味子和醋五味子两种炮制品。五味子为木兰科植物五味子 *Schisandra chinensis*（Turcz.）Baill. 的干燥成熟果实。习称"北五味子"。秋季果实成熟时采摘，晒干或蒸后晒干，除去果梗及杂质。

## 历代炮制方法辑要

1. 五味子：碎。(《金匮玉函经》，汉·张仲景著，公元219年)

2. 五味子：打破。(《本草经集注》，南朝齐梁·陶弘景著，公元502—536年)

3. 五味子：打碎。(《备急千金要方》，唐·孙思邈著，公元652年)

4. 五味子：炒。(《银海精微》，托名唐·孙思邈辑，公元682年)

5. 五味子：凡用，以铜刀劈作两片，用蜜浸蒸，从巳至申，却以浆水浸一宿，焙干用。(《雷公炮炙论》，南朝宋·雷敩撰，公元10世纪？)

6. 五味子：去梗。(《伤寒总病论》，宋·庞安时撰，公元1100年)

7. 五味子：此药多膏润，烈日暴之，乃可捣筛。(《重修政和经史证类备用本草》，宋·唐慎微著，公元1116年)

8. 五味子：①炒。②用酒三升浸三日取出焙干。(《圣济总录》，宋·太医院编，公元 1111—1117 年)

9. 五味子：炒。(《全生指迷方》，宋·王贶撰，公元 1125 年？)

10. 五味子：①酒浸别为末。②凡使，先须净拣去枝杖方用，如入汤剂用，槌碎使之。(《太平惠民和剂局方》，宋·太平惠民和剂局陈师文等编，公元 1151 年)

11. 五味子：去枝梗。(《小儿卫生总微论方》，宋·撰人未详，公元 1156 年)

12. 五味子：①微炒。②酒浸。③酒浸别为末。(《三因极一病证方论》，宋·陈言著，公元 1174 年)

13. 五味子：拣净。(《传信适用方》，宋·吴彦夔著，公元 1180 年)

14. 五味子：①拣去枝梗。②去枝梗，剉。(《卫生家宝产科备要》，宋·朱端章编，公元 1184 年)

15. 北真五味子：拣去枝杖，慢火炒至透，不得伤火。(《校正集验背疽方》，宋·李迅撰，公元 1196 年)

16. 真白五味子：拣去枝杖，炒过用核。(《校正集验背疽方》，宋·李迅撰，公元 1196 年)

17. 五味子，①炒。②杵炒。(《校注妇人良方》，宋·陈自明原著，明·薛己校注，公元 1237 年)

18. 五味子：炒。(《陈氏小儿痘疹方论》，宋·陈文中撰，公元 1254 年)

19. 北五味：炒。(《女科百问》，宋·齐仲甫著，公元 1279 年)

20. 五味子：拣净。(《儒门事亲》，金·张从正撰，公元 1228 年？)

21. 五味子：去子。(《脾胃论》，元·李杲著，公元 1249 年)

22. 北五味：去梗。(《活幼心书》，元·曾世荣编，公元 1294 年)

23. 五味子：炮。(《外科精义》，元·齐德之著，公元 1335 年)

24. 五味子：生用。(《卫生宝鉴》，元·罗天益著，公元 1343 年)

25. 五味子：酒浸，研末。(《丹溪心法》，元·朱震亨著，公元 1347 年)

26. 五味子：去梗搯碎。(《疮疡经验全书》，宋·窦汉卿辑著，公元 1569 年?)

27. 五味子：①微炒。②凡细核物亦打碎，山茱萸、五味子、蕤仁核、决明子之类是也。③炒。④去子。⑤去梗，炒。⑥去梗炒。⑦酒浸，为末。⑧糯米炒。(《普济方》，明·朱橚等编，公元 1406 年)

28. 真北五味子：略炒，为末。(《普济方》，明·朱橚等编，公元 1406 年)

29. 北五味子：去梗，微炒。(《普济方》，明·朱橚等编，公元 1406 年)

30. 五味子：酒浸。(《秘传证治要诀及类方》，明·戴元礼著，公元 1443 年)

31. 五味子：酒浸，焙干。(《奇效良方》，明·方贤著，公元 1449 年?)

32. 五味子：①炒，捣碎。②焙。③捣炒。(《外科理例》，明·汪机编著，公元 1519 年)

33. 五味子：宜预捣碎，(则五味俱)方后投煎。(《本草

蒙筌》，明·陈嘉谟纂辑，公元 1525 年）

34. 五味子：杵炒。（《女科撮要》，明·薛己著，公元 1548 年）

35. 五味子：杵碎。（《明医杂著》，明·王节斋集，薛己注，公元 1549 年）

36. 五味子：酒浸。（《医学纲目》，明·楼英编纂，公元 1565 年）

37. 五味子：①凡用，以铜刀劈作两片，用蜜浸蒸，从巳至申，却以浆浸一宿，焙干用。②入补药熟用，入嗽药生用。（《本草纲目》，明·李时珍撰，公元 1578 年）

38. 五味子：去枝水洗晒干，有劈破蜜拌蒸者。（《仁术便览》，明·张浩著，公元 1585 年）

39. 五味子：①炒杵。②去梗。③拣。④生敲碎用。（《证治准绳》，明·王肯堂著，公元 1602 年）

40. 五味子：①炒捣。②炒。（《外科启玄》，明·申斗垣著，公元 1604 年）

41. 辽五味子：去梗。（《寿世保元》，明·龚廷贤撰，公元 1615 年）

42. 五味子：炒捣。（《景岳全书》，明·张介宾撰，公元 1615 年）

43. 五味子：砂研。（《外科正宗》，明·陈实功编撰，公元 1617 年）

44. 五味子：①炒。②麸炒。（《济阴纲目》，明·武之望辑著，公元 1620 年）

45. 五味子：去枯者，铜刀劈作两片，用蜜浸蒸从巳至申，或晒或烘炒。（《炮炙大法》，明·缪希雍撰，公元 1622 年）

46. 五味子：①去枯者，打碎，蜜蒸，烘干。②蜜蒸烘

干。③去枯者，打碎，蜜蒸。(《先醒斋医学广笔记》，明·缪希雍撰，公元 1622 年)

47. 五味子：①补药微焙。②炒杵。(《医宗必读》，明·李中梓著，公元 1637 年)

48. 五味子：补药熟用，嗽药生用。(《本草通玄》，明·李中梓撰，公元 1637 年?)

49. 五味子：①炒。②焙干。③敲破，焙干。(《审视瑶函》，明·傅仁宇撰，公元 1644 年)

50. 五味子：①炒。②蜜浸，蒸。(《一草亭目科全书、异授眼科》，明·邓苑撰，公元 1644 年?)

51. 五味子：以铜刀劈作两片，石蜜浸蒸，从巳至申，更以浆水浸一宿，缓火焙干。(《本草乘雅半偈》，明·卢之颐著，公元 1647 年)

52. 五味子：酒拌蒸用。(《握灵本草》，清·王翃著，公元 1683 年)

53. 五味子：蜜蒸熟，再以泔水浸，焙干。(《本草汇》，清·郭佩兰著，公元 1655 年)

54. 五味子：①炒研。②蜜拌炒。(《外科大成》，清·祁坤编著，公元 1665 年)

55. 五味子：①水洗去核取肉。②去枯考铜刀劈作两片用蜜浸蒸从巳至申或晒或烘炒。(《本草述》，清·刘若金著，公元 1666 年)

56. 五味子：入药不去核，必打碎核，方五味备。去枯者，铜刀劈作两片，用蜜浸蒸，从巳至申或晒或烘炒。入补药熟用，入嗽药生用。(《本草述钩元》，清·杨时泰著，公元 1666 年?)

57. 五味子：炒。(《医方集解》，清·汪昂著，公元

1682 年）

58. 五味子：炒黑研末，敷疮疡溃烂皮肉欲脱者，可保全如故，不至全脱也。（《本草新编》，清·陈士铎著，公元1687 年）

59. 五味子：入滋补药，蜜浸蒸；入劳嗽药，生用。俱槌碎核。熬膏良。（《本草备要》，清·汪昂辑著，公元1694 年）

60. 五味子：炒。（《洞天奥旨》，清·陈士铎撰，公元1694 年）

61. 五味子：微焙捣碎。（《本经逢原》，清·张璐著，公元1695 年）

62. 制五味子：①凡使五味子，以铜刀劈作两片，用蜜浸蒸，从巳至申，却以浆浸一宿焙干用。②入补药熟用，入嗽药生用，刘公石保寿堂治肾虚遗精，水浸去核用。（《修事指南》，清·张仲岩撰，公元1704 年）

63. 五味子：酒拌晒干。（《良朋汇集》，清·孙望林辑，公元1711 年）

64. 五味子：嗽药生用，补药微焙。（《本草必用》，清·顾靖远著，公元1722 年）

65. 五味子：盐水拌蒸。（《外科证治全生集》，清·王维德著，公元1740 年）

66. 五味子：①研。②炒。（《医宗金鉴》，清·吴谦等编，公元1742 年）

67. 五味子：入滋补药，每粒铜刀切作两片，蜜酒拌蒸，晒干焙，临用再研碎。入劳嗽药，搥碎核，生用。（《本草从新》，清·吴仪洛撰，公元1757 年）

68. 五味子：滋补药用熟。治虚火用生。敛肺少用。滋阴多用。止泻搥碎。益肾勿碎。润肺滋水。蜜可拌蒸。（《得配本

草》，清·严西亭、施澹宁、洪缉庵同纂，公元 1761 年）

69. 五味子：炒。（《成方切用》，清·吴仪洛辑，公元
1761 年）

70. 五味子：炒。（《本草纲目拾遗》，清·赵学敏编，公元
1765 年）

71. 五味子：入补药蒸，嗽药生用。（《本草求真》，清·黄
宫绣纂，公元 1769 年）

72. 五味子：制。（《吴鞠通医案》，清·吴瑭著，公元
1789 年）

73. 五味子：入滋补药蜜浸蒸，入劳嗽药生用，俱捣碎。
熬膏良。（《本草辑要》，清·林玉友辑，公元 1790 年）

74. 五味子：①盐水浸炒。②炒。（《时方妙用》《时方歌
括》，清·陈念祖著，公元 1803 年）

75. 五味子：①研。②酒蒸。（《医学从众录》，清·陈念祖
撰，公元 1820 年）

76. 五味子：炒。（《傅青主女科》，清·傅山著，公元
1827 年）

77. 五味子：炒。（《外科证治全书》，清·许克昌、毕法同
辑，公元 1831 年）

78. 五味子：酒浸研焙。（《类证治裁》，清·林佩琴编著，
公元 1839 年）

79. 五味子：炒。（《增广验方新编》，清·鲍相璈编，公元
1846 年）

80. 北五味子：炒。（《增广验方新编》，清·鲍相璈编，公
元 1846 年）

81. 北五味：八月采实阴干（必打碎核，方五味备也），
凡用蜜浸蒸从巳至申，焙干（或晒或烘炒），入补药熟用，入

嗽药生用。(《本草害利》,清·凌晓五著,公元 1862 年)

82. 五味子:蒸用。(《本草汇纂》,清·屠道和编辑,公元 1863 年)

## 现代炮制加工与应用

| 序号 | 炮制品 | 加工技术 | 应用 |
|---|---|---|---|
| 1 | 五味子 | 取原药材,除去果梗及杂质,用时捣碎 | 长于敛肺止咳、生津敛汗。用于咳喘,体虚多汗,津伤口渴等 |
| 2 | 醋五味子 | 取净五味子,置适宜的容器内,用定量醋拌匀,稍闷,蒸至醋被吸尽、表面呈紫黑色时,取出干燥。每 100kg 净五味子,用米醋 20kg | 醋制可增强其酸涩收敛作用,涩精止泻作用更强。多用于遗精滑泄,久泻不止等 |
| 3 | 酒五味子 | 取净五味子,用黄酒拌匀,置适宜容器内,密闭,稍闷,隔水加热,炖或蒸至酒被吸尽、表面呈乌黑色时,取出干燥。用时捣碎。每 100kg 净五味子,用黄酒 20kg | 增强其温补作用。多用于心肾虚损,梦遗滑精,心悸失眠 |
| 4 | 蜜五味子 | 取炼蜜加适量开水稀释后,加入净五味子中,拌匀,闷透,置炒制容器内,文火炒至不粘手为度,取出放凉。用时捣碎。每 100kg 净五味子,用炼蜜 10kg | 补益肺肾作用增强。用于久咳虚喘 |

# 细辛

Xìxīn
Asari Radix et Rhizoma

《中国药典》载有细辛一种炮制品。细辛为马兜铃科植物北细辛 *Asarum heterotropoides* Fr. Schmidt var. *mandshuricum* （Maxim.） Kitag. 、汉城细辛 *Asarum sieboldii* Miq. var. *seoulense* Nakai 或华细辛 *Asarum sieboldii* Miq. 的干燥根和根茎。前二种习称"辽细辛"。夏季果熟期或初秋采挖，除净地上部分和泥沙，阴干。

## 历代炮制方法辑要

1. 细辛：斩折之。（《金匮玉函经》，汉·张仲景著，公元219 年）

2. 细辛：三分斩之。（《本草经集注》，南朝齐梁·陶弘景著，公元 502—536 年）

3. 细辛：三分斩之……膏中细剉也。（《备急千金要方》，唐·孙思邈著，公元 652 年）

4. 细辛：①去苗。②去叶。（《银海精微》，托名唐·孙思邈辑，公元 682 年）

5. 细辛：去苗叶。（《仙授理伤续断秘方》，唐·蔺道人著，公元 946 年？）

6. 细辛：凡使，一一拣去双叶，服之害人。须去头土了，用瓜水浸一宿，至明漉出，曝干用之。（《雷公炮炙论》，南朝宋·雷敩撰，公元 10 世纪？）

7. 细辛：去叶。(《博济方》，宋·王衮撰，公元 1047 年)

8. 细辛：去叶。(《旅舍备要方》，宋·董汲编，公元 1086 年)

9. 细辛：去苗，洗。(《伤寒总病论》，宋·庞安时撰，公元 1100 年)

10. 细辛：去叶。(《小儿药证直诀》，宋·钱乙著，公元 1107 年？)

11. 细辛：用之去其头节。(《重修政和经史证类备用本草》，宋·唐慎微著，公元 1116 年)

12. 细辛：①去苗叶。②去苗叶轻炒。(《圣济总录》，宋·太医院编，公元 1111—1117 年)

13. 细辛：去苗。(《全生指迷方》，宋·王贶撰，公元 1125 年？)

14. 细辛：去苗。(《产育宝庆集》，宋·李师圣、郭稽中编纂，公元 1131 年)

15. 细辛：①去叶。②去苗洗。(《普济本事方》，宋·许叔微述，公元 1132 年)

16. 细辛：用根。(《鸡峰普济方》，宋·张锐撰，公元 1133 年)

17. 细辛：凡使，先去土并苗，焙干，方入药用。(《太平惠民和剂局方》，宋·太平惠民和剂局陈师文等编，公元 1151 年)

18. 细辛：去苗。(《小儿卫生总微论方》，宋·撰人未详，公元 1156 年)

19. 细辛：去苗。(《三因极一病证方论》，宋·陈言著，公元 1174 年)

20. 细辛：去叶，洗。(《传信适用方》，宋·吴彦夔著，公

元 1180 年)

21. 细辛：①去叶。②去叶，剉。③去苗并叶，焙。(《卫生家宝产科备要》，宋·朱端章编，公元 1184 年)

22. 细辛：洗，去叶、土。(《济生方》，宋·严用和撰，公元 1253 年)

23. 细辛：去苗。(《陈氏小儿病源方论》，宋·陈文中撰，公元 1254 年)

24. 北细辛：去叶。(《类编朱氏集验医方》，宋·朱佐集，公元 1265 年)

25. 细辛：去叶及土，剉焙。(《类编朱氏集验医方》，宋·朱佐集，公元 1265 年)

26. 细辛：去芦。(《女科百问》，宋·齐仲甫著，公元 1279 年)

27. 细辛：①酒浸。②去苗。(《儒门事亲》，金·张从正撰，公元 1228 年？)

28. 细辛：去叶。(《活幼心书》，元·曾世荣编，公元 1294 年)

29. 细辛：去芦头并叶。(《汤液本草》，元·王好古著，公元 1298 年)

30. 细辛：去苗。(《瑞竹堂经验方》，元·沙图穆苏撰，公元 1326 年)

31. 细辛：去芦并叶，(铡)细用。(《卫生宝鉴》，元·罗天益著，公元 1343 年)

32. 细辛：去叶。(《丹溪心法》，元·朱震亨著，公元 1347 年)

33. 细辛：不见火。(《疮疡经验全书》，宋·窦汉卿辑著，公元 1569 年？)

34. 细辛：①三分斩之。②去苗叶。③去芦洗。④去叶土。⑤焙干。⑥去苗叶，炒用。⑦洗，去苗。(《普济方》，明·朱橚等编，公元 1406 年)

35. 细辛：①去叶。②去芦。(《秘传证治要诀及类方》，明·戴元礼著，公元 1443 年)

36. 细辛：①去心。②洗。③去叶。④炮，去苗血。(《奇效良方》，明·方贤著，公元 1449 年)

37. 细辛：①去根土，叶。②去苗。(《婴童百问》，明·鲁伯嗣撰，公元 1526 年？)

38. 细辛：①去苗。②净洗。③去苗，焙。(《医学纲目》，明·楼英编纂，公元 1565 年)

39. 细辛：水洗去土及芦叶头节。(《医学入门》，明·李梴著，公元 1575 年)

40. 细辛：凡使细辛，切去头子，以流水浸一宿，暴干。用须拣去双叶者，服之害人。(《本草纲目》，明·李时珍撰，公元 1578 年)

41. 细辛：去土叶。(《仁术便览》，明·张浩著，公元 1585 年)

42. 细辛：去上叶。(《增补万病回春》，明·龚廷贤编，公元 1587 年)

43. 细辛：用去头土。(《本草原始》，明·李中立纂辑，公元 1593 年)

44. 细辛：①洗去苗。②拣去双叶者，以瓜水浸一宿，晒干铡细用。(《证治准绳》，明·王肯堂著，公元 1602 年)

45. 辽细辛：去土叶，为末。(《寿世保元》，明·龚廷贤撰，公元 1615 年)

46. 细辛：去苗。(《景岳全书》，明·张介宾撰，公元

1615 年）

47. 细辛：去苗。炒。（《济阴纲目》，明·武之望辑著，公元 1620 年）

48. 细辛：拣去双叶服之害人，洗净去泥沙。（《炮炙大法》，明·缪希雍撰，公元 1622 年）

49. 细辛：①去苗叶。②洗。（《医宗必读》，明·李中梓著，公元 1637 年）

50. 细辛：去土叶。（《审视瑶函》，明·傅仁宇撰，公元 1644 年）

51. 细辛：拣去双叶者，切去头上子，以瓜水浸一宿，暴干用。（《本草乘雅半偈》，明·卢之颐著，公元 1647 年）

52. 细辛：拣去双叶，去头，水浸一宿，晒干用。（《本草汇》，清·郭佩兰著，公元 1655 年）

53. 细辛：去土叶用。（《医宗说约》，清·蒋仲芳撰，公元 1663 年）

54. 细辛：①洗。②醋浸一宿晒干为末。（《本草述》，清·刘若金著，公元 1666 年）

55. 细辛：双叶者服之害人，须拣去，洗净泥砂。（《本草述钩元》，清·杨时泰著，公元 1666 年？）

56. 细辛：拣去双叶者用。（《本草备要》，清·汪昂辑著，公元 1694 年）

57. 制细辛：凡使细辛，切去头子，以瓜水浸一宿曝干用，须拣去双叶者服之害人。（《修事指南》，清·张仲岩撰，公元 1704 年）

58. 细辛：去头爪水浸一宿切晒。（《外科证治全生集》，清·王维德著，公元 1740 年）

59. 细辛：水洗晒干。（《串雅外编》，清·赵学敏编，公元

1759 年）

60. 细辛：拣去双叶者，田瓜水浸一宿，曝干用。（《得配本草》，清·严西亭、施澹宁、洪缉庵同纂，公元 1761 年）

61. 细辛：①去叶芦炒焦。②北细辛焙干。（《本草纲目拾遗》，清·赵学敏编，公元 1765 年）

62. 细辛：去双叶者用，双叶服之害人。（《本草求真》，清·黄宫绣纂，公元 1769 年）

63. 细辛：拣去双叶者用。（《本草辑要》，清·林玉友辑，公元 1790 年）

64. 细辛：水泡一夜晒干。（《增广验方新编》，清·鲍相璈编，公元 1846 年）

65. 细辛：切去头子，以瓜水浸一宿，曝用。（《本草害利》，清·凌晓五著，公元 1862 年）

66. 细辛：去双叶。（《本草汇纂》，清·屠道和编辑，公元 1863 年）

67. 细辛：拣去双叶。（《医家四要》，清·程曦、江诚、雷大震同纂，公元 1884 年）

### 现代炮制加工与应用

| 序号 | 炮制品 | 加工技术 | 应用 |
| --- | --- | --- | --- |
| 1 | 细辛[1] | 取原药材，除去杂质，喷淋清水稍润，切段，阴干 | 解表散寒，祛风止痛，通窍，温肺化饮。用于风寒感冒，头痛，牙痛，鼻塞流涕，鼻衄，鼻渊，风湿痹痛，痰饮喘咳 |

〔1〕 按语：产地加工过程中要避免长时间水洗、日晒和烘烤，水洗后叶片发黑，根条发白，日晒后叶片发黄，烘烤会使香气挥发，都会影响气味，降低质量。

| 序号 | 炮制品 | 加工技术 | 应用 |
|---|---|---|---|
| 2 | 蜜细辛 | 取细辛段，加入适量炼蜜拌匀，闷润，置预热的锅内，文火炒至蜜汁吸尽。每100kg细辛，用炼蜜20kg | 蜜炙后可缓其辛性，并能增强其润肺的作用 |

# 香薷 | Xiāngrú
## Moslae Herba

　　《中国药典》载有香薷一种炮制品。香薷为唇形科植物石香薷 *Mosla chinensis* Maxim. 或江香薷 *Mosla chinensis* 'Jiangxiangru' 的干燥地上部分。前者习称"青香薷"，后者习称"江香薷"。夏季茎叶茂盛、花盛时择晴天采割，除去杂质，阴干。

### 🌀 历代炮制方法辑要

　　1. 香薷：凡采得，去根，留叶，细剉，曝干，勿令犯火。(《雷公炮炙论》，南朝宋·雷敩撰，公元 10 世纪？)

　　2. 香薷：去梗。(《三因极一病证方论》，宋·陈言著，公元 1174 年)

　　3. 香薷叶：拣净。(《传信适用方》，宋·吴彦夔著，公元 1180 年)

　　4. 香薷：去土。(《儒门事亲》，金·张从正撰，公元 1228 年？)

　　5. 香薷：去老梗。(《活幼心书》，元·曾世荣编，公元 1294 年)

　　6. 香薷：拣净。去根。(《奇效良方》，明·方贤著，公元 1449 年？)

　　7. 香薷：去根茎叶剉细用勿令犯火。(《本草品汇精要》，明·刘文泰等纂，公元 1505 年)

8. 香薷：去梗姜汁炒。(《医学入门》，明·李梴著，公元1575年)

9. 香薷：①凡采得，去根留叶，剉，暴干，勿令犯火。②八九月开花着穗时，采之阴干，入用。(《本草纲目》，明·李时珍撰，公元1578年)

10. 香薷：去枝土，用穗叶。(《仁术便览》，明·张浩著，公元1585年)

11. 香薷：炒。(《增补万病回春》，明·龚廷贤编，公元1587年)

12. 香薷：去土。(《证治准绳》，明·王肯堂著，公元1602年)

13. 香薷：去土。(《寿世保元》，明·龚廷贤撰，公元1615年)

14. 香薷：去根，留叶阴干。(《炮炙大法》，明·缪希雍撰，公元1622年)

15. 香薷：去根。(《医宗必读》，明·李中梓著，公元1637年)

16. 香薷：忌火亦忌日。(《本草通玄》，明·李中梓撰，公元1637年？)

17. 香薷：各随方制，勿令犯火。(《本草乘雅半偈》，明·卢之颐著，公元1647年)

18. 香薷：忌火与忌日。(《握灵本草》，清·王翃著，公元1683年)

19. 香薷叶：一斤水一斗熬极烂去渣再熬成羔。(《本草述》，清·刘若金著，公元1666年)

20. 香薷：去根留叶，阴干，勿令犯火。(《本草述钩元》，清·杨时泰著，公元1666年？)

21. 制香薷：①凡使香薷，采得去根留叶，剉暴干，勿令犯火……②八九月开花着穗时，采之阴干入用。（《修事指南》，清·张仲岩撰，公元 1704 年）

22. 香薷：忌见火。（《本草必用》，清·顾靖远著，公元 1722 年）

23. 香薷：去根留叶，剉曝干，勿令犯火，陈久者良。（《本草害利》，清·凌晓五著，公元 1862 年）

## 🐾 现代炮制加工与应用

| 序号 | 炮制品 | 加工技术 | 应用 |
|------|--------|----------|------|
| 1 | 香薷[1] | 取原药材，除去残根和杂质，切段 | 发汗解表，化湿和中。用于暑湿感冒，恶寒发热，头痛无汗，腹痛吐泻，水肿，小便不利 |

---

〔1〕 按语：香薷的主要成分为挥发油，富集于花穗中，茎叶部分挥发油含量次之，茎杆中挥发油含量最低。故应夏季茎叶茂盛、花盛时择晴天采割，阴干为佳。

# 辛夷 | Xīnyí
## Magnoliae Flos

《中国药典》载有辛夷一种炮制品。辛夷为木兰科植物望春花 *Magnolia biondii* Pamp.、玉兰 *Magnolia denudata* Desr. 或武当玉兰 *Magnolia sprengeri* Pamp. 的干燥花蕾。冬末春初花未开放时采收，除去枝梗，阴干。

### 📙 历代炮制方法辑要

1. 辛夷：去毛。(《刘涓子鬼遗方》，南朝齐·龚庆宣选，公元495—499年)

2. 辛夷：刮去毛。(《本草经集注》，南朝齐梁·陶弘景著，公元502—536年)

3. 辛夷：拭去毛。去心。(《备急千金要方》，唐·孙思邈著，公元652年)

4. 辛夷：可作膏药用之，去中心及外毛，毛射人肺令人欬[1]。(《新修本草》，唐·苏敬等撰，公元695年)

5. 辛夷：凡用之，去粗皮，拭上赤肉毛了，即以芭蕉水浸一宿，漉出，用浆水煮，从巳至未出，焙干用。若治眼目中患，即一时去皮，用向里实者。(《雷公炮炙论》，南朝宋·雷敩撰，公元10世纪？)

6. 辛夷：去毛壳。(《太平圣惠方》，宋·王怀隐等编集，

---

〔1〕 欬：同"咳"。

公元 992 年)

7. 辛夷：入药微炙。(《重修政和经史证类备用本草》，宋·唐慎微著，公元 1116 年)

8. 辛夷叶：洗，焙干。(《小儿卫生总微论方》，宋·撰人未详，公元 1156 年)

9. 辛夷叶：洗净，焙干。(《丹溪心法》，元·朱震亨著，公元 1347 年)

10. 辛夷：①拭去毛。②去心。③去毛。(《普济方》，明·朱橚等编，公元 1406 年)

11. 辛夷：去毛。(《奇效良方》，明·方贤著，公元 1449 年？)

12. 辛夷：凡收采入药同煎，宜未开花紫苞蕊，刷去毛，免射入肺，摘去心，不致人烦。(《本草蒙筌》，明·陈嘉谟纂辑，公元 1525 年)

13. 辛夷叶：焙干。(《医学纲目》，明·楼英编纂，公元 1565 年)

14. 辛夷：去皮心及外毛，毛射入肺，令咳，水洗微炙。(《医学入门》，明·李梴著，公元 1575 年)

15. 辛夷：①凡用辛夷，拭去赤肉毛丫，以芭蕉水浸一宿，用浆水煮之，从巳至未，取出焙干用。若治眼目中患，即一时去皮，用向里实者。②入药微炙。(《本草纲目》，明·李时珍撰，公元 1578 年)

16. 辛夷：凡用去外毛皮，用向里实者。(《本草原始》，明·李中立纂辑，公元 1593 年)

17. 辛夷：去心毛。(《寿世保元》，明·龚廷贤撰，公元 1615 年)

18. 辛夷：去蒂。(《外科正宗》，明·陈实功编撰，公元

1617 年）

19. 辛夷：凡用去粗皮，拭上白赤毛了，去心即以芭焦水浸一宿，漉出，用浆水煮过，从巳至未出，焙干用。若治眼目中患即一时去皮，用向里实者。(《炮炙大法》，明·缪希雍撰，公元 1622 年)

20. 辛夷：去心及毛。(《医宗必读》，明·李中梓著，公元 1637 年)

21. 辛夷：拭净萼上赤毛，用芭蕉水浸一宿，更以浆水煮，从巳至未，取出焙干。若治眼目中患，即一时去皮，用向里实者。(《本草乘雅半偈》，明·卢之颐著，公元 1647 年)

22. 辛夷包：凡用拭去毛微炙。(《握灵本草》，清·王翃著，公元 1683 年)

23. 辛夷：刷去毛，微焙。(《本草汇》，清·郭佩兰著，公元 1655 年)

24. 辛夷：去蒂。(《外科大成》，清·祁坤编著，公元 1665 年)

25. 辛（夷）：去毛免射入肺，去心不致人烦。(《本草述》，清·刘若金著，公元 1666 年)

26. 辛夷：水洗微炒。(《本草述》，清·刘若金著，公元 1666 年)

27. 辛夷：去毛，免射入肺，去心，不致人烦，水洗微炒。(《本草述钩元》，清·杨时泰著，公元 1666 年？)

28. 辛夷：去外皮毛，毛射肺，令人咳。微炒用。(《本草备要》，清·汪昂辑著，公元 1694 年)

29. 辛夷：剥去毛瓣取仁。(《本经逢原》，清·张璐著，公元 1695 年)

30. 制辛夷：①凡使辛夷，拭去赤肉毛了，以芭蕉水浸一宿，用浆水煮之，从巳至未，取出焙干，若治眼中患，即一时去皮用向里实者。②入药微炒。(《修事指南》，清·张仲岩撰，公元 1704 年)

31. 辛夷：去外皮毛，毛射肺，令人咳。微焙。(《本草从新》，清·吴仪洛撰，公元 1757 年)

32. 辛夷：去心及皮毛，甘草汤浸炒，或芭蕉水浸，焙干用。(《得配本草》，清·严西亭、施澹宁、洪缉庵同纂，公元 1761 年)

33. 辛夷：去外皮毛，微炒。(《本草求真》，清·黄宫绣纂，公元 1769 年)

34. 辛夷叶：焙干。(《幼科释谜》，清·沈金鳌著，公元 1773 年)

35. 辛夷：炒去毛。(《吴鞠通医案》，清·吴瑭著，公元 1789 年)

36. 辛夷：去外皮毛，毛射肺令人咳，微炒用。(《本草辑要》，清·林玉友辑，公元 1790 年)

37. 辛夷：去外皮毛用。(《本草分经》，清·姚澜编，公元 1840 年)

38. 辛夷：切。(《校注医醇剩义》，清·费伯雄编著，公元 1863 年)

39. 辛夷：去外皮毛，微炒。(《本草汇纂》，清·屠道和编辑，公元 1863 年)

40. 辛夷：去外皮毛，微焙。(《医家四要》，清·程曦、江诚、雷大震同纂，公元 1884 年)

## 现代炮制加工与应用

| 序号 | 炮制品 | 加工技术 | 应用 |
|---|---|---|---|
| 1 | 辛夷[1] | 取原药材，除去杂质残留的枝梗及灰屑 | 散风寒，通鼻窍。多用于风寒头痛，鼻塞，鼻渊，鼻流浊涕 |

---

〔1〕 按语：辛夷历代应用均要求去毛，主因毛"射入肺，令人咳"。然，现用辛夷多要求布包煎，加之煎煮后辛夷毛质地柔软，对咽喉产生的刺激性反应甚微，或可在净选加工时不去毛。

# 雄黄 | Xiónghuáng
Realgar

《中国药典》载有雄黄粉一种炮制品。雄黄为硫化物类矿物雄黄族雄黄，主含二硫化二砷（$As_2S_2$）。采挖后，除去杂质。

## 历代炮制方法辑要

1. 雄黄：炼。(《神农本草经》，魏·吴普等述，清·孙星衍、孙星翼辑，公元前200—公元200年)

2. 雄黄：研。(《金匮要略方论》，汉·张仲景著，公元219年)

3. 雄黄：研。(《华氏中藏经》，旧题汉·华佗撰，清·孙星衍校，公元234年？)

4. 中雄黄毒：以防己汁解之。(《肘后备急方》，晋·葛洪著，公元281—341年)

5. 雄黄：①熟末如粉，临服入汤中，搅令调和服之。②油煮一日。(《备急千金要方》，唐·孙思邈著，公元652年)

6. 雄黄：①解藜芦毒。②火烧飞之。③猥用。(《新修本草》，唐·苏敬等撰，公元695年)

7. 雄黄：研。(《千金翼方》，唐·孙思邈著，公元682年)

8. 雄黄：①研。②熬。(《外台秘要》，唐·王焘撰，公元752年)

9. 雄黄：凡修事，先以甘草、紫背天葵、地胆、碧棱花四件，并细判，每件各五两，雄黄三两，下东流水入坩埚中，煮三伏时，漉出，捣如粉，水飞，澄去黑者，（晒）干再研，方入药用。(《雷公炮炙论》，南朝宋·雷敩撰，公元10世纪？)

10. 雄黄：①研如粉，细研。②以米醋煮三复时，取出研如粉。(《太平圣惠方》，宋·王怀隐等编集，公元992年)

11. 雄黄：细研。(《苏沈良方》，宋·苏轼、沈括著，公元1075年)

12. 雄黄：研。(《伤寒总病论》，宋·庞安时撰，公元1110年)

13. 雄黄：小枣大，用独茎萝卜根水并醋，共大盏，煮尽。研水飞。(《小儿药证直诀》，宋·钱乙著，公元1107年？)

14. 雄黄：①炼食之。②火飞。③新汲水磨。④捣为末，细筛。⑤细研。(《重修政和经史证类备用本草》，宋·唐慎微著，公元1116年)

15. 雄黄：①碎如皂子大绢袋盛以米醋煮三复时取出研如粉。②醋煮别研。③酒熬研。④研细入水银点醋再研令星子尽。⑤置沙锅中以醋煮三复时取出薄醋洗过夜露晓收三度细研如粉。(《圣济总录》，宋·太医院编，公元1111—1117年)

16. 雄黄：研。(《全生指迷方》，宋·王贶撰，公元1125年？)

17. 雄黄：①油煎九日九夜，三味（丹砂、雌黄）以酽醋浸之。②水飞。(《普济本事方》，宋·许叔微述，公元1132年)

18. 雄黄：①打如皂荚子大，绢袋盛，以米醋煮三伏时，取出研如粉。②凡使，先打碎研细水飞过，灰碗内铺纸渗干，始入药用。(《太平惠民和剂局方》，宋·太平惠民和剂局陈师文等编，公元1151年)

19. 雄黄：①研，水飞。②小枣大一块，用独蒜、萝卜根

同醋一大盏煮，至醋尽为度。③醋煮，水飞。(《小儿卫生总微论方》，宋·撰人未详，公元 1156 年)

20. 雄黄：①研。②桃叶煮水研飞。(《三因极一病证方论》，宋·陈言著，公元 1174 年)

21. 雄黄：研。(《校注妇人良方》，宋·陈自明原著，明·薛己校注，公元 1237 年)

22. 雄黄：火上烧烟起。(《类编朱氏集验医方》，宋·朱佐集，公元 1265 年)

23. 雄黄：研末。(《女科百问》，宋·齐仲甫著，公元 1279 年)

24. 雄黄：①碎飞。(《素问病机气宜保命集》，金·刘完素著，公元 1186 年)

25. 雄黄：①水飞过。②水飞。(《儒门事亲》，金·张从正撰，公元 1228 年？)

26. 雄黄：研。(《瑞竹堂经验方》，元·沙图穆苏撰，公元 1326 年)

27. 雄黄：飞。(《卫生宝鉴》，元·罗天益著，公元 1343 年)

28. 雄黄：水飞。(《疮疡经验全书》，宋·窦汉卿辑著，公元 1569 年？)

29. 雄黄：①凡汤用丹砂、雄黄者，熟末如粉，临取内汤中，搅令调和服之。②细研。③研，水飞。④研如粉。⑤油煎七日。⑥醋煮研。⑦油煮一日。⑧用桃叶煮水研，飞取。(《普济方》，明·朱橚等编，公元 1406 年)

30. 南雄黄：炒。(《普济方》，明·朱橚等编，公元 1406 年)

31. 鸡冠雄黄：为极组末，重罗，生用。(《普济方》，

明·朱橚等编，公元 1406 年）

32. 雄黄豆：①酒浸去皮，曝干；或炒焦存性，为末。②浸三五日，候软，烂研如糊。（《普济方》，明·朱橚等编，公元 1406 年）

33. 雄黄：①另研。②研细，水飞过，令干。③用乳钵入醋同研，令尽为度。（《奇效良方》，明·方贤著，公元 1449 年？）

34. 雄黄：研细，水飞。（《婴童百问》，明·鲁伯嗣撰，公元 1526 年？）

35. 雄黄：水飞。（《保婴撮要》，明·薛铠集，薛己验，公元 1555 年）

36. 雄黄：①研。②细研。③研，水飞。④熬。⑤研萝卜根水并醋一大盏，煮尽。（《医学纲目》，明·楼英编纂，公元 1565 年）

37. 雄黄：①凡服食用武都雄黄，须油煎九日九夜，乃可入药，不尔有毒，慎勿生用。②用米醋入萝卜汁煮干用良。（《本草纲目》，明·李时珍撰，公元 1578 年）

38. 雄黄：①去夹石，研细，水飞过。②煨过。（《增补万病回春》，明·龚廷贤编，公元 1587 年）

39. 雄黄：制捣为细粉水飞过用。（《本草原始》，明·李中立纂辑，公元 1593 年）

40. 雄黄：小枣大研萝卜根水并醋一大盏，煮尽。（《证治准绳》，明·王肯堂著，公元 1602 年）

41. 水磨雄黄：细研。（《证治准绳》，明·王肯堂著，公元 1602 年）

42. 雄黄：水飞。（《寿世保元》，明·龚廷贤撰，公元 1615 年）

43. 雄黄：①为极细末。②微炒。③飞。(《景岳全书》，明·张介宾撰，公元 1615 年)

44. 雄黄：研细末。(《外科正宗》，明·陈实功编撰，公元 1617 年)

45. 雄黄：研。(《济阴纲目》，明，武之望辑著，公元 1620 年)

46. 雄黄：研如飞尘水飞数次。(《炮炙大法》，明·缪希雍撰，公元 1622 年)

47. 雄黄：①研细，水飞。②别研。(《医宗必读》，明·李中梓著，公元 1637 年)

48. 雄黄：研，飞。(《审视瑶函》，明·傅仁宇撰，公元 1644 年)

49. 真雄黄：为末，水飞候干。(《一草亭目科全书、异授眼科》，明·邓苑撰，公元 1644 年？)

50. 雄黄：每雄黄三两，用甘草、紫背天葵、地胆、碧棱花各五两，细剉，以东流水入坩埚中，煮三伏时，取出，捣如粉，水飞，澄去黑者，晒干，再研用。(《本草乘雅半偈》，明·卢之颐著，公元 1647 年)

51. 雄黄：以米醋入萝卜汁煮干乃可入药，不尔有毒，水飞用。暑月泄痢，用雄黄水飞九次，将竹筒盛蒸七次，研末，蒸饼和丸，梧子大每甘草汤下……(《握灵本草》，清·王翃著，公元 1683 年)

52. 雄黄：醋洗油煎九日九夜。米醋入萝卜汁煮。(《本草汇》，清·郭佩兰著，公元 1655 年)

53. 雄黄：①研细，水飞用。②七分以白蜜四两，同煎，蜜老为度，洗去蜜。(《医宗说约》，清·蒋仲芳撰，公元 1663 年)

54. 雄黄：飞。(《外科大成》，清·祁坤编著，公元 1665 年)

55. 雄黄：另研水飞数次。(《本草述》，清·刘若金著，公元 1666 年)

56. 雄黄：研如飞尘，水飞数次。(《本草述钩元》，清·杨时泰著，公元 1666 年？)

57. 雄黄：醋浸，入莱菔汁煮干用。(《本草备要》，清·汪昂辑著，公元 1694 年)

58. 雄黄：入香油熬化，或米醋入萝卜汁煮干。(《本经逢原》，清·张璐著，公元 1695 年)

59. 制雄黄：①凡使雄黄，须以三两为率，用甘草紫背天葵地胆碧棱花各五两，细剉取东流水入坩锅中煮三伏时，漉出捣如粉，水飞澄去黑者，晒干再研用。其内有劫铁石又号赴矢黄，能劫于铁，并不入药用。②凡服食用武都雄黄，须以油煎九日九夜，乃可入药不然有毒。③又有用醋入萝卜汁煮干用妙。④或以猪脂裹蒸之，于赤土下。或以松脂和之，或以三物炼之，或布帛如水服之……除百病杀三虫伏火者。(《修事指南》，清·张仲岩撰，公元 1704 年)

60. 雄黄：研飞。(《良朋汇集》，清·孙望林辑，公元 1711 年)

61. 雄黄：水飞。患生指上……取白萝卜一段，挖孔入雄黄三分，蒸半熟套指。(《外科证治全生集》，清·王维德著，公元 1740 年)

62. 雄黄：①研。②水飞。③末。(《医宗金鉴》，清·吴谦等编，公元 1742 年)

63. 明雄黄：另研。(《幼幼集成》，清·陈复正辑订，公元 1750 年)

64. 雄黄：研。(《串雅外编》，清·赵学敏编，公元 1759 年)

65. 雄黄：微炒。(《成方切用》，清·吴仪洛辑，公元 1761 年)

66. 雄黄：水飞。(《本草纲目拾遗》，清·赵学敏编，公元 1765 年)

67. 雄黄：醋浸入莱菔汁煮干用。(《本草求真》，清·黄宫绣纂，公元 1769 年)

68. 雄黄：①水飞。②炒。(《幼科释谜》，清·沈金鳌著，公元 1773 年)

69. 雄黄：①醋浸入莱菔汁煮干用，得黑铅治结阴，得硃砂猪心血治癫痫。②雄黄水飞九度，竹筒盛蒸七次，研末蒸饼和丸，梧子大，每甘草汤下七丸，日三服（治暑毒在脾，湿气连脚，不泄则痢，不痢则疟）。(《本草辑要》，清·林玉友辑，公元 1790 年)

70. 中去雄黄毒：汉防己煎汤饮之。(《外科证治全书》，清·许克昌、毕法同辑，公元 1831 年)

71. 明雄黄：飞净。(《霍乱论》，清·王士雄撰，公元 1838 年)

72. 雄黄：飞净。(《时病论》，清·雷丰著，公元 1882 年)

73. 雄黄：忌火煅。(《本草便读》，清·张秉成辑，公元 1887 年)

### 现代炮制加工与应用

| 序号 | 炮制品 | 加工技术 | 应用 |
|------|--------|----------|------|
| 1 | 雄黄粉[1] | 取净雄黄加适量饮用水共研细，再加大量饮用水搅拌，倾取上层混悬液，下沉部分按上法重复操作数次，除去杂质，合并混悬液，静置后分取沉淀，晾干，研细 | 具有解毒杀虫，燥湿祛痰，截疟的作用。水飞后降低毒性，且药粉纯净细腻，便于制剂和服用。用于痈肿疔疮，蛇虫咬伤，虫积腹痛，惊痫，疟疾 |

---

〔1〕 按语：雄黄见火毒如砒，故忌火煅。研究表明，雄黄中的硫化砷经过高温加热，可与空气中的氧气作用生成二硫化三砷即砒霜，有剧毒。

# 徐长卿 | Xúchángqīng
Cynanchi Paniculati Radix et Rhizoma

《中国药典》载有徐长卿一种炮制品。徐长卿为萝藦科植物徐长卿 *Cynanchum paniculatum*（Bge.）Kitag. 的干燥根和根茎。秋季采挖，除去杂质，阴干。

## 🐚 历代炮制方法辑要

1. 徐长卿：凡采得，粗杵，拌少蜜令遍，用瓷器盛，蒸三伏时，日干用。(《雷公炮炙论》，南朝宋·雷敩撰，公元 10 世纪？)

2. 徐长卿：粗杵，以少蜜拌匀，磁瓶蒸三伏，曝用。(《本草蒙筌》，明·陈嘉谟纂辑，公元 1525 年)

3. 徐长卿：蜜拌蒸三时日干。(《医学入门》，明·李梴著，公元 1575 年)

4. 徐长卿：凡采得，粗杵，拌少蜜令遍，以瓷器盛蒸三伏时，日干用。(《本草纲目》，明·李时珍撰，公元 1578 年)

5. 徐长卿：凡用粗杵，以少（蜜）拌匀，瓷器盛蒸三伏时晒用。(《本草原始》，明·李中立纂辑，公元 1593 年)

## 现代炮制加工与应用

| 序号 | 炮制品 | 加工技术 | 应用 |
|---|---|---|---|
| 1 | 徐长卿[1] | 原药材，除去杂质，迅速洗净，切段，阴干 | 祛风，化湿，止痛，止痒。用于风湿痹痛，胃痛胀满，牙痛，腰痛，跌仆伤痛，风疹，湿疹 |

---

〔1〕 按语：徐长卿的加工炮制方法在古代记载不多，并且大多是引用《雷公炮制论》中的记述"凡采得，粗杵，拌少蜜令遍，用瓷器盛，蒸三伏时，日干用"。

# 续断 | Xùduàn
Dipsaci Radix

《中国药典》载有续断片、酒续断、盐续断三种炮制品。续断为川续断科植物川续断 *Dipsacus asper* Wall. ex Henry 的干燥根。秋季采挖，除去根头和须根，用微火烘至半干，堆置"发汗"至内部变绿色时，再烘干。

## 🌀 历代炮制方法辑要

1. 续断：米汁浸。（《仙授理伤续断秘方》，唐·蔺道人著，公元946年？）

2. 续断：采得后，横切锉之，又去向里硬筋了，用酒浸一伏时，焙干用。（《雷公炮炙论》，南朝宋·雷敩撰，公元10世纪？）

3. 续断：①洗锉焙干。②推去筋，洗锉焙。（《普济本事方》，宋·许叔微述，公元1132年）

4. 川续断：洗推去节锉焙。（《普济本事方》，宋·许叔微述，公元1132年）

5. 续断：凡使，先锉碎，用酒浸一伏时，漉出焙干，方入药用。（《太平惠民和剂局方》，宋·太平惠民和剂局陈师文等编，公元1151年）

6. 京续断：去芦锉碎。（《传信适用方》，宋·吴彦夔著，公元1180年）

7. 续断：①洗，去根。②去根，洗，焙干。（《卫生家宝

产科备要》，宋·朱端章编，公元 1184 年）

8. 续断：①酒炒。②酒浸炒。（《校注妇人良方》，宋·陈自明原著，明·薛己校注，公元 1237 年）

9. 川续断：酒浸。（《济生方》，宋·严用和撰，公元 1253 年）

10. 川续断：焙。（《类编朱氏集验医方》，宋·朱佐集，公元 1265 年）

11. 川续断：酒浸。（《女科百问》，宋·齐仲甫著，公元 1279 年）

12. 续断：酒浸。（《女科百问》，宋·齐仲甫著，公元 1279 年）

13. 续断：去芦。（《瑞竹堂经验方》，元·沙图穆苏撰，公元 1326 年）

14. 续断：酒浸。（《丹溪心法》，元·朱震亨著，公元 1347 年）

15. 续断：去芦。（《疮疡经验全书》，宋·窦汉卿辑著，公元 1569 年？）

16. 续断：①酒浸一宿，晒干。②焙。③面水炒。④酒浸炒。（《普济方》，明·朱橚等编，公元 1406 年）

17. 川续断：酒浸。（《普济方》，明·朱橚等编，公元 1406 年）

18. 续断：①洗晒。②搥碎去筋脉，酒浸一宿。（《奇效良方》，明·方贤著，公元 1449 年？）

19. 续断：五线，醋半杯炒干。（《滇南本草》，明·兰茂著，公元 1476 年）

20. 续断：去向里硬筋，以醇酒浸宿，烈日曝过，薄片咀成。（《本草蒙筌》，明·陈嘉谟纂辑，公元 1525 年）

21. 川续断：酒洗。(《万氏女科》，明·万全编著，公元 1549 年)

22. 续断：①炒。②酒浸。(《医学纲目》，明·楼英编纂，公元 1565 年)

23. 续断：酒浸焙。(《医学入门》，明·李梴著，公元 1565 年)

24. 续断：凡采得根，横切剉之，又去向里硬筋，以酒浸一伏时，焙干，入药用。(《本草纲目》，明·李时珍撰，公元 1578 年)

25. 续断：去芦丝，酒浸一时，晒焙。(《仁术便览》，明·张浩著，公元 1585 年)

26. 续断：酒浸洗用。(《增补万病回春》，明·龚廷贤编，公元 1587 年)

27. 川续断：酒浸。(《证治准绳》，明·王肯堂著，公元 1602 年)

28. 续断：酒浸。(《宋氏女科秘书》，明·宋林皋著，公元 1612 年)

29. 续断：酒浸一宿，搥碎去筋，晒干用。(《医宗粹言》，明·罗周彦著，公元 1612 年)

30. 续断：①酒洗，切片。②酒洗。③酒浸。(《寿世保元》，明·龚廷贤撰，公元 1615 年)

31. 续断：炒。(《景岳全书》，明·张介宾撰，公元 1615 年)

32. 续断：①去芦。②酒洗。③炒。(《济阴纲目》，明·武之望辑著，公元 1620 年)

33. 续断：用酒浸一伏时，槌碎去筋，焙干用。(《炮炙大法》，明·缪希雍撰，公元 1622 年)

34. 续断：酒蒸。(《先醒斋医学广笔记》，明·缪希雍撰，公元 1622 年)

35. 续断：酒浸焙。(《医宗必读》，明·李中梓著，公元 1637 年)

36. 续断：酒浸炒。(《本草通玄》，明·李中梓撰，公元 1637 年？)

37. 川续断：酒炒。(《一草亭目科全书、异授眼科》，明·邓苑撰，公元 1644 年？)

38. 续断：采得其根，横切剉之，去向里硬筋，酒浸一伏时，焙干用。(《本草乘雅半偈》，明·卢之颐著，公元 1647 年)

39. 续断：酒浸焙用。(《握灵本草》，清·王翃著，公元 1683 年)

40. 续断：酒浸焙干。(《本草汇》，清·郭佩兰著，公元 1655 年)

41. 续断：酒浸洗用。(《医宗说约》，清·蒋仲芳撰，公元 1663 年)

42. 续断：酒浸。(《外科大成》，清·祁坤编著，公元 1665 年)

43. 续断：酒浸一伏时，搥碎去筋焙干。(《本草述》，清·刘若金著，公元 1666 年)

44. 续断：酒浸一伏时，搥碎去筋焙干用。(《本草述钩元》，清·杨时泰著，公元 1666 年？)

45. 续断：去向里硬筋，酒浸用。(《本草备要》，清·汪昂辑著，公元 1694 年)

46. 续断：状如鸡脚皮黄绉者佳，酒浸一宿切，晒干。(《药品辨义》，清·尤乘增辑，公元 1691 年)

47. 续断：酒浸。(《嵩崖尊生全书》，清·景冬阳撰，公元

1696 年）

48. 续断：酒洗蒸。（《良朋汇集》，清·孙望林辑，公元1711 年）

49. 川续断：酒泡一宿焙干。（《良朋汇集》，清·孙望林辑，公元1711 年）

50. 续断：酒焙。（《本草必用》，清·顾靖远著，公元1722 年）

51. 续断：酒炒用。（《本草经解要》，清·叶天士著，公元1724 年）

52. 续断：酒浸炒。（《外科证治全生集》，清·王维德著，公元1740 年）

53. 续断：炒。（《医宗金鉴》，清·吴谦等编，公元1742 年）

54. 川续断：切片酒炒。（《幼幼集成》，清·陈复正辑订，公元1750 年）

55. 续断：酒浸。（《本草从新》，清·吴仪洛撰，公元1757 年）

56. 续断：酒浸焙干，为末。（《串雅内编》，清·赵学敏编，公元1759 年）

57. 川续断：去梗筋，酒浸炒。人血崩金疮药生用。（《得配本草》，清·严西亭、施澹宁、洪缉庵同纂，公元1761 年）

58. 川续断：炒。（《成方切用》，清·吴仪洛辑，公元1761 年）

59. 川续断：酒炒。（《沈氏女科辑要笺正》，清·沈尧封辑著，公元1764 年？）

60. 续断：去里硬筋，酒浸用。（《本草求真》，清·黄宫绣纂，公元1769 年）

61. 续断：酒煎。(《妇科玉尺》，清·沈金鳌撰，公元
1773 年)

62. 续断：去向里硬筋，酒浸用。(《本草辑要》，清·林玉
友辑，公元 1790 年)

63. 川续断：酒拌炒。(《增广验方新编》，清·鲍相璈编，
公元 1846 年)

64. 续断：炒。(《增广验方新编》，清·鲍相璈编，公元
1846 年)

65. 川续断：七八月采根，去里向硬筋，酒浸伏时，焙干
入药。(《本草害利》，清·凌晓五著，公元 1862 年)

66. 续断：去皮硬筋酒浸。(《本草汇纂》，清·屠道和编
辑，公元 1863 年)

67. 续断：酒浸用。(《医家四要》，清·程曦、江诚、雷大
震同纂，公元 1884 年)

## 现代炮制加工与应用

| 序号 | 炮制品 | 加工技术 | 应用 |
|---|---|---|---|
| 1 | 续断片 | 取原药材，除去杂质，洗净，润透，切厚片，干燥，筛去碎屑 | 生品补肝肾，强筋骨，续折伤，止崩漏。用于腰膝酸软，风湿痹痛，崩漏，胎漏，跌仆损伤等 |
| 2 | 酒续断 | 取净续断片，加入定量黄酒拌匀，在密闭的容器中闷润，待酒被吸尽后，置炒制器具内，文火加热，炒至微带黑色时，取出晾凉，筛去碎屑。每 100kg 净续断片，用黄酒 10kg | 酒炙后能增强通血脉、续筋骨、止崩漏的作用。多用于风湿痹痛，虚寒腹痛，跌仆损伤等 |

| 序号 | 炮制品 | 加工技术 | 应用 |
|---|---|---|---|
| 3 | 盐续断 | 取净续断片,加入定量食盐水拌匀,闷润,待盐水被吸尽后,置炒制器具内,文火炒干,取出晾凉,筛去碎屑。每 100kg 净续断片,用食盐 2kg | 盐炙后能引药下行,增强补肝肾、强腰膝作用。多用于肝肾不足,腰膝酸软等 |

# 玄参 | Xuánshēn
Scrophulariae Radix

《中国药典》载有玄参一种炮制品。玄参为玄参科植物玄参 *Scrophularia ningpoensis* Hemsl. 的干燥根。冬季茎叶枯萎时采挖，除去根茎、幼芽、须根及泥沙，晒或烘至半干，堆放3~6天，反复数次至干燥。

## 📑 历代炮制方法辑要

1. 玄参：凡采得后，须用蒲草重重相隔，入甑蒸两伏时后出，干（晒）。使用时勿令犯铜，饵之后噎人喉，丧人目。拣去蒲草尽了用之。（《雷公炮炙论》，南朝宋·雷敩撰，公元10世纪？）

2. 玄参：去芦。（《伤寒总病论》，宋·庞安时撰，公元1100年）

3. 玄参：捣碎。（《小儿药证直诀》，宋·钱乙著，公元1107年？）

4. 玄参：①去土苗。②洗净焙干。（《圣济总录》，宋·太医院编，公元1111—1117年）

5. 玄参：去芦。（《小儿卫生总微论方》，宋·撰人未详，公元1156年）

6. 玄参：去芦头。（《传信适用方》，宋·吴彦夔著，公元1180年）

7. 玄参：去苗。（《急救仙方》，宋·著者不详，公元

1278 年？）

8. 玄参：去皮剉碎。(《外科精义》，元·齐德之著，公元 1335 年)

9. 玄参：去老根。(《疮疡经验全书》，宋·窦汉卿辑著，公元 1569 年？)

10. 玄参：①去芦。②汤洗，焙干。③炒。④洗净，焙干。⑤洗剉焙。(《普济方》，明·朱橚等编，公元 1406 年)

11. 玄参：①去芦。②洗焙。(《奇效良方》，明·方贤著，公元 1449 年？)

12. 玄参：咀片，忌铜铁，犯饵之，噎喉丧目，古人深戒。(《本草蒙筌》，明·陈嘉谟纂辑，公元 1525 年)

13. 玄参：①去苗。②去芦。③洗，焙，切。(《医学纲目》，明·楼英编纂，公元 1565 年)

14. 玄参：水洗，蒲叶隔蒸，或酒蒸亦好。(《医学入门》，明·李梴著，公元 1565 年)

15. 玄参：凡采得后，须用蒲草重重相隔，入甑蒸两伏时，晒干用，勿犯铜器，饵之噎人喉，丧人目。(《本草纲目》，明·李时珍撰，公元 1578 年)

16. 玄参：南产黑者好，去须芦，水洗晒干用。(《仁术便览》，明·张浩著，公元 1585 年)

17. 玄参：洗焙，捣碎。(《证治准绳》，明·王肯堂著，公元 1602 年)

18. 玄参：用酒洗去尘土，切片晒干用。玄参行表治浮游无根之火，得酒气而力愈健。(《医宗粹言》，明·罗周彦著，公元 1612 年)

19. 玄参：炒。(《景岳全书》，明·张介宾撰，公元 1615 年)

20. 玄参：①汤泡去粗皮，捣膏。②去根。(《外科正宗》，明·陈实功编撰，公元 1617 年)

21. 玄参：①用蒲草重重相隔，入甑蒸两伏时后，出干，勿令犯铜铁，饵之噎人喉，丧人目，拣去蒲草尽了用之。②用酒洗去尘土切片晒干用。(《炮炙大法》，明·缪希雍撰，公元 1622 年)

22. 玄参：忌铜器。蒸过晒干，黑润者佳。(《医宗必读》，明·李中梓著，公元 1637 年)

23. 玄参：忌犯铜器。(《本草通玄》，明·李中梓撰，公元 1637 年?)

24. 玄参：微炒。(《审视瑶函》，明·傅仁宇撰，公元 1644 年)

25. 元参：炒。(《一草亭目科全书、异授眼科》，明·邓苑撰，公元 1644 年?)

26. 玄参：用蒲草重重相隔，入柳木甑，蒸两伏时，勿犯铜铁器，饵之噎人喉，丧人目。(《本草乘雅半偈》，明·卢之颐著，公元 1647 年)

27. 玄参：用蒲草重重相隔，蒸晒。(《本草汇》，清·郭佩兰著，公元 1655 年)

28. 玄参：曝干，铺地下久则黑。(《本草崇原》，清·张志聪著，公元 1663 年)

29. 玄参：去根。(《外科大成》，清·祁坤编著，公元 1665 年)

30. 玄参：①酒洗去尘土，酒拌蒸切片晒干用，极忌铜铁黑润者佳。②酒拌蒸。(《本草述》，清·刘若金著，公元 1666 年)

31. 元参：酒洗去尘土，沥拌蒸，切片，晒干，极忌铜铁，入滋阴剂，须蒸晒过，差减寒性。(《本草述钩元》，清·杨时泰著，公元 1666 年?)

32. 玄参：瓦上焙。(《痧胀玉衡》，清·郭志邃著述，公元 1675 年)

33. 元参：炒。(《医方集解》，清·汪昂著，公元 1682 年)

34. 玄参：蒸过焙用，勿犯铜器。(《本草备要》，清·汪昂辑著，公元 1694 年)

35. 玄参：忌铜铁，蒸过焙用。(《药品辨义》，清·尤乘增辑，公元 1691 年)

36. 玄参：蒸晒勿犯铜，犯之喉噎多。(《嵩崖尊生全书》，清·景冬阳撰，公元 1696 年)

37. 玄参：忌铜器，蒸晒。(《本草必用》，清·顾靖远著，公元 1722 年)

38. 元参：蒸晒。(《本草经解要》，清·叶天士著，公元 1724 年)

39. 元参：蒸晒，忌铜器。(《外科证治全生集》，清·王维德著，公元 1740 年)

40. 元参：汤泡去粗皮。(《医宗金鉴》，清·吴谦等编，公元 1742 年)

41. 元参：蒸过再焙，勿犯铜器。(《本草从新》，清·吴仪洛撰，公元 1757 年)

42. 玄参：蒸过焙用。(《本草求真》，清·黄宫绣纂，公元 1769 年)

43. 元参：蒸过焙用，勿犯铜器。(《本草辑要》，清·林玉友辑，公元 1790 年)

44. 元参：蒸。(《时方妙用》《时方歌括》，清·陈念祖著，公元 1803 年)

45. 元参：①酒浸。②蒸。(《女科要旨》，清·陈念祖著，公元 1820 年)

46. 元参：酒洗。(《傅青主女科》，清·傅山著，公元 1827 年)

47. 元参：①蒸。②酒炒。(《增广验方新编》，清·鲍相璈编，公元 1846 年)

48. 玄参：蒸过焙用。(《本草汇纂》，清·屠道和编辑，公元 1863 年)

49. 元参：蒸。(《笔花医镜》，清·江笔花编著，公元 1871 年)

50. 元参：蒸过再焙。(《医家四要》，清·程曦、江诚、雷大震同纂，公元 1884 年)

## 现代炮制加工与应用

| 序号 | 炮制品 | 加工技术 | 应用 |
| --- | --- | --- | --- |
| 1 | 玄参 | 除去残留根茎和杂质，洗净润透，切薄片，干燥；或微泡，蒸透，稍晾，切薄片，干燥 | 生品泻火解毒力强，常用于温毒发斑，目赤咽痛，痈疽肿痛 |
| 2 | 蒸玄参 | 净玄参，微泡，置蒸制容器内蒸制，色者加深时取出，稍凉，切薄片，干燥 | 蒸后寒性缓和，且便于切片，以凉血滋阴为主，多用于热病伤阴，舌绛烦渴，津伤便秘，骨蒸劳嗽 |

# 延胡索 | Yánhúsuǒ
Corydalis Rhizoma

《中国药典》载有延胡索和醋延胡索两种炮制品。延胡索为罂粟科植物延胡索 *Corydalis yanhusuo* W. T. Wang 的干燥块茎。夏初茎叶枯萎时采挖，除去须根，洗净，置沸水中煮或蒸至恰无白心时，取出，晒干。

## 🌀 历代炮制方法辑要

1. 延胡索：①剉碎，醋炒。②于银器内炒。(《博济方》，宋·王衮撰，公元 1047 年)

2. 延胡索：熬，捣为末。(《重修政和经史证类备用本草》，宋·唐慎微著，公元 1116 年)

3. 延胡索：炒赤色。(《重刊本草衍义》，宋·寇宗奭撰，公元 1116 年)

4. 延胡索：①炒。②粳米炒米熟用。③醋炒。(《圣济总录》，宋·太医院编，公元 1111—1117 年)

5. 延胡索：炒。(《全生指迷方》，宋·王贶撰，公元 1125 年？)

6. 延胡索：①擦去皮。②拌糯米炒赤去米。③微炒过，方入药用。(《太平惠民和剂局方》，宋·太平惠民和剂局陈师文等编，公元 1151 年)

7. 延胡索：①去土。②去皮。(《洪氏集验方》，宋·洪遵辑，公元 1170 年)

8. 延胡索：糯米内炒赤色去米。(《三因极一病证方论》，宋·陈言著，公元 1174 年)

9. 延胡索：炒。(《传信适用方》，宋·吴彦夔著，公元 1180 年)

10. 以上还有玄胡索：炒。(《校注妇人良方》，宋·陈自明原著，明·薛己校注，公元 1237 年)

11. 延胡索。糯米同炒赤去米。(《校注妇人良方》，宋·陈自明原著，明·薛己校注，公元 1237 年)

12. 延胡索：①炒去皮。②去皮，醋煮。(《济生方》，宋·严用和撰，公元 1253 年)

13. 元胡索：①灰炒。②盐炒。③炒去皮。(《类编朱氏集验医方》，宋·朱佐集，公元 1265 年)

14. 延胡索：炒。(《类编朱氏集验医方》，宋·朱佐集，公元 1265 年)

15. 玄胡索：糯米炒令赤，去米。(《女科百问》，宋·齐仲甫著，公元 1279 年)

16. 延胡索：碎用。(《汤液本草》，元·王好古著，公元 1298 年)

17. 延胡索：①去皮。②微炒。(《瑞竹堂经验方》，元·沙图穆苏撰，公元 1326 年)

18. 玄胡：捣细用。(《卫生宝鉴》，元·罗天益著，公元 1343 年)

19. 玄胡索：微炒。(《疮疡经验全书》，宋·窦汉卿辑著，公元 1569 年？)

20. 玄胡索：研。(《普济方》，明·朱橚等编，公元 1406 年)

21. 延胡索：①剉碎，醋炒。②炮。③煨炒。④去皮。⑤

擦去皮。⑥米醋炙黄。⑦炒香。⑧糯米同炒赤，去米。(《普济方》，明·朱橚等编，公元 1406 年)

22. 延胡索：糯米同炒，去米。(《秘传证治要诀及类方》，明·戴元礼著，公元 1443 年)

23. 玄胡索：炒。(《奇效良方》，明·方贤著，公元 1449 年？)

24. 延胡索：①略炒。②以糯米拌，同炒赤，去糯米。(《奇效良方》，明·方贤著，公元 1449 年？)

25. 玄胡：醋炒。(《滇南本草》，明·兰茂著，公元 1476 年)

26. 延胡索：用须炒过，咀片。(《本草蒙筌》，明·陈嘉谟纂辑，公元 1525 年)

27. 玄胡索：炒。(《婴童百问》，明·鲁伯嗣撰，公元 1526 年？)

28. 玄胡索：①炒。②醋纸包，煨热，用布擦去皮。(《医学纲目》，明·楼英编纂，公元 1565 年)

29. 玄胡索：酒摩或煮服，醋煮亦好。(《医学入门》，明·李梴著，公元 1575 年)

30. 玄胡：微焙。(《仁术便览》，明·张浩著，公元 1585 年)

31. 玄胡索：酒炒。(《增补万病回春》，明·龚廷贤编，公元 1587 年)

32. 玄胡索：①微炒。②炒去皮。③去皮，醋煮。(《证治准绳》，明·王肯堂著，公元 1602 年)

33. 延胡索：拌糯米，炒赤去米。(《证治准绳》，明·王肯堂著，公元 1602 年)

34. 玄胡索：炒。(《宋氏女科秘书》，明·宋林皋著，公元

1612 年）

35. 玄胡索：炒。（《景岳全书》，明·张介宾撰，公元 1615 年）

36. 玄胡：①醋纸包煨熟，用布擦去皮。②炒。③微炒。④糯米炒赤去米。⑤醋煮。⑥去皮醋煮。（《济阴纲目》，明·武之望辑著，公元 1620 年）

37. 延胡索：醋煮切。（《炮炙大法》，明·缪希雍撰，公元 1622 年）

38. 延胡索：①醋煮切片。②醋煮。（《先醒斋医学广笔记》，明·缪希雍撰，公元 1622 年）

39. 延胡索：……亦善落胎利小便及产后逆血上冲，俱宜以酒煮服或用酒磨服亦可。（《本草正》，明·张介宾撰，公元 1624 年）

40. 玄胡索：①酒炒。②炒。③醋炙。（《医宗必读》，明·李中梓著，公元 1637 年）

41. 玄胡索：上部酒炒用，中部醋炒用，下部盐水炒（理一身上下诸痛）。（《本草通玄》，明·李中梓著，公元 1637 年？）

42. 延胡索：酒润，或醋润蒸之，从巳至亥，俟冷取出，焙干研细用。（《本草乘雅半偈》，明·卢之颐著，公元 1647 年）

43. 延胡索：上部酒炒，中部醋炒，下部盐水炒……专治一身上下诸痛如神。（《握灵本草》，清·王翃著，公元 1683 年）

44. 延胡索：①酒炒。②醋炒。③盐水炒。（《本草汇》，清·郭佩兰著，公元 1655 年）

45. 玄胡索：微炒为末。（《医门法律》，清·喻嘉言著，公元 1658 年）

46. 延胡索：生用破血。炒用调血。酒炒行血。醋炒止

血。(《医宗说约》,清·蒋仲芳撰,公元 1663 年)

47. 延胡索:①欲其调血当以炒用。②盐炒。③欲其行血当以酒制。④欲其止血当以醋炒。(《本草述》,清·刘若金著,公元 1666 年)

48. 延胡索:行血酒制,止血醋炒,破血生用,调血炒用。(《本草述钩元》,清·杨时泰著,公元 1666 年?)

49. 延胡索:酒炒行血,醋炒止血,生用破血,炒用调血。(《本草备要》,清·汪昂辑著,公元 1694 年)

50. 延胡索:用醋炒止产后血晕,暴血上冲,胸膈胃气痛,小腹肝气痛。酒炒行血,女人月候不调,崩中淋瘕产后恶露。生用破血,炒用调血,凡血凝滞者,悉可治之。(《药品辨义》,清·尤乘增辑,公元 1691 年)

51. 延胡索:①酒炒。②醋炒。③盐水炒。(《本经逢原》,清·张璐著,公元 1695 年)

52. 制玄胡索:济生方凡用玄胡索,治妇女治血气,去皮醋炒。圣惠方治产后诸病,炒用。直指方治疝气危急盐炒用。(《修事指南》,清·张仲岩撰,公元 1704 年)

53. 玄胡索:酒炒。(《本草必用》,清·顾靖远著,公元 1722 年)

54. 延胡索:①略炒。②酒煮。③酒炒。(《医宗金鉴》,清·吴谦等编,公元 1742 年)

55. 元胡索:醋炒。(《医宗金鉴》,清·吴谦等编,公元 1742 年)

56. 元胡索:醋炒。(《幼幼集成》,清·陈复正辑订,公元 1750 年)

57. 延胡索:生用破血,炒用调血,酒炒行血,醋炒止血。(《本草从新》,清·吴仪洛撰,公元 1757 年)

58. **延胡索**：破血生用。调血炒用。行血酒炒。止血醋炒。上部酒炒。中部醋炒。下部盐水炒。(《得配本草》，清·严西亭、施澹宁、洪缉庵同纂，公元 1761 年)

59. **玄胡索**：微炒。(《成方切用》，清·吴仪洛辑，公元 1761 年)

60. **元胡索**：醋炒。(《本草纲目拾遗》，清·赵学敏编，公元 1765 年)

61. **延胡索**：酒炒行血，醋炒止血，生用破血，炒用调血。(《本草求真》，清·黄宫绣纂，公元 1769 年)

62. **延胡索**：酒炒行血，醋炒止血，生用破血，炒用调血。(《本草辑要》，清·林玉友辑，公元 1790 年)

63. **元胡**：酒炒。(《傅青主女科》，清·傅山著，公元 1827 年)

64. **延胡索**：生用破血，酒炒调血。(《本草分经》，清·姚澜编，公元 1840 年)

65. **元胡索**：①酒炒研。②醋炙。(《增广验方新编》，清·鲍相璈编，公元 1846 年)

66. **延胡索**：生用破血，炒用调血，酒炒行血，醋炒止血。(《本草害利》，清·凌晓五著，公元 1862 年)

67. **延胡索**：①酒炒——行血。②醋炒——止血。③炒——调血。(《本草汇纂》，清·屠道和编辑，公元 1863 年)

68. **元胡索**：①醋炒。②酒炒。(《笔花医镜》，清·江笔花编著，公元 1871 年)

69. **延胡索**：生用破血，炒用调血，酒炒行血，醋炒止血。(《医家四要》，清·程曦、江诚、雷大震同纂，公元 1884 年)

### 🦋 现代炮制加工与应用

| 序号 | 炮制品 | 加工技术 | 应用 |
|---|---|---|---|
| 1 | 延胡索[1] | 取原药材，除去杂质，大小分开，洗净，稍浸，润透，切厚片，干燥，筛去碎屑；或洗净，干燥，用时捣碎 | 生品中所含的止痛成分难于煎出，效果欠佳，故临床多用醋制品 |
| 2 | 醋延胡索 | ①取净延胡索或延胡索片，加入定量醋拌匀，闷润至醋被吸尽后，置炒制器具内，文火加热，炒干，取出晾凉，筛去碎屑<br>②取净延胡索，加入定量醋和适量饮用水（以与药面平为宜），置煮制器具内，用文火加热，煮至透心、醋液被吸尽时，取出，晾至六成干，切厚片，晒干后筛去碎屑；或干燥后捣碎<br>每100kg净延胡索，用米醋20kg | 醋制后能提高有效成分的煎出率，增强行气止痛作用。广泛用于身体各部位的多种疼痛证候，如胸胁、脘腹疼痛，经闭痛经，产后瘀阻腹痛，跌仆肿痛等 |

〔1〕 按语：延胡索的古代炮制方法有炒制、醋制、熬制、盐制、酒制、炮等法。现代研究表明，延胡索主要有效成分为生物碱，醋制后，能与酸成盐，易被水煎出，疗效增强。

# 益智 | Yìzhì
Alpiniae Oxyphyllae Fructus

《中国药典》载有益智仁、盐益智仁两种炮制品。益智为姜科植物益智 *Alpinia oxyphylla* Miq. 的干燥成熟果实。夏、秋间果实由绿变红时采收，晒干或低温干燥。

## 历代炮制方法辑要

1. 益智：去壳炒。(《仙授理伤续断秘方》，唐·蔺道人著，公元 946 年？)

2. 益智子：去皮。(《太平圣惠方》，宋·王怀隐等编集，公元 992 年)

3. 益知子：去皮。(《太平圣惠方》，宋·王怀隐等编集，公元 992 年)

4. 益智仁：炒。(《普济本事方》，宋·许叔微述，公元 1132 年)

5. 益智子：取仁，盐炒。(《洪氏集验方》，宋·洪遵辑，公元 1170 年)

6. 益智：炒。(《类编朱氏集验医方》，宋·朱佐集，公元 1265 年)

7. 益智仁：去皮，炒。(《类编朱氏集验医方》，宋·朱佐集，公元 1265 年)

8. 益智子：搥碎，盐炒。(《女科百问》，宋·齐仲甫著，公元 1279 年)

9. 益智：去皮用。(《汤液本草》，元·王好古著，公元 1298 年)

10. 益智仁：去皮，捣细用。(《卫生宝鉴》，元·罗天益著，公元 1343 年)

11. 益智：①去皮。②泔水浸三宿，焙干。(《普济方》，明·朱橚等编，公元 1406 年)

12. 益智仁：①水浸出肉，姜汁炒。②二两，用盐二两炒，去盐。③四两，擘破，盐二两，于瓷器内，同炒令香熟，筛出盐不用，将益智碾为细末。④二两，去壳，青盐五钱炒。(《普济方》，明·朱橚等编，公元 1406 年)

13. 益智仁：去壳，炒。(《秘传证治要诀及类方》，明·戴元礼著，公元 1443 年)

14. 益智仁：①炒。②青盐酒煮。(《奇效良方》，明·方贤著，公元 1449 年？)

15. 益智：去壳取仁，研碎入药。(《本草蒙筌》，明·陈嘉谟纂辑，公元 1525 年)

16. 益智：炒。(《婴童百问》，明·鲁伯嗣撰，公元 1526 年？)

17. 益智：蜜炙。(《明医杂著》，明·王节斋集，薛己注，公元 1549 年)

18. 益智仁：去壳，炒。(《万氏女科》，明·万全编著，公元 1549 年)

19. 益智仁：去皮用。(《医学入门》，明·李梴著，公元 1575 年)

20. 益智子：①盐炒，去盐。②盐水浸炒。(《本草纲目》，明·李时珍撰，公元 1578 年)

21. 益智仁：去皮焙，研用。(《仁术便览》，明·张浩著，

公元 1585 年）

22. 益智：去壳。(《增补万病回春》，明·龚廷贤编，公元 1587 年）

23. 益智仁：贰两用盐贰两炒去盐。(《证治准绳》，明·王肯堂著，公元 1602 年）

24. 益智仁：盐水炒。(《宋氏女科秘书》，明·宋林皋著，公元 1612 年）

25. 益智：①去壳，取仁，研碎。②去壳。(《寿世保元》，明·龚廷贤撰，公元 1615 年）

26. 益智仁：去壳，盐水炒。(《寿世保元》，明·龚廷贤撰，公元 1615 年）

27. 益智仁：①酒炒。②用盐二两同炒去盐。(《景岳全书》，明·张介宾撰，公元 1615 年）

28. 益智仁：炒黑为末。(《济阴纲目》，明·武之望辑著，公元 1620 年）

29. 益智子：去壳炒，临用研。(《炮炙大法》，明·缪希雍撰，公元 1622 年）

30. 益智：治遗精余沥，赤白带浊及夜多小便者，取二十余枚，研碎入盐少许，同煎服之，有奇验。(《本草正》，明·张介宾撰，公元 1624 年）

31. 益智仁：去壳盐水炒，研细。(《医宗必读》，明·李中梓著，公元 1637 年）

32. 益智仁：去壳盐水炒。(《本草通玄》，明·李中梓撰，公元 1637 年？）

33. 益智子：夜多小便者……入盐同煎服，有奇验。(《本草乘雅半偈》，明·卢之颐著，公元 1647 年）

34. 益智仁：去壳盐水炒。(《握灵本草》，清·王翃著，公

元 1683 年）

35. 益智：去壳，盐水炒。(《本草汇》，清·郭佩兰著，公元 1655 年）

36. 益智：去壳，研末。(《医宗说约》，清·蒋仲芳撰，公元 1663 年）

37. 益智子：盐炒去盐。(《本草述》，清·刘若金著，公元 1666 年）

38. 益智子：去壳，或炒或煨，临用研。(《本草述钩元》，清·杨时泰著，公元 1666 年？)

39. 益智仁：盐酒炒。(《医方集解》，清·汪昂著，公元 1682 年）

40. 益智仁：取仁、咸水拌炒用。(《药品辨义》，清·尤乘增辑，公元 1691 年）

41. 益智子：盐炒。(《本经逢原》，清·张璐著，公元 1695 年）

42. 益智：盐炒。(《嵩崖尊生全书》，清·景冬阳撰，公元 1696 年）

43. 制益智仁：凡使益智仁盐炒，止小便频数。(《修事指南》，清·张仲岩撰，公元 1704 年）

44. 益智仁：盐水炒研。(《本草必用》，清·顾靖远著，公元 1722 年）

45. 益智子：盐水炒。(《本草经解要》，清·叶天士著，公元 1724 年）

46. 益智仁：盐水炒。(《幼幼集成》，清·陈复正辑订，公元 1750 年）

47. 益智仁：去壳炒研消食最良。(《玉楸药解》，清·黄元御解，公元 1754 年）

48. 益智子：取仁，盐水炒。(《本草从新》，清·吴仪洛

撰，公元 1757 年）

49. 益智仁：盐拌炒，去盐研用，或盐水炒亦可。（《得配本草》，清·严西亭、施澹宁、洪缉庵同纂，公元 1761 年）

50. 益智仁：①盐酒炒。②酒炒。（《成方切用》，清·吴仪洛辑，公元 1761 年）

51. 益智：盐炒用。（《本草求真》，清·黄宫绣纂，公元 1769 年）

52. 益智仁：煨。（《吴鞠通医案》，清·吴瑭著，公元 1789 年）

53. 益智子：缩小编……雷州益智子盐炒，去盐……糊丸。（《本草辑要》，清·林玉友辑，公元 1790 年）

54. 益智：去枝梗。（《女科要旨》，清·陈念祖著，公元 1820 年）

55. 益智仁：①煨。②炒。（《类证治裁》，清·林佩琴编著，公元 1839 年）

56. 益智仁：取仁盐水炒。（《本草害利》，清·凌晓五著，公元 1862 年）

57. 益智：研水炒。（《医家四要》，清·程曦、江诚、雷大震同纂，公元 1884 年）

## 现代炮制加工与应用

| 序号 | 炮制品 | 加工技术 | 应用 |
|---|---|---|---|
| 1 | 益智仁 | 取原药材投入热砂中，用武火加热，炒至外壳鼓起并焦黄时取出，筛去砂，趁热碾破外壳，筛取子仁。用时捣碎 | 具有暖肾固精缩尿，温脾止泻摄唾的功能。用于肾虚遗尿，小便频数，遗精白浊，脾胃泄泻，腹中冷痛，口多唾涎 |

续　表

| 序号 | 炮制品 | 加工技术 | 应用 |
|---|---|---|---|
| 2 | 盐益智仁[1] | 取净益智仁，用盐水拌匀，略闷，待盐水被吸尽后，置炒制器具内，用文火加热，炒干至颜色加深为度，取出晾凉，筛去碎屑。用时捣碎 | 盐炙后辛燥之性减弱，专行下焦，长于温肾，固精，缩尿。常用于肾气虚寒的遗精，遗尿，尿频，白浊，寒疝疼痛 |

〔1〕　按语：盐制益智仁虽能缓和辛香温燥之性，但其能伤阴助火，故阴虚火旺或实热证之遗精、尿频、崩漏等忌用。

# 茵陈

Yīnchén
Artemisiae Scopariae Herba

《中国药典》载有茵陈一种炮制品。茵陈为菊科植物滨蒿 *Artemisia scoparia* Waldst. et Kit. 或茵陈蒿 *Artemisia capillaris* Thunb. 的干燥地上部分。春季幼苗高 6～10cm 时采收或秋季花蕾长成至花初开时采割，除去杂质和老茎，晒干。春季采收的习称"绵茵陈"，秋季采割的称"花茵陈"。

## 🌀 历代炮制方法辑要

1. 茵陈：切。(《千金翼方》，唐·孙思邈著，公元 682 年)

2. 茵陈蒿：采得，阴干，去根，细剉用，勿令犯火。(《雷公炮炙论》，南朝宋·雷敩撰，公元 10 世纪？)

3. 茵陈蒿：去梗。(《伤寒总病论》，宋·庞安时撰，公元 1100 年)

4. 山茵陈叶：去土。(《小儿药证直诀》，宋·钱乙著，公元 1107 年？)

5. 茵陈蒿：去梗。(《圣济总录》，宋·太医院编，公元 1111—1117 年)

6. 山茵陈：凡使，先须去根土，细剉焙干，方入药用，勿令犯火。(《太平惠民和剂局方》，宋·太平惠民和剂局陈师文等编，公元 1151 年)

7. 山茵陈叶：去土。(《小儿卫生总微论方》，宋·撰人未详，公元 1156 年)

8. 茵陈：焙。(《洪氏集验方》，宋·洪遵辑，公元 1170 年)

9. 茵陈：酒制。(《校注妇人良方》，宋·陈自明原著，明·薛己校注，公元 1237 年)

10. 茵陈蒿：去枝梗用叶。(《汤液本草》，元·王好古著，公元 1298 年)

11. 茵陈蒿：①去枝叶，手搓碎用。②酒炒。(《卫生宝鉴》，元·罗天益著，公元 1343 年)

12. 茵陈：酒炒。(《丹溪心法》，元·朱震亨著，公元 1347 年)

13. 茵陈：去梗。(《疮疡经验全书》，宋·窦汉卿辑著，公元 1569 年？)

14. 茵陈：酒炒。(《本草发挥》，明·徐彦纯辑，公元 1368 年)

15. 茵陈：①拣净。②酒制炒。(《普济方》，明·朱橚等编，公元 1406 年)

16. 山茵陈：①去根。②去梗。(《普济方》，明·朱橚等编，公元 1406 年)

17. 茵陈叶：酒炒。(《普济方》，明·朱橚等编，公元 1406 年)

18. 茵陈蒿：捣为末，用醋一升，煎为膏。(《普济方》，明·朱橚等编，公元 1406 年)

19. 茵陈：酒浸。(《奇效良方》，明·方贤著，公元 1449 年？)

20. 茵陈叶：酒炒。(《外科理例》，明·汪机编著，公元 1519 年)

21. 茵陈：①拣净。②酒炒。(《医学纲目》，明·楼英编纂，公元 1565 年)

22. 茵陈蒿：去根土，细剉焙干，勿令犯火。(《医学入门》，明·李梴著，公元 1575 年)

23. 茵陈蒿：酒洗阴干。(《仁术便览》，明·张浩著，公元 1585 年)

24. 茵陈蒿：用叶有八角者，去根。(《本草原始》，明·李中立纂辑，公元 1593 年)

25. 茵陈：酒炒。(《证治准绳》，明·王肯堂著，公元 1602 年)

26. 茵陈蒿：去枝用叶，手搓碎用。(《证治准绳》，明·王肯堂著，公元 1602 年)

27. 茵陈蒿：须用叶有入角者，采得阴干，去根，细剉用，勿令犯火。(《炮炙大法》，明·缪希雍撰，公元 1622 年)

28. 茵陈：酒炒。(《医宗必读》，明·李中梓著，公元 1637 年)

29. 茵陈蒿：修治，不计多少，剉极细酒浸一宿，取出暴干。(《本草乘雅半偈》，明·卢之颐著，公元 1647 年)

30. 茵陈蒿：阴干，去根细剉，弗令犯火。(《本草述钩元》，清·杨时泰著，公元 1666 年？)

31. 茵陈蒿：去根用。(《得配本草》，清·严西亭、施澹宁、洪缉庵同纂，公元 1761 年)

32. 茵陈：酒炒。(《成方切用》，清·吴仪洛辑，公元 1761 年)

33. 茵陈：采茎叶阴干炙用。(《本草汇纂》，清·屠道和编辑，公元 1863 年)

## 现代炮制加工与应用

| 序号 | 炮制品 | 加工技术 | 应用 |
|---|---|---|---|
| 1 | 茵陈[1] | 取原药材，除去残根和杂质，搓碎或切碎。绵茵陈筛去灰屑 | 清利湿热，利胆退黄。用于黄疸尿少，湿温暑湿，湿疮瘙痒 |

---

〔1〕 按语：古代炮制方法有酒制法、醋制、焙法、去梗等，现一般生用。

# 银柴胡 | Yíncháihú
## Stellariae Radix

《中国药典》载有银柴胡一种炮制品。银柴胡为石竹科植物银柴胡 *Stellaria dichotoma* L. var. *lanceolata* Bge. 的干燥根。春、夏间植株萌发或秋后茎叶枯萎时采挖；栽培品于种植后第三年 9 月中旬或第四年 4 月中旬采挖，除去残茎、须根及泥沙，晒干。

## 历代炮制方法辑要

1. 银柴胡：①去芦。②剉，同木通沸汤浸一日夜，绞汁。（《医学纲目》，明·楼英编纂，公元 1565 年）

2. 银柴胡：剉，同木通沸汤浸一日夜，绞取汁。（《证治准绳》，明·王肯堂著，公元 1602 年）

3. 银柴胡：用木通浸二日取汁。（《医门法律》，清·喻嘉言著，公元 1658 年）

4. 银柴胡：根上升、梢下行。（《外科证治全生集》，清·王维德著，公元 1740 年）

5. 银柴胡：炒。（《医宗金鉴》，清·吴谦等编，公元 1742 年）

6. 银柴胡：①以黄牯牛溺浸一宿，晒干。②勿令犯火，犯火则不效。（《本草纲目拾遗》，清·赵学敏编，公元 1765 年）

## 现代炮制加工与应用

| 序号 | 炮制品 | 加工技术 | 应用 |
|---|---|---|---|
| 1 | 银柴胡 | 取原药材,除去杂质,洗净,润透,切厚片,干燥 | 清虚热,除疳热。用于阴虚发热,骨蒸劳热,小儿疳热 |
| 2 | 炒银柴胡 | 将银柴胡置预热的锅内,文火炒至微具焦斑,取出,筛去灰屑 | 炒后可用于阴虚内热,经脉受伤,咯血,衄血,尿血,崩漏等 |
| 3 | 鳖血、黄酒制银柴胡 | 将银柴胡用鳖血、黄酒的混合液拌匀,使至吸尽,晒干。每100kg银柴胡,用鲜鳖血13kg,黄酒25kg | 鳖血制后能抑制升浮之性,增强除热作用。多用于肺痨阴虚,骨蒸潮热,咳嗽少痰 |

# 玉竹
Yùzhú
Polygonati Odorati Rhizoma

《中国药典》载有玉竹一种炮制品。玉竹为百合科植物玉竹 *Polygonatum odoratum*（Mill.）Druce 的干燥根茎。秋季采挖，除去须根，洗净，晒至柔软后，反复揉搓、晾晒至无硬心，晒干；或蒸透后，揉至半透明，晒干。

## 历代炮制方法辑要

1. 萎蕤：切。（《外台秘要》，唐·王焘撰，公元 752 年）

2. 萎蕤：采得，先用竹刀刮上节皮了，洗净，却以蜜水浸一宿，蒸了，焙干用。（《雷公炮炙论》，南朝宋·雷敩撰，公元 10 世纪？）

3. 女萎：凡采得，阴干，去头并白蕊，于槐砧上剉，拌豆，淋酒蒸，从巳至未出，（晒）令干用。（《雷公炮炙论》，南朝宋·雷敩撰，公元 10 世纪？）

4. 女萎：切。（《重修政和经史证类备用本草》，宋·唐慎微著，公元 1116 年）

5. 萎蕤：去土及须焙。（《圣济总录》，宋·太医院编，公元 1111—1117 年）

6. 葳蕤：洗。（《普济本事方》，宋·许叔微述，公元 1132 年）

7. 葳参（玉竹）：蒸露三次晒干。（《滇南本草》，明·兰茂著，公元 1476 年）

8. 萎蕤：竹刀刮净，蜜水浸宿，文火烘干。(《本草蒙筌》，明·陈嘉谟纂辑，公元1525年)

9. 女萎：去头上白蕊，剉成细片，拌豆淋酒蒸，从巳至申，方取曝用。(《本草蒙筌》，明·陈嘉谟纂辑，公元1525年)

10. 萎蕤：凡使，勿用黄精并钩吻，二物相似，萎蕤节上有须毛，茎斑，叶尖处有小黄点，为不同。采得，以竹刀刮去节皮，洗净以蜜水浸一宿，蒸了，焙干用。(《本草纲目》，明·李时珍撰，公元1578年)

11. 葳蕤：水浸半日，饭上蒸透。(《本草通玄》，明·李中梓撰，公元1637年?)

12. 萎蕤：蜜水拌蒸。(《医宗必读》，明·李中梓著，公元1637年)

13. 女萎(玉竹)：修治，以竹刀刮去须及皮节，洗净，蜜水浸一宿，蒸了，焙干。(《本草乘雅半偈》，明·卢之颐著，公元1647年)

14. 萎蕤：水浸半日，饭上蒸，焙干用。(《握灵本草》，清·王翃著，公元1683年)

15. 玉竹：竹刀刮去节皮蜜水浸蒸焙。(《本草汇》，清·郭佩兰著，公元1655年)

16. 萎蕤：根以竹皮刮去节皮，洗净蜜水浸一宿蒸了焙干用。(《本草述》，清·刘若金著，公元1666年)

17. 萎蕤(玉竹)：采根，以竹片刮去节皮，洗净蜜水浸一宿，蒸后焙用。(《本草述钩元》，清·杨时泰著，公元1666年?)

18. 萎蕤：竹刀刮去皮节，蜜水或酒浸蒸用。(《本草备要》，清·汪昂辑著，公元1694年)

19. 萎蕤：蜜水拌，饭上蒸熟。(《本经逢原》，清·张璐

著，公元 1695 年)

20. 制萎蕤：凡使萎蕤，须用竹刀刮去节皮，洗净，以蜜水浸一宿，蒸了焙干用。(《修事指南》，清·张仲岩撰，公元1704 年)

21. 萎蕤：蜜水拌蒸。(《本草必用》，清·顾靖远著，公元1722 年)

22. 萎蕤：去毛，蜜水或酒浸，蒸用。(《本草从新》，清·吴仪洛撰，公元 1757 年)

23. 萎蕤：竹刀刮去皮节蒸用。止嗽蜜水拌蒸。去风酒拌蒸。(《得配本草》，清·严西亭、施澹宁、洪缉庵同纂，公元1761 年)

24. 萎蕤：一名玉竹……竹刀刮去皮节，发散用生，补剂用蜜水拌，饭上蒸熟用。(《本草求真》，清·黄宫绣纂，公元1769 年)

25. 玉竹：炒香。(《吴鞠通医案》，清·吴瑭著，公元1789 年)

26. 萎蕤：竹刀刮去皮节，蜜水或酒浸蒸用。(《本草辑要》，清·林玉友辑，公元 1790 年)

27. 玉竹：炒香。(《温病条辨》，清·吴瑭撰，公元1798 年)

28. 玉竹：酒蒸。(《增广验方新编》，清·鲍相璈编，公元1846 年)

29. 玉竹：①生用——发散。②蜜水拌，饭上蒸熟——补剂。(《本草汇纂》，清·屠道和编辑，公元 1863 年)

30. 玉竹：去毛，蜜水或酒浸，蒸用。(《医家四要》，清·程曦、江诚、雷大震同纂，公元 1884 年)

## 现代炮制加工与应用

| 序号 | 炮制品 | 加工技术 | 应用 |
|---|---|---|---|
| 1 | 玉竹[1] | 除去杂质，洗净，润透，切厚片或段，干燥 | 养阴润燥，生津止渴。用于肺胃阴伤，燥热咳嗽，咽干口渴，内热消渴 |
| 2 | 制玉竹 | 净玉竹，置木蒸桶内蒸 3～4 小时，闷 1 夜取出，晒半干，再复蒸 2～3 小时，闷一夜至呈棕褐色，取出，切厚片，晒干。筛去碎屑 | 经蒸制后，味甘，以滋阴益气为主，用于虚劳干咳，或热病后期，阴液耗损，或热病中期，下后汗出，口干咽燥等 |

〔1〕 按语：玉竹古代炮制方法有蜜制、蒸制、酒制、炒制、混合制法等。现主要蒸用，但在水处理的过程中，要防止玉竹中皂苷、黄酮苷以及大量多糖、聚糖类成分等有效成分的流失。

# 郁李仁 | Yùlǐrén
## Pruni Semen

　　《中国药典》载有郁李仁一种炮制品。郁李仁为蔷薇科植物欧李 *Prunus humilis* Bge. 、郁李 *Prunus japonica* Thunb. 或长柄扁桃 *Prunus pedunculata* Maxim. 的干燥成熟种子。前二种习称"小李仁"，后一种习称"大李仁"。夏、秋二季采收成熟果实，除去果肉和核壳，取出种子，干燥。

### 📜 历代炮制方法辑要

　　1. 郁李仁：去皮，熟研。(《千金翼方》，唐·孙思邈著，公元 682 年)

　　2. 郁李仁：①去皮。②碎。(《外台秘要》，唐·王焘撰，公元 752 年)

　　3. 郁李仁：研滤取汁。(《食医心鉴》，唐·咎殷撰，公元 847 年)

　　4. 郁李仁：①汤浸去皮尖，微炒。②汤浸去皮了捣研如膏看多少入蓻滴水和溲硬软得所擀作并子于鏊上（爆）令黄色。(《太平圣惠方》，宋·王怀隐等编集，公元 992 年)

　　5. 郁李仁：汤浸去皮。(《博济方》，宋·王衮撰，公元 1047 年)

　　6. 郁李仁：去皮，焙。(《小儿药证直诀》，宋·钱乙著，公元 1107 年?)

　　7. 郁李人：①捣碎。②微汤退去皮及并人者。③研如杏

酥。(《重修政和经史证类备用本草》，宋·唐慎微著，公元1116年)

8. 郁李仁：汤去皮；研极烂。(《重刊本草衍义》，宋·寇宗奭撰，公元1116年)

9. 郁李仁：①汤退皮并双仁炒。②去皮炒。汤浸去皮尖麸炒。③酒浸去皮。(《圣济总录》，宋·太医院编，公元1111—1117年)

10. 郁李仁：去皮，研。(《全生指迷方》，宋·王贶撰，公元1125年？)

11. 郁李仁：①去皮尖微炒。②汤去皮尖熬紫色。(《普济本事方》，宋·许叔微述，公元1132年)

12. 郁李仁：①汤浸去皮，微炒。②浸去皮。③去皮尖。(《小儿卫生总微论方》，宋·撰人未详，公元1156年)

13. 郁李仁：汤浸去皮。(《卫生家宝产科备要》，宋·朱端章编，公元1184年)

14. 郁李仁：汤去皮，熬紫色。(《济生方》，宋·严用和撰，公元1253年)

15. 郁李仁：①去皮，研。②麸炒。(《女科百问》，宋·齐仲甫著，公元1279年)

16. 郁李仁：去皮，捣。(《儒门事亲》，金·张从正撰，公元1228年？)

17. 郁李仁：汤浸去皮尖，另研如泥。(《脾胃论》，元·李杲著，公元1249年)

18. 郁李仁：汤浸去皮。(《瑞竹堂经验方》，元·沙图穆苏撰，公元1326年)

19. 郁李仁：①去皮。②汤泡去皮。(《卫生宝鉴》，元·罗天益著，公元1343年)

20. 郁李仁：①汤浸去皮，炒。②汤浸去皮尖，微炒。③汤泡，去皮，研。④汤浸去皮，微炒。⑤汤浸去皮尖双仁，炒干，研如粉。⑥汤去皮，熬紫色。⑦去皮，小如麻子大，捣。(《普济方》，明·朱橚等编，公元 1406 年)

21. 郁李仁：去壳。(《秘传证治要诀及类方》，明·戴元礼著，公元 1443 年)

22. 郁李仁：①汤浸去皮。②汤浸，去皮，焙。③汤浸，去皮尖，炒熟。(《奇效良方》，明·方贤著，公元 1449 年？)

23. 郁李仁：碎核取仁，汤泡去皮，研烂方用。(《本草蒙筌》，明·陈嘉谟纂辑，公元 1525 年)

24. 郁李仁：①去皮。②炒。(《婴童百问》，明·鲁伯嗣撰，公元 1526 年？)

25. 郁李仁：①汤去皮。②汤浸，去皮。③去皮尖，另煎如泥。④去皮，研。⑤汤泡去皮尖，炒黄。(《医学纲目》，明·楼英编纂，公元 1565 年)

26. 郁李仁：凡使汤浸去皮尖，生蜜浸一宿，研如膏用。(《医学入门》，明·李梴著，公元 1575 年)

27. 郁李核仁：先以汤浸去皮尖，用生蜜浸一宿，漉出阴干，研如膏用之。(《本草纲目》，明·李时珍撰，公元 1578 年)

28. 郁李仁：泡去皮，压去油研。(《仁术便览》，明·张浩著，公元 1585 年)

29. 郁李仁：汤浸去皮尖。(《本草原始》，明·李中立纂辑，公元 1593 年)

30. 郁李仁：①汤泡去皮研。②去皮。③同陈皮炒。(《证治准绳》，明·王肯堂著，公元 1602 年)

31. 郁李仁：①碎核取仁，汤泡去皮，研碎。②去壳。(《寿世保元》，明·龚廷贤撰，公元 1615 年)

32. 郁李仁：①去皮。②泡，去皮。③炮去皮。(《景岳全书》，明·张介宾撰，公元 1615 年)

33. 郁李仁：①去皮尖研。②去皮尖炒。③面炒。(《济阴纲目》，明·武之望辑著，公元 1620 年)

34. 郁李仁：①汤浸去皮。②去皮尖炒。(《医宗必读》，明·李中梓著，公元 1637 年)

35. 郁李仁：拌面作饼，微炙使黄，勿令太熟，空腹食之，当得利未利，再进，以利为度，如秒不止，以醋饭止之。汤浸去皮尖及双仁者，研如膏。(《本草通玄》，明·李中梓撰，公元 1637 年？)

36. 郁李仁：①泡、去皮。②去皮。(《一草亭目科全书、异授眼科》，明·邓苑撰，公元 1644 年？)

37. 郁李仁：汤浸去皮尖，用生蜜浸一宿，取出阴干，研如膏用。(《本草乘雅半偈》，明·卢之颐著，公元 1647 年)

38. 郁李仁：汤浸去皮尖，研膏用。(《握灵本草》，清·王翃著，公元 1683 年)

39. 郁李仁：汤浸去皮尖及双仁，生蜜润，研膏。(《本草汇》，清·郭佩兰著，公元 1655 年)

40. 郁李仁：①汤泡去皮。②汤浸去皮炙炒熟。(《医门法律》，清·喻嘉言著，公元 1658 年)

41. 郁李仁：去壳用。(《医宗说约》，清·蒋仲芳撰，公元 1663 年)

42. 郁李仁：滚皮泡去皮另研。(《外科大成》，清·祁坤编著，公元 1665 年)

43. 郁李仁：以汤浸去皮尖，用生蜜浸一宿漉出，阴干研如羔用之。(《本草述》，清·刘若金著，公元 1666 年)

44. 郁李仁：先以汤浸，去皮尖，再用生蜜浸一宿漉出阴干，研如膏用。(《本草述钩元》，清·杨时泰著，公元1666年？)

45. 郁李仁：去皮尖，蜜浸研。(《本草备要》，清·汪昂辑著，公元1694年)

46. 郁李仁：汤浸去皮及双仁者研如膏，勿去油。(《本经逢原》，清·张璐著，公元1695年)

47. 制郁李仁：凡使郁李仁，以汤浸去皮尖，用生蜜浸一宿，漉出阴干，研如膏用之。(《修事指南》，清·张仲岩撰，公元1704年)

48. 郁李仁：①去皮。②滚水浸去皮。(《医宗金鉴》，清·吴谦等编，公元1742年)

49. 郁李仁：汤浸，去皮尖，蜜浸，研为膏。(《本草从新》，清·吴仪洛撰，公元1757年)

50. 郁李仁：去壳研用。去惊风酒炒。(《得配本草》，清·严西亭、施澹宁、洪缉庵同纂，公元1761年)

51. 郁李仁：汤泡去皮。(《成方切用》，清·吴仪洛辑，公元1761年)

52. 郁李仁：去皮尖，蜜浸用，研。(《本草求真》，清·黄宫绣纂，公元1769年)

53. 郁李仁：去皮尖蜜浸研。(《本草辑要》，清·林玉友辑，公元1790年)

54. 郁李仁：得酒则入胆，去皮尖。(《本草分经》，清·姚澜编，公元1840年)

55. 郁李仁：酒浸。(《温热经纬》，清·王孟英编著，公元1852年)

56. 郁李仁：核捣碎取仁，先以汤浸去皮尖，用生蜜浸一宿，漉出阴干，研如膏用。(《本草害利》，清·凌晓五著，公元

1862 年）

57. 郁李仁：①汤浸去皮尖。②烧存性。(《本草汇纂》，清·屠道和编辑，公元 1863 年)

58. 郁李仁：汤浸，去皮尖，蜜炙，研为如膏。(《医家四要》，清·程曦、江诚、雷大震同纂，公元 1884 年)

🌸 **现代炮制加工与应用**

| 序号 | 炮制品 | 加工技术 | 应用 |
|---|---|---|---|
| 1 | 郁李仁[1] | 取原药材，除去杂质，用时捣碎 | 生品通便、行气、利水之力较强。用于肠燥便秘，水肿胀满 |
| 2 | 炒郁李仁 | 取净郁李仁，置炒制容器内，用文火加热，炒至表面深黄色，有香气逸出，取出。用时捣碎 | 药性较缓，杀酶保苷。适于老人、虚人及产后便秘。用法与生品相同 |

〔1〕 按语：古代炮制方法较多，以炒法为主。

# 远志 | Yuǎnzhì
Polygalae Radix

　　《中国药典》载有远志和制远志两种炮制品。远志为远志科植物远志 *Polygala tenuifolia* Willd. 或卵叶远志 *Polygala sibirica* L. 的干燥根。春、秋二季采挖，除去须根和泥沙，晒干或抽取木心晒干。

### 历代炮制方法辑要

　　1. 远志：去心。(《华氏中藏经》，旧题汉·华佗撰，清·孙星衍校，公元234年)

　　2. 远志：去心。(《刘涓子鬼遗方》，南朝齐·龚庆宣选，公元495—499年)

　　3. 远志：皆槌破，去心。(《本草经集注》，南朝齐梁·陶弘景著，公元502—536年)

　　4. 远志：槌破去心。(《备急千金要方》，唐·孙思邈著，公元652年)

　　5. 远志：去心。(《千金翼方》，唐·孙思邈著，公元682年)

　　6. 远志：去心。(《银海精微》，托名唐·孙思邈辑，公元682年)

　　7. 远志：去心。(《外台秘要》，唐·王焘撰，公元752年)

　　8. 远志：凡使，先须去心，若不去心，服之令人闷。去心了，用熟甘草汤浸宿，漉出，曝干用之也。(《雷公炮炙论》，

南朝宋·雷敩撰，公元 10 世纪？）

9. 远志：去心。（《太平圣惠方》，宋·王怀隐等编集，公元 992 年）

10. 远志：去心取上粗皮用。（《博济方》，宋·王衮撰，公元 1047 年）

11. 远志：去心。（《苏沈良方》，宋·苏轼、沈括著，公元 1075 年）

12. 远志：用之打去心，取皮。（《重修政和经史证类备用本草》，宋·唐慎微著，公元 1116 年）

13. 远志：去心。（《圣济总录》，宋·太医院编，公元 1111—1117 年）

14. 远志：去心。（《全生指迷方》，宋·王贶撰，公元 1125 年？）

15. 远志：去苗。去心。（《产育宝庆集》，宋·李师圣、郭稽中编纂，公元 1131 年）

16. 远志：去心，洗剉炒黄色。或用甘草煮三四沸去芦骨或生姜汁炒。（《普济本事方》，宋·许叔微述，公元 1132 年）

17. 远志：①甘草煮去芦骨。去心以甘草煮三四沸。②去心姜汁炒。③汤浸去心酒洒蒸。④凡使，先须去心焙干，方入药用，如不去心，令人烦闷、更能以甘草汤浸一宿，漉出焙干用尤妙。（《太平惠民和剂局方》，宋·太平惠民和剂局陈师文等编，公元 1151 年）

18. 远志：①甘草水煮，去心。②去心，甘草水煮。（《小儿卫生总微论方》，宋·撰人未详，公元 1156 年）

19. 远志：去心。（《洪氏集验方》，宋·洪遵辑，公元 1170 年）

20. 远志：①去心炒。去心姜汁炒。②去心姜汁淹。③去

心姜汁浸炒。④酒浸洗去心酒洒蒸炒干。(《三因极一病证方论》,宋·陈言著,公元1174年)

21. 远志:①去心,甘草水煮十沸。②去心。③去心炒。④去心。去骨同甘草煮。去心甘草制。(《校注妇人良方》,宋·陈自明原著,明·薛己校注,公元1237年)

22. 远志:①去心,甘草煮干。②去心,炒。③甘草水浸,去心。(《济生方》,宋·严用和撰,公元1253年)

23. 远志:去苗骨,甘草水煮,焙。(《陈氏小儿病源方论》,宋·陈文中撰,公元1254年)

24. 远志:①去心,用甘草煮。②去心。(《类编朱氏集验医方》,宋·朱佐集,公元1265年)

25. 远志:去心。(《急救仙方》,宋·著者不详,公元1278年?)

26. 远志:①去心。②炒。(《女科百问》,宋·齐仲甫著,公元1279年)

27. 远志:去心。(《扁鹊心书》,宋·窦材重集,撰年不详)

28. 远志:去心。(《素问病机气宜保命集》,金·刘完素著,公元1186年)

29. 远志:去心。(《儒门事亲》,金·张从正撰,公元1228年?)

30. 远志:①去心,炒。②焙。③去心,春秋三日,夏二日,冬四日,用酒浸令透,易为剥皮。(《瑞竹堂经验方》,元·沙图穆苏撰,公元1326年)

31. 远志:去心。(《外科精义》,元·齐德之著,公元1335年)

32. 远志:①去心。②炒。③去心,姜汁炒。(《丹溪心法》,元·朱震亨著,公元1347年)

33. 远志：甘草水浸去骨。(《疮疡经验全书》，宋·窦汉卿辑著，公元 1569 年？)

34. 远志：①汤浸软，去心，酒洒，蒸一饭久，焙干。②酒浸半日，新布裹，槌取肉，焙。③去心，甘草水煮，姜汁炒。④姜汁蘸湿，取肉，焙。⑤去心，姜汁淹。⑥并苗梗浸，去心。⑦去心，甘草水煮，取肉。⑧牡丹、巴戟天、远志、野葛等，皆搥破去心。⑨甘草水煮，去心，姜汁炒。⑩水浸去心，干姜汁蘸焙。⑪汤浸，去心，焙干。⑫去心，焙。⑬取肉，姜汁炒。⑭去心，甘草水煮过，却以姜汁拌炒。⑮去心，小麦炒。⑯水浸，去心焙。⑰去心，姜汁制炒。⑱去苗，甘草煮，搥去骨。⑲洗，取肉。⑳水浸，取肉，蘸姜汁焙。㉑泔浸，洗去土，搥去心。㉒去心，甘草水煮十沸。(《普济方》，明·朱橚等编，公元 1406 年)

35. 远志：①去心，甘草同煮，去甘草。②去心，姜汁淹。(《秘传证治要诀及类方》，明·戴元礼著，公元 1443 年)

36. 远志：①去心。②去心，炒。③用甘草同煮，去心，不用甘草。④水浸，去心，姜制炒。⑤用甘草水煮，剥去心，姜汁炒。⑥甘草水煮，去心。⑦灯心煮，去心。⑧去心，姜汁焙。(《奇效良方》，明·方贤著，公元 1449 年？)

37. 远志肉：姜制，焙。(《奇效良方》，明·方贤著，公元 1449 年？)

38. 远志：不去心服之令人闷。(《本草品汇精要》，明·刘文泰等纂，公元 1505 年)

39. 远志：去心，炒。(《外科理例》，明·汪机编著，公元 1519 年)

40. 远志：宜去骨取皮，甘草汤渍一宿，漉，向日曝干，入剂煎。(《本草蒙筌》，明·陈嘉谟纂辑，公元 1525 年)

41. 远志：①姜制，焙，去心。②姜制煮，去心。(《婴童百问》，明·鲁伯嗣撰，公元 1526 年？)

42. 远志：甘草水煮，去心。(《明医杂著》，明·王节斋集，薛己注，公元 1549 年)

43. 远志：姜制取肉炒。(《保婴撮要》，明·薛铠集，薛己验，公元 1555 年)

44. 远志：①去心。②去苗心。③去心炒。④去心，炒。⑤泔浸，挏去心。(《医学纲目》，明·楼英编纂，公元 1565 年)

45. 远志：先用甘草、黑豆水煮去骨，后用姜汁炒。(《医学入门》，明·李梴著，公元 1575 年)

46. 远志：凡使，须去心，否则令人烦闷，仍用甘草汤浸一宿，暴干或焙干用。(《本草纲目》，明·李时珍撰，公元 1578 年)

47. 远志：甘草汤浸一宿，去心，晒干。苗即小草，去苗用者多。(《仁术便览》，明·张浩著，公元 1585 年)

48. 远志：①用甘草汤浸一宿，透去骨，晒干。②水泡去心，二两猪胆汁煮过，晒干，用姜汁制。(《增补万病回春》，明·龚廷贤编，公元 1587 年)

49. 远志：用宜甘草汤渍，去骨取肉。(《本草原始》，明·李中立纂辑，公元 1593 年)

50. 远志：①甘草水煮，去骨。②甘草水泡，去心。(《鲁府禁方》，明·龚廷贤编，公元 1594 年)

51. 远志：①去心。②甘草煮，去心。③去心，甘草水煮过，用姜汁拌炒。④甘草水煮，剥去心，姜汁炒。⑤水浸去心，姜制炒。⑥以甘草水煮去心。⑦泔煮，去骨。(《证治准绳》，明·王肯堂著，公元 1602 年)

52. 远志肉：甘草煮。(《证治准绳》，明·王肯堂著，公元

1602 年）

53. 远志：去心，炒。（《外科启玄》，明·申斗垣著，公元 1604 年）

54. 远志肉：去骨姜炒。（《宋氏女科秘书》，明·宋林皋著，公元 1612 年）

55. 远志：热水泡浸一时，破肉去梗和甘草煮半伏时，去草不用。（《医宗粹言》，明·罗周彦著，公元 1612 年）

56. 远志：①水泡，去心。②甘草水泡，去心。③甘草汤浸一宿，去骨晒干。④甘草汤泡。⑤甘草汤泡去心。（《寿世保元》，明·龚廷贤撰，公元 1615 年）

57. 远志：①制以甘草汤，浸一宿，晒干，炒用。②炒。③黑豆甘草同煮。④姜汁炒。⑤酒浸。⑥姜制，取肉，炒。⑦姜汁浸。（《景岳全书》，明·张介宾撰，公元 1615 年）

58. 远志：去心，炒。汤泡去心，微炒。（《外科正宗》，明·陈实功编撰，公元 1617 年）

59. 远志：①去心。②去骨。（《济阴纲目》，明·武之望辑著，公元 1620 年）

60. 远志肉：甘草煮。（《济阴纲目》，明·武之望辑著，公元 1620 年）

61. 远志：去心，若不去心，服之令人闷。去心了用熟甘草汤浸一宿，漉出，曝干用之。（《炮炙大法》，明·缪希雍撰，公元 1622 年）

62. 远志：去心，甘草汁浸蒸。（《先醒斋医学广笔记》，明·缪希雍撰，公元 1622 年）

63. 远志肉：甘草汁浸，蒸晒干。（《先醒斋医学广笔记》，明·缪希雍撰，公元 1622 年）

64. 远志：制以甘草汤浸一宿，晒干炒用。（《本草正》，

明·张介宾撰，公元 1624 年)

65. 远志：①甘草汤浸透，去水焙干。②去木。③去心姜汁炒。④甘草水煮去心。(《医宗必读》，明·李中梓著，公元1637 年)

66. 远志：甘草汤浸一宿，焙干。(《本草通玄》，明·李中梓撰，公元 1637 年？)

67. 远志：去心，炒。(《审视瑶函》，明·傅仁宇撰，公元1644 年)

68. 远志：去心。(《一草亭目科全书、异授眼科》，明·邓苑撰，公元 1644 年？)

69. 远志肉：①水洗去骨，晒干炒。②甘草煎水浸软去骨炒。③甘草煎水浸一宿，炒。(《一草亭目科全书、异授眼科》，明·邓苑撰，公元 1644 年？)

70. 远志：修治，去心，否则令人烦闷，仍用甘草汤浸一宿，暴干或焙干。(《本草乘雅半偈》，明·卢之颐著，公元1647 年)

71. 远志：用须去心，甘草汤浸焙用。(《握灵本草》，清·王翃著，公元 1683 年)

72. 远志：去心，甘草汤浸一宿，焙干用。(《本草汇》，清·郭佩兰著，公元 1655 年)

73. 远志：去骨。(《医门法律》，清·喻嘉言著，公元1658 年)

74. 远志：甘草汤泡去心用。(《医宗说约》，清·蒋仲芳撰，公元 1663 年)

75. 远志：①泔水浸，去心，为末。②甘草水浸汤下。③汤泡去心微炒。(《外科大成》，清·祁坤编著，公元 1665 年)

76. 远志：①去心。②米泔浸洗槌去心为末。③去骨取皮甘草汤渍一宿，因苦下行以甘缓之使上发也，漉出晒干。
(《本草述》，清·刘若金著，公元 1666 年)

77. 远志：去骨取皮，甘草汤渍一宿（因若下行，以甘缓之，使上发也），漉出曝干用。(《本草述钩元》，清·杨时泰著，公元 1666 年？)

78. 远志：①去心。②炒。③去心炒。(《医方集解》，清·汪昂著，公元 1682 年)

79. 远志：去心，甘草水浸一宿用。(《本草备要》，清·汪昂辑著，公元 1694 年)

80. 远志：凡用须甘草汤浸去骨，即以此汤煮熟晒干用，生用戟人之咽，梗不去，令人烦闷。(《药品辨义》，清·尤乘增辑，公元 1691 年)

81. 远志：甘草汤泡，去骨。(《本经逢原》，清·张璐著，公元 1695 年)

82. 远志肉：甘草水制。(《嵩崖尊生全书》，清·景冬阳撰，公元 1696 年)

83. 制远志：凡使远志须去心，否则令人烦闷，仍用甘草汤浸一宿，暴干或炒干用。(《修事指南》，清·张仲岩撰，公元 1704 年)

84. 远志：①去心。②去骨，用净肉一两，甘草一节同煮过去草。(《良朋汇集》，清·孙望林辑，公元 1711 年)

85. 远志：甘草汤浸去水用。(《本草必用》，清·顾靖远著，公元 1722 年)

86. 远志：去心，甘草汤浸晒干用。(《本草经解要》，清·叶天士著，公元 1724 年)

87. 远志：①去心。②炙。③制。(《医宗金鉴》，清·吴谦等编，公元 1742 年)

88. 远志：去心，甘草水浸一宿用。(《本草从新》，清·吴仪洛撰，公元 1757 年)

89. 远志：米泔水浸，搥碎，去心用，不去心令人闷绝，再用甘草汤泡一宿，漉出日干，或焙干用。生用则戟人咽喉。(《得配本草》，清·严西亭、施澹宁、洪缉庵同纂，公元 1761 年)

90. 远志：①去心。②炒。(《成方切用》，清·吴仪洛辑，公元 1761 年)

91. 远志肉：炒。(《沈氏女科辑要笺正》，清·沈尧封辑著，公元 1764 年?)

92. 远志：①酒浸去心。②远志肉甘草汁制。(《本草纲目拾遗》，清·赵学敏编，公元 1765 年)

93. 远志：去心，用甘草水浸一宿，暴干焙干用。(《本草求真》，清·黄宫绣纂，公元 1769 年)

94. 远志：去净骨。(《吴鞠通医案》，清·吴瑭著，公元 1789 年)

95. 远志：去心，甘草水浸一宿用。(《本草辑要》，清·林玉友辑，公元 1790 年)

96. 远志：去骨。(《女科要旨》，清·陈念祖著，公元 1820 年)

97. 远志：甘草汤泡去骨。(《医学从众录》，清·陈念祖撰，公元 1820 年)

98. 远志：去心。(《傅青主女科》，清·傅山著，公元 1827 年)

99. 远志肉：甘草水制。(《霍乱论》，清·王士雄撰，公元 1838 年)

100. 远志：①甘草汁炒。②炒炭。③姜炒。④酒浸。

（《类证治裁》，清·林佩琴编著，公元 1839 年）

101. 远志：去心用。（《本草分经》，清·姚澜编，公元 1840 年）

102. 远志：去骨。（《增广验方新编》，清·鲍相璈编，公元 1846 年）

103. 远志肉：①用甘草汤洗一次。②甘草水炒。（《增广验方新编》，清·鲍相璈编，公元 1846 年）

104. 远志肉：去骨取皮用，否则令人烦闷，甘草汤渍一宿，因苦下行，以甘缓之，使上发也，漉出曝干，制过不可陈久，久则油气戟人咽喉为害。（《本草害利》，清·凌晓五著，公元 1862 年）

105. 远志：甘草水炒。（《校注医醇剩义》，清·费伯雄编著，公元 1863 年）

106. 远志：去心。（《时病论》，清·雷丰著，公元 1882 年）

107. 远志：去心，甘草水浸一宿用。（《医家四要》，清·程曦、江诚、雷大震同纂，公元 1884 年）

### 🌸 现代炮制加工与应用

| 序号 | 炮制品 | 加工技术 | 应用 |
|---|---|---|---|
| 1 | 远志[1] | 取原药材，除去杂质，略洗，润透，切段，干燥。筛去碎屑 | 具安神益智，交通心肾，祛痰，消肿的作用。生品"戟人咽喉"，多外用于痈疽肿毒，乳房肿痛 |

---

〔1〕 按语：生远志有"戟人咽喉"的副作用，甘草水制后能缓和其燥性，消除麻喉的副作用。

| 序号 | 炮制品 | 加工技术 | 应用 |
|---|---|---|---|
| 2 | 制远志 | 取甘草片，加适量水煎煮两次，合并煎液并浓缩至甘草量的10倍左右，再加入净远志段，用文火煮至汤被吸尽，取出干燥，筛去碎屑。每100kg净远志段，用甘草6kg | 甘草水制后既能缓其苦燥之性，又能消除刺喉的麻味，以安神益智为主。用于心肾不交引起的失眠多梦，惊悸健忘，神志恍惚 |
| 3 | 蜜远志 | 取炼蜜，加入适量开水稀释后，淋于远志段中，闷透，文火炒至蜜被吸尽、色泽加深、略带焦斑、不粘手时，取出晾凉，筛去碎屑。每100kg净远志段，用炼蜜20kg | 蜜炙后能增强化痰止咳的作用。多用于寒痰咳喘，咳嗽痰多，咳痰不爽等 |

# 泽泻 | Zéxiè
## Alismatis Rhiaoma

《中国药典》载有泽泻和盐泽泻两种炮制品。泽泻为泽泻科植物泽泻 *Alisma orientale*（Sam.） Juzep. 或泽泻 *Alisma plantago - aquatica* Linn. 的干燥块茎。冬季茎叶开始枯萎时采挖，洗净，干燥，除去须根及粗皮。

### 🌀 历代炮制方法辑要

1. 泽泻：不计多少，细剉，酒浸一宿，漉出，曝干任用也。（《雷公炮炙论》，南朝宋·雷敩撰，公元 10 世纪？）

2. 泽泻：去苗。（《伤寒总病论》，宋·庞安时撰，公元 1100 年）

3. 泽泻：剉。（《小儿药证直诀》，宋·钱乙著，公元 1107 年？）

4. 泽泻：捣筛取末。（《重修政和经史证类备用本草》，宋·唐慎微著，公元 1116 年）

5. 泽泻：①酒浸。②洗净酒一宿炙。（《圣济总录》，宋·太医院编，公元 1111—1117 年）

6. 泽泻：净洗，酒浸一宿，炙干（不浸亦得）。（《普济本事方》，宋·许叔微述，公元 1132 年）

7. 泽泻：①洗酒浸一宿炙。②凡使，用酒浸一宿，漉出焙干用。（《太平惠民和剂局方》，宋·太平惠民和剂局陈师文等编，公元 1151 年）

8. 泽泻：微炒。(《洪氏集验方》，宋·洪遵辑，公元 1170 年)

9. 泽泻：研成块子，酒浸一宿略蒸。(《传信适用方》，宋·吴彦夔著，公元 1180 年)

10. 泽泻：水洗剉作块，无灰酒湿瓦器盛，蓋甌酒湿瓦器上蒸，五次剉焙。(《校正集验背疽方》，宋·李迅撰，公元 1196 年)

11. 泽泻：①酒浸一宿。②酒浸一宿，略蒸焙。③水洗切作块，酒湿，蒸五次，块焙。(《类编朱氏集验医方》，宋·朱佐集，公元 1265 年)

12. 泽泻：炒。(《儒门事亲》，金·张从正撰，公元 1228 年?)

13. 泽泻：去粗皮。(《活幼心书》，元·曾世荣编，公元 1294 年)

14. 泽泻：捣碎纱罗过用。(《卫生宝鉴》，元·罗天益著，公元 1343 年)

15. 泽泄：炒。(《疮疡经验全书》，宋·窦汉卿辑著，公元 1569 年?)

16. 泽泻：①水浸，切，酒浸蒸一次。②切成块子，酒蒸一宿，略蒸。(《普济方》，明·朱橚等编，公元 1406 年)

17. 泽泻：①酒润，蒸。②去灰土，切作片，去粗皮，酒浸一宿。(《奇效良方》，明·方贤著，公元 1449 年?)

18. 泽泻：蒸。(《外科理例》，明·汪机编著，公元 1519 年)

19. 泽泻：酒浸曝用。(《本草蒙荃》，明·陈嘉谟纂辑，公元 1525 年)

20. 泽泻：去毛。(《万氏女科》，明·万全编著，公元

1549 年)

21. 泽泻：去芦酒浸一宿，日干。(《医学入门》，明·李梴著，公元 1575 年)

22. 泽泻：不计多少，细剉，酒浸一宿，取出暴干，任用。(《本草纲目》，明·李时珍撰，公元 1578 年)

23. 泽泻：刮去毛，水洗润切，有酒浸。有皂角水浸切焙用。夏月频晒不生虫。(《仁术便览》，明·张浩著，公元 1585 年)

24. 泽泻：去毛酒浸用。(《本草原始》，明·李中立纂辑，公元 1593 年)

25. 泽泻：①去土，蒸。②贰两，去灰土，切作片，去粗皮，酒浸一夜。③捣碎，纱罗过用。(《证治准绳》，明·王肯堂著，公元 1602 年)

26. 泽泻：蒸焙。(《外科启玄》，明·申斗垣著，公元 1604 年)

27. 泽泻：去毛。(《宋氏女科秘书》，明·宋林皋著，公元 1612 年)

28. 泽泻：削去毛热水浸半时切片。(《医宗粹言》，明·罗周彦著，公元 1612 年)

29. 泽泻：①去尾。②去皮。③炒。④切片蒸，焙干。⑤酒浸，焙干。(《寿世保元》，明·龚廷贤撰，公元 1615 年)

30. 福泽泻：去毛。(《寿世保元》，明·龚廷贤撰，公元 1615 年)

31. 泽泻：①炒。②切片，蒸五次，焙用。③煨。④酒浸一宿。(《景岳全书》，明·张介宾撰，公元 1615 年)

32. 泽泻：蒸。(《外科正宗》，明·陈实功编撰，公元 1617 年)

33. 泽泻：①细剉酒浸一宿，漉出，曝干用。②米泔浸去毛，蒸或捣碎焙。(《炮炙大法》，明·缪希雍撰，公元1622年)

34. 泽泻：①炒。②米泔浸炒。③切片，炒。④米泔浸，切片，炒。(《先醒斋医学广笔记》，明·缪希雍撰，公元1622年)

35. 泽泻：①去皮。酒浸焙。②去毛炒。(《医宗必读》，明·李中梓著，公元1637年)

36. 泽泻：酒洗，焙干。(《审视瑶函》，明·傅仁宇撰，公元1644年)

37. 光泽泻：去毛。(《一草亭目科全书、异授眼科》，明·邓苑撰，公元1644年？)

38. 泽泻：修治，不计多少，剉极细酒浸一宿，取出暴干。(《本草乘雅半偈》，明·卢之颐著，公元1647年)

39. 泽泻：酒洗一宿，曝干用。(《本草汇》，清·郭佩兰著，公元1655年)

40. 泽泻：炒黄色。(《医宗说约》，清·蒋仲芳撰，公元1663年)

41. 泽泻：蒸。(《外科大成》，清·祁坤编著，公元1665年)

42. 泽泻：①酒浸一宿漉出晒干。②米泔浸去毛蒸或捣碎熔。(《本草述》，清·刘若金著，公元1666年)

43. 泽泻：细剉，酒浸一宿，漉出，晒干用。一法，米泔浸，去毛蒸或捣碎焙。(《本草述钩元》，清·杨时泰著，公元1666年？)

44. 泽泻：去毛。(《温热暑疫》，清·周扬俊辑，公元1679年)

45. 泽泻：盐水拌，或酒浸用，忌铁。(《本草备要》，

清·汪昂辑著，公元 1694 年）

46. 制泽泻：凡使泽泻，不计多少细剉，酒浸一宿，取出暴干，任用。（《修事指南》，清·张仲岩撰，公元 1704 年）

47. 泽泻：去皮，酒浸焙。（《本草必用》，清·顾靖远著，公元 1722 年）

48. 泽泻：蒸。（《医宗金鉴》，清·吴谦等编，公元 1742 年）

49. 宣泽泻：①盐水炒焦。②盐水炒干。③炒。（《幼幼集成》，清·陈复正辑订，公元 1750 年）

50. 泽泻：盐水拌，或酒浸。（《本草从新》，清·吴仪洛撰，公元 1757 年）

51. 泽泻：健脾生用，或酒炒用。滋阴利水盐水炒。（《得配本草》，清·严西亭、施澹宁、洪缉庵同纂，公元 1761 年）

52. 泽泻：酒浸。（《成方切用》，清·吴仪洛辑，公元 1761 年）

53. 泽泻：盐水炒，或酒拌。（《本草求真》，清·黄宫绣纂，公元 1769 年）

54. 泽泻：炒。（《吴鞠通医案》，清·吴瑭著，公元 1789 年）

55. 泽泻：盐水拌或酒浸用……忌铁。（《本草辑要》，清·林玉友辑，公元 1790 年）

56. 泽泻：酒拌烘。（《女科要旨》，清·陈念祖著，公元 1820 年）

57. 泽泻：切片蒸五次倍用。（《外科证治全书》，清·许克昌、毕法同辑，公元 1831 年）

58. 泽泻：切片炒。（《霍乱论》，清·王士雄撰，公元 1838 年）

59. 泽泻：盐水炒。(《类证治裁》，清·林佩琴编著，公元1839年)

60. 泽泻：炒。(《增广验方新编》，清·鲍相璈编，公元1846年)

61. 泽泻：细剉，酒浸一宿，取出曝干任用。(《本草害利》，清·凌晓五著，公元1862年)

62. 泽泄：盐水炒。(《校注医醇賸义》，清·费伯雄编著，公元1863年)

63. 泽泻：①盐水炒。②酒拌。(《本草汇纂》，清·屠道和编辑，公元1863年)

64. 泽泻：去皮，盐水拌，或酒浸。(《医家四要》，清·程曦、江诚、雷大震同纂，公元1884年)

## 🐾 现代炮制加工与应用

| 序号 | 炮制品 | 加工技术 | 应用 |
|---|---|---|---|
| 1 | 泽泻[1] | 取原药材，除去杂质，大小分档，洗净，润透，切厚片，干燥。筛去碎屑 | 生品以利水渗湿为主。用于小便不利，水肿，淋浊，湿热黄疸，湿热带下等 |
| 2 | 盐泽泻 | 取净泽泻片，用盐水拌匀，闷润至盐水被吸尽，置炒制器具内，文火炒至微黄色，取出晾凉，筛去碎屑。每100kg净泽泻片，用食盐2kg | 炙后引药下行，并能增强滋阴、泄热、利尿作用，利尿而不伤阴。用于小便淋沥，腰部重痛等 |
| 3 | 麸炒泽泻 | 将麸皮撒入热锅中，用中火加热，待冒浓烟时投入净泽泻片，翻炒至药物呈黄色时取出，筛去麸皮，晾凉。每100kg净泽泻片，用麸皮10kg | 炒后缓和寒性，以渗湿和脾、降浊升清为主。用于脾虚泄泻，痰湿眩晕等 |

---

〔1〕 按语：泽泻主要含有四环三萜类成分，制后其水溶性成分的含量显著增加，药理实验证明，生泽泻、盐泽泻、麸炒泽泻均有一定的利尿作用。

# 珍珠

Zhēnzhū
Margarita

《中国药典》载有珍珠和珍珠粉两种炮制品。珍珠为珍珠贝科动物马氏珍珠贝 *Pteria martensii*（Dunker）、蚌科动物三角帆蚌 *Hyriopsis cumingii*（Lea）或褶纹冠蚌 *Cristaria plicata*（Leach）等双壳类动物受刺激形成的珍珠。自动物体内取出，洗净，干燥。

## 🌀 历代炮制方法辑要

1. 真珠：研如粉。（《千金翼方》，唐·孙思邈著，公元682年）

2. 珍珠：①制过。②用豆腐一块，入珠于腐内，蒸过取出，用洗净去浆、白绵布二三重包珠，石上杵烂，用细末。（《银海精微》，托名唐·孙思邈辑，公元682年）

3. 真珠：研。（《外台秘要》，唐·王焘撰，公元752年）

4. 真珠：须取新净者，以绢袋盛之，然后用地榆、五花皮、五方草三味各四两，细剉了，又以牡蛎约重四五斤已来，先置于平底铛中，以物四向（支）令稳，然后著真珠于上了，方下剉了三件药，笼之，以浆水煮三日夜，勿令火歇，日满出之，用甘草汤淘之令净后，于臼中捣令细，以绢罗重重筛过，却更研二万下了用。凡使，要不伤破及钻透者方可用也。（《雷公炮炙论》，南朝宋·雷敩撰，公元10世纪？）

5. 真珠：①细研，水飞过。②以牡蛎用水同煮一日，去

牡蛎。(《太平圣惠方》，宋·王怀隐等编集，公元 992 年)

6. 真珠末：研。(《小儿药证直诀》，宋·钱乙著，公元 1107 年？)

7. 真珠：为药须久研如粉麨，方堪服饵。研之不细，伤人藏府。(《重修政和经史证类备用本草》，宋·唐慎微著，公元 1116 年)

8. 真珠：研。(《圣济总录》，宋·太医院编，公元 1111—1117 年)

9. 真珠：凡使……于臼中捣令细，绢罗重重筛过却更研一、二万下了，任用之。(《太平惠民和剂局方》，宋·太平惠民和剂局陈师文等编，公元 1151 年)

10. 珍珠：入砂锅内以盐泥封固煅赤，取出去火毒用。(《校注妇人良方》，宋·陈自明原著，明·薛己校注，公元 1237 年)

11. 珍珠：①大豆腐者（煮）一伏时。②煅过存性。(《疮疡经验全书》，宋·窦汉卿辑著，公元 1569 年？)

12. 真珠：研细。(《普济方》，明·朱橚等编，公元 1406 年)

13. 珍珠：细研，水飞过。(《普济方》，明·朱橚等编，公元 1406 年)

14. 珍珠末：另研。(《奇效良方》，明·方贤著，公元 1449 年？)

15. 真珠：入医方，惟新完者可用，磁钵极研，薄绢重筛……(《本草蒙筌》，明·陈嘉谟纂辑，公元 1525 年)

16. 真珠：研。(《婴童百问》，明·鲁伯嗣撰，公元 1526 年？)

17. 珍珠：生，为末。(《婴童百问》，明·鲁伯嗣撰，公元

1526 年？）

18. 真珠：研细。（《保婴撮要》，明·薛铠集，薛己验，公元 1555 年）

19. 真珠：①凡用，以新完未经钻缀者研如粉，方堪服食，不细则伤人脏腑。②凡用，以新者绢袋盛之，置牡蛎四两于平底铛中，以物四向支稳，然后着珠于上，乃下地榆、五花皮、五方草各剉四两，笼住，以浆水不住火煮三日夜取出，用甘草汤淘净，于臼中捣细重筛，更研二万下，方可服食。③真珠……以酪浆渍之，皆化如水银；以浮石、蜂巢、蛇黄等物合之，可引长三四尺。为丸服之。④凡入药，不用首饰及见尸气者，以人乳浸三日，煮过，如上捣研。一法：以绢袋盛入豆腐腹中煮一炷香，云不伤珠也。（《本草纲目》，明·李时珍撰，公元 1578 年）

20. 珍珠：新鲜者用绵絮包裹，火烧不振，另研。（《仁术便览》，明·张浩著，公元 1585 年）

21. 真珠：凡用以新完未经缀者盛绢袋，入豆腐内煮过研粉用之。（《本草原始》，明·李中立纂辑，公元 1593 年）

22. 珍珠：①砂锅内煅过研细。②煅。（《鲁府禁方》，明·龚廷贤编，公元 1594 年）

23. 珍珠：肆拾玖粒，砂锅内泥封口煅过丝壹枚如枣大取肆拾玖。（《证治准绳》，明·王肯堂著，公元 1602 年）

24. 珍珠：豆腐内蒸过，铁臼内捣末研用，有用火煅，非其制也，一说入目贵乎生用。（《医宗粹言》，明·罗周彦著，公元 1612 年）

25. 珍珠：①研如粉。②生，用绵纸包，打碎，碾。③入砂罐内，以盐泥封固，煅赤，取出晒。④铁器上（爆）微黄色，研。⑤烧存性。⑥豆腐煮。⑦用豆腐一块，切两片，将珠

铺在内，两片合住缚定，入水煮三炷香为度，研细末。(《寿世保元》，明·龚廷贤撰，公元 1615 年)

26. 好珍珠：八九分，将雄鸡一只，以珠入鸡肚内过一宿，然后杀鸡取珠，用豆腐蒸过。(《寿世保元》，明·龚廷贤撰，公元 1615 年)

27. 珍珠：①放豆腐中，蒸熟用。②入砂罐内，以盐泥封固，煅赤取出，去火毒用。③炒过。④用豆腐包蒸。(《景岳全书》，明·张介宾撰，公元 1615 年)

28. 珍珠：①煅。②入豆腐内煮数滚，研为极细，无声方用。(《外科正宗》，明·陈实功编撰，公元 1617 年)

29. 珍珠：绢包入腐中，煮，研，(《本草通玄》，明·李中梓撰，公元 1637 年？)

30. 珍珠：为末。(《审视瑶函》，明·傅仁宇撰，公元 1644 年)

31. 珍珠：①珍珠、琥珀、玛瑙、珊瑚，皆所难研者。古人有用火煅者，虽易碎，去其真性，又近于燥，不可用。水磨者，荡去细尘，亏者太过，又不可。不如用布数层包定，铁锤打碎，放开，拣细者入抒钵内，轻轻慢研细筛，真性不失，亏者不多也。②将煅、研细末。③将珠钱许，置豆腐内，碗盛蒸一时久。研极细，收贮所用。④用人乳拌一宿，入豆腐内煮熟。(《一草亭目科全书、异授眼科》，明·邓苑撰，公元 1644 年？)

32. 真珠：以人乳浸三日，煮过捣细，更研一万下方可服食。(《握灵本草》，清·王翃著，公元 1683 年)

33. 珍珠：人乳浸三日，绢包入豆腐中，煮一炷香，捣碎，研二万余如飞面。(《本草汇》，清·郭佩兰著，公元 1655 年)

34. 珍珠：研极细用。（《医宗说约》，清·蒋仲芳撰，公元1663年）

35. 新白珍珠：一钱，入荳腐内煮数滚，研极细末，无声方用。（《医宗说约》，清·蒋仲芳撰，公元1663年）

36. 珍珠：①豆腐内煮数滚布包槌碎同灯心碾末。②炒爆。③微焙。（《外科大成》，清·祁坤编著，公元1665年）

37. 真珠：豆腐一块入珠于腐腹，煮一炷香取出将洗净无浆白棉布二三重包珠，于石上杵烂为细末。（《本草述》，清·刘若金著，公元1666年）

38. 真珠：用豆腐一块，入珠于内，扎定，煮一炷香取出，将洗净白棉布包二三重，置石上击碎研，须研如腻粉方堪服食，不则伤人脏腑。（《本草述钩元》，清·杨时泰著，公元1666年？）

39. 真珠：乳浸三日，研粉极细用，不细伤人脏腑。（《本草备要》，清·汪昂辑著，公元1694年）

40. 珍珠：末水飞。（《食物本草会纂》，清·沈李龙纂辑，公元1691年）

41. 珍珠：煅灰。（《本经逢原》，清·张璐著，公元1695年）

42. 珍珠：①用豆腐煮。②煅。（《嵩崖尊生全书》，清·景冬阳撰，公元1696年）

43. 制珍珠：①凡使珍珠，须要新完未经钻缀者，研如粉方堪服食，不细则伤人脏腑。②凡用以新者绢袋盛之，置牡蛎四两，于平底铛中，以物四向支稳，然后著珠于上，乃下地榆、五花皮、五方草各剉四两，笼住，以浆水不住火住三日三夜，取出用甘草汤淘净，于臼中捣细，重筛更研二万下，方可服食。③凡入药不用首饰，及见尸气者，以人乳浸三日煮过，

如上捣研。一法以绢袋盛入豆腐腹中，煮一柱香，云不伤珠也。(《修事指南》，清·张仲岩撰，公元1704年)

44. 真珠：煅。(《良朋汇集》，清·孙望林辑，公元1711年)

45. 真珠：绢包入豆腐中，煮一柱香，研细方可用。(《本草必用》，清·顾靖远著，公元1722年)

46. 真珠：入豆腐煮一炷香，取出，与灯心同研极细，去心。(《外科证治全生集》，清·王维德著，公元1740年)

47. 珍珠：①煅。②豆腐内煮半炷香时取出研末。(《医宗金鉴》，清·吴谦等编，公元1742年)

48. 真珠：取新洁、未经钻缀者，乳浸三日，研粉极细，如飞面。(《本草从新》，清·吴仪洛撰，公元1757年)

49. 珍珠：绢袋盛之，豆腐一方，中作小孔，将珠入孔内，以原豆腐盖之，放锅内，用绵悬锅上，不可落底，桑柴火煮一炷香为度。听用。(《串雅外编》，清·赵学敏编，公元1759年)

50. 真珠：以人乳浸三日，煮捣研用。(《得配本草》，清·严西亭、施澹宁、洪缉庵同纂，公元1761年)

51. 珍珠：放豆腐中蒸熟用。(《成方切用》，清·吴仪洛辑，公元1761年)

52. 珍珠：①豆腐煮过。②入豆腐煮过，研细水飞。③炒研为末。④焙黄。⑤煅存性。(《本草纲目拾遗》，清·赵学敏编，公元1765年)

53. 真珠：取新洁未经钻缀者，乳浸三日，研粉极细用。(《本草辑要》，清·林玉友辑，公元1790年)

54. 珍珠：四十九粒，小者加倍。入沙罐内盐泥封固煅赤，取出去火毒用。(《外科证治全书》，清·许克昌、毕法同

辑，公元 1831 年）

55. 真珠：煅。（《类证治裁》，清·林佩琴编著，公元 1839 年）

56. 珍珠：煅。（《增广验方新编》，清·鲍相璈编，公元 1846 年）

57. 真珠：人乳浸三日，研粉极细，如飞面用。（《本草害利》，清·凌晓五著，公元 1862 年）

58. 珍珠：取体坚硬新结末经攒缀者，乳浸三日，研粉极细如飞面。（《本草汇纂》，清·屠道和编辑，公元 1863 年）

### 🐢 现代炮制加工与应用

| 序号 | 炮制品 | 加工技术 | 应用 |
| --- | --- | --- | --- |
| 1 | 珍珠[1] | 取原药材，洗净，晾干 | 具有安神定惊，明目消翳，解毒生肌的作用。可用于惊悸失眠，惊风癫痫，目生云翳，疮疡不敛 |
| 2 | 珍珠粉 | 取原药材，洗净污垢，用纱布包好，再用豆腐置砂锅或铜锅内，一般 300g 珍珠用两块 250g 重的豆腐，下垫一块，上盖一块，加饮用水淹没豆腐一寸左右，煮制 2 小时，至豆腐呈蜂窝状为止。取出，去除豆腐，用饮用水洗净晒干，研细过筛，水飞至舌舔无渣感为度。取出，晒干或烘干，研细 | 珍珠质地坚硬，不溶于水，用豆腐煮制，令其洁净，水飞成极细粉后易被人体吸收 |

〔1〕 按语：炮制方法载于唐代《银海精微》，采用豆腐制法。近年来各地炮制规范中收载的大多是豆腐煮法，主要目的是吸去油垢，洁净药材，便于粉碎。

# 知母

Zhīmǔ
Anemarrhenae Rhizoma

《中国药典》载有知母和盐知母两种炮制品。知母为百合科植物知母 *Anemarrhena asphodeloides* Bge. 的干燥根茎。春、秋二季采挖，除去须根及泥沙，晒干，习称"毛知母"；或除去外皮，晒干。

## 🌀 历代炮制方法辑要

1. 知母：切。(《金匮要略方论》，汉·张仲景著，公元 219 年)

2. 知母：酒浸。(《银海精微》，托名唐·孙思邈辑，公元 682 年)

3. 知母：凡使，先于槐砧上细剉，焙干，木臼杵捣，勿令犯铁器。(《雷公炮炙论》，南朝宋·雷敩撰，公元 10 世纪？)

4. 知母：煨令微黄。(《太平圣惠方》，宋·王怀隐等编集，公元 992 年)

5. 知母：焙。(《全生指迷方》，宋·王贶撰，公元 1125？)

6. 知母：切，炒。(《卫生家宝产科备要》，宋·朱端章编，公元 1184 年)

7. 知母：①酒炒。②酒拌炒黑。(《校注妇人良方》，宋·陈自明原著，明·薛己校注，公元 1237 年)

8. 知母：炒。(《陈氏小儿痘疹方论》，宋·陈文中撰，公元 1254 年)

9. 知母：盐水炒研末。(《扁鹊心书》，宋·窦材重集，撰年不详)

10. 知母：去皮。(《儒门事亲》，金·张从正撰，公元1228年？)

11. 知母：①炒。②酒洗。③细剉酒洗。④剉炒。(《脾胃论》，元·李杲著，公元1249年)

12. 知母：①病在头面及手梢皮肤者。须用酒炒之借酒力以上腾也。咽之下脐之上须酒洗之。②酒浸曝干，恐寒伤胃气也。③去皮用。④上颈行经，皆须用酒炒。(《汤液本草》，元·王好古著，公元1298年)

13. 知母：凉肾经，本药上颈行经皆酒炒。(《珍珠囊》，金·张元素著，公元1315年)

14. 知母：①微炒出汗。②酒浸洗。(《瑞竹堂经验方》，元·沙图穆苏撰，公元1326年)

15. 知母：①酒洗焙干。②酒洗。③刮去黑皮苗裹白者佳、(铡)细用。(《卫生宝鉴》，元·罗天益著，公元1343年)

16. 知母：①酒炒。②炒。(《丹溪心法》，元·朱震亨著，公元1347年)

17. 知母：①去毛盐酒拌炒。②盐酒炒褐色。(《疮疡经验全书》，宋·窦汉卿辑著，公元1569年？)

18. 知母：酒洗。(《本草发挥》，明·徐彦纯辑，公元1368年)

19. 知母：①苦，阴中微阳，凉肾经本药，上颈行经用酒炒。②酒浸。③焙。④酒浸，阴干。⑤微炒出汗。⑥剉，焙。⑦切片，焙干，为细末。(《普济方》，明·朱橚等编，公元1406年)

20. 知母：①去毛。②切。③焙。④酒制。(《奇效良方》，明·方贤著，公元 1449 年？）

21. 知母：①酒制。②酒浸炒。(《外科理例》，明·汪机编著，公元 1519 年)

22. 知母：去净皮毛，忌犯铁器、引经上颈，酒炒才升，益肾滋阴，盐炒便入。(《本草蒙筌》，明·陈嘉谟纂辑，公元 1525 年)

23. 知母：去毛，炒。(《婴童百问》，明·鲁伯嗣撰，公元 1526 年？)

24. 知母：炒为末。(《女科撮要》，明·薛己著，公元 1548 年)

25. 知母：①去皮毛，酒拌炒。②蜜水浸拌炒。(《明医杂著》，明·王节斋集，薛己注，公元 1549 年)

26 知母：去毛，炒。(《万氏女科》，明·万全编著，公元 1549 年)

27. 知母：炒黄色。(《保婴撮要》，明·薛铠集，薛己验，公元 1555 年)

28. 知母：①去皮。②切。③炒。④洗焙。⑤酒浸炒。⑥酒炒。⑦酒洗，炒。⑧去毛，挫碎，酒洗炒。⑨酒洗，焙。⑩酒洗。⑪酒洗炒，⑫一半生，一半酒炒。(《医学纲目》，明·楼英编纂，公元 1565 年)

29. 知母：去皮，补药盐水或蜜水蒸或炒，上行酒炒，忌铁器。(《医学入门》，明·李梴著，公元 1575 年)

30. 知母：①凡使，先于槐砧上剉细，烧干，木杵捣，勿犯铁器。②凡用，拣肥润裹白者，去毛切。引经上行，则用酒浸焙干，下行则用盐水润焙。③烧存性。④去毛，切。(《本草纲目》，明·李时珍撰，公元 1578 年)

31. 知母：去皮毛，酒浸炒，有蜜水浸炒者。(《仁术便

览》，明·张浩著，公元 1585 年）

32. 知母：①去皮毛，忌铁器，生用泻胃火，酒炒泻肾火。②人乳汁盐酒炒。（《增补万病回春》，明·龚廷贤编，公元1587 年）

33. 知母：忌铁，用去毛。（《本草原始》，明·李中立纂辑，公元 1593 年）

34. 知母：①去皮毛。②酒炒。③蜜水炒。④酒拌晒炒。（《鲁府禁方》，明·龚廷贤编，公元 1594 年）

35. 知母：①盐酒炒。②去皮，酒拌湿炒。③童便浸，晒干。④凡用拣肥润里白者去毛，切，引经上行则用酒浸焙干，下行则用盐水润焙。（《证治准绳》，明·王肯堂著，公元1602 年）

36. 知母：酒制。（《外科启玄》，明·申斗垣著，公元1604 年）

37. 知母：①酒炒。②蜜水炒。（《宋氏女科秘书》，明·宋林皋著，公元 1612 年）

38. 知母：治嗽酒炒，入肾盐水炒去毛皮净。（《医宗粹言》，明·罗周彦著，公元 1612 年）

39. 知母：①去皮毛。②去皮毛。生用泻胃火，酒炒泻肾火。③酒炒。④姜汤浸。⑤去毛，酒炒。⑥人乳汁炒。⑦去毛，酒浸，晒干。（《寿世保元》，明·龚廷贤撰，公元 1615 年）

40. 知母：①盐水炒。②去毛净，盐酒炒过。③乳炒。（《景岳全书》，明·张介宾撰公元 1615 年）

41. 知母：①盐水拌炒。②酒炒。③童便炒。（《外科正宗》，明·陈实功编撰，公元 1617 年）

42. 知母：①洗焙。②炒。（《济阴纲目》，明·武之望辑著，公元 1620 年）

43. 知母：①于槐砧上细剉焙干，木臼杵捣。②去毛蜜炙，勿令犯铁器。（《炮炙大法》，明·缪希雍撰，公元1622年）

44. 知母：去皮蜜炙。（《先醒斋医学广笔记》，明·缪希雍撰，公元1622年）

45. 知母：①去毛，盐水炒透。②去毛。③酒炒。④盐酒拌炒。（《医宗必读》，明·李中梓著，公元1637年）

46. 知母：凡用，须去毛剉碎，以盐酒久炒如褐色。（《本草通玄》，明·李中梓撰，公元1637年？）

47. 知母：①盐酒拌炒。②盐水洗。③蜜水炒。④去毛切片六两，分作四分，如黄柏四制同。（《审视瑶函》，明·傅仁宇撰，公元1644年）

48. 肥知母：炒。（《一草亭目科全书、异授眼科》，明·邓苑撰，公元1644年？）

49. 知母：盐水炒。（《一草亭目科全书、异授眼科》，明·邓苑撰，公元1644年？）

50. 知母：槐砧上剉细，木臼捣烂，勿犯铁器。（《本草乘雅半偈》，明·卢之颐著，公元1647年）

51. 知母：上行酒浸焙，下行盐水炒。（《握灵本草》，清·王翃，公元1683年）

52. 知母：①溺炒。②蜜炙。③竹刀去毛切炒。（《本草汇》，清·郭佩兰著，公元1655年）

53. 知母：①盐酒炒。②酒浸炒。（《医门法律》，清·喻嘉言著，公元1658年）

54. 知母：生用泻胃火。盐酒炒泻肾火忌铁去毛。（《医宗说约》，清·蒋仲芳撰，公元1663年）

55. 知母：①盐水拌炒。②酒炒。③童便炒。（《外科大成》，清·祁坤编著，公元1665年）

56. 知母：①去毛切，隔纸炒。②酒浸焙干。③盐水润焙勿犯铁器。④去皮酒炒。(《本草述》，清·刘若金著，公元1666年)

57. 知母：去毛切，上行用酒浸焙干、下行同盐水润焙。(《本草述钩元》，清·杨时泰著，公元1666年？)

58. 知母：去毛。(《温热暑疫》，清·周扬俊辑，公元1679年)

59. 知母：①炒。②酒炒。③盐水炒。④盐酒炒。(《医方集解》，清·汪昂著，公元1682年)

60. 知母：上行酒浸，下行盐水拌，忌铁。(《本草备要》，清·汪昂辑著，公元1694年)

61. 知母：盐酒炒。(《本经逢原》，清·张璐著，公元1695年)

62. 知母：①入肺经气分清热于上，若用盐制，亦能下降。②盐炒。③酒炒。(《嵩崖尊生全书》，清·景冬阳撰，公元1696年)

63. 制知母：①凡使知母，先于槐砧上剉细，烧干木臼杵捣，勿犯铁器。②凡用拣肥润里白者，去毛切，引经上行则用酒浸焙干，下行则用盐水润焙。(《修事指南》，清·张仲岩撰，公元1704年)

64. 知母：①姜汁煮蜜蒸为膏。②酒炒。③炒。(《良朋汇集》，清·孙望林辑，公元1711年)

65. 知母：去毛，上行酒焙，下行盐水焙。(《本草必用》，清·顾靖远，公元1722年)

66. 知母：去毛盐水炒。(《本草经解要》，清·叶天士著，公元1724年)

67. 知母：去尾，切片。上行酒润焙，下行盐水润焙。

（《外科证治全生集》，清·王维德著，公元 1740 年）

68. 知母：①切。②炒。③盐水炒。④酒浸炒。⑤童便炒。（《医宗金鉴》，清·吴谦等编，公元 1742 年）

69. 知母：微炒。（《幼幼集成》，清·陈复正辑订，公元1750 年）

70. 知母：上行酒浸，下行盐水拌，忌铁。（《本草从新》，清·吴仪洛撰，公元 1757 年）

71. 知母：去毛四两，制与黄柏同（附：黄柏八两，二两盐水、二两酒浸，二两人乳浸、二两蜜浸，俱晒炒赤）。（《串雅内编》，清·赵学敏编，公元 1759 年）

72. 知母：去毛，铜刀切片，犯铁器损肾，欲上行酒拌焙燥。欲下行盐水润焙。（《得配本草》，清·严西亭、施澹宁、洪缉庵同纂，公元 1761 年）

73. 知母：①盐酒炒。②盐水炒。（《成方切用》，清·吴仪洛辑，公元 1761 年）

74. 知母：得酒良，上行酒浸，下行盐水拌。（《本草求真》，清·黄宫绣纂，公元 1769 年）

75. 知母：①炒黑。②炒。（《吴鞠通医案》，清·吴瑭著，公元 1789 年）

76. 知母：得酒良，上行酒浸，下行盐水拌。（《本草辑要》，清·林玉友辑，公元 1790 年）

77. 知母：用盐酒炒。（《时方妙用》《时方歌括》，清·陈念祖著，公元 1803 年）

78. 知母：①盐酒炒。②酒炒。③盐水炒。（《类证治裁》，清·林佩琴编著，公元 1839 年）

79. 知母：①盐水炒。②炒。（《增广验方新编》，清·鲍相璈编，公元 1846 年）

80. 知母：去毛切，得酒良，上行酒浸焙干，下行盐水拌焙，忌铁。(《本草害利》，清·凌晓五著，公元 1862 年)

81. 知母：盐水炒。(《校注医醇剩义》，清·费伯雄编著，公元 1863 年)

82. 知母：①酒浸——上行。②盐水拌——下行。(《本草汇纂》，清·屠道和编辑，公元 1863 年)

83. 知母：盐水炒。(《时病论》，清·雷丰著，公元 1882 年)

84. 知母：上行酒浸，下行盐水拌。(《医家四要》，清·程曦、江诚、雷大震同纂，公元 1884 年)

### 现代炮制加工与应用

| 序号 | 炮制品 | 加工技术 | 应用 |
|---|---|---|---|
| 1 | 知母[1] | 取原药材，除去毛状物及杂质，洗净，润透，切厚片，干燥，筛去毛屑 | 生品苦寒滑利，善于清热泻火，生津润燥。用于外感热病，高热烦渴，肺热燥咳，内热消渴，肠燥便秘等 |
| 2 | 盐知母 | 取净知母片，置炒制器具内，文火加热，炒至变色，边炒边喷淋盐水，炒至近干，取出晾凉，筛去碎屑。每100kg净知母片，用食盐2kg | 盐炙后可引药下行，专入肾经，增强滋阴降火的作用，善清虚热。常用于肝肾阴亏，虚火上炎，骨蒸潮热，盗汗遗精等 |

---

〔1〕 按语：知母含黏液质，软化切片时，不宜采用泡法，避免黏液质溶出导致药物发黏，影响饮片的切制。本品易受潮生霉，变成黄棕色，若内心发黑即失效变质，不宜再使用。现代多用生知母及盐知母。

# 枳壳 | Zhǐqiào
## Aurantii Fructus

　　《中国药典》载有枳壳和麸炒枳壳两种炮制品。枳壳为芸香科植物酸橙 *Citrus aurantium* L. 及其栽培变种的干燥未成熟果实。7 月果皮尚绿时采收，自中部横切为两半，晒干或低温干燥。

### 历代炮制方法辑要

　　1. 枳壳：面炒。(《华氏中藏经》，旧题汉·华佗撰，清·孙星衍校，公元 234 年?)

　　2. 枳壳：炒。(《银海精微》，托名唐·孙思邈辑，公元 682 年)

　　3. 枳壳：①炙。②炒令焦黄。(《经效产宝》，唐·咎殷撰，公元 847 年)

　　4. 枳壳：麸炒去皮瓤。(《颅囟经》，唐·佚名，公元 907 年)

　　5. 枳壳：用时，先去瓤，以麸炒过，待麸焦黑，遂出，用布于上焦黑，然后单捣如粉用。(《雷公炮炙论》，南朝宋·雷敩撰，公元 10 世纪?)

　　6. 枳壳：①去瓤，麸炒微黄。②三两麸炒微黄，去瓤，捣罗为末，以米醋二升，慢火熬如饧。(《太平圣惠方》，宋·王怀隐等编集，公元 992 年)

　　7. 枳壳：①去穰。②汤浸去穰麸炒黄。③烧成黑灰存性。

（《博济方》，宋·王衮撰，公元 1047 年）

8. 枳壳：炙去穰。（《苏沈良方》，宋·苏轼、沈括著，公元 1075 年）

9. 枳壳：麸炒，去穰。（《伤寒总病论》，宋·庞安时撰，公元 1100 年）

10. 枳壳：麸炒去穰。（《小儿药证直诀》，宋·钱乙著，公元 1107 年？）

11. 枳壳：麸炒令色黄熟。（《类证活人书》，宋·朱肱撰，公元 1108 年）

12. 枳壳：①入药浸软剉，炒令熟。②麸炒微黄，去瓤，为末。③烧成黑灰存性。（《重修政和经史证类备用本草》，宋·唐慎微著，公元 1116 年）

13. 枳壳：①麸炒去瓤。②米泔浸三宿逐日换水去瓤再浸一宿控干，麸炒。③针札灯上烧存性入酒中浸过。（《圣济总录》，宋·太医院编，公元 1111—1117 年）

14. 枳壳：麸炒。麫炒去瓤。（《产育宝庆集》，宋·李师圣、郭稽中编纂，公元 1131 年）

15. 枳壳：①去穰细切麸炒黄。②去穰细切，麸令黄。（《普济本事方》，宋·许叔微述，公元 1132 年）

16. 枳壳：①去瓤二两烧一两炒用。②去瓤用炭火烧存性取出温纸上令冷。③米泔浸一宿去白。④凡使，要陈者，先以汤浸，磨去瓤，焙干，以麸炒焦，候香熟为度。（《太平惠民和剂局方》，宋·太平惠民和剂局陈师文等编，公元 1151 年）

17. 枳壳：①去穰，麸炒黄。②去穰，麸炒黄。（《小儿卫生总微论方》，宋·撰人未详，公元 1156 年）

18. 枳壳：去瓤炒。（《卫济宝书》，宋·东轩居士撰，公元 1170 年）

19. 枳壳：麸炒去瓤。汤浸去瓤剉炒。(《三因极一病证方论》，宋·陈无择著，公元 1174 年)

20. 枳壳：去瓤，薄切，麸炒。(《传信适用方》，宋·吴彦夔著，公元 1180 年)

21. 枳壳：去穰剉碎，麸炒微黄。(《卫生家宝产科备要》，宋·朱端章编，公元 1184 年)

22. 枳壳：①去穰麸炒。②面炒。③去穰面炒。(《校注妇人良方》，宋·陈自明原著，明·薛己校注，公元 1237 年)

23. 枳壳：①去瓤。②去白，麸炒。(《济生方》，宋·严用和撰，公元 1253 年)

24. 枳壳：麸炒。(《陈氏小儿痘疹方论》，宋·陈文中撰，公元 1254 年)

25. 枳壳：去穰，麸炒。(《陈氏小儿病源方论》，宋·陈文中撰，公元 1254 年)

26. 枳壳：①炮。②去穰。③剉大块，慢火炒令变紫黑色。④烧成黑灰存性。⑤米泔浸一宿，去白。(《类编朱氏集验医方》，宋·朱佐集，公元 1265 年)

27. 枳壳：去瓤。(《急救仙方》，宋·著者不详，公元 1278 年？)

28. 枳壳：麸炒。(《产宝杂录》，宋·齐仲甫著，公元 1279 年？)

29. 枳壳：①去穰，麸炒。②麸炒黄。(《女科百问》，宋·齐仲甫著，公元 1279 年)

30. 枳壳：麸炒。(《扁鹊心书》，宋·窦材重集，公元 1146 年)

31. 枳壳：①去穰，用炭火烧欲灰，于湿纸上令冷。②麸炒去穰。(《素问病机气宜保命集》，金·刘完素著，公元

1186 年)

32. 商枳壳：①麸炒。②炒，去穰。(《儒门事亲》，金·张从正撰，公元 1228 年？)

33. 枳壳：①去穰。②炮。(《儒门事亲》，金·张从正撰，公元 1228 年？)

34. 枳壳：①水浸润去壳，剉片麦麸炒微黄。②剉片麦面炒过，仍以清油润透一宿焙干。(《活幼心书》，元·曾世荣编，公元 1294 年)

35. 枳壳：麸炒用。(《汤液本草》，元·王好古著，公元 1298 年)

36. 枳壳：①去瓤。②麸炒，去瓤。③去瓤麸炒。④火炙。⑤去瓤，面裹煨。(《瑞竹堂经验方》，元·沙图穆苏撰，公元 1326 年)

37. 枳壳：①去穰。②凡用须麸炒去穰，剉。(《外科精义》，元·齐德之著，公元 1335 年)

38. 枳壳：①麸炒。②汤浸去穰。③去穰，用炭火烧存性。④麸炒去穰，捣细，纱罗子罗过用。(《卫生宝鉴》，元·罗天益著，公元 1343 年)

39. 枳壳：①麸炒。②炒。③去穰，麸炒。④汤浸，去穰。(《丹溪心法》，元·朱震亨著，公元 1347 年)

40. 枳壳：麸炒。(《原机启微》，元·倪维德撰著，公元 1370 年)

41. 枳壳：去穰同麸皮炒。(《疮疡经验全书》，宋·窦汉卿辑著，公元 1569 年？)

42. 枳壳：①烧灰存性。②去瓤麸炒。③麸炒微黄，去瓤。④略洗，去瓤，麸炒。⑤去瓤，烧欲成灰，却于湿处上放。⑥去瓤净。⑦去瓤，麸炒遍黄。⑧去瓤，用皂角水浸三日，焙干。⑨不去白。⑩炮，去瓤。⑪熬炒微黄，去瓤。⑫面炒，去白。⑬煨，去瓤。⑭陈粟米同炒令黄赤，米不用。⑮水浸，去瓤。⑯浆水浸一日，去瓤，煮令烂，研作糊。⑰用糯米浸，控干，炒赤色。(《普济方》，明·朱橚等编，公元 1406 年）

43. 商枳壳：面炒，去瓤。(《普济方》，明·朱橚等编，公元 1406 年）

44. 枳壳：①麸炒。②去穰，麸炒。③剉大块，以慢火炒令变紫黑色。④去穰，萝卜汁浸，炒。(《奇效良方》，明·方贤著，公元 1449 年？）

45. 枳壳：①炒。②汤浸，去瓤，麸炒用。③去瓤，一两，以水润之，以巴豆四十九粒去皮同炒，去巴豆。(《婴童百问》，明·鲁伯嗣撰，公元 1526 年？）

46. 枳壳：炒。(《女科撮要》，明·薛己著，公元 1548 年）

47. 枳壳：麦（麸）炒。(《万氏女科》，明·万全编著，公元 1549 年）

48. 枳壳：①炒。②米泔水浸，面炒。(《保婴撮要》，明·薛铠集，薛己验，公元 1555 年）

49. 枳壳：①汤浸去穰。②炒。②四两，去穰，切作指面大块，分四处。一两用苍术一两炒黄，去苍术；一两用萝卜子一两同炒黄，去萝卜子；一两用干漆一两同炒黄，去干漆；一两用茴香一两同炒黄，去茴香。只用枳壳为细末。(《医学纲目》，明·楼英编纂，公元 1565 年）

50. 枳壳：水浸软去穰，面炒香熟。(《医学入门》，明·李梴著，公元 1575 年）

51. 枳壳：①枳实、枳壳性效不同。若使枳壳，取辛苦酸，并有（隙）油者，要陈久年深者为佳。并去穰核，以小麦麸炒至麸焦去麸用。②煨，去穰。③商州枳壳厚而绿背者，去穰，四两，分作四分，一两用苍术一两同炒；一两用萝卜子一两同炒；一两用干漆一两同炒；一两用茴香一两同炒黄，去四味，只取枳壳为末。④去穰，每个入巴豆仁一个，合定扎煮，慢火水煮一日，汤减再加热汤，勿用冷水，待时足汁尽，去巴豆，切片晒干，勿炒，为末。(《本草纲目》，明·李时珍撰，公元 1578 年)

52. 枳壳：水浸去穰，切，麸炒。(《仁术便览》，明·张洁著，公元 1585 年)

53. 枳壳：水渍软，去穰，麸炒。(《增补万病回春》，明·龚廷贤编，公元 1587 年)

54. 枳壳：①去瓤。②去穰麸炒。(《鲁府禁方》，明·龚廷贤编，公元 1594 年)

55. 陈枳壳：去穰用巴豆七粒去壳入内十字缚定好醋反复煮软，去巴豆切片焙干。(《鲁府禁方》，明·龚廷贤编，公元 1594 年)

56. 枳壳：①水浸润，去穰，剉片，麸炒微黄。②去穰一两，剉片，巴豆十五粒，作二片去壳膜心，同炒枳壳，见微黄色去巴豆。③水浸去穰，剉片，麦麸炒微黄，仍用清油透，壹两焙干伍钱。(《证治准绳》，明·王肯堂著，公元 1602 年)

57. 枳壳：炒。(《外科启玄》，明·申斗垣著，公元 1604 年)

58. 枳壳：热水浸一时，取起晾干，慢火煨透热即起，切片用破至高之气。消食去积滞用麸炒，不尔气刚，恐伤元气。(《医宗粹言》，明·罗周彦著，公元 1612 年)

59. 枳壳：①去穰。②水浸去穰，切片麸炒。(《寿世保元》，明·龚廷贤撰，公元 1615 年)

60. 枳壳：去穰，烧存性。(《景岳全书》，明·张介宾撰，

公元 1615 年)

61. 枳壳：麸皮炒。(《外科正宗》，明·陈实功编撰，公元 1617 年)

62. 枳壳：①去穰剉碎。②炒。③去穰麸炒。④去白麸炒。⑤面炒。(《济阴纲目》，明·武之望辑著，公元 1620 年)

63. 枳壳：先去瓤，以麸炒过，待麸黑焦，遂出用布拭上焦黑，然后单捣如粉用。(《炮炙大法》，明·缪希雍撰，公元 1622 年)

64. 枳壳：槐花同炒。去槐花。(《先醒斋医学广笔记》，明·缪希雍撰，公元 1622 年)

65. 枳壳：①面炒。②麸炒。(《医宗必读》，明·李中梓著，公元 1637 年)

66. 枳壳：去穰麸炒。(《本草通玄》，明·李中梓撰，公元 1637 年?)

67. 枳壳：①炒。②麸炒。(《审视瑶函》，明·傅仁宇撰，公元 1644 年)

68. 陈枳壳：去穰，麸炒。(《一草亭目科全书、异授眼科》，明·邓苑撰，公元 1644 年?)

69. 枳壳：麸炒用。(《握灵本草》，清·王翃著，公元 1683 年)

70. 枳壳：麸炒黑去麸。(《本草汇》，清·郭佩兰著，公元 1655 年)

71. 枳壳：麸炒。(《医门法律》，清·喻嘉言著，公元 1658 年)

72. 枳壳：麸炒去穰。(《医宗说约》，清·蒋仲芳撰，公元 1663 年)

73. 枳壳：麸皮炒。(《外科大成》，清·祁坤编著，公

1665 年）

74. 枳壳：①去穰。②麸炒。③烧黑存性。④麸炒待麸黑焦出。⑤酒炒。（《本草述》，清·刘若金著，公元 1666 年）

75. 枳壳：去穰、麸炒、待麸黑焦出用。（《本草述钩元》，清·杨时泰著，公元 1666 年？）

76. 枳壳：麸炒。（《温热暑疫》，清·周扬俊辑，公元 1679 年）

77. 枳壳：炒。（《医方集解》，清·汪昂著，公元 1682 年）

78. 枳壳：麸炒用。（《本草备要》，清·汪昂辑著，公元 1694 年）

79. 枳壳：炒。（《洞天奥旨》，清·陈士铎撰，公元 1694 年）

80. 枳壳：枳实枳壳性效不同，若使枳壳取辛苦腥并有（隙）油者，要陈久年深者为佳，并去穰核，以麦麸炒至麸焦，去麸用。（《修事指南》，清·张仲岩撰，公元 1704 年）

81. 枳壳：①麸炒。②炒黄色。③饭上蒸。（《良朋汇集》，清·孙望林辑，公元 1711 年）

82. 枳壳：麸炒。（《本草经解要》，清·叶天士著，公元 1724 年）

83. 枳壳：去穰核，麸炒。（《外科证治全生集》，清·王维德著，公元 1740 年）

84. 枳壳：①麸炒去穰。②炒。③醋炒。（《医宗金鉴》，清·吴谦等编，公元 1742 年）

85. 枳壳：刳去内中穰。（《幼幼集成》，清·陈复正辑订，公元 1750 年）

86. 陈枳壳：①面炒。②麦麸炒。③炒。（《幼幼集成》，清·陈复正辑订，公元 1750 年）

87. 枳壳：麸炒用。(《本草从新》，清·吴仪洛撰，公元1757年)

88. 大枳壳：去瓤子皮膜。(《串雅补》，清·鲁照辑，公元1759年？)

89. 枳壳：去穰核，以麸炒焦，去麸用。(《得配本草》，清·严西亭、施澹宁、洪缉庵同纂，公元1761年)

90. 枳壳：炒。(《成方切用》，清·吴仪洛辑，公元1761年)

91. 枳壳：炒。(《沈氏女科辑要笺正》，清·沈尧封辑著，公元1764年？)

92. 枳壳：枳壳一两，同巴豆去心膜十五粒，同炒去豆。(《幼科释谜》，清·沈金鳌，公元1773年)

93. 枳壳：①盐炙。②麸制。(《妇科玉尺》，清·沈金鳌撰，公元1773年)

94. 枳壳：麸炒。(《叶天士秘方大全》，清·叶天士撰，公元1775年？)

95. 枳壳：麸炒用。(《本草辑要》，清·林玉友辑，公元1790年)

96. 枳壳：麸妙。(《女科要旨》，清·陈念祖著，公元1820年)

97. 枳壳：①麸炒。②火酒煮，切片，炒。(《医学从众录》，清·陈念祖撰，公元1820年)

98. 枳壳：面炒。(《傅青主女科》，清·傅山著，公元1827年)

99. 枳壳：苦凉微酸，炒熟性平。(《本草正义》，清·张德裕辑，公元1828年)

100. 枳壳：①麸炒。②面炒。(《外科证治全书》，清·许

克昌、毕法同辑，公元 1831 年）

101. 枳壳：麸炒。(《重楼玉钥（喉科)》，清·郑梅涧著，公元 1838 年）

102. 枳壳：①麸炒。②炒。(《类证治裁》，清·林佩琴编著，公元 1839 年）

103. 枳壳：①去瓤面炒。②醋炒。(《增广验方新编》，清·鲍相璈，公元 1846 年）

104. 枳壳：去瓤切片，麸皮炒用。(《本草害利》，清·凌晓五著，公元 1862 年）

105. 枳壳：①蜜水炒。②麸炒。(《校注医醇剩义》，清·费伯雄编著，公元 1863 年）

106. 枳壳：麸炒。(《时病论》，清·雷丰著，公元 1882 年）

107. 枳壳：面炒。(《医方丛话》，清·徐士銮辑，公元 1886 年）

108. 枳壳：如欲制其燥性，助其消导，可炒黑用之。(《本草便读》，清·张秉成辑，公元 1887 年）

### 🐢 现代炮制加工与应用

| 序号 | 炮制品 | 加工技术 | 应用 |
|---|---|---|---|
| 1 | 枳壳[1] | 取原药材，除去杂质，洗净，润透，切薄片，干燥后筛去碎落的瓤核 | 生品辛燥之性较强，长于行气宽中除胀。用于胸胁气滞，胀满疼痛 |

---

〔1〕 按语：枳壳去瓤和麸炒的方法出现早，并为历代采用，沿用至今。

| 序号 | 炮制品 | 加工技术 | 应用 |
|---|---|---|---|
| 2 | 麸炒枳壳 | 取麦麸，撒在预热的炒制容器中，加热至冒烟时，加入净枳壳片，迅速翻动，用中火炒至淡黄色、逸出香气时，取出，筛去麸皮，晾凉。每100kg 净枳壳片，用麦麸 10kg | 炒后降低其刺激性，缓和燥性和酸性，增强健胃消胀作用。用于宿食停滞，呕逆嗳气。麸炒枳壳因其作用缓和，同时宜用于年老体弱而气滞者 |

# 枳实

Zhǐshí
Aurantii Fructus Immaturus

《中国药典》载有枳实和麸炒枳实两种炮制品。枳实为芸香科植物酸橙 *Citrus aurantium* L. 及其栽培变种或甜橙 *Citrus sinensis* Osbeck 的干燥幼果。5~6 月收集自落的果实，除去杂质，自中部横切为两半，晒干或低温干燥，较小者直接晒干或低温干燥。

## 历代炮制方法辑要

1. 枳实：①炙。②去穰炒。(《金匮玉函经》，汉·张仲景著，公元 219 年)

2. 枳实：①炙。②烧令黑勿太过。(《金匮要略方论》，汉·张仲景著，公元 219 年)

3. 枳实：①水浸炙令黄。②炙。③破水渍炙干。(《新辑宋本伤寒论》，汉·张仲景述，晋·王叔和撰次，宋·林亿校正，公元 219 年)

4. 枳实：①水浸去穰炒。②炙。③破水渍炙。(《注解伤寒论》，汉·张仲景撰、金·成无己注，公元 219 年)

5. 枳实：①麸炒。②麸炒去穰。(《华氏中藏经》，旧题汉·华佗撰，清·孙星衍校，公元 234 年？)

6. 枳实：炙。(《肘后备急方》，晋·葛洪著，公元 281—341 年)

7. 枳实：①炒。②炙。(《刘涓子鬼遗方》，南朝齐·龚庆

宣选，公元 495—499 年）

8. 枳实：去其核止用皮，亦炙之。（《本草经集注》，南朝齐梁·陶弘景著，公元 502—536 年）

9. 枳实：①去穰，炙之。②细切，熬令黄。（《备急千金要方》，唐·孙思邈著，公元 652 年）

10. 枳实：用当去核及中穰乃佳。（《新修本草》，唐·苏敬等撰，公元 695 年）

11. 枳实：①炙。②熬黄。（《千金翼方》，唐·孙思邈著，公元 682 年）

12. 枳实：①破炙令黄。②炒黄。③炙去瓤。④细剉，熬令黄。（《外台秘要》，唐·王焘撰，公元 752 年）

13. 枳实：炒令黑，拗破看内外相似。（《颅囟经》，唐·佚名，公元 907 年）

14. 枳实：麸炒微黄色。

15. 枳实：①麸皮炒。②去穰。③麸炒或炙。（《苏沈良方》，宋·苏轼、沈括著，公元 1075 年）

16. 枳实：①麸炒，去瓤。②炙。（《旅舍备要方》，宋·董汲编，公元 1086 年）

17. 枳实：①炒。面炒过。（《史载之方》，宋·史堪撰，公元 1085 年？）

18. 枳实：去穰，麸炒。（《伤寒总病论》，宋·庞安时撰，公元 1100 年）

19. 枳实：①去瓤，炙。②去瓤炒。（《小儿药证直诀》，宋·钱乙著，公元 1107 年？）

20. 枳实：①去白穰炒黄。去穰麸炒。（《类证活人书》，宋·朱肱撰，公元 1108 年）

21. 枳实：①用当去核及中瓤乃佳。②麸炒，去瓤。③

剉，麸炒黄，为末。(《重修政和经史证类备用本草》，宋·唐慎微著，公元1116年)

22. 枳实：①麸炒。②去瓤麸炒捣末米醋二升别煎如膏。(《圣济总录》，宋·太医院编，公元1111—1117年)

23. 枳实：麸炒，去瓤。(《全生指迷方》，宋·王贶撰，公元1125年？)

24. 枳实：麸炒去瓤。麸炒去瓤。(《产育宝庆集》，宋·李师圣、郭嵇中编纂，公元1131年)

25. 枳实：汤浸洗去穰薄切麸炒。(《普济本事方》，宋·许叔微述，公元1132年)

26. 枳实：①爁。②凡使，要陈者，先以汤浸，磨去瓤，焙干，以麸炒焦，候香熟为度。(《太平惠民和剂局方》，宋·太平惠民和剂局陈师文等编，公元1151年)

27. 枳实：去穰。(《小儿卫生总微论方》，宋·撰人未详，公元1156年)

28. 枳实：麸炒去瓤。去瓤面炒。(《三因极一病证方论》，宋·陈无择著，公元1174年)

29. 枳实：①去穰，麸炒。②剉，去穰，麸炒。(《卫生家宝产科备要》，宋·朱端章编，公元1184年)

30. 枳实：①麸炒。②醋炒。(《校注妇人良方》，宋·陈自明原著，明·薛己校注，公元1237年)

31. 枳实：麸炒。(《陈氏小儿病源方论》，宋·陈文中撰，公元1254年)

32. 枳实：半面炒。(《产宝杂录》，宋·齐仲甫著，公元1279年？)

33. 枳实：①去白，麸炒。②炙。(《女科百问》，宋·齐仲甫著，公元1279年)

34. 枳实：麸炒。（《扁鹊心书》，宋·窦材重集，公元1146年）

35. 枳实：①熰。②去穰。③麸炒。（《素问病机气宜保命集》，金·刘完素著，公元1186年）

36. 枳实：①麸炒。②面炒。（《儒门事亲》，金·张从正撰，公元1228年？）

37. 枳实：①麸炒黄色，去穰。②炒黄。（《脾胃论》，元·李杲著，公元1249年）

38. 枳实：去瓤剉片，麦麸炒微黄。（《活幼心书》，元·曾世荣编，公元1294年）

39. 枳实：①麸炒用。②若寒炙用，破水积以泄里除气。（《汤液本草》，元·王好古著，公元1298年）

40. 枳实：①麸炒。②炒。③去瓤，炒。（《瑞竹堂经验方》，元·沙图穆苏撰，公元1326年）

41. 枳实：①麸炒去穰。②凡用须麸炒去穰，剉。（《外科精义》，元·齐德之著，公元1335年）

42. 枳实：①麸炒。②去瓤。③麸炒去穰，捣罗过用。（《卫生宝鉴》，元·罗天益著，公元1343年）

43. 枳实：①麸炒。②炒。（《丹溪心法》，元·朱震亨著，公元1347年）

44. 枳实：同麸皮炒。（《疮疡经验全书》，宋·窦汉卿辑著，公元1569年？）

45. 枳实：①炙。②去瓤。③细剉，炒令黄。（《普济方》，明·朱橚等编，公元1406年）

46. 枳实：去穰，麸炒。（《秘传证治要诀及类方》，明·戴元礼著，公元1443年）

47. 枳实：麸炒。（《奇效良方》，明·方贤著，公元

1449 年？）

48. 枳实：剉碎麸炒用。（《本草品汇精要》，明·刘文泰等纂，公元 1505 年）

49. 枳实：剜净内瓤，剉片麸炒用。（《本草蒙筌》，明·陈嘉谟纂辑，公元 1525 年）

50. 枳实：去瓤，麸炒。（《婴童百问》，明·鲁伯嗣撰，公元 1526 年？）

51. 枳实：麸炒。（《明医杂著》，明·王节斋集，薛己注，公元 1549 年）

52. 枳实：①炒。②麸炒。（《万氏女科》，明·万全编著，公元 1549 年）

53. 枳实：①炒。②烧令黑，勿太过。（《医学纲目》，明·楼英编纂，公元 1565 年）

54. 枳实：水浸软去穰麸炒。（《医学入门》，明·李梴著，公元 1575 年）

55. 枳实：①枳实采破令干，除核，微槌令香，用以陈者为良。②枳实、枳壳性效不同。若使枳壳，取辛苦酸，并有（隙）油者，要陈久年深者为佳。并去穰核，以小麦炒至麸焦去麸用。③以蜜炙用，则破水积以泄气，除内热。（《本草纲目》，明·李时珍撰，公元 1578 年）

56. 枳实：水浸去穰，切，麸炒。（《仁术便览》，明·张洁著，公元 1585 年）

57. 枳实：水渍软切片，麸炒。（《增补万病回春》，明·龚廷贤编，公元 1587 年）

58. 枳实：制去核麸炒焦，去麸用。（《本草原始》，明·李中立纂辑，公元 1593 年）

59. 枳实：麸炒。（《鲁府禁方》，明·龚廷贤编，公元

1594 年)

60. 枳实：①炙。②麸炒去瓤，捣，罗过用。③烧令黑，勿太过。(《证治准绳》，明·王肯堂著，公元 1602 年)

61. 陈枳实：面炒，若恶心加姜汁炒。(《证治准绳》，明·王肯堂著，公元 1602 年)

62. 枳实：炒。(《外科启玄》，明·申斗垣著，公元 1604 年)

63. 枳实：麸炒。(《宋氏女科秘书》，明·宋林皋著，公元 1612 年)

64. 枳实：①水浸去穰，切片麸炒。②麸炒。(《寿世保元》，明·龚廷贤撰，公元 1615 年)

65. 枳实：①面炒。②麸炒。③饭上蒸。(《景岳全书》，明·张介宾撰，公元 1615 年)

66. 枳实：炒。(《外科正宗》，明·陈实功编撰，公元 1617 年)

67. 枳实：①炒令黑勿太过。②麸炒。(《济阴纲目》，明·武之望辑著，公元 1620 年)

68. 枳实：去瓤、麸炒黄色。(《炮炙大法》，明·缪希雍撰，公元 1622 年)

69. 枳实：①炒。②麸炒。(《先醒斋医学广笔记》，明·缪希雍撰，公元 1622 年)

70. 枳实：①面炒。②麸炒。③去瓤。(《医宗必读》，明·李中梓著，公元 1637 年)

71. 枳实：去穰麸炒。(《本草通玄》，明·李中梓撰，公元 1637 年?)

72. 枳实：焙。(《审视瑶函》，明·傅仁宇撰，公元 1644 年)

73. 枳实：用小麦麸拌炒至麦麸黑色，去麸乃用。(《本草乘雅半偈》，明·卢之颐著，公元 1647 年)

74. 枳实：麸炒用。(《握灵本草》，清·王翃著，公元 1683 年)

75. 枳实：①切片。②麸炒黑去麸。(《本草汇》，清·郭佩兰著，公元 1655 年)

76. 枳实：炙。(《本草崇原》，清·张志聪著，公元 1663 年)

77. 枳实：麸炒去穰。(《医宗说约》，清·蒋仲芳撰，公元 1663 年)

78. 鹅眼枳实：焙。(《外科大成》，清·祁坤编著，公元 1665 年)

79. 枳实：①麸炒去麸。②炒。(《本草述》，清·刘若金著，公元 1666 年)

80. 枳实：蜜炙则破水积。(《本草述钩元》，清·杨时泰著，公元 1666 年？)

81. 枳实：①炙。②炒。③麸炒。(《温热暑疫》，清·周扬俊辑，公元 1679 年)

82. 枳实：麸炒。(《医方集解》，清·汪昂著，公元 1682 年)

83. 枳实：麸炒用。(《本草备要》，清·汪昂辑著，公元 1694 年)

84. 枳实：火炒。(《洞天奥旨》，清·陈士铎撰，公元 1694 年)

85. 制枳实：枳实采破令干除核，微炙令干，用以陈者为良，俗方多用道家不须。(《修事指南》，清·张仲岩撰，公元 1704 年)

86. 枳实：①麸炒。②醋炒。(《良朋汇集》，清·孙望林辑，公元 1711 年)

87. 枳实：麸拌炒。(《本草必用》，清·顾靖远，公元 1722 年)

88. 枳实：麸炒。(《本草经解要》，清·叶天士著，公元 1724 年)

89. 枳实：去穰核，麸炒。(《外科证治全生集》，清·王维德著，公元 1740 年)

90. 枳实：①去穰炒。②烧令黑勿太过。③麸炒。④破水渍炙干。(《医宗金鉴》，清·吴谦等编，公元 1742 年)

91. 小枳实：①炒。②酒炒。(《幼幼集成》，清·陈复正辑订，公元 1750 年)

92. 枳实：麸炒黑勿令焦，研用。(《长沙药解》，清·黄元御撰，公元 1753 年)

93. 枳实：麸炒用。(《本草从新》，清·吴仪洛撰，公元 1757 年)

94. 枳实：炒。(《串雅内编》，清·赵学敏编，公元 1759 年)

95. 枳实：麸炒炭用。(《得配本草》，清·严西亭、施澹宁、洪缉庵同纂，公元 1761 年)

96. 枳实：麸炒。(《成方切用》，清·吴仪洛辑，公元 1761 年)

97. 枳实：①炒。②麸炒。(《叶天士秘方大全》，清·叶天士撰，公元 1775 年？)

98. 小枳实：打碎。(《吴鞠通医案》，清·吴瑭著，公元 1789 年)

99. 枳实：麸炒用。(《本草辑要》，清·林玉友辑，公元 1790 年)

100. 枳实：①炒令黑勿太过。②枳实烧黑、得火化而善攻停枳。(《女科要旨》，清·陈念祖著，公元 1820 年)

101. 枳实：生用熟炒，各酌其宜。(《本草正义》，清·张德裕辑，公元 1828 年)

102. 枳实：炙。(《外科证治全书》，清·许克昌、毕法同辑，公元 1831 年)

103. 枳实：①麦面炒。②炒。(《增广验方新编》，清·鲍相璈编，公元 1846 年)

104. 枳实：炙。(《温热经纬》，清·王孟英编著，公元 1852 年)

105. 枳实：采破令干，除核微炙令干切片，小麦麸（炒）焦，去麸用。(《本草害利》，清·凌晓五著，公元 1862 年)

106. 枳实：①面炒。②炒。(《笔花医镜》，清·江笔花编著，公元 1871 年)

107. 枳实：土炒。(《医方丛话》，清·徐士銮辑，公元 1886 年)

## 🌸 现代炮制加工与应用

| 序号 | 炮制品 | 加工技术 | 应用 |
|---|---|---|---|
| 1 | 枳实[1] | 取原药材，除去杂质，洗净，润透，切薄片，干燥，筛去碎屑 | 生品以破气化痰为主，但破气作用强烈，有损伤正气之虑，适宜气壮邪实者。用于积滞内停，痞满胀痛，泻痢后重，大便不通，痰滞气阻，胸痹，结胸，脏器下垂 |

---

〔1〕 按语：枳实从汉代开始就有炮制记载，后不断发展和变化，但其主要方法还是麸炒，一直沿用至今。

| 序号 | 炮制品 | 加工技术 | 应用 |
|---|---|---|---|
| 2 | 麸炒枳实 | 先将炒制器具预热至一定程度，均匀撒入定量的麸皮，中火加热，烟起时随即投入净枳实片，迅速拌炒至色变深时取出，筛去麸皮，晾凉。每 100kg 净枳实片用麸皮 10kg | 麸炒后能缓和峻烈之性，以免损伤正气，以散结消痞力胜。用于胃脘痞满，泻痢后重，大便秘结等 |

# 朱砂 | Zhūshā
Cinnabaris

《中国药典》载有朱砂粉一种炮制品。朱砂为硫化物类矿物辰砂族辰砂，主含硫化汞（HgS）。采挖后，选取纯净者，用磁铁吸净含铁的杂质，再用水淘去杂石和泥沙。

## 历代炮制方法辑要

1. 朱砂：研。（《华氏中藏经》，旧题汉·华佗撰，清·孙星衍校，公元 234 年？）

2. 丹砂：研。（《刘涓子鬼遗方》，南朝齐·龚庆宣选，公元 495—499 年）

3. 丹砂：熟末如粉，临服入汤中，搅令调和服之。（《备急千金要方》，唐·孙思邈著，公元 652 年）

4. 朱砂：研。（《千金翼方》，唐·孙思邈著，公元 682 年）

5. 硃砂：飞。（《银海精微》，托名唐·孙思邈辑，公元 682 年）

6. 朱砂：研。（《经效产宝》，唐·昝殷撰，公元 847 年）

7. 丹砂：夫修事朱砂，先于一静室内……然后取砂，以香水浴过了，拭干，即碎捣之，后向钵中更研三伏时，竟取一瓷锅子，着研了砂于内，用甘草、紫背天葵、五方草各剉之，著砂上，下以东流水煮，亦三伏时，勿令水火阙失，时候满，去三件草，又以东流水淘令净，干（晒），又研如粉，用小瓷瓶子盛，又入青芝草、山须草半两盖之，下十斤火煅，从巳至子时方歇，候冷再研似粉。如要服，则入熬蜜丸如细麻子许大，空腹服一丸。如要入药中用，则依此法。凡煅，自然住火，五两硃砂用甘草二两、紫背天葵一镒、五方草自然汁一镒，若东流水取足。(《雷公炮炙论》，南朝宋·雷敩撰，公元10世纪？)

8. 朱砂：细研，水飞过。(《太平圣惠方》，宋·王怀隐等编集，公元992年)

9. 硃砂：碾。(《苏沈良方》，宋·苏轼、沈括著，公元1075年)

10. 硃砂：研。(《旅舍备要方》，宋·董汲编，公元1086年)

11. 丹砂：研。(《伤寒总病论》，宋·庞安时撰，公元1100年)

12. 硃砂：研。(《小儿药证直诀》，宋·钱乙著，公元1107年？)

13. 辰砂：研。水研飞。(《小儿药证直诀》，宋·钱乙著，公元1107年？)

14. 朱砂：细研水飞。(《小儿药证直诀》，宋·钱乙著，公元1107年？)

15. 朱砂：凡膏中有雄黄、朱砂辈，皆别捣，细研如麪。(《重修政和经史证类备用本草》，宋·唐慎微著，公元1116年)

16. 丹砂：①以新汲水浓磨汁。②以水煮数沸，末之。③细研。(《重修政和经史证类备用本草》，宋·唐慎微著，公元1116年)

17. 朱砂：与蛇黄同研水飞。(《重刊本草衍义》，宋·寇宗奭撰，公元1116年)

18. 丹砂：①研水飞。②研如皂子大绢袋盛以荞麦灰下汁

煮三复时取出研如粉。(《圣济总录》，宋·太医院编，公元1111—1117年)

19. 硃砂：研。(《全生指迷方》，宋·王贶撰，公元1125年？)

20. 硃砂：研。(《产育宝庆集》，宋·李师圣、郭稽中编纂，公元1131年)

21. 朱砂：研水飞。(《普济本事方》，宋·许叔微述，公元1132年)

22. 丹砂：以酽醋浸。(《普济本事方》，宋·许叔微述，公元1132年)

23. 辰砂：水飞。(《普济本事方》，宋·许叔微述，公元1132年)

24. 丹砂：凡使，先打碎研细水飞过，灰碗内铺纸渗干，始入药用。(《太平惠民和剂局方》，宋·太平惠民和剂局陈师文等编，公元1151年)

25. 硃砂：①细研，水飞。②研细，水飞，日干。③研，飞。(《小儿卫生总微论方》，宋·撰人未详，公元1156年)

26. 朱砂：①水飞过，浪干，取净。②研。(《洪氏集验方》，宋·洪遵辑，公元1170年)

27. 辰砂：研。(《洪氏集验方》，宋·洪遵辑，公元1170年)

28. 朱砂：①别。②研水飞。(《三因极一病证方论》，宋·陈无择著，公元1174年)

29. 辰砂：①研。②用黄松节酒煮。(《三因极一病证方论》，宋·陈无择著，公元1174年)

30. 硃砂：研。(《传信适用方》，宋·吴彦夔著，公元1180年)

31. 朱砂：研。(《传信适用方》，宋·吴彦夔著，公元1180年)

32. 朱砂：研如粉。(《卫生家宝产科备要》，宋·朱端章编，公元1184年)

33. 硃砂：飞过。(《校注妇人良方》，宋·陈自明原著，明·薛己校注，公元1237年)

34. 辰砂：研。(《校注妇人良方》，宋·陈自明原著，明·薛己校注，公元1237年)

35. 朱砂：①蜜煮。②肆两，以木瓜十数箇，每木瓜壹箇开盖去穰，底下根铺药末少许，中以绢片裹朱砂，一两蜜拌湿，坐于其间，仍盖药末令满，仍以木瓜盖子盖定，篾签签定，纱片裹木瓜全箇，不令散失，如此者二、三十个，看其银合大小坐于其中，银合上下仍铺药末，封盖定，坐于银锅银甑中，勿用铁器以桑柴烧文武火蒸七昼夜，再换木瓜药末一次，又蒸七昼夜，乃止，取出朱砂壹味，摊干研细，以薏苡粉煮稀糊为元（丸）。(《类编朱氏集验医方》，宋·朱佐集，公元1265年)

36. 辰砂：蜜者尤炒。(《类编朱氏集验医方》，宋·朱佐集，公元1265年)

37. 通明朱砂：三两，用生绢袋盛，无灰酒两椀半浸七日，后用银石器内慢火煮令九分干，井水浸一宿，研成膏。(《类编朱氏集验医方》，宋·朱佐集，公元1265年)

38. 朱砂：水飞，研。(《女科百问》，宋·齐仲甫著，公元1279年)

39. 水飞硃砂：先以碎石引去铁屑，次用水乳钵内细杵，取浮者飞过净器中澄清，去上余水，如此法一般精制见硃砂尽干用。(《活幼心书》，元·曾世荣编，公元1294年)

40. 辰砂：另研。(《瑞竹堂经验方》，元·沙图穆苏撰，公元 1326 年)

41. 硃砂：研细水飞过。(《瑞竹堂经验方》，元·沙图穆苏撰，公元 1326 年)

42. 硃砂：须研细水飞滤干，若入膏中，得熬膏成，稍凝冷即下急搅，勿令沉聚，大凡石类，一一如此。(《外科精义》，元·齐德之著，公元 1335 年)

43. 硃砂：飞。(《卫生宝鉴》，元·罗天益著，公元 1343 年)

44. 朱砂：①研为末。②水飞，另研。(《丹溪心法》，元·朱震亨著，公元 1347 年)

45. 辰砂：研。(《丹溪心法》，元·朱震亨著，公元 1347 年)

46. 辰砂：水飞。(《疮疡经验全书》，宋·窦汉卿辑著，公元 1569 年？)

47. 硃砂：①细研水飞，蜜炒尤佳。②二两，入猪心内，灯心缠缚，用无灰酒蒸二炊久，取出另研。③研。④研，水飞。⑤乳钵内研，飞过。⑥细研，急水飞过；候灰池渗干尤佳。⑦细研，用水一碗浸淘三遍，去黄色，倾纸上候干，研为粉细。(《普济方》，明·朱橚等编，公元 1406 年)

48. 丹砂：①凡汤用丹砂、雄黄者，熟末如粉，临取内汤中，搅令调和服之。②研。③细研。临烧时以沙牛粪汁调之，免飞上。④炒。⑤细研，水飞，滤过后焙干，炙，研如粉。⑥炮热，研。(《普济方》，明·朱橚等编，公元 1406 年)

49. 光明成颗粒硃砂：每一两管蜜四两，先将硃砂用纱帛裹定，将蜜置银器内或磁器中，下硃砂于蜜内，以重汤煮三昼夜，取出，用新汲水洗净，有用温熟水再洗蜜尽，微火焙干，

研令极细。(《普济方》，明·朱橚等编，公元 1406 年)

50. 辰砂：研飞。(《秘传证治要诀及类方》，明·戴元礼著，公元 1443 年)

51. 硃砂：①水飞。②另碾。(《奇效良方》，明·方贤著，公元 1449 年？)

52. 辰砂：另研。(《奇效良方》，明·方贤著，公元 1449 年？)

53. 丹砂：另研。(《奇效良方》，明·方贤著，公元 1449 年？)

54. 丹砂：寻常入药乳极细水飞过用。(《本草品汇精要》，明·刘文泰纂，公元 1505 年)

55. 硃砂：研极细。(《外科理例》，明·汪机编著，公元 1519 年)

56. 辰砂：研，水飞。(《婴童百问》，明·鲁伯嗣撰，公元 1526 年？)

57. 硃砂：研，水飞。(《婴童百问》，明·鲁伯嗣撰，公元 1526 年？)

58. 硃砂：①细研。②飞过。(《女科撮要》，明·薛己著，公元 1548 年)

59. 辰砂：另研。(《女科撮要》，明·薛己著，公元 1548 年)

60. 硃砂：①研极细末。②末。(《万氏女科》，明·万全编著，公元 1549 年)

61. 辰砂：另研。(《保婴撮要》，明·薛铠集，薛己验，公元 1555 年)

62. 硃砂：飞过。(《保婴撮要》，明·薛铠集，薛己验，公元 1555 年)

63. 硃砂：①研。②水飞。(《医学纲目》，明·楼英编纂，公元1565年)

64. 辰砂：①细研。②水飞。③研。④研极细。⑤用黄松节酒浸。(《医学纲目》，明·楼英编纂，公元1565年)

65. 丹砂：细研水飞，灰盎内铺纸渗干用。(《医学入门》，明·李梴著，公元1575年)

66. 丹砂：①凡修事朱砂，静室……取砂以香水浴过，拭干，碎捣之，钵中更研三伏时。取一瓷锅子，每朱砂一两，同甘草二两、紫背天葵一镒、五方草一镒，著砂上，以东流水淘净干熬，又研如粉。用小瓷瓶入青芝草、山须草半两盖之，下十斤火煅，从巳至子方歇，候冷取出，细研用。②今法惟取好砂研末，以流水飞三次用。其末砂多杂石末铁屑，不堪入药。又法，以绢袋盛砂，用荞麦灰淋汁，煮三伏时，取出，流水浸洗过，研粉飞晒用。(《本草纲目》，明·李时珍撰，公元1578年)

67. 朱砂：研细，水飞过。(《增补万病回春》，明·龚廷贤编，公元1587年)

68. 辰砂：二两用无灰酒三升用酒将昼留二盏用之。(《增补万病回春》，明·龚廷贤编，公元1587年)

69. 丹砂：制瓷钵细擂以流水飞三次晒干任用。(《本草原始》，明·李中立纂辑，公元1593年)

70. 硃砂：水飞。(《鲁府禁方》，明·龚廷贤编，公元1594年)

71. 朱砂：研水飞。(《证治准绳》，明·王肯堂著，公元1602年)

72. 硃砂：或煅或蒸或黄耆、当归煮熟。(《证治准绳》，明·王肯堂著，公元1602年)

73. 辰砂：贰两不夹石者，用夹绢袋盛悬于银石器内，用椒红叁两，取井花水调椒入于器内，重汤煮令鱼眼沸三昼夜为度，取出辰砂细研水飞。(《证治准绳》，明·王肯堂著，公元1602年)

74. 辰砂：荔枝壳水煮，绢袋盛，悬罐内煮干为末。(《外科启玄》，明·申斗垣著，公元1604年)

75. 砵砂：①水飞。②以麻黄水煮过。③生饵无害，炼服即能杀人。(《寿世保元》，明·龚廷贤撰，公元1615年)

76. 辰砂：炭火炒过，以紫为度。(《寿世保元》，明·龚廷贤撰，公元1615年)

77. 朱砂：一两用熟绢一小片包裹线絷，以猕猪肝一枚，竹刀切开，纸拭去血，入朱砂包定，再用线缚，外以竹箬重裹，麻皮絷紧，用无灰酒二升同入砂罐煮酒尽，取出朱砂，研。(《景岳全书》，明·张介宾撰，公元1615年)

78. 砵砂：①为极细末。②飞。(《景岳全书》，明·张介宾撰，公元1615年)

79. 辰砂：细研。(《景岳全书》，明·张介宾撰，公元1615年)

80. 砵砂：研极细末。(《外科正宗》，明·陈实功编撰，公元1617年)

81. 砵砂：①研细。②水飞。(《济阴纲目》，明·武之望辑著，公元1620年)

82. 丹砂：细研。(《济阴纲目》，明·武之望辑著，公元1620年)

83. 丹砂：入药柢宜生用，慎勿升炼，一经火炼饵之杀人，研须万遍要若轻尘以磁石吸去铁气。(《炮炙大法》，明·缪希雍撰，公元1622年)

84. 砇砂：凡膏中有雄黄、砇砂辈，皆当令研过面，俟膏毕，乃投入以物杖搅之，不尔沿聚在下不匀也。(《炮炙大法》，明·缪希雍撰，公元 1622 年)

85. 砇砂：水飞。(《医宗必读》，明·李中梓著，公元1637 年)

86. 辰砂：①研细水飞。②另研。(《医宗必读》，明·李中梓著，公元 1637 年)

87. 砇砂：研细水飞三次为度。(《本草通玄》，明·李中梓撰，公元 1637 年?)

88. 辰砂：①研极细。②水飞。(《审视瑶函》，明·傅仁宇撰，公元 1644 年)

89. 明丹砂：研。(《审视瑶函》，明·傅仁宇撰，公元1644 年)

90. 辰砂：①研极细，水飞候干。②研，纸包。(《一草亭目科全书、异授眼科》，明·邓苑撰，公元 1644 年?)

91. 砇砂：细研无声。(《一草亭目科全书、异授眼科》，明·邓苑撰，公元 1644 年?)

92. 丹砂：敩曰，凡修治朱砂……取砂以香水浴过，拭干，碎捣，更研三伏时，入瓷锅内，每砂一两，用甘草二两，紫青天葵、五方草各一镒，着砂上，以东流水煮三伏时，勿令水阙，去药，更以东流水淘净，熬干，又研如粉，入小瓷瓶，用青芝草、山须草各半两盖之，下十觔火煅，从巳至午方歇，候冷取出，细研如尘。又法，以绢袋盛砂，用荞麦灰淋汁，煮三伏时，取出流水中浸洗，研粉飞晒。又法同石胆消石和埋土中，可化为水，铁遇神砂，如泥似粉。(《本草乘雅半偈》，明·卢之颐著，公元 1647 年)

93. 砇砂：研细水飞。(《本草汇》，清·郭佩兰著，公元

1655 年）

94. 砾砂：水飞。（《医门法律》，清·喻嘉言著，公元
1658 年）

95. 丹砂：研末，水飞用。（《医宗说约》，清·蒋仲芳撰，
公元 1663 年）

96. 砾砂：①辰砂飞。②白朱砂为末。③白砾砂煅。④砾
砂入铜勺内，安火上，上盖红炭数块，炙砾砂紫色为度。
（《外科大成》，清·祁坤编著，公元 1665 年）

97. 朱砂：①研细。②水飞。（《本草述》，清·刘若金著，
公元 1666 年）

98. 丹砂：轻粉粉毒，非服丹砂则毒不能出，盖轻粉即丹
砂之子也，子见母则化矣，但服丹砂有法，丹砂用一斤，切不
可火煅，须觅明亮者，研末水飞过，用茯苓末二斤，生甘草三
两为末共拌匀，每日用白滚水调三钱，不须一月，轻粉之毒尽
散而结毒全愈矣。盖鱼龙蛇鳖之毒，中入于人身内外者，用丹
砂煮熟作汤，或火煅为末服之，则毒气消尽，丹砂生用则无
毒，熟用则有毒，以毒攻毒，故能奏功独神耳。（《本草新编》，
清·陈士铎著，公元 1687 年）

99. 砾砂：研细，水飞三次为度。（《药品辨义》，清·尤乘
增辑，公元 1691 年）

100. 辰砂：水飞。（《洞天奥旨》，清·陈士铎撰，公元
1694 年）

101. 丹砂：研细水飞。（《本经逢原》，清·张璐著，公元
1695 年）

102. 砾砂：炼服为祸实深。（《嵩崖尊生全书》，清·景冬
阳撰，公元 1696 年）

103. 制丹砂：①凡使丹砂，须要砾砂……取砂以香水沐

过，拭干碎捣之，钵中更碎三伏时，取一磁锅子，每砆砂一两，同甘草二两，紫背天葵一镒，五方草一镒，着砂上以东流水煮三伏时，勿令水阙，去药，以东流水淘净，干熬又研如粉，用小磁瓶入青芝草山须草半两，盖之下十勒火煅，从巳至午，方歇，候冷取出，细研用，如要服则熬蜜丸，细麻子大，空腹服一丸。②今法惟取好砂研末，以水飞三次用。其末砂多杂石末铁屑不堪入药，又方以绢袋盛砂，用荞麦灰淋汁，煮三伏时时取出，流水浸洗过，研粉飞晒用。又丹砂以石瞻消石和埋土中，可化为水。(《修事指南》，清·张仲岩撰，公元1704年)

104. 砆砂：须研极细，水飞生用，若经火炼，则热毒等砒硇，杀人。(《本草必用》，清·顾靖远，公元1722年)

105. 砆砂：水飞。(《本草经解要》，清·叶天士著，公元1724年)

106. 丹砂：研粉水飞。(《外科证治全生集》，清·王维德著，公元1740年)

107. 辰砂：另研。(《医宗金鉴》，清·吴谦等编，公元1742年)

108. 砆砂：①研如飞面。②水飞细研。(《医宗金鉴》，清·吴谦等编，公元1742年)

109. 砆砂：飞过。(《幼幼集成》，清·陈复正辑订，公元1750年)

110. 朱砂：细研，水飞三次。(《本草从新》，清·吴仪洛撰，公元1757年)

111. 砆砂：①水飞。②研，甘草同煮过，去甘草。(《本草纲目拾遗》，清·赵学敏编，公元1765年)

112. 砆砂：研极细。(《幼科释谜》，清·沈金鳌，公元

1773 年）

113. 丹砂：细研水飞三次用（生用无毒，火炼则有毒，服饵常杀人）。（《本草辑要》，清·林玉友辑，公元 1790 年）

114. 辰砂：研细。（《温病条辨》，清·吴瑭著，公元 1798 年）

115. 硃砂：飞。（《温病条辨》，清·吴瑭著，公元 1798 年）

116. 硃砂：研细水飞。（《女科要旨》，清·陈念祖著，公元 1820 年）

117. 辰砂：水飞。（《外科证治全书》，清·许克昌、毕法同辑，公元 1831 年）

118. 朱砂：飞末。（《外科证治全书》，清·许克昌、毕法同辑，公元 1831 年）

119. 硃砂：研细。（《霍乱论》，清·王士雄撰，公元 1838 年）

120. 硃砂：①入猪心血酒蒸研。②水飞取净。（《类证治裁》，清·林佩琴编著，公元 1839 年）

121. 硃砂：细研水飞，如火炼则有毒。（《本草分经》，清·姚澜编，公元 1840 年）

122. 辰砂：飞。（《温热经纬》，清·王孟英编著，公元 1852 年）

123. 丹砂：入药只宜生用……一经火炼，饵之杀人。（《本草害利》，清·凌晓五著，公元 1862 年）

124. 硃砂：忌火煅。（《本草便读》，清·张秉成辑，公元 1887 年）

125. 珠砂：亦用火煅者，不知珠砂中金银水，煅则水走，失珠砂之性矣。（《本草问答》，清·唐宗海撰，公元 1893 年）

## 现代炮制加工与应用

| 序号 | 炮制品 | 加工技术 | 应用 |
|------|--------|----------|------|
| 1 | 朱砂粉[1] | 取朱砂，用磁铁吸净铁屑，置乳钵内，加少量饮用水研磨成糊状，然后加多量饮用水搅拌，待粗粉下沉，倾取上层混悬液。下沉的粗粉再按上法反复操作多次，直至手捻细腻，无亮星为止，弃去杂质。合并混悬液，静置后倾去上清液，取沉淀物，晾干或40℃以下干燥，研散 | 具有清心镇惊、安神解毒的作用。经水飞后使药物纯净、细腻，便于制剂及服用，降低毒性。用于心悸易惊，失眠多梦，癫痫发狂，小儿惊风，口疮，喉痹，疮疡肿毒 |

〔1〕 按语：朱砂长时间与空气接触，硫化汞等被氧化，颜色变为黯紫色，故应包装严密，忌与金属器皿接触。

# 猪苓 | Zhūlíng
## Polyporus

　　《中国药典》载有猪苓一种炮制品。猪苓为多孔菌科真菌猪苓 *Polyporus umbellatus*（Pers.）Fries 的干燥菌核。春、秋二季采挖，除去泥沙，干燥。

### 🌀 历代炮制方法辑要

　　1. 猪苓：去皮。（《金匮要略方论》，汉·张仲景著，公元219年）

　　2. 猪苓：去皮。去黑皮。（《新辑宋本伤寒论》，汉·张仲景述，晋·王叔和撰次，宋·林亿校正，公元219年）

　　3. 猪苓：去皮。（《注解伤寒论》，汉·张仲景撰、金·成无己注，公元219年）

　　4. 猪苓：削除去黑皮。（《本草经集注》，南朝齐梁·陶弘景著，公元502—536年）

　　5. 猪苓：凡采得，用铜刀削上粗皮一重，薄切，下东流水浸一夜，至明漉出，细切，以升麻叶对蒸一日出，去升麻叶令净，（晒）干用。（《雷公炮炙论》，南朝宋·雷敩撰，公元10世纪？）

　　6. 猪苓：去皮。去黑皮。（《太平圣惠方》，宋·王怀隐等编集，公元992年）

　　7. 猪苓：去黑皮。（《伤寒总病论》，宋·庞安时撰，公元1100年）

8. 木猪苓：去皮剉。(《小儿药证直诀》，宋·钱乙著，公元 1107 年？)

9. 猪苓：去黑皮。(《类证活人书》，宋·朱肱撰，公元 1108 年)

10. 猪苓：①削去黑皮。②捣筛。(《重修政和经史证类备用本草》，宋·唐慎微著，公元 1116 年)

11. 猪苓：去黑皮。(《普济本事方》，宋·许叔微述，公元 1132 年)

12. 猪苓：凡使，须先去黑皮，剉碎焙干用。(《太平惠民和剂局方》，宋·太平惠民和剂局陈师文等编，公元 1151 年)

13. 木猪苓：去黑皮。(《小儿卫生总微论方》，宋·撰人未详，公元 1156 年)

14. 木猪苓：①去皮。②去皮煮茯苓数十沸。(《三因极一病证方论》，宋·陈无择著，公元 1174 年)

15. 猪苓：剥去筋膜，洗净。(《卫生家宝产科备要》，宋·朱端章编，公元 1184 年)

16. 猪苓：去皮。(《女科百问》，宋·齐仲甫著，公元 1279 年)

17. 猪苓：去黑皮。(《儒门事亲》，金·张从正撰，公元 1228 年？)

18. 猪苓：去黑皮。(《脾胃论》，元·李杲著，公元 1249 年)

19. 猪苓：去皮。(《活幼心书》，元·曾世荣编，公元 1294 年)

20. 猪苓：去皮用。(《汤液本草》，元·王好古著，公元 1298 年)

21. 猪苓：①去皮。②去黑皮白者佳。捣、罗过用。(《卫

生宝鉴》，元·罗天益著，公元 1343 年）

22. 猪苓：去砂石，醋拌炒。（《疮疡经验全书》，宋·窦汉卿辑著，公元 1569 年？）

23. 猪苓：①茯苓、猪苓削去黑皮。②去黑皮。（《普济方》，明·朱橚等编，公元 1406 年）

24. 木猪苓：法醋微炙。（《普济方》，明·朱橚等编，公元 1406 年）

25. 木猪苓：去皮。（《奇效良方》，明·方贤著，公元 1449 年？）

26. 猪苓：去黑皮。（《婴童百问》，明·鲁伯嗣撰，公元 1526 年？）

27. 猪苓：去黑皮。（《保婴撮要》，明·薛铠集，薛己验，公元 1555 年）

28. 猪苓：去黑皮。（《医学纲目》，明·楼英编纂，公元 1565 年）

29. 猪苓：铜刀削去黑皮，微焙干用。（《医学入门》，明·李梴著，公元 1575 年）

30. 猪苓：①采得，铜刀削去粗皮，薄切，以东流水浸一夜，至明漉出，细切，以升。麻叶对蒸一日，去叶晒干用。②猪苓取其行湿，生用更佳。（《本草纲目》，明·李时珍撰，公元 1578 年）

31. 猪苓：洗，去黑皮，切。（《仁术便览》，明·张浩著，公元 1585 年）

32. 猪苓：去砂石。（《增补万病回春》，明·龚廷贤编，公元 1587 年）

33. 猪苓：用之削去黑皮用妙。（《本草原始》，明·李中立纂辑，公元 1593 年）

34. 猪苓：①去皮。②去黑皮，里白者佳，捣罗过用。（《证治准绳》，明·王肯堂著，公元1602年）

35. 猪苓：锋刀削去黑皮，滚水泡透，用槌打实切之成片。（《医宗粹言》，明·罗周彦著，公元1612年）

36. 猪苓：削去黑皮，切片。（《寿世保元》，明·龚廷贤撰，公元1615年）

37. 猪苓：用铜刀削去粗皮一重，薄切，下东流水浸一夜至明漉出，细切，蒸一日出，熬干用。（《炮炙大法》，明·缪希雍撰，公元1622年）

38. 猪苓：去皮。（《医宗必读》，明·李中梓著，公元1637年）

39. 猪苓：铜刀刮去粗黑皮，东流水浸一夜，至明取出，细切，再以升麻叶对蒸一日，去叶，晒干用。（《本草乘雅半偈》，明·卢之颐著，公元1647年）

40. 猪苓：水浸去皮蒸晒。（《本草汇》，清·郭佩兰著，公元1655年）

41. 猪苓：去砂石。（《医宗说约》，清·蒋仲芳撰，公元1663年）

42. 猪苓：①铜刀刮去粗皮用。②醋炙。（《本草述》，清·刘若金著，公元1666年）

43. 猪苓：铜刀刮去粗皮用。同升麻对蒸一日。（雷公）取其行湿生用良。（《本草述钩元》，清·杨时泰著，公元1666年？）

44. 猪苓：去皮。（《温热暑疫》，清·周扬俊辑，公元1679年）

45. 猪苓：去皮用。（《本草备要》，清·汪昂辑著，公元1694年）

46. 制猪苓：①雷敩曰：凡使猪苓，采得用铜刀刮去粗皮，薄切以东流水浸一夜，至明漉出，细切，以升麻叶对蒸一日，去叶晒干用。②时珍曰：猪苓取其行湿，生用更佳。(《修事指南》，清·张仲岩撰，公元 1704 年)

47. 猪苓：去皮。(《本草必用》，清·顾靖远，公元 1722 年)

48. 猪苓：去黑皮。(《医宗金鉴》，清·吴谦等编，公元 1742 年)

49. 结猪苓：①炒。②焙。(《幼幼集成》，清·陈复正辑订，公元 1750 年)

50. 猪苓：去皮用。(《长沙药解》，清·黄元御撰，公元 1753 年)

51. 猪苓：去皮。(《本草从新》，清·吴仪洛撰，公元 1757 年)

52. 猪苓：去皮用。(《本草求真》，清·黄宫绣纂，公元 1769 年)

53. 猪苓：去皮用。(《本草辑要》，清·林玉友辑，公元 1790 年)

54. 猪苓：去皮。(《温热经纬》，清·王孟英编著，公元 1852 年)

55. 猪苓：去皮。(《医家四要》，清·程曦、江诚、雷大震同纂，公元 1884 年)

## 🐾 现代炮制加工与应用

| 序号 | 炮制品 | 加工技术 | 应用 |
|------|--------|----------|------|
| 1 | 猪苓[1] | 取原药材，除去杂质，浸泡，洗净，润透，切厚片，干燥 | 利水渗湿。用于小便不利，水肿，泄泻，淋浊，带下 |

---

〔1〕 按语：猪苓在古代炮制加工主为去皮，以生用为主，现行版《中国药典》仅收载猪苓生品。

# 紫草 | Zǐcǎo
## Arnebiae Radix

《中国药典》载有新疆紫草和内蒙紫草两种炮制品。紫草为紫草科植物新疆紫草 *Arnebia euchroma* （Royle） Johnst. 或内蒙紫草 *Arnebia guttata* Bunge 的干燥根。春、秋二季采挖，除去泥沙，干燥。

## 🌀 历代炮制方法辑要

1. 紫草：凡使，须用蜡水蒸之，待水干取，去头并两畔髭，细锉用。每修事紫草一斤，用蜡三两，于铛中熔，熔尽，便投蜡水作汤用。(《雷公炮炙论》，南朝宋·雷敩撰，公元 10 世纪？)

2. 紫草：细锉。(《太平圣惠方》，宋·王怀隐等编集，公元 992 年)

3. 紫草：去苗。(《小儿药证直诀》，宋·钱乙著，公元 1107 年？)

4. 紫草：去芦。(《类证活人书》，宋·朱肱撰，公元 1108 年)

5. 紫草：细锉。(《重修政和经史证类备用本草》，宋·唐慎微著，公元 1116 年)

6. 嫩紫草：去粗梗。(《小儿卫生总微论方》，宋·撰人未详，公元 1156 年)

7. 紫草：去土用茸。(《汤液本草》，元·王好古著，公元

1298 年）

8. 紫草：去土用茸，（铡）细用之。（《卫生宝鉴》，元·罗天益著，公元 1343 年）

9. 紫草：凡资入药，去根取茸。（《本草蒙筌》，明·陈嘉谟纂辑，公元 1525 年）

10. 紫草：去头须，以黄腊浴化，投水，用腊水蒸之，或酒洗。（《医学入门》，明·李梴著，公元 1575 年）

11. 紫草：凡使，每一斤用蜡二两，溶水拌蒸之待水干，取去头并两畔髭，细剉用。（《本草纲目》，明·李时珍撰，公元 1578 年）

12. 真紫草：去芦，酒洗，勿犯铁器。（《证治准绳》，明·王肯堂著，公元 1602 年）

13. 紫草：酒洗。（《景岳全书》，明·张介宾撰，公元 1615 年）

14. 紫草茸：去根，酒浸。（《景岳全书》，明·张介宾撰，公元 1615 年）

15. 紫草茸：洗。（《济阴纲目》，明·武之望辑著，公元 1620 年）

16. 紫草：须用蜡水蒸之，待水干取去头并两畔髭，细剉用。每修紫草一斤用蜡三两，于铛中镕[1]净，便投蜡水作汤用。（《炮炙大法》，明·缪希雍撰，公元 1622 年）

17. 紫草：每觔用蜡二两，镕水拌蒸，水尽为度，去头，并两畔髭，细剉用。（《本草乘雅半偈》，明·卢之颐著，公元 1647 年）

18. 紫草：用蜡溶水拌蒸。（《握灵本草》，清·王翃著，公

---

〔1〕 镕：旧同"熔"。

元 1683 年）

19. 紫草：去根，取茸用。（《本草汇》，清·郭佩兰著，公元 1655 年）

20. 紫草：酒洗用。（《医宗说约》，清·蒋仲芳撰，公元 1663 年）

21. 紫草：去根取茸，取其初发阳气。（《本草述》，清·刘若金著，公元 1666 年）

22. 紫草：入药去根取茸，细剉，白汤泡用。（《本草述钩元》，清·杨时泰著，公元 1666 年？）

23. 紫草：去头须，酒洗。（《本草备要》，清·汪昂辑著，公元 1694 年）

24. 紫草茸：酒洗。（《医宗金鉴》，清·吴谦等编，公元 1742 年）

25. 紫草：去头须，酒洗。（《本草从新》，清·吴仪洛撰，公元 1757 年）

26. 紫草：去根髭，取嫩茸，以甘草水浸炒用，血热者生用。脾虚者酒净焙或同糯米炒用。（《得配本草》，清·严西亭、施澹宁、洪缉庵同纂，公元 1761 年）

27. 紫草：酒洗用。（《本草求真》，清·黄宫绣纂，公元 1769 年）

28. 紫草：去头须酒洗用。（《本草辑要》，清·林玉友辑，公元 1790 年）

29. 紫草茸：采根阴干……去头并两畔髭，以石压扁，曝干细剉用。（《本草害利》，清·凌晓五著，公元 1862 年）

## 现代炮制加工与应用

| 序号 | 炮制品 | 加工技术 | 应用 |
|------|--------|----------|------|
| 1 | 新疆紫草 | 取原药材，除去杂质，切厚片或段 | 清热凉血，活血解毒，透疹消斑。用于血热毒盛，斑疹紫黑，麻疹不透，疮疡，湿疹，水火烫伤 |
| 2 | 内蒙紫草 | 取原药材，除去杂质，洗净，润透，切薄片，干燥 | |
| 3 | 紫草 | 软紫草，除去杂质，切段。硬紫草，除去杂质，洗净，润透，切薄片，干燥 | |

# 紫苏子 | Zǐsūzǐ
Perillae Fructus

《中国药典》载有紫苏子和炒紫苏子两种炮制品。紫苏子为唇形科植物紫苏 *Perilla frutescens* （L.） Britt. 的干燥成熟果实。秋季果实成熟时采收，除去杂质，晒干。

## 🌀 历代炮制方法辑要

1. 紫苏子：一升研以酒一升绞取汁。（《外台秘要》，唐·王焘，公元752年）

2. 紫苏子：捣令碎，以水滤之取汁。（《食医心鉴》，唐·咎殷撰，公元847年）

3. 紫苏子：微炒。（《太平圣惠方》，宋·王怀隐等编集，公元992年）

4. 紫苏子：炒研。（《博济方》，宋·王衮撰，公元1047年）

5. 紫苏子：炒。（《圣济总录》，宋·太医院编，公元1111—1117年）

6. 紫苏子：去皮，研。（《全生指迷方》，宋·王贶撰，公元1125年？）

7. 紫苏子：①淘洗。②淘洗晒干。（《普济本事方》，宋·许叔微述，公元1132年）

8. 紫苏子：微炒。（《太平惠民和剂局方》，宋·太平惠民和剂局陈师文等编，公元1151年）

9. 紫苏子：炒。(《小儿卫生总微论方》，宋·撰人未详，公元 1156 年)

10. 紫苏子：拣净。(《洪氏集验方》，宋·洪遵辑，公元 1170 年)

11. 紫苏子：略炒。(《三因极一病证方论》，宋·陈无择著，公元 1174 年)

12. 真紫苏子：蜜炙微炒。(《校正集验背疽方》，宋·李迅撰，公元 1196 年)

13. 紫苏子：微炒。(《校注妇人良方》，宋·陈自明原著，明·薛己校注，公元 1237 年)

14. 紫苏子：微炒。(《济生方》，宋·严用和撰，公元 1253 年)

15. 真紫苏子：炒。(《类编朱氏集验医方》，宋·朱佐集，公元 1265 年)

16. 紫苏子：略炒杵碎。(《活幼心书》，元·曾世荣编，公元 1294 年)

17. 紫苏子：炒。(《瑞竹堂经验方》，元·沙图穆苏撰，公元 1326 年)

18. 紫苏子：去泥去微炒研末。(《疮疡经验全书》，宋·窦汉卿辑著，公元 1569 年？)

19. 紫苏子：炒。(《普济方》，明·朱橚等编，公元 1406 年)

20. 紫苏子：炒。(《奇效良方》，明·方贤著，公元 1449 年？)

21. 紫苏子：炒。(《保婴撮要》，明·薛铠集，薛己验，公元 1555 年)

22. 紫苏子：略炒捣碎，主肺气喘急……(《医学入门》，

明·李梴著，公元 1575 年）

23. 紫苏子：炒。（《证治准绳》，明·王肯堂著，公元 1602 年）

24. 真紫苏子：隔纸焙研细。（《先醒斋医学广笔记》，明·缪希雍撰，公元 1622 年）

25. 紫苏子：微炒。（《本草述》，清·刘若金著，公元 1666 年）

26. 紫苏子：炒研用。（《本草备要》，清·汪昂辑著，公元 1694 年）

27. 紫苏子：炒。（《医宗金鉴》，清·吴谦等编，公元 1742 年）

28. 紫苏子：炒熟研碎用。治冷气，良姜拌炒用。（《得配本草》，清·严西亭、施澹宁、洪缉庵同纂，公元 1761 年）

29. 紫苏子：炒研用。（《本草求真》，清·黄宫绣纂，公元 1769 年）

## 🌺 现代炮制加工与应用

| 序号 | 炮制品 | 加工技术 | 应用 |
|---|---|---|---|
| 1 | 紫苏子 | 取原药材，除去杂质，洗净，干燥。用时捣碎 | 生品润燥滑肠作用强。多用于肠燥便秘，尤其适于喘咳而兼便秘的患者 |
| 2 | 炒紫苏子 | 取净紫苏子，置已预热好的炒制器具中，用文火加热炒至有爆裂声、色泽变深，并逸出固有气味时，取出晾凉。筛去碎屑。用时捣碎 | 炒后缓和辛散之性，温肺降气作用较强，且质脆易碎，易于煎出有效成分。可用于多种原因引起的喘逆，咳嗽 |

# 中药名笔画索引

# 药用部位索引

# 主要引用书目

［1］中医研究院中药研究所．历代中药炮制资料辑要［M］．北京：中医研究院中药研究所，1973．

［2］汉·张仲景．金匮玉函经［M］．北京：学苑出版社，2005．

［3］汉·张仲景．金匮要略方论［M］．海南：国际新闻出版中心，1995．

［4］晋·葛洪．肘后备急方［M］．北京：人民卫生出版社影印，1956．

［5］南齐·龚庆宣．刘涓子鬼遗方［M］．天津：科学技术出版社，2004．

［6］唐·孙思邈．备急千金要方［M］．北京：人民卫生出版社影印，1982．

［7］唐·孙思邈．千金翼方［M］．北京：人民卫生出版社，1982．

［8］唐·孟诜．食疗本草［M］．南京：江苏凤凰科学技术出版社，2017．

［9］唐·王焘．外台秘要［M］．北京：人民卫生出版社影印，2007．

［10］唐·蔺道人．仙授理伤续断秘方［M］．北京：华夏出版社，2008．

［11］宋·王衮．博济方［M］．上海：科学技术出版

社，2003.

[12] 宋·苏轼，沈括. 苏沈良方 [M]. 上海：科学技术出版社，2003.

[13] 宋·董汲. 旅舍备要方 [M]. 上海：科学技术出版社，2003.

[14] 宋·庞安时. 伤寒总病论 [M]. 北京：人民卫生出版社影印，2007.

[15] 宋·钱乙. 小儿药证直诀 [M]. 天津：科学技术出版社，2000.

[16] 宋·朱肱. 类证活人书 [M]. 天津：科学技术出版社，2003.

[17] 宋·唐慎微. 重修政和经史证类备用本草 [M]. 北京：人民卫生出版社，1957.

[18] 宋·寇宗奭. 本草衍义 [M]. 北京：人民卫生出版社，1990.

[19] 宋·许叔微. 普济本事方 [M]. 上海：科学技术出版社，1959.

[20] 宋·陈师文等. 太平惠民和剂局方 [M]. 北京：人民卫生出版社，2007.

[21] 宋·洪遵. 洪氏集验方 [M]. 上海：科学技术出版社，2003.

[22] 宋·陈言. 三因极一病证方论 [M]. 北京：人民卫生出版社，2007.

[23] 宋·严用和. 济生方 [M]. 北京：中国中医药出版社，2007.

[24] 宋·朱佐. 类编朱氏集验医方 [M]. 上海：科学技术出版社，2003.

［25］宋·齐仲甫.女科百问［M］.上海：古籍书店，1983.

［26］宋·窦材.扁鹊心书［M］.北京：中国中医药出版社，2015.

［27］元·李杲.脾胃论［M］.北京：人民卫生出版社，2005.

［28］元·曾世荣.活幼心书［M］.北京：人民卫生出版社，2006.

［29］元·王好古.汤液本草［M］.北京：中国中医药出版社，2008.

［30］元·沙图穆苏.瑞竹堂经验方［M］.北京：中国医药科技出版社，2019.

［31］元·齐德之.外科精义［M］.北京：人民卫生出版社，2006.

［32］元·罗天益.卫生宝鉴［M］.北京：人民卫生出版社，1987.

［33］元·朱震亨.丹溪心法［M］.北京：人民卫生出版社，2005.

［34］明·徐彦纯.本草发挥［M］.北京：中国中医药出版社，2015.

［35］明·朱橚，滕硕，刘醇，等.普济方［M］.北京：人民卫生出版社，1959.

［36］明·戴元礼.秘传证治要诀及类方［M］.北京：人民卫生出版社，2006.

［37］明·董宿.奇效良方［M］.天津：科学技术出版社，2003.

［38］明·兰茂.滇南本草［M］.云南：人民出版社，

1977.

[39] 明·刘文泰等编. 本草品汇精要 [M]. 北京：人民卫生出版社，1982.

[40] 明·陈嘉谟. 本草蒙筌 [M]. 北京：中医古籍出版社，2009.

[41] 明·鲁伯嗣. 婴童百问 [M]. 北京：人民卫生出版社，1961.

[42] 明·薛铠集，薛己增补. 保婴撮要 [M]. 北京：中国中医药出版社，2016.

[43] 明·楼英. 医学纲目 [M]. 重庆：重庆大学出版社，1999.

[44] 明·李时珍. 本草纲目 [M]. 北京：燕山出版社，2006.

[45] 明·张浩. 仁术便览（卷四：炮制药法）[M]. 北京：中国中医药出版社，2015.

[46] 明·李中立. 本草原始 [M]. 北京：学苑出版社，2011.

[47] 明·龚廷贤. 鲁府禁方 [M]. 北京：中国中医药出版社，2005.

[48] 明·王肯堂. 证治准绳 [M]. 辽宁：科学技术出版社，2007.

[49] 明·龚廷贤. 寿世保元 [M]. 上海：科学技术出版社，1959.

[50] 明·张景岳. 景岳全书 [M]. 沈阳：辽宁科学技术出版社，2007.

[51] 明·陈实功. 外科正宗 [M]. 北京：人民卫生出版社，2007.

[52] 明·武之望. 济阴纲目 [M]. 北京：人民卫生出版社，2006.

[53] 明·张景岳. 本草正 [M]. 北京：中国中医药出版社，2015.

[54] 明·李中梓. 医宗必读 [M]. 北京：人民卫生出版社，2006.

[55] 明·李中梓. 本草通玄 [M]. 北京：中国中医药出版社，2015.

[56] 明·傅仁宇. 审视瑶函 [M]. 北京：人民军医出版社，2008.

[57] 明·卢之颐. 本草乘雅半偈 [M]. 北京：中国中医药出版社，2016.

[58] 清·郭佩兰. 本草汇 [M]. 北京：中国中医药出版社，2015.

[59] 清·喻嘉言. 医门法律 [M]. 北京：人民卫生出版社，2006.

[60] 清·张志聪. 本草崇原 [M]. 北京：中国中医药出版社，2008.

[61] 清·汪昂. 医方集解 [M]. 北京：人民卫生出版社，2006.

[62] 清·汪昂. 本草备要 [M]. 北京：人民卫生出版社，2005.

[63] 清·陈士铎. 洞天奥旨 [M]. 北京：中国医药科技出版社，2019.

[64] 清·张璐. 本经逢原 [M]. 北京：中国中医药出版社，2007.

[65] 清·叶天士. 本草经解要 [M]. 北京：中国中医药

出版社，2016.

[66] 清·王维德. 外科证治全生集 [M]. 北京：人民卫生出版社，2006.

[67] 清·吴谦等. 医宗金鉴 [M]. 北京：人民卫生出版社影印，2006.

[68] 清·陈复正. 幼幼集成 [M]. 北京：人民卫生出版社，2006.

[69] 清·黄元御. 黄元御医集 [M]. 北京：人民卫生出版社，2015.

[70] 清·吴仪洛. 本草从新 [M]. 天津：科学技术出版社，2003.

[71] 清·赵学敏. 串雅内编 [M]. 北京：人民卫生出版社影印，1980.

[72] 清·赵学敏. 串雅外编 [M]. 北京：人民卫生出版社，1997.

[73] 清·严洁，施雯，洪炜. 得配本草 [M]. 北京：人民卫生出版社，2007.

[74] 清·吴仪洛. 成方切用 [M]. 北京：人民卫生出版社，2007.

[75] 清·赵学敏. 本草纲目拾遗 [M]. 北京：人民卫生出版社影印，1963.

[76] 清·黄宫锈. 本草求真 [M]. 北京：人民卫生出版社影印，2008.

[77] 清·沈金鳌. 幼科释谜 [M]. 上海：科学技术出版社，1959.

[78] 清·沈金鳌. 妇科玉尺 [M]. 北京：中国中医药出版社，2015.

［79］清·林玉友.本草辑要［M］.北京：中国中医药出版社，2015.

［80］清·吴鞠通.温病条辨［M］.北京：人民卫生出版社，2004.

［81］清·陈修园.时方妙用［M］.北京：人民卫生出版社，2007.

［82］清·陈修园.时方歌括［M］.福建：福建科学技术出版社，2007.

［83］清·陈修园.女科要旨［M］.北京：中国中医药出版社，2007.

［84］清·陈修园.医学从众录［M］.北京：中国中医药出版社，2007.

［85］清·张德裕.本草正义［M］.北京：中国中医药出版社，2015.

［86］清·林佩琴.类证治裁［M］.北京：人民卫生出版社，2005.

［87］清·姚澜.本草分经［M］.北京：中国中医药出版社，2015.

［88］清·王孟英.温热经纬［M］.北京：人民卫生出版社，2005.

［89］清·屠道和.本草汇纂［M］.北京：中国中医药出版社，2016.

［90］清·江笔花.笔花医镜［M］.北京：人民卫生出版社，2007.

［91］清·雷丰.时病论［M］.北京：人民卫生出版社，2007.

［92］清·徐士銮.医方丛话［M］.北京：中国中医药出

版社，2015.

[93] 李铭. 中药炮制技术 [M]. 南京：江苏教育出版社，2012.

[94] 张昌文. 中药炮制技术 [M]. 北京：中国中医药出版社，2018.

[95] 王洪云. 中药传统炮制图鉴 [M]. 北京：中国中医药出版社，2020.